经络腧穴原始

柳少逸　编著

中国中医药出版社
·北京·

图书在版编目（CIP）数据

经络腧穴原始/柳少逸编著.—北京：中国中医药出版社，2015.5（2023.8重印）
ISBN 978 - 7 - 5132 - 2410 - 9

Ⅰ.①经…　Ⅱ.①柳…　Ⅲ.①经络 - 研究　②腧穴（五输）- 研究　Ⅳ.①R224

中国版本图书馆 CIP 数据核字（2015）第 030459 号

中 国 中 医 药 出 版 社 出 版
北京经济技术开发区科创十三街 31 号院二区 8 号楼
邮政编码　100176
传真　010 64405721
三河市同力彩印有限公司印刷
各地新华书店经销

*

开本 880×1230　1/32　印张 23.375 字数 563 千字
2015 年 5 月第 1 版　2023 年 8 月第 3 次印刷
书　号　ISBN 978 - 7 - 5132 - 2410 - 9

*

定价　75.00 元
网址　www.cptcm.com

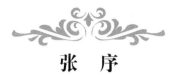

张　序

　　20世纪60年代，余与烟台市莱阳中心医院主任医师柳吉忱先生同为山东中医学会理事，学术交往甚密，故其子柳少逸大夫执弟子礼问道于余。然真正成就师生之情，是在余从厅长的位置退下来，悬壶百寿堂时。作为山东烟台中医药专修学院名誉院长和教授，余常去学校做学术讲座，而少逸大夫亦得暇来潍城侍诊，录余之诊籍，备撰《张奇文诊籍纂论》。

　　少逸大夫习医之初，吉忱公即以清·黄元御"理必《内经》，法必仲景，药必《本经》"之训勉励。少逸大夫躬身杏林，治学严谨，以博学、精思、屡试为其特点。其于《伤寒论》的应用研究，有《柴胡汤类方及其应用》《伤寒方证便览》付梓。其感于"业医难，习医尤难，教人习医更难，著医书而教人习医，尤为难乎其难"，一部《伤寒方证便览》历时二十余载，凡五易其稿而付梓。其学研《内经》，有《〈内经〉的古中医学——中国象数医学概论》《五运六气三十二讲》《经络腧穴原始》之作。而《中国象数医学概论》一书，也早在1992年，其主持召开"中华中医药学会中国象数医学研讨会"之前成稿。二十几年间，宗欧阳修"文章不为空言，而期于有用"之训，删繁就简，三易其稿。近几年又整理其父吉忱公、蒙师牟永昌公及余之诊籍，开始撰述《柳吉忱诊籍纂论》《牟永昌诊籍纂论》《张奇文诊籍纂论》。少逸大夫文字功底和国学基础深厚，其幼承庭训，长有师承，学验俱丰，故于2005年，余邀其共同主编《名老中医之路续编》。于是少逸大夫放缓了其他手头的工作。《续编》前后已出版了三辑，历时六年，内容之宏富，篇幅之巨大，可想而知。少逸大夫日间要忙于诊病、教务，余也忙于济世悬壶，文字均成于夜深人静时。殚厥心力，余因劳累曾多次住院，而少逸也患目疾，皆劳心耗神所致也。

甲午之春，少逸来潍，带其《〈内经〉中的古中医学——中国象数医学概论》《五运六气三十二讲》《经络腧穴原始》书稿，邀余为之序。阅其书稿，感其非寻常摘句凡俗之作，乃发皇《内经》之旨，汇古今医家之研，集己学研及临床应用心得而成。其著乃为尊经不泥古、创新不悖经的精细之作。

少逸大夫根据其学师陈维辉先生中国数术学的三大核心理论——太极论的道论、三五论的数论、形神论的象论，结合《内经》中已基本成熟的气（道）–阴阳–三才–五行的主体论思想，于 1987 年提出了"中国象数医学理论体系"，并著有《中国象数医学概论》。1992 年 2 月应邀去日本进行学术交流。同年 10 月，中华中医药学会召开了"中国象数医学学术研讨会"，大会肯定了柳少逸关于中国象数医学的概念，及其以天人相应的整体观、形神统一的生命观、太极思维的辨证观为学术思想的象数医学理论体系的学术价值。会后编撰出版了《中国象数医学研究荟萃》。

在此基础上，其又进而构建了"太极思维的临床辨证论治体系"。该体系，是其宗《内经》"审其阴阳，以别柔刚"，及张景岳"善补阳者，必阴中求阳，则阳得阴助而生化无穷；善补阴者，必阳中求阴，则阴得阳升而源泉不竭"之理，在太极思维方法的指导下，运用医学系统方法，经广泛的临床实践而形成的临床辨证论治思维模式。例如其著《人癌之战与三十六计》，就是以太极中的阴阳燮理，分别推演兵法中的刚柔、奇正、攻防、彼己、虚实、强弱、主客等矛盾的对峙转化关系，以计之哲理及所阐述的矛盾法则来指导肿瘤的防治，并立三十六用药式。

在 20 世纪 60 年代，少逸大夫在吉忱公的指导下，关注了五运六气和子午流注学说的研究。1980 年完成了《五运六气学说浅谈》一文，该文在简要介绍了运气学说的基本内容以后，又从物候节律、气候变化、疾病流行情况和临床治疗等四个方面探讨了运气学说的科学价值。在此基础上，进而钩沉其渊源，于 1982 年撰有《运气学说渊源及其在〈内经〉中的地位》一文。系统论是 20 世纪 20 年代发展起来的一门新学科，少逸大夫发现现代系统论的许多重要原则，几乎都可以在运气学说中找到其原始思想，于 1983 年撰有《浅谈五运六气学说中的系统论思想》一文。其时有了"天人相应的整体观，是《内经》中医学的重要思想"的认识，有了萌发复归《内经》时代中医学，即后来被其名为"中国象数医学"的想法。关于五运六气、子午流注的临床研究，1983 年有《试从运气学说探讨脑血管意外的发病规律》，1985 年有《子午流注与病死时间规律初探》等文，从而表述了《内经》中的"脏气法时""阴阳应象""经脉流注""五脏传移""五脏逆传"等规律，就是在有意地运用"中国钟"的节律，以探索各种"人体钟"的"危象点"和"最佳值"，为人们提供了祛病健身的知识。在山东烟台中医药专修学院教学中，曾进行了"五运六气"的讲座，于是有了《五运六气三十二讲》的讲稿。此书是其从医几十年的心血结晶，也是其学研《内经》秉承家学之作。

经络学说是中医学理论的重要组成部分，关于经络学说的论述，首载于《内经》，且以《灵枢》为详。它不仅是针灸、推拿、药物外治等学科的理论基础，而且对中医临床各科理论体系的建立，均有十分重要的意义。宋·窦材《扁鹊心书·当明经络》篇有"学医不知经络，开口动手便错。盖经络不明，无以识病证之根源，究阴阳之传变"之论，所以少逸大夫重视《内经》及《难经》中关于经络的内容，潜心于临床实践，且多有发挥，而有《经络腧穴原始》结集。该著丰富了经络学说的内容，提出了在经络系统中存在内、外两大络脉系统。如内络学说对胃肠型感冒及紫癜型肾病的临床治疗，提供了辨证施治的依据，积累了丰富的临床经验。至隋唐，针法失传，故唐《千金方》《外台秘要》只有灸法，而无针法。少逸大夫学研《内经》，破译《内经》针法，而立针方，自此书付梓则针灸学有方了！唐·孙思邈尝云："知针知药，故是良医。"少逸大夫又熟谙针灸、推拿等非药物疗法，精研药物外治法，熔内治、外治法于一炉，而有《中医非药物疗法荟萃》《中医外治法荟萃》《中医康复疗法荟萃》付梓。

在上述的研究和医疗实践中，其秉承家学师承及个人所研，构建了独具柳氏学术特色的"中医复健医学体系"。该体系是由复健内治法和复健技术两方面组成。复健内治法，由在病机四论体系、太极思维临床辨证论治体系指导下，经反复临床实践而形成的对脑性瘫痪及各种原因导致的肢体残障进行辨证治疗的一系列有效方药；复健技术，是在柳氏医学理论体系指导下的外治法、非药物疗法两部分组成，是运用独具柳氏特色的针法、灸法、推拿法、罐治法、刮痧法、膏摩法、药浴法、食疗法、音乐导引法、情志疗法以及现代康复手段，对脑性瘫痪及各种原因导致的肢体残障，进行系统地康复治疗的实用技术。20世纪90年代，日本、中国台湾多名研修生师从柳少逸大夫，来中国学习柳氏复健技术；20世纪八九十年代，其先后主持召开了中华中医药学会、山东中医药学会的"中医外治法""中医非药物疗法""中医康复疗法""中医复健医学"等学术会议。著作除《荟萃》三集外，尝有《脑瘫的中医复健技术讲记》，为中医复健医学体系的建设，做了大量的有益工作。

《内经》病机十九条，是从"六气"的变化加以分析归纳，由博返约地提出了一种随症求因和分析病位、病理的方法。然少逸大夫认为其不能涵盖内伤性疾病的病因病机，尤其是现代医学目前尚未认识其病因病机且无良好办法的疑难顽症，于是在《内经》脏腑经络理论指导下，结合临床实践，又建立了"内伤性疾病的病机四论体系"。该体系是由老年退行性疾病的虚损论、功能失调性疾病的枢机论、器质性病变的气化论、有形痼疾的痰瘀论组成。病机四论体系是其解释慢性、顽固性内伤性疾病的病因病机理论体系，是治疗慢性内伤性疾病的思辨纲领。在这一理论体系的指导下，少逸大夫积累了丰富的临床经验，而有《柴胡汤类方及其应用》《伤寒方证便览》《杏苑耕耘录》等著作付梓。

　　关于世医的概念、渊源、形成的条件，及世医文化的研究，一直是余关注的问题，并于 2011 年成立了"齐鲁世医传承研究会"。从少逸大夫的业医轨迹及学术成就，可窥见"柳氏医学流派"或称"柳氏医学体系"的全貌。柳氏医学体系，是由"中国象数医学体系""内伤疾病病机四论体系""太极思维临床辨证论治体系"及"中医复健医学体系"组成。少逸大夫之父吉忱公，师承晚清贡生儒医李兰逊先生；蒙师牟永昌公，师承其父晚清秀才儒医牟希光先生；学师陈维辉公，师从儒医徐养浩先生，由此可见少逸大夫之师承脉络和世医形成的学术渊源。《礼记》云："医不三世，不服其药。"郑玄注云："自祖至孙。"少逸大夫世医也。唐·孔颖达《礼记正义》注云："三世者，一曰《黄帝针灸》，二曰《神农本草》，三曰《素女脉诀》。"明·宋濂云："古之医师，必通三世之书，所谓三世者，一曰《针灸》，二曰《神农本草经》，三曰《素女脉诀》。《脉诀》所以察证，《本草》所以辨药，《针灸》所以祛疾，非是三者，不可以言医。"少逸大夫三世之医也。明·倪士奇《两都医案·韩序》云："世复有不三世（自祖至孙）

而自得也者，又率皆有天启神授之妙。若此者，何必三世?"
扁鹊师承长桑君而传医经学派之术；张仲景师承族兄张伯祖而
为经方之祖；李东垣上承易水学派祖师张元素之术，下传弟子
罗天益，而成补土派一代宗师。故既有坚实的理论基础，又有
丰富的临床经验，且有三代以上师承脉络之医，亦世医也。少
逸大夫之父吉忱公、蒙师牟永昌公亦世医也。

　　阅少逸《〈内经〉中的古中医学——中国象数医学概论》
《五运六气三十二讲》《经络腧穴原始》书稿，不啻为"理必
《内经》"精心之作。其注重实践、不尚空谈的严谨学风，医
道精诚、学有所成的奋发进取精神，又让人们耳目一新。从少
逸大夫的医学建树，又让人们看到了一条世医形成的轨迹。此
乃余是为序的意义，非矜门人之成也。

　　　　　　　　　　张奇文甲午年孟春于鸢都百寿堂

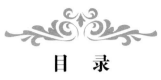

目 录

总　论

　　《素问·阴阳应象大论》云："上古圣人，论理人形，列别脏腑，端络经脉，会通六合，各从其经。气穴所发，各有处名；溪谷属骨，皆有所起；分部逆从，各有条理；四时阴阳，尽有经纪；外内之应，皆有表里。"说明了在中医学理论体系中，经络学说有着系统的生理、病理内容，自成体系，反映了人体的系统整体观和古代贤哲的太极思维方法。所以经络学说是中医学理论体系重要的组成部分，它和阴阳五行、脏腑、营卫气血等中医理论组成了中医学完整的理论体系。同时在中医学的生理、病理、诊断、治疗各方面，都占有重要的地位。因此学习中医学，必须重视这一学说的研究与应用。

　　《灵枢·本脏》云："经脉者，所以行气血而营阴阳，濡筋骨，利关节者也。"它主要阐述了人体内存在一个运行"气血"的经络系统。对此，《灵枢·经水》有"经脉十二者，外合于十二经水，而内属于五脏六腑……夫经水者，受水而行之；五脏者，合神气魂魄而藏之；六腑者，受谷而行之，受气而扬之；经脉者，受血而营之"的论述。由此而见，经络遍布全身，并紧密地联系身体各个部分，"气血"在经络系统中周流不息，从而使整个机体很好地进行各种复杂的生命活动。对此，《灵枢·经脉》又有"经脉者，所以能决死生，处百病，调虚实，不可不通"的论述；《灵枢·卫气》有"能别阴阳十二经者，知病之所生"的记载。可见经络学说在中医学中的重要作用，说明了经络学说是研究人体经络的生理功能、病理变化及其与脏腑相互关系的学说，是中医学理论体系的重要组成部分。经络的记载首见于《内经》，且以《灵枢》为详。《灵枢》古称《九针》《针经》，为阐发经络、针刺的专著，书中有《经脉》《经水》《经别》《经筋》《脉度》《根结》等专篇。《素问》亦有《脉解》《皮部论》《经络论》《骨空论》《调经论》《太阴阳明论》《阳明脉解》等阐明经络理论体系的篇章，并有介绍临床应用针刺技术的《诊要经终论》《刺热》《刺疟》《刺腰痛》《刺要论》《刺齐论》《刺禁论》《刺志论》《针解》《长刺节论》《缪刺论》《四时刺逆从论》《刺法论》等专篇。而《难经》对经络学说亦有所阐发，尤以对奇经八脉和原气的论述尤详。其后历代医家结合临床实践对经络学说亦多有著述，诸如《甲乙经》《铜人针灸图解》《十四经发挥》《奇经八脉考》等医籍，这些著作对经络学说的完善和发展作出了重要的贡献。

　　经络学说是祖国医学用以解释人体生理、病理现象，指导临床实践的基础理论之一。它不仅是针灸、按摩、药物外治、导引等中医学科的理论基础，而且对中医临床各科理论体系的建立，也有十分重要的意义。所以只有经络学说同阴阳五行学说、藏象学说、气血津液学说、病因病机学说等基础理论结合起来，才能比较完整地阐释人体的生理功能、病理变化，并指导临床诊断和确定治疗方法。鉴于此，历代医学家都十分重视经络学说，如隋·巢元方《诸病源候论》云："人之经络，循环于身，左右表里皆周遍。若气血调和，不生虚实，邪不能伤。"宋·窦材《扁鹊心书》云："学医不知经络，开口动手便错。盖经络不明，无以识病证之根源，究阴阳之传变。如伤寒三阴三阳，皆有部署，百病十二经脉可定死生。既讲明其经络，然后用药经达其处，方能奏效。昔人望而知病者，不过熟其经络故也。"他如明·王绍隆《医灯续焰》有"人身之有经络，犹地理之有界分，治病不知经络，犹捕贼不知界分，其能无诛伐无过之咎乎"的论述。而清·屠道和《本草汇纂》有"制方者，必须腹笥渊博，方能取用不竭，应手奏功。尤须经络熟通，而后能直达病所，不致路绕歧径，坐失机宜"的记载。

一、经络的概念

《灵枢·本脏》云："经脉者，所以行血气而营阴阳，濡筋骨，利关节者也。"《灵枢·经水》云："五脏六腑十二经水者，外有源泉，而内有所禀，此皆内外相贯，如环无端，人经亦然。"故继而《难经·二十三难》有"经脉者，行血气，通阴阳，以荣于身者"的论述；明·张介宾《类经》有"经脉者，脏腑之枝叶；脏腑者，经脉之根本"和"经脉营行表里，故出入脏腑，以次相传"的记载；而明·王肯堂《证治准绳》则有"夫经脉者，乃天真流行出入，脏腑之道路也。所以水谷之精悍为荣卫，行于脉之内外，而统大其用，是故行六气，运五行，调和五脏，洒陈六腑，法四时升降浮沉之气，以生长化收藏。其正经之别脉，络在内者，分守脏腑部位，各司其属，与之出纳气血。凡是荣卫之妙用者，皆天真也"的详论；而明·高武针灸专著《针灸聚英》则有"经脉之流行不息，所以营运血气，流通阴阳，以荣养于身者也"的表述；清·高士宗《黄帝内经素问直解》有"人身经脉流行，气机环转，上下内外，无有已时"之诠释。由此可见，经络是内联脏腑、外络肢节、沟通内外、贯穿上下、运行气血的径路。

经络，是经脉和络脉的总称。对此《灵枢·脉度》有"经脉为里，支而横者为络，络之别者为孙"的记载；金·刘完素《伤寒直格·经脉病论》有"络者，正经脉道之旁小络，如支络、孙络之类也，皆营运气血之脉也，各宗于本经焉"的论述。他如明·李梴《医学入门》云："经，径也……经之支派旁出者为络。"明·张介宾《类经》云："经即大地之江河，络犹原野之百川也。"均说明了经脉是主干，络脉是分支。经，有路径的意思；络，有网络的意思。经脉大多循行于肌体的深部；络脉循行于肌体或脏腑较浅的部位，有的络脉还显现于体表。正如《灵枢·经脉》所云："经脉十二者，伏行分肉之间，深而不见……诸脉之浮而常见者，皆络脉也。"综上所述，经脉有一定的循行径路，而络脉则纵横交错，网络全身，把人体所有的脏腑、器官、孔窍以及皮、肉、脉、筋、骨等组织联结成一个统一的有机整体。

鉴于《灵枢·经水》之"经脉者，受血而营之"，《灵枢·本脏》之"经脉者，所以行血气而营阴阳，濡筋骨，利关节者也"和《难经·二十三难》之"经脉者，行血气，通阴阳，以荣于身者也"的论述，可见经络具有运行血气之功能。关于"血气"一词，在春秋战国时期不少著作中均有所论及。如《左传·昭公十年》云："凡有血气，皆有争心。"文中的"血气"一词，系指生命，意谓凡是有生命在，都有争夺之心。他如记载孔子言论的《论语·季氏》，将人一生分三个阶段：少年时是"血气未定"，壮年时是"血气方刚"，老年时是"血气既衰"，说明那时已把"血气"变化看成是生命的主要特征。故《素问·八正神明论》有"血气者，人之神，不可不谨养"的记载；清·喻昌《医门法律》则有"血以养气，气以养神，病则交病"的论述。在《管子·水地》尝有"水者地之血气，如筋脉之通流者也"的记载，这里既提到"血气"又提到"筋脉"，并认为"筋脉"是通流"血气"的，并把地面上的水比作人体内的"血气"，地上的水应当流通，人体内的"血气"也需要流通。《吕氏春秋·达郁》

则有进一步的论述："凡人三百六十节、九窍、五脏、六腑，肌肤欲其比也，血脉欲其通也，筋骨欲其固也，心志欲其和也。"这里提到了人体的一些部位名称，即医学文献中所说的皮、肉、脉、筋、骨五体。如《灵枢·经脉》有"人始生，先成精，精成而脑髓生，骨为干，脉为营，筋为刚，肉为墙，皮肤坚而毛发长。谷入于胃脉，脉道以通，血气乃行"的论述。该篇所云"谷入于胃，脉道以通，血气乃行"，盖谓"营卫气血，生于后天水谷之精也"，说明了脉有胃气曰生，无胃气曰死。故缪希雍《神农本草经疏》有"论治阴阳诸虚病当以保护胃气为急"说，尝云："谷气者，譬国家之饷道也，饷道一绝，则万众立散；胃气一败，则百药难施。"对此，《灵枢·营卫生会》有云："中焦亦并胃中，出上焦之后，此所受气者，泌糟粕，蒸津液，化其精微，上注于肺，乃化而为血，以奉生身，莫贵于此，故独得行于经隧，命曰营气。"故在该论之前，尝有"营出中焦，卫出下焦"之论；《素问·玉机真脏论》有"五脏者，皆禀气于胃，胃者，五脏之本也。脏气者不能自致于手太阴，必因于胃气，乃至于手太阴也"的记载。此外，《素问·经脉别论》尝有"食气入胃，散精于肝，淫气于筋。食气入胃，浊气归心，淫精于脉。脉气流注，经气归于肺，肺朝百脉，输精于皮毛。毛脉合精，行气于府。府精神明，留于四脏，气归于权衡。权衡以平，气口成寸，以决死生。饮入于胃，游溢精气，上输于脾；脾气散精，上归于肺；通调水道，下输膀胱。水精四布，五精并行，合于四时五脏阴阳，揆度以为常"的详论，说明了五脏的营养都赖于胃腑水谷之精微，因此胃是五脏的根本。故五脏之脉气，不能自行达于手太阴寸口，必须借后天胃气的敷布，方能达到手太阴。同时也提示了药物内服法，是通过胃内之孙络对药物有效成分的受纳与输布，而达到补偏救弊的治疗目的。对此，清·张志聪在《黄帝内经灵枢集注》中有"夫十二经脉三百六十五络之血气，始于足少阴肾，生于足阳明胃，主于手少阴心，朝于手太阴肺"之论，可谓言简意赅。由此可知，经脉运行缘何起自手太阴肺经之由。故《铜人腧穴针灸图经》补注云："中焦者在胃中脘（此胃腑，非穴位）主腐熟水谷，水谷精微，上注于肺，故十二经脉自此为始。"关于精气，《管子·内业》谓"精气者，气之精者也"；《管子·心术下》云"一气能变曰精"。《庄子·在宥》云："吾欲天地之精，以佐五谷，以养民人。"成玄英注疏："欲取……天地阴阳精气，助成五谷，以养苍生也。"从"气"推论到"精气"，从天地之气衍述到水谷之气，再衍述到人身之精气，于是，从天人相应的系统整体观对生命现象的认识，则日渐臻于完善。

脉，本义是指血管。《素问·脉要精微论》云："夫脉者，血之府也"。明·张介宾《类经·藏象类》亦开宗明义地言道："经脉者，即营气之道。"他如先秦文献《周礼·天官》有"凡药以酸养骨，以辛养筋，以咸养脉"的记述；而唐·段成式《酉阳杂俎》有"脉勇怒而面青，骨勇怒而面白，血勇怒而面赤"的论述；明·高武《针灸聚英》有"经脉之流行不息，所以运行气血，流通阴阳，以荣养于身者也"的记载。由此可见，脉，系指血脉、血管。

"经络"名词的出现，它是对脉作进一步的阐述。《说文》云："经，织也，从丝，巠声。"《太平御览》认为"从与纵同"，与"纬，织横丝也"同义。原意是纵丝，就是直行主线的意思；络，则是网络的意思。《说文》云："络，絮也。"《文选》云："络，网也。"故《灵枢·脉度》云："经脉为里，支而横者为络，络之别者为孙。"由此可见，《内经》将脉按大小、深浅的差异分为经脉、络脉和孙脉。根据阴阳属性，尝有阴经、阳经、阴络、阳络之分。根据人体的内外，尝有内络、外络之别。经、络的名称，在《史记·扁鹊仓公列传》中就有"中经维络"一语，意为病邪侵犯到经脉、维脉、络脉。早在《汉书·艺文志·方伎略》中就有将"经络"二字连在一起的记载："经者，原人血脉、经落（络）、骨髓、阴阳、表里，以起百病之本。"这里将血脉、经络作了区分，血脉作为总的名称，而经和络是指脉的类别。《灵枢·口问》有"经络厥绝，脉道不通"的记载，是将经络和脉并提，意谓经脉、络脉的血气厥逆（经气厥逆）或终绝（经气终结），脉道不通而成厥逆。

经脉、络脉，简称为经络，其在《素问·调经论》中按气血虚实、形态走向和阴阳部位的不同，又有虚经、盛经、阳经、阴经、阴络、阳络、大络、小络、浮络、横络、系络、缠络、丝络、孙络、血络之分。除此之外，本篇中还提到"经隧"一名，称"五脏之道皆出于经隧，以行血气；血气不和，百病乃变化而生，是故守经隧焉"，讲的是"经隧"运行血气正常，人则无疾病；患病时，在诊断、治疗都要注重这个"守"字。"隧"，指潜道，"经隧"即经脉内的通道，与脉道意义相似。对此，明·王绍隆《医灯续焰》中则有"隧道，即经脉也。言其在血中，精密隐隧，自成一道"的记载；明·卢之颐《学古诊则》有"夫脉者，水谷之精气分流经隧，灌溉脏腑，斜行四体，贯穿百骸。资始于肾间动气，资生于胃中水谷者之为脉也"的论述。此乃阐发《灵枢·经脉》之"谷入于胃，脉道以通，血气乃行"之义。清·张志聪亦有"胃之所出血气者，经隧也。经隧者，五脏六腑之大络也。夫谷入于胃，乃传之肺，流溢于中，布散于外，精气者，行于经隧，是水谷所生之血气，荣行于脉中者也。水谷之精气，从胃之大络，流入脏腑之经隧，通于孙络，出于皮肤，以温肌肉，此水谷所生之气血，散于脉外者也"的论述，由此可见，经络不但有阴经、阳经之分，尚存在内、外两大络脉系统。

二、经络的源流

经络的记载详见于《内经》和《难经》。汉墓出土的《脉书》亦有记载，1973年长沙马王堆三号汉墓出土了大量帛书，有定名"足臂十一脉灸经"及"阴阳十一脉灸经"，其内容主要论述了十一脉的循行主病和治疗方法，该书未涉及具体的腧穴，亦不用药物和针法，而专用灸法。其成书年代早于《内经》，为研究古代灸疗学的重要文献资料。其后历代医家关于经络与腧穴相结合的著述颇丰，从而形成今天的经络学说。经络学说的形成，丰富了中医治疗学的内容，并促进了中医学术的发展。

（一）先秦及两汉时期

经络学说的产生，约在"诸子百家"学派林立、群星灿烂、百家争鸣的战国时期。当时学说纷纭，思想活跃，即使班固《汉书·艺文志》著录名家著作189种，也未能概括这个时期的全部著作。诸家的思想对医学影响最大的当是阴阳家和五行家。所以《内经》是吸收了春秋战国时期的科学文化知识而形成了博大精深的医学体系。据《汉书·艺文志·方伎略》所载，《黄帝内经》曾以18卷与《黄帝外经》37卷、《扁鹊内经》9卷、《扁鹊外经》12卷、《白氏内经》38卷、《白氏外经》36卷、《旁经》25卷等七家医经传世；并与《汤液经法》等十一家经方一并传世，从而派生出"黄帝学派""扁鹊学派""白氏学派"的医经家；以《神农本草经》《汤液经法》（又称《伊尹汤液》）为学术内容派生出"农伊学派"的经方家。《方伎略》含医经、经方、房中、神仙四类。"方伎者，皆生生之具。""医经者，原人血脉、经络、骨髓、阴阳、表里，以起百病之本，死生之分，而用度箴石汤火所施，调百药齐和之所宜。""经方者，本草石之寒温，量疾病之浅深，假药味之滋，因气感之宜，辨五苦六辛，致水火之齐，以通闭解结，反之于平。""方伎三十六家，八百六十八卷"，现在只有《黄帝内经》传世。而《内经》中所引用的古医籍，计有《五色》《脉变》《揆度》《奇恒》《九针》《针经》《热论》《刺法》《上经》《下经》《本病》《阴阳》《阴阳十二官相使》《金匮》《脉经》《从容》《刑法》《太始天元册》《大要》《脉要》《脉法》等21种，今均已失传，内容或散见于《黄帝内经》中，或散见于后世的其他典籍中。故而《内经》之所以流传至今，说明了其乃"医理之总汇，临证之极则，此不废江河万古流也。"《内经》的成编，确立了中医学理论体系的形成并以传世，并为中国数千年的医学发展奠定了坚实的理论基础，故后世誉之为"医家之宗"。《内经》分《素问》与《灵枢》两部分，而《灵枢》中诸篇多为阐发经络学说的内容。同时，从《内经》的内容及《史记·扁鹊仓公列传》中所论述的扁鹊医疗活动，均可窥见医经家的这一学术特点。故而探讨经络的内容和源流，研究医经家的学术特点，必深究《内经》这一重要的医学文献。

　　《难经》原称《八十一难》，较之《内经》而言，对经络学说多有阐发，特别是关于奇经八脉和原气的论述，可补充《内经》的不足。

　　东汉末年，张仲景"撰用《素问》《九卷》《八十一难》"等书，著成《伤寒杂病论》。《伤寒论》序中所称的《九卷》，即指后来所称的《灵枢》。《伤寒论》创立了以疾病定性、程度定量、脏腑经络定位、疾病转归定时的六经辨证体系，是对《内经》《难经》理论的继承和发展，正是其对脏腑经络理论的灵活运用，使祖国医学的辨证施治原则得以确立，从而构建了祖国医学理论的崭新体系。历代医家对张仲景这位惊世骇俗的医学家均给予了高度的评价：《金匮要略论注》序称："张仲景者，医家之周孔也；仲景之《伤寒论》《金匮要略》，医家之六经也"；《本草经集注》序谓："仲景一部，最为众方之祖"；《局方发挥》云："仲景诸方，万世医门之规矩准绳也。"

（二）魏晋及隋唐时期

自扁鹊以降，至汉代的针灸经络疗法，仍占着重要的地位，从西汉的淳于意，到东汉的华佗、张仲景都是针药并用的医生。据《隋志》著录有《神农明堂图》《黄帝针灸经》《黄帝流注脉经》《黄帝针灸虾蟆经》《黄帝内经明堂》《黄帝明堂经》《岐伯灸经》《岐伯针经》《黄帝岐伯针论》《扁鹊偃侧针灸图》《华氏枕中灸刺经》《吕氏玉匮针经》《明堂孔穴》《针灸图经》《流注针经》《九部针经》等30余部针灸专著。据《汉书·郭玉传》的记载，郭玉和他的师祖涪翁则更是专以针灸治病的专家。据说，涪翁尝有专著《涪翁针经》。据《隋志》及《新旧唐书志》著录古代有关经络针灸疗法的著作达60余种，其中至少有一部分是唐代的作品，可惜均未传世。至西晋皇甫谧《针灸甲乙经》问世，是对先秦及两汉经络学说的继承和发展。皇甫谧乃汉代冀州牧皇甫嵩之曾孙，为陇西望族士大夫之家，幼名静，字士安，少时不知力学，18岁发奋攻读，专心笃志力学。唐·王焘称"皇甫士安晋朝高秀，洞明医术，撰次《甲乙》，并取三部为定。如此则《明堂》《甲乙》，是医人之秘宝，后之学者，宜遵用之，不可苟从异说，致乖正理。"宋·林亿称"晋皇甫谧博综典籍百家之言，沉静寡欲，有高尚之志。得风痹，因而学医，习览经方，遂臻至妙，取《黄帝》《针经》《明堂》三部之书，撰为针灸经十二卷。"皇甫谧在《甲乙经》自序中云："夫医道所兴，其来久矣。上古神农始尝草木而知百药；黄帝咨访岐伯、伯高、少俞之徒，内考五脏六腑，外综经络血气色候，参之天地，验之人物，本性命，穷神极变，而针道生焉。"由此可见其学术之渊源。同时，据其自序可知，《甲乙经》是在《素问》《九针》及《明堂孔穴针灸治要》的基础上撰集而成。诚如张志远教授所云："乃《灵枢》以降现存较早的针灸学的专著，为针灸发展史上第二次理论、经验总结"。清代名医黄元御其于方药学，有"理必《内经》，法必仲景，药必《本经》"之论。故今于针灸学，当"理必《内经》，法必仲景，穴必《甲乙》"。否则必歧途错出，非生人之道也。由此可知，现存的针灸专著当以魏晋时皇甫谧编集的《针灸甲乙经》为最早，此书全名为《黄帝三部针灸甲乙经》。此书命以"甲乙"，盖因原书以十干列，以甲乙纪之，故以"甲乙"命名。《九卷》又称《针经》，即今之《灵枢》。《明堂孔穴针灸治要》古代称《明堂孔穴图》或《明堂图》。晋代《抱朴子》曾引用过《明堂流注偃侧图》，偃侧指伏、侧的姿势，后来又称《明堂三人图》。唐代甄权曾进行修订，孙思邈《千金要方》曾加以引用，称"旧明堂图，年代久远，传写错误，不足指南，今一依甄权等新撰为定云耳……其十二经脉，五色作之；奇经八脉，以徐道为之。"说明原图是用五彩标线的。王焘《外台秘要》中又改绘成"十二人图"（将督脉并入足太阳，任脉并入足少阴）。后来的刻本中，这些图均未流传下来。

　　唐代，除了《千金方》《外台》中的有关针灸经穴的著述外，王冰注《素问》时有关引文，保留了不少古代文献。唐代杨上善撰《黄帝明堂类成》13 卷，今仅有 1 卷残本（第 1卷）流传下来。据书中自序所云，该书以"血气为其宗本，经络导其源流，呼吸运其阴阳，营卫通其表里，始终相袭"，此即以"太素陈其宗旨"。"是以十二经脉各一卷，奇经八脉复为一卷，合为十三卷"。从其残卷手太阴一经的体例来看，有脏腑形象、经行腧穴及主治病证。此书以十二经脉为纲，与

《甲乙经》以身体各部分科的体例不同。据《旧唐志》所载，唐代曾有《黄帝十二经脉明堂玉人图》《黄帝明堂图》《黄帝内经明堂》《黄帝杂注针经》《黄帝针经》等针灸、经穴专著传世，然均因不越《甲乙经》之医学价值而佚。清代黄以周《儆季文抄》所云："魏晋以后，针灸之书行于世者，不下数十家，总核共例，不越二法：晋皇甫谧《甲乙经》以身之部位分科，唐代甄权《明堂人形图》、孙思邈《千金方》世宗其例；隋杨上善《明堂类成》以十二经及奇经八脉为纲领，各经孔穴，各以类附于下。先乎杨氏，有秦承祖亦用此例（《隋志》载有秦氏《偃侧杂针灸经》3卷），后乎杨氏，有王焘《外台秘要》更宗其例。"

（三）宋元及明清时期

宋代范仲淹的"不为良相，便为良医"之论，说明了宋代全社会对医药的关注。士人知医形成了一种社会风尚，这与宋代的科技文化的发展有着很深的渊源，同时也与宋代皇家崇尚医药亦有很大的关系。宋太宗晓于医药，做皇帝前即收藏医方千余首，当皇帝后于太平兴国三年向全国征集验方，命王怀隐辑成《太平圣惠方》100卷，收方16800余首，并亲自作序。其第55卷载治黄证候点烙论并方，取材于《外台秘要》；悉载崔丞相灸劳法，详述取穴法和灸穴处，说明了宋朝对医学文献的整理研究甚为重视。《太平圣惠方》第99卷为《针经》，第100卷称《明堂》（《明堂灸经》）。宋徽宗赵佶亦工于医，"于岐黄家言，实能深造自得……医术不在朱肱、许叔微之下。"并于政和年间，诏令撰《圣济总录》计200卷，载方约2万首，并亲自作序。在《圣济总录》中，均按经排列腧穴，其后此体例为元代针灸各书所继承。

宋·王惟一仁宗时官尚药奉御，奉敕篆集旧闻，订正误谬，编成《铜人腧穴针灸图经》（简称《铜人》或《针灸图经》）3 卷，共载 354 穴。次年炼成"铜人"模型两座，并以图经刻石，对统一经穴定位影响甚广。夏竦序赞云："殿中省尚药奉御王惟一专授禁方，尤士厉石，竭心奉诏，精意参神，定偃侧于人形，正分寸于俞募，增于之救验，刊日相之破漏，总会诸说，勤成三篇创铸铜人为式，内分腑脏，旁注溪谷，井荥所会，孔穴所安，窍而达中，刻题于侧，使观者烂然而有第，疑者涣然而冰释。"此书之"针灸图"，成为后世取穴之圭臬。如元·忽公泰所著《金兰循经》即本于此，元代之滑寿的《十四经发挥》又本于《金兰循经》。滑寿"乃以《灵枢·本输》《素问·骨空》等论，衷而集之，得经十二，任督脉云行腹背者二，其隧穴之于周身者六百五十有七。考其阴阳之所以往来，推其骨空之所以驻会，图章训释，缀以韵语，釐为三卷，目之曰《十四经发挥》。"《十四经发挥》作为针灸经络学之专著，至今仍为针灸家取穴定位之本。

北宋杜一针有《太乙神针》，宋金时，庄绰有《膏肓腧穴灸法》传世，王执中有《针灸资生经》7 卷问世，均为早期的针灸腧穴专著。宋金时闻人耆年著有《备急灸法》，述艾灸 22 种急症。南宋绍兴年间，开州巡检窦材，祖上四世业医，窦材初学医，师汉唐方书。后遇关中老医，授以方术，主温补扶阳，尤重灸法，禁戒寒凉，以灼灸为第一，并以三世扁鹊自任，著《扁鹊心书》3 卷并附《神方》1 卷。又如元·西方子，撰有《西方子明堂灸经》，或作《明堂灸经》。自唐·王焘《外台秘要》始，立言误针之害，凡针法针穴俱删，惟列灸法为一门。而西方子其书专论灸法，盖宗于王焘之说。该书资料丰富，并附人形图解。元代窦杰（汉卿）撰《针经指南》1 卷，载 16 论，《标幽》《通玄指要》二赋，后收入《针灸四书》。杜思敬于 1311 年著有《针灸四书》，含《子午流注针经》3 卷、《黄帝明堂灸经》3 卷、《针经指南》1 卷，附《针

灸杂说》1卷、《灸膏肓腧穴法》1卷。同年尚有《针经节要》
1卷传世，乃节录王唯一《铜人腧穴针灸图经》66穴主治内
容而成，包括"十二经络流注之图""是动所生病""十二经
穴证治"三部分。至明代吴崑撰《针方六集》，有神照、开
蒙、尊经、旁通、纷署、兼罗六集。高武于1519年汇编10余
种针灸文献，有《针灸聚英》5卷传世；1529年又撰《针灸
节要》，又名《针灸素难要旨》，乃研究《内经》针灸内容的
专著。1530年汪机有《针灸问对》3卷传世，以问答形式讲
述脏腑经络、营卫气血及刺灸方法和腧穴。成书于1601年之
《针灸大成》，为清代医家杨继洲所撰。1671年李伯清有《身
经通考》，设为问答以阐轩岐奥旨。1717年韩贻丰传宋代杜一
针《太乙针法》之法，有《太乙神针心法》2卷问世。1727
年范毓䢼著有药卷灸法、传雷火针法之《太乙神针》1卷。清
代李守先于1798年著有《针灸易学》2卷，其上卷内容为源
流、手法、认证，下卷述经络穴位并附图，为针灸学之基础读
本。1812年，蔡贻绩撰《医会元要》1卷，主论十二经脉。
1817年李学川著《针灸逢源》，卷1至卷3为《内经》诸书荟
萃，卷4为经穴，卷5至卷6为证治，考证经穴361个，奇穴
35个。学正道人萧福庵撰有《同人针灸》2卷，锦城文殊院
僧人释本圆重校刊刻，易名《针灸全生》。1830年翁藻有《奇
经八脉》《经脉图考》等针灸著作问世，后被收入其综合性医
著《医钞类编》中。1849年王锡鑫之《针灸便览》，则为针
灸入门读物。孔广培于1872年著《太乙神针集解》，首述太
乙神针针法，次述其制备，附经穴全图、前人灸法及十四经穴
位。1900年吴之英有《经脉分图》4卷问世，程兴阳有《针
灸灵法》2卷刊行。

在宋、金时期，针灸的发展还有两种趋势：一种是由博返
约的趋势，即在300多个腧穴中，选出若干常用穴，编成歌

诀，说明其主治疾病及注意事项，便于医生掌握和运用；另一种是受运气学说的影响，特别重视针灸取穴与时、日的关系，即现在流行的"子午流注"和"灵龟八法"等。这两种趋势到了元代特别明显，从元代窦汉卿的著作中即可看到。这个时期关于奇经八脉的穴位出现了新的内容，提出了四肢部的"八脉交会穴"，原称"交经八穴"和"流注八穴"，这实际是四肢部八个常用穴，因其能治有关奇经八脉的病证，故称"八脉交会穴"。"交会"是指这些穴位的治疗作用通向头面躯干的一定部位（奇经八脉所属），即"八穴通八脉"。其实际意义与原有的交会穴不同，原来的交会穴表明经与经的重合，而这是指八穴与八脉相通。宋、金时期还将古代"候气而刺""顺气而刺"的思想发展为具体的子午流注针法。金代何若愚有《指微针赋》一篇，阎明广加以注解，并收集有关资料扩展成为《子午流注针经》一书，这是子午流注法的初期著作。明代全循义撰《针灸择日编集》1卷。而至清代徐凤汇集诸家之论，详辨针灸之治法，撰成《针灸大全》，并在表述了经脉流注、脉穴交会、子午流注、奇经八脉、八穴相配内容之后，又编成《子午流注逐日按时定穴歌》10首。其后各书加以转载，影响甚广。此法的特点就是按时选用十二经的井、荥、输、原、经、合穴。又有将八脉交会八穴也结合日时来选用，称为"飞腾八法"或"灵龟八法"，初见于元代王国瑞的《扁鹊神应针灸玉龙经》。该书专论针灸之法，内有"子午流注心要秘诀""日时配合六法图""飞腾八法起例"。宋、金时期，对经络还提出了一些新概念，如何若愚在《流注指微论》中，尝有"诸阳之经，行于脉外；诸阳之络，行于脉内。诸阴之经，行于脉内；诸阴之络，行于脉外"的记载。他把经、络与脉作了区分，而且认为经与络是有深有浅的，同时说明经有内经、外经，络有内络、外络之分。"谷入胃，脉道以通，血

气乃行"；"脏气者不能自致于手太阴肺，必因于胃，乃至于
手太阴"。"因于胃"，即首先"因于"胃之浮络、孙络，即胃
腑孙络，通于脉络。何氏之书载入《永乐大典》中，原注有
"探经络之赜，原针刺之理，明荣卫之清浊，别孔穴之部分"
的评价。元·窦默《针经指南》中有"络有一十五，有横络
三百余，有丝络一万八千，有孙络不知其纪"的论述；明·
钱雷《人镜经附录全书》中有"十二经生十五络，十五络生
一百八十系络，系络生一百八十缠络，缠络生三万四千孙络"
的论述，这一说法多为清代医家喻嘉言等人所引用。

　　前面已提到，元代滑伯仁在《金兰循经》的基础上编著
成《十四经发挥》，此书成为其后谈论经络的主要参考书，如
明代夏英以滑氏注解配合经脉原文编成《灵枢经脉翼》，高武
的《针灸聚英》也是依照此书流注次序排列绘图。

　　明代，李时珍就奇经八脉文献进行汇集和考证，有《奇
经八脉考》一书问世。其后，沈子禄撰有《经络分野》，评论
经络循行交会。徐师鲁为之删订，又补辑《经络枢要》，总成
《经络全书》。马玄台对《灵枢·经脉》进行注释，而著《内
经注证发微》。其后张景岳《类经》、杨继洲《针灸大成》、高
武的《针灸聚英》、张三锡《经络考》、翟良《经络汇编》、
乌勤甫《经络笺注》等针灸专著，均以《十四经发挥》为主
要参考书。张景岳对医经的研究有《类经》及《类经图翼》
《类经附翼》。其中《类经图翼》第3卷至第11卷首论经络腧
穴，次载针灸要穴歌及诸证灸法要穴。其卷4名《针灸诸
赋》，载有"天元太一歌""玉龙赋""标幽赋""通玄指要
赋""灵光赋""席弘赋""百症赋""长桑君天星秘诀""四
总穴歌""千金十一穴""马丹阳天星十二穴歌"等针灸歌赋
12篇。

　　清代，经络专著较少。成书于1744年的《医宗金鉴·针

灸心法要诀》中载有经穴歌诀，并绘经脉图和经穴图。李学川《针灸逢源》一书，考证经穴 361 个、奇穴 35 个，这是对经穴的又一次总结。成书于 1874 年的《勉学堂针灸集成》（简称《针灸集成》），为清代医家廖润鸿所著。其序云："偶遇明师以《针灸集成》相示，因取而读之，渐觉豁然有得。"可见廖书是在原书的基础上改编而成，故书全称《勉学堂针灸集成》。斯书阐述针灸方法、经穴证治，是一部注重实践、便于临床应用的专著。对输穴的分类，除经穴之外，有"不出在《内经·灵枢》，故谓之奇穴"和"不出于《铜人》，而散见诸书，故谓之别穴"的记载。

清代灸法学有了长足的发展，如叶广祚撰《采艾编》3卷，为灸治疗法专著。其后又有叶茶山在此基础编撰《采艾编翼》3 卷问世。金冶田撰、雷少逸编有《灸法秘传》1 卷传灸盏疗法。灸盏，针灸器具名，形如杯盏，故名。近世所用之艾斗，即由此发展而成。晚清名医吴砚丞，考王焘《外台秘要》置针言灸之论，参西方子《明堂灸经》，继二公之志，"绍先圣之渊源，补汤液之不及"，于 1851 年而有灸疗学专著《神灸经纶》4 卷传世，故史称吴砚丞之灸法与王焘、西方子并称"鼎足为三"。

清代在药物归经和运用方面有所发展，严西亭等人成书于 1761 年的《得配本草》附有《奇经药考》，列奇经八脉药 43种。成书于 1848 年的赵观澜的《医学指归》，以十二经脉为纲，引证《灵枢》，用以阐发经穴、病证、治法、本草。

《内经》记载的治疗方法，有毒药、九针、砭石、灸焫、导引、按跷、熨引等。《素问·移精变气论》云其使用原则是"毒药（药物）治其内，针石治其外"。值得注意的是《内经》谈到具体疾病的治法时，绝大部分是针刺，全书用药物治疗的只有 11 处，这反映了当时治病的医技是以针刺等外治法为主的。综上所述，《内经》创立的经络理论，是以针灸、按摩、膏贴、导引等疗法为基础的。鉴于穴位与经络的密切关系，上述外治法，都要通过一定的穴位或部位而施术。诚如《十四经发挥》"宋濂序"所云："由此而观，学医道者，不可不明乎经络，经络不明，而欲治夫疢疾，犹习射而不操弓矢，其不能也决矣。"

三、经络的组成

经络系统，主要是十二经脉、奇经八脉、十五络脉和十二经别、十二经筋、十二皮部以及难以数计的孙络所组成。其在内连属于脏腑，在外连属于筋骨、皮肉，故《灵枢·海论》有"十二经脉者，内属于脏腑，外络于肢节"的论述。又因经脉有"行气血"的功能，且按一定的方向循行，即经脉"流注"，故清·高士宗《素问直解》则有"人身经脉流行，气机环转，上下内外，无有已时"的记载。

人身十二经脉之名，皆以手足冠之，分手六经与足六经。其理诚如清·姜礼《风劳臌膈四大证治》所云："人之一身，经络贯穿为之脉。脉者，血之隧道也。血随气行，周流不停。筋者，周布四肢百节，联络而束缚之……脉皆起于手足之端，故十二经皆以手足而名。"

（一）经脉

经脉可分为正经和奇经两类。

正经有十二，又称"十二经脉"，即手足三阴经和手足三阳经，是气血运行的主要通道。十二经脉有一定的起止、一定的循行部位和交接顺序，在体表的分布和走向有一定的规律，同体内脏腑有直接的相互表里的络属关系，故在疾病的发生和传变上，亦可以相互影响，即内脏发生病变，必然会通过它有关的经络反映到体表；而体表的组织器官和经脉本身的病变，同样可以影响其所属的脏腑。因此在治疗上，调整其内脏的生理机能，可使体表组织器官和经脉的症状消失；反之，治疗体表经络部分，也能使内脏的病变向愈。

奇经八脉是督、任、冲、带、阴跷、阳跷、阴维、阳维八脉的总称。古人发现除十二经脉外，又另有八脉存在，称之为奇经，犹如三百六十五穴以外的穴称为经外奇穴一样，故滑伯仁有"奇经相对正经而言"之论。奇经的循行亦各有一定的道路，其中除督、任、带脉外，其他五条经脉均分布于人体左右两侧。奇经八脉与十二经脉不同，它们不直接属于十二脏腑。对此，宋《圣济总录》有"脉有奇常，十二经者，常脉也，奇经八脉则不拘于常，故谓之奇经。盖以人之气血常行于十二经脉，其诸经满溢则流入奇经焉"的论述；清·吴谦等《医宗金鉴》有"人之气血，常行于十二经脉，经脉满溢，流入他经，别道而行，故名奇经。奇经有八，曰任、督、冲、带、阴跷、阳跷、阳维、阴维是也"的记载。奇经八脉在生理功能上，与正经起着同等重要的作用，尤其是它还有统帅维系阴阳的作用。如督脉总督一身之阳脉，称为"阳脉之海"；任脉统任一身之阴脉，称为"阴脉之海"。督、任二经各有专穴，与十二正经合并为十四经的循环体系。其他六脉，贯穿在十四经之间，亦起着维系阴阳的作用。所以，李时珍之《奇经八脉考》，将十二经脉比作江河，将奇经八脉比作湖泽，相互间起着调节联系的作用。故云："阴脉营于五脏，阳脉营于六腑，阴阳相贯，如环无端，莫知其就，终而复始。其流溢之气，入于奇经转相灌溉，内温脏腑，外濡腠理。奇经凡八脉，不拘制于十二正经，无表里配合，故谓之奇。""正经犹夫沟渠，奇经犹夫湖泽。正经之脉隆盛，则溢于奇经。"

十二经别是从十二经脉别出的经脉，它们分别起自四肢，循行于体腔脏腑深部，上出于颈项浅部。阳经的经别从本经别出而循行体内后，仍回到本经；阴经的经别从本经别出而循行体内后，却与相为表里的阳经相合。十二经别的作用，主要是加强十二经脉中相为表里的两经之间的联系，由于它还能通达某些正经未循行到的器官与形体部位，因而能补正经之不足。

（二）络脉

络脉是经脉的分支，有别络、浮络和孙络之分，文献中亦有外络、内络及阴络、阳络的记载。对此，《素问·经络论》有"络之阴阳，亦应其经乎？岐伯曰：阴络之色应其经，阳络之色变无常，随四时而行也"的记载。张介宾注云"若单以络脉为言，则又有大络孙络在内在外之别，深而在内者，是为阴络……浅而在外者，是为阳络。"

别络是较大的、主要的络脉。十二经脉与督脉、任脉各有一支别络，再加上脾之大络，合为十五别络。十五别络是在阴经与阳经之间相互连接的纽带，从而形成经络的循环体系。别络均以其经脉别出之腧穴而定名，这些腧穴是经气与络气的交会之处。别络的主要功能是加强相为表里的两条经脉之间在体表的联系，因此在治疗功效上，它对相互交纽的两经都有其特殊的功效。

结络一词，最早见于《素问·皮部论》："皮有分部，脉有经纪，筋有结络，骨有度量。"结络，指筋有系结连络肌肉骨节的功能。清·张志聪《黄帝内经素问集注》云："结络，言筋之系于分肉，连于骨节也。"

浮络是循行于人体浅表部位而常浮现的络脉，是位于皮部的络脉，因其位浅如浮，故名。《素问·皮部论》有六条"视其部中有浮络者"的论述，即十二经在其所属皮部出现的浮络，均为其络脉。对此，隋·杨上善在《黄帝内经太素》中有"所谓大小络见于皮者也"的注解。皮部按经脉分区，各部的浮络属于邻近的经脉。临床上可根据其浮络的部位和色泽

的变化而诊察疾病，并可在浮络的部位施术，治疗内脏的
疾病。

小络，指人体别络、大络之外较小的络脉。小络之名，首
见于《内经》。如《素问·举痛论》云"寒气客于脉外则脉
寒，脉寒则缩蜷，缩蜷则脉绌急，绌急则外引小络，故卒然而
痛，得炅则痛立止……寒气客于肠胃之间，膜原之下，血不得
散，小络急引故痛"，表述了寒邪侵入外络系统之小络，致肢
体卒然而痛，此即临床常见的外感疾病之伤风感冒。寒邪
"客于肠胃之间"之"小络"而致腹痛，此即邪达"膜原"，
侵犯了胸膜、腹膜之络脉。他如临床常见的外感疾病之胃肠型
感冒及紫癜性肾病，则属邪犯内络系统之内络为患。对于小络
的应用，《灵枢·官针》有"络刺者，刺小络之血脉也"的记
载；《素问·调经论》有"神有余，则泻其小络之血"的表
述。何谓小络？王冰注云："小络，孙络也。"孙络是最细小
的络脉。《素问·气穴论》云："孙络三百六十五会，亦以应
一岁，以溢奇邪，以通荣卫。"对此，宋濂在滑寿《十四经发
挥》序中有"所谓孙络者焉，孙络之数，三百六十有五，所
以附经而行，周流而不息也"的记载，此约言孙络与三百六
十五穴相会，所以用外治法对穴道施术，可通过外络系统之孙
络达到和内攘外的功效，从而解除疾病。《灵枢·痈疽》云：
"中焦出气如雾，上注溪谷，而渗孙脉，津液和调，变化而赤
为血，血和则孙脉先满溢，乃注于络脉，络脉皆盈，乃注于经
脉。"《素问·平人气象论》云："胃之大络，名虚里，贯膈络
肺，出于左乳下，其动应衣，脉宗气也。"此约言血之生成，
及胃中之孙络，即内络在经络系统中的重要作用。据《灵
枢·血络论》可知，因"新饮而液渗于络"，而"合和于血"，
此即营血源自水谷之精微之由也，即张志聪"水谷之精气，
从胃之大络，注入脏腑之经隧，通于孙络，出于皮肤，以温肌

肉"之故也。由此可知，内服药物的有效成分是通过胃之内络系统，即胃之孙络、大络、经脉，而达到却病目的。

《内经》中尚有"横脉"一词。《素问·刺疟》有"胃疟者……刺足阳明、太阴横脉出血"的记载，此处的横脉为两经横行的络脉。《素问·刺腰痛》有"刺解脉，在膝筋肉分间郄外廉之横脉出血，血变而止"的论述，高世拭注云："横脉，络脉也，径直络横之意。"

从十五络脉分出的细小络脉，尚有系络、缠络、丝络、血络的称谓。对此，元·窦默《针经指南》有"络有一十五，有横络三百余，有丝络一万八千，有孙络不知其数"的记载；明·钱雷《人镜经附录全书》则有"十二经生十五络，十五络生一百八十系络，系络生一百八十缠络，缠络生三万四千孙络"的表述，这一说法其后被清代喻昌及翟良所引用。故系络、缠络、孙络均为人体细小的络脉。由此可知，而孙络实乃经络系统之始终。明·卢之颐《学古诊则》有云："夫脉者，水谷之精气分流经隧，灌溉脏腑，斜行四体，贯穿百骸。资始于肾间动气，资生于胃中水谷者之为脉也。"清·程文囿《医述》尝云："人身有经、有络、有孙络，气血由脾胃而渗入孙络，由孙络而入各经大络，而入十二经。譬之沟涧之水流入溪，溪之水流入江河也。沟涧溪流，有盈有涸，至于江河，则古今如一，永无干涸，若有干涸，则人物消灭尽矣。"此约言脾胃为气血生化之源，气血始于胃内孙络而灌注于十二经脉。上述皆说明脾胃为人身气血生化之源，气血首先经孙络注入经络系统，故此处的孙络为经络系统之源头，此处的内络系统之孙络于体表外络系统之孙络而言则属内络，于脏腑表膜之孙络而言则属阴络。由此可见，药物内服法，正是通过药剂入胃，被胃吸收后，通过内络系统之孙络而渗入脏腑经络、四肢百骸，从而达到治病效果；而药物外治法、非药物疗法则是通过外络系统之孙络而施术收效。

关于血络，《灵枢》中有《血络论》专篇，清·马莳认为此篇"内论邪在血络及刺法异应，故名篇。"清·张隐庵《黄帝内经灵枢集注》注云："血络者，外之络脉，孙络见于皮肤之间。"此处所论之血络，乃外络系统之血络，故临证中在体表针刺放血，称刺络。鉴于络脉有内外两系统，故亦有内络系统之血络，如《素问·举痛论》云："寒气客于小肠膜原之间，络血之中，血泣不得注于大经，血气稽留不得行，故宿昔而成积矣。"张隐庵注云："此言膜原之间，亦有血络。寒气客于膜原之血络，不得入于大经而成积。"此即人体内之癥瘕积聚及出血性疾病。此处之"大经"，泛指与五脏六腑直接连属的经脉。浮络，为经络系统中最表层的部分，今当视为机体浅表的细小动、静脉及末梢神经系统。

（三）经筋和皮部

经筋和皮部，是十二经脉与筋肉和体表的连属部分。经络学说认为：人体的经筋是十二经脉之气"结""聚""散""络"于筋肉、关节的体系，是十二经脉的附属部分，所以称十二经筋。经筋有联缀四肢百骸，主司关节运动的作用。经筋各起于四肢末端，结聚于关节和骨骼，有的进入胸腹腔，但不像经脉那样属络脏腑。手足三阳之筋均到头目；手三阴之筋均到胸膈，足三阴之筋到阴部。筋有大有小，或散布成片。经脉、经别、络脉、经筋，大体上都是分手足三阴三阳，在体表的皮肤亦按经络来划分。全身的皮肤，是十二经脉的功能活动反应于体表的部位，也是经络之气的散布所在，所以，把全身皮肤分为十二个部分，分属十二经脉，称十二皮部。由于它居于人体最外层，所以是机体的卫外屏障。从皮部的诊察和施治则可以推断和治疗内部的疾病。临床上的皮肤针、刺络、敷贴、推拿按摩等外治疗法，均为皮部理论在临床中的具体应用。

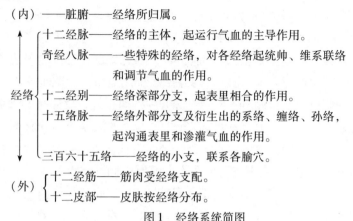

（内）——脏腑——经络所归属。

经络

十二经脉——经络的主体，起运行气血的主导作用。

奇经八脉——一些特殊的经络，对各经络起统帅、维系联络和调节气血的作用。

十二经别——经络深部分支，起表里相合的作用。

十五络脉——经络外部分支及衍生出的系络、缠络、孙络，起沟通表里和渗灌气血的作用。

三百六十五络——经络的小支，联系各腧穴。

（外）

十二经筋——筋肉受经络支配。

十二皮部——皮肤按经络分布。

图1　经络系统简图

经脉、络脉、经别、经筋以及奇经八脉，均可分为阴阳两类；十二经脉，据其所属脏腑又可分为五行。

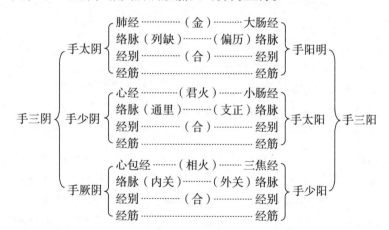

手三阴

手太阴

肺经 …………（金）………大肠经

络脉（列缺）………（偏历）络脉

经别 …………（合）………经别

经筋 ……………………………经筋

手阳明

手少阴

心经 …………（君火）………小肠经

络脉（通里）………（支正）络脉

经别 …………（合）………经别

经筋 ……………………………经筋

手太阳

手厥阴

心包经 …………（相火）………三焦经

络脉（内关）………（外关）络脉

经别 …………（合）………经别

经筋 ……………………………经筋

手少阳

手三阳

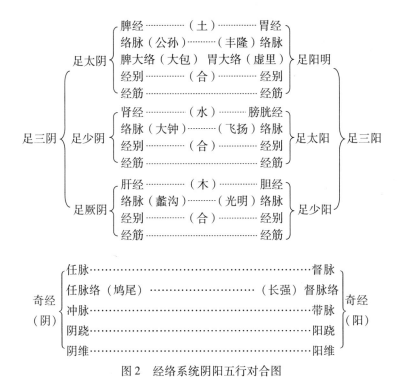

图 2　经络系统阴阳五行对合图

四、经络的基本功能

经络是经脉和络脉的统称。经脉是人体运行气血的主干；络脉是由经脉支横别出的分支，由内络、外络两大系统组成。经络的生理功能主要表现在沟通内外，贯穿上下，内联脏腑，外络肢节，运行气血，濡养脏腑组织，感应传导及调节人体各部分机能等。经络是广泛分布于人体脏腑组织间的网络系统，它遍布人体上下内外，沟通联络脏腑组织、形体百骸，形成外（体表阳络）、中（经脉）、内（体内阴络）的空间分布规律，且按一定的时速和长度把经脉中运行的气血津液输布、弥散、渗灌到脏腑周身，发挥着"行血气而营阴阳，濡筋骨，利关节"的生理机能，于是形成了维持生命活动和保持人体内环境稳定的网络系统。其具体功能如下。

（一）通表里，贯上下，源于整体观念

人体是由五脏六腑、四肢百骸、五官九窍、皮肉筋脉骨等组成的，它们虽各有不同的生理功能，但又互相联系共同进行着有机的整体活动，使机体内外、上下保持协调统一，构成一个有机的整体。这种有机配合、相互联系，主要是依靠经络的沟通联络作用实现的。对此，《灵枢·海论》云："夫十二经脉者，内属于腑脏，外络于肢节。"对此，明·杨继洲《针灸大成》有"经脉十二，络脉十五，外布一身，为血气之道路也。其源内根于肾，乃生命之本也。根在内而布散于外，犹树木之有根本，若伤其根本，则枝叶亦病矣。苟邪气自外侵之，伤其枝叶，则亦累其根本矣。或病发内生，则其势必然。故言五脏之道，皆出经隧，以行血气。经为正经，络为支络，血气不和，百病乃生。但一经精气不足，便不和矣"的论述；清·高士宗《黄帝内经素问直解》有"人身经脉流行，气机环转，上下内外，无有已时"的记载。十二经脉及其分支纵横交错，出入表里，通达上下，贯穿内外，相互络属于脏腑；奇经八脉联系沟通于十二正经；十二经的根结、终始、标本与气街、四海，则加强了人体前后腹背和头身上下的联系；十二经筋、十二皮部联络筋脉皮肉，从而使人体的各个脏腑组织器官有机地联系起来，形成了脏腑居内、肢节居外、以四海为总纲、以十二经脉为主体、分散为三百六十五络遍布于全身，构成了一个表里、上下彼此间紧密联系、协调共济统一的网络系统。经络的联络沟通全身脏腑组织器官，有如下几种联系。

1. 脏腑同外周肢节之间的联系

十二经脉内与五脏六腑络属，其经脉之气外又散络结聚于经筋，并散布于皮部。这样，就使皮肤和筋肉组织同内脏之

间，通过经络系统的沟通而联系起来。例如风雨寒热之伤人，亦是经皮肤由经络系统传入内脏的，诚如《灵枢·百病始生》所云："虚邪之中人也，始于皮肤，皮肤缓则腠理开，开则邪从毛发入，入则抵深，深则毛发立，毛发立则淅然，故皮肤痛。留而不去，则传舍于络脉，在络之时，痛于肌肉，其痛之时息，大经乃代。留而不去，传舍于经，在经之时，洒淅喜惊。留而不去，传舍于输，在输之时，六经不通，四肢则肢节痛，腰脊乃强。留而不去，传舍于伏冲之脉（伏冲之脉，即冲脉），在伏冲之时，体重身痛。留而不去，传舍于肠胃，在肠胃之时，贲响腹胀，多寒则肠鸣飧泄，食不化，多热则溏出糜。留而不去，传舍于肠胃之外、募原之间，留著于脉，稽留而不去，息而成积，或著孙脉，或著络脉，或著经脉，或著输脉，或著于伏冲之脉，或著于膂筋，或著于肠胃之募原，上连于缓筋，邪气淫泆，不可胜论。"所以《灵枢·海论》有"夫十二经脉者，内属脏腑，外络于肢节"的记载，意谓脏腑内与"募原之间"、外与肢节之间的联系，是由十二经脉实现的。

2. 脏腑同五官九窍之间的联系

目、耳、鼻、口、舌、前阴、后阴，都是经脉循行所过的部位，而经脉又多内属于脏腑。这样，五官九窍同内脏之间，亦可通过经脉的沟通而联系起来。例如：手少阴心经属心，络小肠，上连"目系"，其别络上行于舌；足厥阴肝经属肝，络胆，上连"目系"；足阳明胃经属胃，络脾，环绕口唇等等。由此可见，在经络的贯通下，五脏六腑之精气，皆上升于头，以成七窍之用，故头为精明之府。对此，明·王肯堂《证治准绳》有"盖头象天，三阳六腑清阳之气，皆会于此；三阴五脏精华之血，亦皆注于此"的论述。

3. 脏腑之间的联系

十二经脉中每一经都分别络属一脏一腑，从而加强了相为表里的一脏一腑之间的联系。对此，明·张景岳《类经·针刺类》有云："凡脏腑经络，有是脏则有是经。脏居于内，经行于外。"有的经脉还联系多个脏腑，如胃经的经别"上通于心"；胆经的经别"贯心"；脾经"络胃"，"注心中"；心经"络小肠"，"却上肺"；肝经"过阴部""挟胃""络胆"，上"注肺"；大肠经"络肺"；胃经"络脾"；膀胱经"络肾"，"别入于肛"；心包经"历络三焦"；三焦经"散络心包"；小肠经"抵胃"；肺经"下络大肠""还循胃口"；肾经"络膀胱"，"贯肝膈，入肺中"，"络心"等等，这样，就构成脏腑之间的多种联系。由此可知，经脉营行表里，出入脏腑，行气血，通阴阳，以荣于周身。故清·高士宗《黄帝内经素问直解》云："十二经脉，内通五脏六腑，外络三百六十五节，相并为实，相失为虚，寒热阴阳，血气虚实，随其病之所在而调之"，此即腧穴施术治病之机理。

4. 经脉之间的联系

《素问·血气形志》云："足太阳与少阴为表里，少阳与厥阴为表里，阳明与太阴为表里，是为足阴阳也。手太阳与少阴为表里，少阳与心主为表里，阳明与太阴为表里，是为手之阴阳也。今知手足阴阳所苦，凡治病必先去其血，乃去其所苦，伺之所欲，然后写有余，补不足"，明确表述了通晓十二经的表里、阴阳的联系，就可以察其病情的虚实，运用"泻其有余，补其不足"的法则进行治疗。而经脉之间的联系，是由络脉沟通的。元·滑寿《十四经发挥》云："络脉者，本经之旁支，而别出以联络于十二经者也。本经之脉，由络脉而交他经；他经之交，亦由是焉。传注周流，无有停息也。夫十二经之有络脉，犹江汉之有沱潜也，络脉之传注于他经，犹沱潜之旁导于他水也。"沱潜者，支流也。此论形象地说明了经脉之间的有机联系。且十二正经的阴阳表里相接，有一定的衔

接和流注次序。分而言之，手足三阴三阳各主一脉，诚如
《灵枢·逆顺肥瘦》所云："手之三阴，从脏走手；手之三阳，
从手走足；足之三阳，从头走足；足之三阴，从足走腹。"合
而言之，十二经脉如一脉相连，通行营卫，总贯骨骸，周游无
已，对此，清·黄元御《灵枢悬解》有"脏腑之脉虽分手足，
其实本是同经。以六阴之经升于足而降于手，六阳之经升于手
而降于足。故六腑之经皆出足之三阳而上合于手，手之三阳即
足之三阳之上半也。"十二正经与奇经八脉之间纵横交错，奇
经八脉之间又彼此相互联系，从而构成了经脉与经脉之间的多
种联系。例如：十二正经的手三阳经与足三阳经均会于督脉之
大椎穴，阳跷脉与督脉会于风府穴，故称督脉为"阳脉之
海"；十二正经的足三阴经以及奇经中的阴维脉、冲脉均会于
任脉，足三阴经又上接手三阴经，所以称任脉为"阴脉之
海"；冲脉，前与任脉相并于胸中，后则通督脉，而督、任两
脉通会于十二经脉，加上冲脉"其上者，出于颃颡，渗诸
阳"，"其下者，并于少阴之经，渗三阴"，容纳了来自十二经
脉的气血，故称冲脉为"十二经脉之海"；督、任、冲三脉同
起于胞中，故有"一源三岐"之说。故明·王绍隆《医灯续
焰·奇经八脉脉证》云："奇经八脉者，在十二经脉之外，无
脏腑与之配偶，故曰奇。"又云："盖督、任、冲三脉皆起于
胞中，一源而三派。督行于背，总督诸阳；任行于腹，总督诸
阴；冲则后行于背，前行于腹，上行于头，下行于足，以至溪
谷肌肉，无处不到，诚十二经内外上下之要冲也。"

5. 经脉的根结、标本、气街、四海

经络在人体中的沟通联络作用，尝有根结、标本、气街、
四海等理论，也是经络学说的重要内容。

（1）根结：《灵枢·根结》指出，足六经的"根"在四肢
末端井穴，"结"则在头、胸、腹的一定部位。窦汉卿《标幽

赋》则进一步指出十二经脉的"四根""三结",即十二经脉以四肢为"根",以头、胸、腹三部为"结",亦即脉气所出为根,所归为结。故《灵枢·根结》有云:"不知根结,五脏六腑,折关败枢,开合而走,阴阳大失,不可复取,九针之元,要在终始,一言以毕,不知终始,针道咸绝。""九针之元",指九针的玄妙之法。故熟知经脉之根结,即知成病之由和治病之法也。对此,《周易·系辞》有"《易》之为书也,原始要终,以为质也"的记载,表述的是凡事要以考察事物的起始、探求事物的终结作为其主体。而《灵枢·根结》尝有如下的记载:"太阳根于至阴,结于命门,命门者,目(睛明穴)也。阳明根于厉兑,结于颡大,颡大者,钳耳(头维穴)也。少阳根于窍阴,结于窗笼,窗笼者,耳中(听会穴)也。太阳为开,阳明为阖,少阳为枢,故关折则肉节渎而暴病起矣。故暴病者取之太阳,视有余不足。渎者,皮肉宛膲而弱也。阖折则气无所止息而痿疾起矣,故痿疾者取之阳明,视有余不足。无所止息者,真气稽留,邪气居之也。枢折即骨繇而不安于地,故骨繇者取之少阳,视有余不足。骨繇者,节缓而不收。所谓骨繇者,摇故也,当穷其本也。"此约言足三阳之根结。"太阴根于隐白,结于太仓(胃与脾相表里,太仓即中脘穴)。少阴根于涌泉,结于廉泉。厥阴根于大敦,结于玉英(即廉泉穴,又名舌本),络于膻中。太阴为开,厥阴为阖,少阴为枢。故开折则仓廪无所输膈洞,膈洞者取之太阴,视有余不足,故开折者,气不足而生病也。阖折即气绝而喜悲,喜悲者取之厥阴,视有余不足。枢折则脉有所结而不通,不通者取之少阴,视有余不足。有结者,皆取之不足。"此约言足三阴经之根结。"足太阳根于至阴,溜于京骨,注于昆仑,入于天柱、飞扬也;足少阳根于窍阴,溜于丘墟,注于阳辅,入于天容、光明也;足阳明根于厉兑,溜于冲阳,注于下陵，入于人迎、丰隆也；手太阳根于少泽，溜于阳谷，注于少海，入于天窗、支正也；手少阳根于关冲，溜于阳池，注于支沟，入于天牖、外关也；手阳明根于商阳，溜于合谷，注于阳溪，入于扶突、偏历也。此所谓十二经者，盛络皆当取之。"此约言手足六阳经，皆自井而出，而入之于络。

（2）标本：《灵枢·卫气》中有关于经脉的标与本的论述，大凡本在人体之四肢部，标在人体头面躯干部，其范围较根结更为广泛。对于识标本的意义，该篇有如下的记载："五脏者，所以藏精神魂魄者也；六腑者，所以受水谷而行化物者也。其气内入于五脏，而外络肢节。其浮气之不循经者为卫气，其精气之行于经者为营气，阴阳相随，外内相贯，如环之无端，亭亭淳淳乎，孰能穷之。然其分别阴阳，皆有标本虚实所离之处。能别阴阳十二经者，知病之所生；知候虚实之所在者，能得病之高下；知六腑之气街者，能知解结契绍于门户；能知虚实之坚软者，知补泻之所在；能知六经标本者，可以无惑于天下。"足见"知六经标本"在中医临床中的重要作用。

该篇首先言及足六经之标本，即"足太阳之本，在跟以上五寸中（即跗阳穴），标在两络命门，命门者，目（即睛明穴）也。足少阳之本，在窍阴之间，标在窗笼之前，窗笼者，耳（听宫穴）也。足少阴之本，在内踝下上三寸（交信穴）中，标在背腧（肾俞穴）与舌下（廉泉穴）两脉也。足厥阴之本，在行间上五寸所（中封穴），标在背腧（肝俞穴）也；足阳明之本在厉兑，标在人迎颊夹颃颡也。足太阴之本，在中封前上四寸之（三阴交穴）中，标在背腧（脾俞穴）与舌本（廉泉穴）也。"继而论及手六经之标本："手太阳之本，在外踝之后（养老穴），标在命门之上一寸（悬枢穴）也。手少阳之本，在小指次指之间上二寸（液门穴），标在耳后上角下外眦也（丝竹空穴）。手阳明之本，在肘骨中（曲池穴）上至别阳，标在颜下合钳上（头维穴）也。手太阴之本，在寸口之中（太渊穴），标在腋内动脉（中府穴）也。手少阴之本，在锐骨之端（神门穴），标在背腧（心俞穴）也。手心主之本，在掌后两筋之间二寸中（内关穴），标在腋下下三寸（天池穴）也。"

对于经脉标本之应用，该篇有"凡候此者，下虚则厥，下盛则热，上虚则眩，上盛则热痛。故实者绝而止之，虚者引而起之"的记载。

由此可见，十二经脉的"根"与"本"，"结"与"标"位置相近或相同，它们的意义也相似。根者，本者，部位在下，皆经气始生始发之地，为经气之所出；结者，标者，部位在上，皆为经气归结之所。标本、根结的理论，补充说明了经气的流注情况。他如《灵枢·经脉》《灵枢·逆顺肥瘦》《灵枢·营气》等篇，均详细地阐述了十二经脉的逐经循环传注。气血在经脉内运行，环流不息，以营养全身。而标本、根结理论不仅说明了人体四肢与头身的密切关系，而且强调了四肢部位为经气的根与本，在临床上针刺这部分的腧穴易于激发经气、调节脏腑经络的功能，所以四肢肘膝关节以下的腧穴主治病证的范围较远较广，不仅能治局部病，而且能治远离腧穴部位的脏腑病及头面五官病，此即居于四肢部的五输穴、原穴、络穴、郄穴、下合穴、八脉交会穴等特定穴广验于临床且疗效显著的理论根据。

（3）气街：街者，路也。气街是指经气聚集通行的共同道路。其作用是在十二经脉气血运行于四肢末端及头部时，因卒逢大寒或邪风侵袭而受阻时，经气则会沿着气街这一通道，复还原经脉而不失终而复始之循环，故称为"气之径路也"。《灵枢·卫气》有"胸气有街，腹气有街，头气有街，胫气有街。故气在头者，止之于脑；气在胸者，止之膺与背腧；气在腹者，止之背腧与冲脉于脐左右之动脉者；气在胫者，止之于气街与承山、踝上以下。取此者用毫针，必先按而在久，应于手，乃刺而予之。所治者，头痛眩仆，腹痛中满暴胀，及有新积。痛可移者，易已也；积不痛，难已也”的记载。此约言气行有街、病有所刺之法，及所治之病。《灵枢·动输》有"四街者，气之径路"的记载，均说明了胸、腹、头、胫部是经脉之气聚集循行的部位。

　　因十二经脉气血"皆上于面而走空窍"，故《灵枢·卫气》有"气在头者，止之于脑"的记载。对此，张景岳《类经》注云："诸髓者，皆属于脑，乃至高之气所聚，此头之气街也。"十二经脉脏腑之气集聚于胸腹、背脊等部位，该篇又有"气在胸者，止之膺与背腧；气在腹者，止于背腧与冲脉于脐左右之动脉者"的论述。膺俞，乃中府之别名；背腧，当为膈俞。"气在腹者，止于背腧与冲脉于脐左右之动脉者"，张景岳注云："腹之背腧，谓自十一椎膈膜以下，太阳经诸脏之腧皆是也。其行于前者，则冲脉并少阴之经行于腹与脐之左右动脉，即肓腧、天枢等穴，皆为腹之气街也。"下肢经脉的经气多汇集在少腹气街（气冲）部位，该篇又有"气在胫者，止之于气街与承山、踝上以下"的表述。对此，景岳注云："此云气街，谓足阳明经穴，即气冲也。承山，足太阳经穴，以及踝之上下，亦足之气街也。"气街部位多为"结"与"标"的部位，基于这一理论，分布于头身的腧穴可以治疗局部疾患和内脏疾患，部分腧穴又可治疗四肢病证。如"痿躄"一证，取胫之街气冲、承山。又宗《内经》"治痿者独取阳明"及"胃者水谷之海，其输上在气冲（即气街），下至三里"，而主穴为气街和足三里。于是治"痿躄"者，有气冲、承山、足三里之伍。

　　（4）四海：《灵枢·海论》云："人亦有四海十二经水，

经水者皆注于海，海有东西南北，命曰四海……人有髓海，有血海，有气海，有水谷之海，凡此四者以应四海也……必先明知阴阳表里荥输所在，四海定矣……胃者为水谷之海，其腧上在气冲，下至三里；冲脉者，为十二经之海，其输上在于大杼，下出于巨虚之上下廉；膻中者为气之海，其腧上在柱骨之上下（天柱），前在于人迎；脑为髓之海，其腧上在于其盖（百会穴），下在风府。"此约言四海的部位与气街类似，髓海位于头部；气海位于人身上焦胸部；水谷之海位于人身中焦上腹部；血海位于人体下焦下腹部。各部相互联系，主持全身气血津液。脑部为髓海，为神气的本源、脏腑和经络功能活动的主宰；胸部为气海，宗气所聚之处，推动肺的呼吸和心血的运行；胃为水谷之海，是营气、卫气的化源；冲脉起于胞宫，伴足少阴经上行，《难经》称"脐下，肾间动气者"，为十二经之根本，是为原气，原气以三焦为通道分布全身，是人体生命活动的原动力。宗气、营气、卫气、原气共同构成人身的真气（正气），真气行于经络者称"经气"或"脉气"，因此四海的理论进一步明确了经气的组成和来源。由此可见，人合天地四海升降出入，医者当善调之，否则败事至也。故《灵枢·海论》尝有"凡此四海者"，"得顺者生，得逆者败，知调者利，不知调者害"的记载。对四海之顺逆又有"气海有余者，气满胸中，悗息面赤；气海不足，则气少不足以言。血海有余，则常想其身大，怫然不知其所病；血海不足，亦常想其身小，狭然不知其所病。水谷之海有余则腹满，水谷之海不足，则饥不受谷食"和"髓海有余，则轻劲多力，自过其度；髓海不足，则脑转耳鸣，胫酸眩冒，目无所见，懈怠安卧"的论述。对于善调法，则有如下之问对："黄帝曰：予已闻逆顺，调之奈何？岐伯曰：审守其腧，而调其虚实，无犯其害，顺者得复，逆者必败。"

（二）行气血，营阴阳，在于溉濡脏腑

人体各个组织器官，均需气血以濡养，才能维持其正常的生理活动。诚如清·冯兆张所云："经脉流行，环周不休，通则不痛，何病之有？"而气血之所以能通达全身，发挥其营养脏腑组织器官、抗御外邪、保卫机体的作用，则必须赖于经络的传注。故《灵枢·本脏》有"经脉者，所以行血气而营阴阳，濡筋骨，利关节者也"的论述；清·高士宗《黄帝内经素问直解·调经论》有"五脏循行之路，皆从出于经脉之隧道，以行血气于周身。血气不和，则百病乃变化而生"的记载。就其运行血气的动力而言，《内经》首先要推举"宗气"。《灵枢·邪客》云："宗气积于胸中，出于喉咙，以贯心脉而行呼吸焉。"《灵枢·刺节真邪》云："宗气留于海，其下者注入气街，其上者走于息道。"由此可知宗气是总括心肺的活动功能，脉气的宗主即称宗气。《难经·八难》尝云"脐下、肾间动气"是"五脏六腑之本，十二经脉之根"，它是由肾脏所贮藏的精气转化而成，是人体生命活动的根本动力。这与胸内的膻中，一上一下，分别成为上、下气海。此外，产生于中部的营气和卫气，是依赖于饮食，即由"水谷之气"转化而成。营气运行于经脉之中，起濡养全身的作用，并变化为血液；卫气则散布到经脉之外，起保卫全身的作用，不仅抵抗病邪的侵犯，而且还有调节体温、管理汗液分泌、充实皮肤和温煦肌肉等功能。这样由于宗气和原气的参与和推动，而营卫之气方能行气血，"内溉脏腑，外濡腠理"，从而使体内的脏腑和体表的五官九窍、皮肉筋骨，均能息息相通，协调一致。"营阴阳"，除了指经络气血营运全身内外，濡养所有的器官外，还包含有协调阴阳的意义。如人体的内外、上下、左右、前后、脏腑、表里之间，由于经脉的联系，得以保持一种有序的稳态和正常的内源节律。故《灵枢·根结》有"用针之要，在于知调阴与阳"的论述，《灵枢·本输》有"凡刺之道，必通十二经络之终始，络脉之所别处，五输之所留，六腑之所与合，四时之出入，五脏之所留处，阔数之度，浅深之状，高下所至"的记载。所以营阴阳是经络的主要功能之一。

（三）溢奇邪，通营卫，成于辨证论治

《灵枢·经别》云："十二经脉者，人之所以生，病之所以成，人之所以治，病之所以起，学之所始，工之所止也。"乃约言经络有"映征候"之用，即在疾病情况下，经络有抗御病邪、反映征候的作用。如《素问·气穴论》所云，"孙络"有"以溢奇邪，以通营卫"的功能，这是因为孙络的分布范围最广，最先接触到病邪，而营卫，特别是卫气，就是通过外络系统之孙络散布到全身皮部。同时，"邪气因入，与正气相搏"，也涉及内络系统。如损伤"胃络""肠络""腹络""胸络"，出现《伤寒论》中小柴胡汤证之"心烦喜呕""默默不欲饮食""腹中痛"及"下利"，即现代医学之胃肠型感冒。当病邪侵犯时，孙络与卫气发挥了重要的抗御作用。临床上发现的体表反应点，一般均可通过孙络的溢奇邪、通营卫的作用来解释。穴位（包括反应点）是孙络分布之所在，也是卫气所停留和邪气所侵犯的部位，即《素问·五脏生成》所云"此皆卫气之所留止，邪气之所客也，针石缘而去之。"正邪交争，在体表部位可出现异常现象。如果疾病发展，则可由表及里，从孙络、络脉、经脉逐步深入，并出现相应的征候。伤寒学派以《伤寒论》创立了疾病定性、程度定量、脏腑经络定位、疾病转归定时的六经辨证体系；温病学派运用卫、气、营、血的概念来分析热性病发展过程的浅深关系，其理论依据也是以经络运行营卫血气的生理功能为基础的。经络及其所运行的营卫血气，是有层次地抗御病邪，同时也有层次地反映征候。故《灵枢·官针》有"用针者，不

知年之所加，气之盛衰，虚实之所起，不可以为工也”的论述。

经络反映征候，可分局部的、一经的、数经的和整体的。一般来说，经络气血阻滞而不通畅，就会造成有关部位的疼痛或肿胀。对此，《素问·举痛论》有“经脉流行不止，环周不休，寒气入经而稽迟，泣而不行，客于脉外则血少，客于脉中则气不通，故卒然而痛”的论述。气血郁积而化热，则出现红、肿、热、痛，这些都属经络的实证。如果气血运行不足，就会出现病变部位麻木不仁、肌肉萎软及功能减退等，这些都属经络的虚证。如果经络的阳气（包括卫气、原气）不足，就会出现局部发凉或全身怕冷等症状，这就是《素问·疟论》所说的“阳虚则寒”；经络的阴气（包括营气、血液）不足而阳气亢盛，则会出现五心烦热（阴虚内热）或全身发热等症状，这就是所说的“阴虚而阳盛，阳盛则热”。可见寒热虚实的多种征候都是以经络的阴阳气血盛衰为根据。他如《灵枢·口问》所云：“夫百病之始生”，皆因“经络厥绝，脉道不通，阴阳相逆，卫气稽留，经脉虚空，血气不次，乃失其常。”

经络与经络之间，经络与脏腑之间，在反映征候上也是互相联系的。如《内经》中的“经脉流注”“脏气法时”“阴阳应象”“五脏传移”“五脏逆传”诸规律，及《伤寒论》一书中所总结的“六经传变”规律，疾病的发展由表入里，可以从太阳经传至阳明经或少阳经，也可以由三阳经传入三阴经。病邪也可以在经络和脏腑之间相传，如太阳病可出现“热结膀胱”和小肠的腑证，阳明病也有“胃家实”证等。

关于十二经脉、奇经八脉、络脉、经筋等各有所属病证，是各经络所反映的征候，同时又是该经络穴位所能主治的适应证，两者是一致的。由此可以理解，针灸等治法就是在经络理论指导下，辨别疾病为"是动者"或"所生病者"、"经脉所过"或"主病所及"，采用一定的针灸补泻方法，以达到扶正祛邪、调整阴阳的盛衰而达到补偏救弊的目的。

（四）审调气，明经隧，基于形神统一

感应传导，是指经络系统对于针刺或其他非药物疗法刺激的感觉传导作用。如针灸、按摩、导引等方法所以能防病治病，说明了经络具有传导感应和调整虚实的作用。《灵枢·官能》云："审于调气，明于经隧"。这是说，运用针灸等治法要讲究"调气"，要明了经络的通路，针刺中的"得气"现象和"行气"功能就是经络传导感应现象的表现。前面已经提到，与经络密切相关的有原气、宗气、营气、卫气，可概称为"经气"，这是将"经"与"气"紧密结合起来说明经络的多种功能。《灵枢·本脏》云："五脏安定，血脉合利，精神乃居，故神者，水谷之精气也。"要言精、气、神三者与后天之本的关系。而且《灵枢·本神》强调指出："凡刺之法，必先本于神。"因经气所表现出来的生命现象称神气，经络所属的腧穴就是《灵枢·九针十二原》所讲的"神气之所游行出入"的所在。针刺中的"得气""行气"等感觉现象说的是"气"，而这"气"是与"神"密切相连，所谓"气行则神行，神行则气行"。故关于经络传导感应的功能又可说是"神气"的活动。神与脑有关，后人所称"脑为元神之府"。元者，大也，首也。元神，指人的高级精神活动。元神之府，指脑是主管高级精神活动的器官，精神意识、记忆思维、视听运动、传导感应皆发于脑，故名。《内经》对心的论述，有主血脉之心和主神明之心之分。"诸血者，皆属于心"和"心合脉"，均为血脉之心。而《素问·灵兰秘典论》云："心者，君主之官，神明出焉。"《灵枢·大惑论》云："心者，神之舍

也。"《灵枢·邪客》云："心者，五脏六腑之大主也，精神之
所舍也。"《素问·解精微论》云："夫心者，五脏之专精也。"
上述均为主神明之心。故隋·杨上善有"头是心神所居"之
论；明·李梴有"有血肉之心，形如未开莲花，居肺下肝上
是也。有神明之心，神者，气血所化，生之本也……主宰万事
万物，虚灵不昧者是也"之言，已将血肉之心与神明之心分
清。《灵枢》推本五脏之神而有"本神"篇传世，于是《灵
枢·本神》有"心藏脉，脉舍神"以及"心怵惕思虑则伤神"
等记载。由此可见经络与神气活动是基于中医学形神统一的生
命观的学术思想。

　　经络在正常情况下能运行气血和协调阴阳，在疾病情况下
则出现气血不和及阴阳偏胜的虚实证候，这时运用针灸等治法
以"调气""治神"，在于调枢机，司气化，扶正祛邪，俾
"形与神俱"，使人之机体恢复到正常的状态。此即中医学
"形神统一的生命观"思想。经络的调整虚实功能是以它正常
情况下的协调阴阳作为基础，针灸等治法就是通过对合适的穴
位进行适量的刺激来激发经络本身的功能，使"泻其有余，
补其不足，阴阳平复"。例如针刺患者的足三里和手三里可治
疗胃肠病，就是运用经络的调整虚实的功能而愈病。不同的经
络穴位具有其特异性，例如针刺心经和心包经的神门、曲泽、
内关等穴治疗心律失常，心电图检查显示心律得以调整，心
悸、胸闷等症状明显减轻。他如《素问·痹论》之"风寒湿
三气杂至，合而为痹。"又云："风气胜者为行痹，寒气盛者
为痛痹，湿气盛者为着痹。"《灵枢·四时气》云："着痹不
去，久寒不已，卒取其三里。"取穴之理，清·张志聪认为：
"此邪留于关节而为痹也。盖湿留于关节，故久寒不去，当卒
取其三里，取阳明燥热之气以胜其寒湿也。"

（五）参天地，应日月，法于天人相应

《素问·四气调神大论》云："阴阳四时者，万物之终始也，死生之本也。逆之则灾害生，从之则苛疾不起，是谓得道。道者，圣人行之，愚者佩之。"说明了阴阳四时的时间节律对人体生理功能的影响。而经络具有运行气血和协调阴阳的功能，使机体活动保持一种有序的稳态。诚如明·王肯堂《证治准绳》所云："夫经脉者，乃天真流行出入，脏腑之道路也。所以水谷之精悍为荣卫，行于脉之内外，而统大其用。是故行六气运五行，调和五脏，洒陈六腑，法四时升降浮沉之气，以生长化收藏。"约而言之，当人体发生疾病时，出现气血不和及阴阳偏胜偏衰的证候，即可运用针灸等治法以激发经络的调节作用，以《灵枢·刺节真邪》"泻其有余，补其不足，阴阳平复"之论为要。广而言之，"人以天地之气生，四时之法成。"意谓自然界强烈地影响着人类的生命活动，微妙地控制着人类的各种节律。故《素问·气交变大论》云："善言天者，必应于人。"盖因"人与天地相参也，与日月相应也"。且"经脉十二者，以应十二月"。对此，明·孙一奎在《医旨绪余》中有"人之有十二经，犹日之有十二时，岁之有十二月也"的记载；清·李学川在《针灸逢源》中有"子午流注者，谓刚柔相配，阴阳相合，气血循环，时穴开阖也"的论述。均说明了经络气血的运行，随着自然界阴阳消长的周期而盛衰。即人与"天地相参""日月相应"的节律变化，直接或间接地影响着人体，只有经脉的正常流注，才有机体正常的生命活动，若流注终止，则神机化灭，生命终止。此即中医学"天人相应的整体观"思想。故明·张景岳有"凡四时之气，顺之则安，逆之则病"及"能顺阴阳之性，则能沉浮于生长之门矣"的论述。正是在《内经》的"经脉流注""阴阳应象""脏气法时""五脏法象""五脏逆传""五脏传移"

等规律的基础上，产生了后世的子午流注学说及时辰治疗学，同时也产生了五运六气学说及气象医学。另一方面也告诫人们，若违背这些规律，人体经脉运行的有序稳态遭受破坏，就会产生病理反应，以致死亡。故医者在诊查疾病时，要"谨候气宜，无失病机"，式为龟镜。对此，《素问·八正神明论》有"凡刺之法，必候日月星辰，四时八风之气，气定乃刺之"的论述。

五、经络的临床应用

宋·王惟一《铜人腧穴针灸图经》云："经络者，所以决死生，处百病，调虚实，不可不通。"所以，宋·窦材在其著《扁鹊心书》中有云："学医不知经络，开口动手便错。盖经络不明，无以识病证之根源，究阴阳之传变。"由此可知，经络学说在临床上的运用，主要是通过经络的生理功能来阐述病理变化，并以此指导疾病的诊断和治疗。

（一）阐述病理变化

在正常生理情况下，经络有运行气血、感应传导的作用，而在发生病变时，经络就成为传递病邪和反映病变的途径。故《素问·皮部论》有"是故百病之始生也，必先客于皮毛，邪中之则腠理开，开则入客于络脉，留而不去，传入于经，留而不去，传入于腑，廪于肠胃"的论述。他如《素问·缪刺论》则有"邪之客于形也，必先舍于皮毛；留而不去，入舍于孙脉；留而不去，入舍络脉；留而不去，入舍经脉，内连五脏，散于肠胃；阴阳俱感，五脏乃伤。此邪之从皮毛而入，极于五脏之次也。如此，则治其经焉"的记载；而《素问·举痛论》尚有"经脉流行不止，环周不休，寒气入经而稽迟，泣而不行，客于脉外则血少，客于脉中则气不通，故卒然而痛"的表述。由于脏腑之间通过经脉沟通联系，所以经络是外邪侵入皮毛腠理而内传五脏六腑的传变途径，同时经络还可成为脏腑之间病变相互影响的途径。如足厥阴肝经挟胃、注肺中，所以肝病可犯胃、犯肺；足少阴肾经入肺、络心，所以肾虚水泛可凌心、射肺。至于相为表里的两经，更因或络或属于相同的脏腑，而使相为表里的脏和腑在病理上常相互影响，如心火可下移小肠；大肠实热，腑气不通，可使肺气不利而喘咳胸满等。故在临床治疗中，《灵枢·官能》认为当"法于往古，验于来今"，"良工之所责，莫知其形"。以"上工知取气，乃救其萌芽，下工取其已成，因败其形"，阐明了其审证求因及治未病的思想。

经络不仅是外邪由表入里和脏腑之间病变相互影响的途径，也是脏腑与体表组织之间病变相互影响的途径。通过经络的传导，内脏的病变可以反应于外表，表现于某些特定的部位或与其相应的孔窍。如肝气郁结常见两胁、少腹胀痛，即是因为足厥阴肝经抵小腹、布胁肋；真心痛，不仅表现为心前区疼痛，且常放射至上肢内侧尺侧缘，即是手少阴心经行于上肢内侧后缘之故。其他如胃火见牙龈肿痛、肝火上炎见目赤等等，都是经络传导的反映，即经络所过部位出现的病变。

（二）指导疾病的诊断

《灵枢·经水》云："审切循扪按，视其寒温盛衰而调之"。审查、指切、推循、扪摸、按压等手法，均是经络的诊察方法，诊察局部的寒温和气血盛衰现象，从而明确诊断。《素问·三部九候论》尝有"视其经络沉浮，以上下逆从循之"的论述。"切循而得之"，本身就是检查经络的基本方法。明·陶九成《辍耕录》云："人禀天地五行之气以生，手三阳三阴、足三阳三阴，合为十二经，以环络一身，往来流通，无少间断，其脉应于两手三部焉。"此乃言"寸口脉诊法"的临床应用机理。分经切脉，亦属经络诊法的主要内容。《灵枢》

以寸口脉诊候阴经病证的虚实，人迎脉诊候阳经病证的虚实。明·王绍隆《医灯续焰》云："肾为十二经脉之根，故曰资始；胃乃生化之源，故曰资生。"此即三部九候下部少阴太溪、阳明趺阳（冲阳）诊法之机理，即以阳明脉气最盛，其下部可诊候冲阳（趺阳）脉，肾气盛衰则可诊候太溪脉。分部诊络，则是指诊察皮部血络的色泽，以辨痛、痹、寒、热等，这在《素问·皮部论》中则有详细的论述。由于经络有一定的循行部位和络属脏腑，可以反映所属脏腑的病证，因而在临床上，就可根据疾病证状出现的部位，结合经络循行的部位及所联系的脏腑，作为疾病诊断的依据。例如头痛，痛在前额者，多与阳明经有关；痛在两侧者，多与少阳经有关；痛在后头部及项部者，多与太阳经有关；痛在巅顶者，多与厥阴经有关。《伤寒论》的六经分证，就是在经络学说基础上发展起来的辨证体系。另外，在临床实践中，还发现在经络循行的部位，或在经气聚集的某些穴位处，或经筋的循行部位，可有明显的压痛或有结节状、条索状的反应物，甚至局部皮肤出现某些形态变化，也常有助于疾病的诊断。《灵枢·背腧》云"按其处，应在中而痛解"，说明压痛的检查，对临床取穴尤为重要。这既是取穴法，也是经络诊法之一。如肺脏有病时可在肺俞穴出现结节或中府穴有压痛；长期消化不良的病人可在脾俞穴见到异常变化。正如《灵枢·官能》所云："明于五输……察其所痛，左右上下，知其寒温，何经所在。"明确地指出了经络对于临床诊断确有重要的指导作用。

（三）指导临床治疗

1. 分经辨证

人体全身，外至皮肉脉筋骨，内至五脏六腑，都以经络为纲，故按经络来分析病证，称为分经辨证。《素问·皮部论》云"皮有分部，脉有经纪，筋有结络，骨有度量，其所生病

各异"的记载，指出皮部的分布、筋肉的起结、骨骼的连属
和长短，都是以经脉为纲纪，从而分析其所发生的不同病证。
十二经脉各有"病因于外"的"是动则病"和"病因于内"
的"是主某所生病"的记载，意指此经脉变动就出现有关的
病证，此经脉腧穴能主治其所发生的病证，这就是经脉的主
病。各经脉既有其循行所过部位的外经病证，又有其相关的脏
腑病证。前者称"经脉所过"辨证，后者称"主病所及"辨
证。此外，络脉、经筋、皮部也各有主病。奇经八脉与各经相
交会，其所主病证又有其特殊性质。分经辨证，主要也就是分
十二经（合为六经）和奇经八脉，一般以十二经为正经，主
疾病之常；奇经为十二经的错综组合，主疾病之变。他如清·
尤怡《伤寒贯珠集》云："人身十二经络，本相联贯而各有畔
界。是以邪气之中，必各有所见之证与可据之脉。"故有"六
经辨证"之法。

　　经络学说被广泛地应用于临床各科的治疗，特别是对针
灸、按摩和药物治疗，具有更大的指导意义。举凡《素问·
气穴论》就有黄帝与岐伯之问对的记载。黄帝问其"余闻气
穴三百六十五，以应一岁，未知其所，愿卒闻之"，岐伯详述
气穴之处后，概而论之："凡三百六十五穴，针之所由行也。"
即以上三百六十五穴，就是针刺时所选用的穴位。对此，在
《灵枢·九针十二原》尝有"节之交，三百六十五会，知其要
者，一言而终，不知其要，流散无穷。所言节者，神气之所游
行出入也，非皮肉筋骨也。"意谓欲行针者，当守其神，而欲
守其神者，当知其节，学者当明此络脉之渗灌诸穴，非皮肉筋
骨也。

2. 循经取穴

　　十四经脉各有其所属腧穴，腧穴的分布有不同的部位。这
些腧穴均能治疗该穴所在部位及邻近组织器官的病证，此取穴

法，称"近道取穴"；而运用十四经腧穴的主治作用的特点，尤其是运用远离脏腑、器官而位于四肢部腧穴的应用，称为"远道取穴"。腧穴以经络为纲，经络以腧穴为目。经络的分布既有纵向的分布关系，还有横向的分布关系，这种纵横关系结合相关腧穴后，其意义更为明显。《内经》所说"治主病者"，是指取用能主治该病证的经穴。经脉的"是主某所生病"，说的就是这一经所属穴的主治病症，这主要以四肢部经穴为依据。作为特定类别的穴位就有井、荥、输、经、合之五输穴；有原、络、郄、俞、募穴；亦有八会穴、交会穴、八脉交会穴等。对脏腑、五体、五官说来，取用头面躯干部的经穴是近取法，取用四肢部经穴是远取法。针灸疗法与按摩疗法，主要是对于某一经或某一脏腑的病变，在其病变的邻近部位或经络循行的远端部位上取穴，通过针灸或按摩，以调整经络气血的功能活动，从而达到治疗的目的。而穴位的选取，首先必须按经络学说来进行辨证，断定疾病属何经后，再根据经络的循行分布路线和联系范围来选定腧穴，这就是循经取穴的作用机理。

3. 药物归经

药物治疗也是以经络为渠道，通过经络的传导转输，才能使药到病所，发挥其治疗作用。古代医家在长期临床实践的基础上，根据某些药物对某一脏腑经络所具有的特殊选择性作用，创立了药物归经理论。金元医家张洁古、李杲还根据经络学说，创立引经报使理论，如治头痛，属太阳经的可用羌活，属阳明经的可用白芷，属少阳经的可用柴胡。羌活、白芷、柴胡，不仅分别归手足太阳、阳明、少阳经，且能作为他药的向导，引导他药归入上述各经而发挥治疗作用。

奇经八脉的药物归经，至清《得配本草》则有《奇经药考》的记载。《得配本草》由清·严洁（字西亭）、施雯（字谵宁）、洪炜（字缉庵）三人合著。《奇经药考》论云："茴香，入奇经；秋葵子，入奇经；巴戟，入冲脉；马鞭草，入奇经；香附，入冲脉；川芎，行冲脉；实芩，行冲脉；鳖甲，行冲脉；木香，主冲脉为病，逆气里急；当归，主冲脉为病，逆气里急，带脉为病，腹满，腰溶溶如坐水中；黄柏，主冲脉逆气；白术，主冲脉为病，逆气里急，脐腹痛；芦荟，主冲脉为病，逆气里急；槟榔，主冲脉逆气里急；苍术、吴茱萸，主冲脉逆气里急；苍耳子，走督脉；细辛，主督脉为病，脊强而厥；附子，主督脉，脊强而厥；羊脊骨，通督脉；白果，通督脉；鹿角霜，通督脉之气舍；鹿茸，通督脉之精室；鹿角胶，温督脉之血；龟板，通任脉；藁本，主督脉，脊强而厥；鹿脚，补温冲督之精血；杞子，补冲督之精血；黄芪，主阳维为病，苦寒热，督脉为病，逆气里急；白芍，主阳维寒热，带脉腹痛；桂枝，走阳维；防己，入阳跷；肉桂，通阴跷、督脉；穿山甲，入阴阳二跷；虎骨，入阴阳二跷；川断，主带为病；艾，治带脉，病腹满，腰溶溶如坐水中；龙骨，治带脉为病；王不留行，通冲任二脉；泽兰，调病伤八脉；升麻，缓带脉之缩急；甘草，和冲脉之逆，缓带脉之急；丹参，益冲任。"

从该文可知，入冲脉药有巴戟天、鳖甲、鹿角、当归、川芎、枸杞子、香附、实芩、木香、白术、黄柏、芦荟、槟榔、吴茱萸、丹参、王不留、苍耳子、甘草；入任脉药有丹参、龟甲、王不留；入督脉有鹿茸、鹿角胶、鹿角霜、鹿脚、羊脊骨、白果、苍耳子、细辛、附子、藁本、肉桂、黄芪；入带脉药有当归、白芍、川断、艾、龙骨、升麻、甘草；入阳跷药有防风、穿山甲、虎骨；入阴跷药有肉桂、穿山甲、虎骨；入阳维药有黄芪、白芍、桂枝；入奇经药有茴香、秋葵子、马鞭草、泽兰。

此外，当前被广泛用于临床的刮痧、拔罐、耳针、足针、电针、穴位埋植、穴位结扎及药物外治等治疗方法，都是在经络理论的指导下所创立和发展起来的外治疗法，更进一步丰富了经络学说和经络治疗学。

六、腧穴的分类与功能

腧穴分布在一定的经脉循行径路上，是人体脏腑经络之气输注于体表的部位，是机体与外界相通的门户。输穴，有广义与狭义之分。广义的输穴，是十四经经穴、奇穴、阿是穴的总称；狭义的输穴是指足太阳膀胱经在背部的五脏六腑之背俞穴及四肢部五输穴中的输穴。

在历代文献中，腧穴有"砭灸处""节""会""骨孔""气穴""穴位"等不同名称的论述。如《素问·气穴论》对人体三百六十五个腧穴的分布概况有如下表述："脏俞五十六穴（脏，即心、肝、脾、肺、肾五脏；俞，即井、荥、输、经、合五俞。每脏各有五穴，为二十五穴，左右相加，共五十穴），腑俞七十二穴（腑，即大肠、小肠、胃、膀胱、三焦、胆六腑；俞，即井、荥、输、原、经、合六俞。每腑各有六穴，六腑共三十六穴，左右相加，共七十二穴），热俞五十九穴（治热病的五十九个俞穴），水俞五十七穴（治水病的五十七个俞穴），头上五行行五，五五二十五穴（亦在热俞五十九穴之内）。中膂两旁各五（脊侧五脏俞各五），凡十穴。大椎上两旁各一（大杼），凡二穴。目瞳子、浮白二穴，两髀厌分中二穴（环跳），犊鼻二穴，耳中多所闻二穴（听宫），眉本二穴（攒竹），完骨二穴，项中央一穴（风府），枕骨二穴（窍阴），上关二穴，大迎二穴，下关二穴，天柱二穴，巨虚上下廉四穴（上下巨虚），曲牙二穴（颊车），天突一穴，天府二穴，天牖二穴，扶突二穴，天窗二穴，肩解二穴（肩井），关元一穴，委阳二穴，肩贞二穴，喑门（哑门）一穴，齐（神阙）一穴，胸俞十二穴（指俞府、彧中、神藏、灵墟、神封、步廊，左右共十二穴），背俞二穴（膈俞），膺俞十二穴（指云门、中府、周荣、胸乡、天溪、食窦，左右共十二穴），分肉二穴（阳辅），踝上横二穴（解溪），阴阳跷四穴（阴跷指照海穴，阳跷指申脉穴，左右共四穴），水俞在诸分，热俞在气穴，寒热俞在两骸厌中二穴（张介宾谓膝阳关），大禁二十五（大禁，指五里穴；二十五，指针刺二十五次。意指五里穴不可针刺至二十五次。张志聪称"大禁二十五，谓禁二十五次也。"），在天府下五寸。凡三百六十五穴，针之所由行也。"因各个穴位均是经脉之气输注之处，故篇名"气穴论"。尝有"气府论"，府，谓汇聚之处，气府，即经脉之气交会的地方。本篇为"气穴论"的续篇，补其未尽之义。对此《灵枢·九针十二原》尝云："节之交，三百六十五会，知其要者，一言而终，不知其要，流散无穷。所言节者，神气之所游行出入也，非皮肉筋骨也。"清·张志聪注云："此言刺节者，当知神气之所出入也。神气者，真气也，所受于天（肾之先天之气），与谷气（脾胃之后天之气）并而充身者也。故知其要，一言而终，不知其要，流散无穷，此络脉之渗灌诸节，非皮肉筋骨也。"从而说明人体的腧穴均分布归属于各经络，而经络又络属于一定的脏腑，这样就使腧穴—经络—脏腑间的相互联系成为不可分割的网络系统。腧穴是针灸等外治疗法施术的部位，在临床上要正确运用针灸等法治疗疾病，必须要掌握好腧穴的定位、归经、功能等基本知识。

（一）腧穴的分类

腧穴是在我国先民长期与疾病作斗争的过程中，逐步积累起来而形成的。它的发展大致经历了无定位、定名、定位及系统分类等阶段。最初，人们主要在病痛局部按摩、捶击或针灸，即"天应""以痛为腧"的取穴方法。随着对体表施术部位及其治疗作用的深入了解，逐步对这些施术部位作了固定和命名。以后，通过历代医家的整理及分类，并随着经络学说的逐步形成和完善，人们不再把腧穴看成体表孤立的、散在的部位，而是认识到它们相互之间及与脏腑之间的特定联系，经历无数次考证后，分别归属各经。

腧穴分为十四经穴、奇穴、阿是穴三类。

十四经穴简称经穴，即分布于十二经脉及任、督二脉上的腧穴。经穴具有主治本经病证的共同作用，并以类相从地分别归纳于十四经系统中，它们是腧穴的主要部分，现有的 361 个经穴中，绝大部分是晋代以前发现的。

奇穴是指既有一定的穴名，又有明确的位置，但尚未列入十四经系统的腧穴，又称经外奇穴。这些腧穴对某些病证具有特殊的治疗作用。

阿是穴又称压痛点、天应穴、不定穴等，即某些疾病的反应点。这一类腧穴既无具体名称，又无固定位置，而是以压痛点或其他反应点作为针灸部位。阿是穴多位于病变的附近，也可在与其距离较远的部位。

（二）腧穴的命名

腧穴名称是经络系统及针灸学名词术语的重要组成部分。腧穴命名不仅有其医学意义，也是古代灿烂的华夏文化的一部分。了解腧穴命名的意义，有助于熟悉腧穴的部位及治疗作用。腧穴名称是古人以其部位及作用为基础，结合自然界多种事物及医学理论等，采用取类比象的方法而制定的。穴位名称择要分类如下。

1. 依据所在部位命名

部分腧穴是根据腧穴所在部位解剖名称或相关部位的特点而命名的，如腕旁的腕骨，乳下的乳根，耳前的耳门，胃脘部的上、中、下脘等。

2. 依据治疗作用命名

部分腧穴是根据其对某种病证的特殊治疗作用而命名的，如治目疾的睛明、光明，治水肿的水分、水道，治脏腑疾患的肺俞、心俞、肝俞等。

3. 结合医学理论命名

部分腧穴是根据人体的部位或治疗作用，结合阴阳、脏腑、经络、气血等中医学理论来命名的。如上肢外侧的阳溪、阳池、阳谷，内侧的阴郄；肺俞、心俞之旁的魄户、神堂；三阴交、百会；气海、血海、气冲等。

4. 利用地貌形体命名

人体许多腧穴是利用自然地理的名称，如山、陵、丘、墟、谷、溪、沟、渎、海、泽、池、泉等，结合腧穴所在部位的形象或气血流注的情况而命名的。如承山、大陵、商丘、水沟等。

5. 参照动植物名称命名

部分腧穴的命名与动植物名称有关，以此形容腧穴的局部形象。如膝下的犊鼻，胸腹部的鸠尾，眉端的攒竹等。

6. 借助建筑名称命名

部分腧穴借用与建筑物有关的名称来命名，如门、户、关、枢、堂、室、窗、宫、庭、阙、府、房、舍、仓、井等，用以比喻这些腧穴的所在部位或作用的特点。如神阙、印堂、志室、库房等。

（三）腧穴的作用

1. 近治作用

这是一切腧穴主治作用所具有的共同特点。这些腧穴均能治疗该穴所在部位及邻近组织、器官的病证。如眼区的睛明、承泣、四白、瞳子髎各穴，均能治疗眼病；耳区的听宫、听会、耳门、翳风诸穴，皆能治疗耳病；胃部的中脘、建里、梁门诸穴，皆能治疗胃病等。当然就近取穴是在中医理论指导下的取穴。如《灵枢·邪气脏腑病形》中有"诸阳之会，皆在于面。中人也，方乘虚时及新用力，若饮食汗出腠理开，而中于邪，中于面则下阳明，中于项则下太阳，中于颊则下少阳"的论述。对此，清·马莳注云："若中于面，则面部乃手足阳明经，如手阳明迎香、足阳明承泣之类，故邪遂下阳明经也。若中于项，则项属手足太阳经，如手太阳天窗、足太阳天柱之类，故邪遂下于太阳经也。若中于曲颊，则曲颊属手足少阳经，如手少阳天牖、足少阳风池之类，故邪遂下于少阳经也。"由此可见，针刺上述诸穴，乃"经脉所过"部位取穴之法，即近治取穴法，可治经络所过部位的病变，同时可断外邪循经入里之路。

2. 远治作用

这是十四经腧穴主治作用的重要规律。在十四经腧穴中，尤其是十二经脉在四肢肘、膝关节以下的腧穴，不仅能治局部病证，而且还能治疗本经循经所及的远端部位的脏腑、组织、器官的病证，有的甚至具有影响全身的作用。例如合谷穴，不仅能治疗手腕部病证，而且还能治疗颈部和头面部病证，同时也能治疗外感病的发热，乃"主病所及"取穴之法，即远治取穴法；足三里穴不仅能治疗下肢病证，而且对调整整个消化系统的功能，甚至对人体防卫、免疫反应方面都具有很大的作用，此即"病在上下取之，病在下上取之"之理。

3. 特殊作用

临床实践证明，针刺某些腧穴，对机体的不同状态，可发挥双相的良性调整作用。例如泄泻时，针刺天枢能止泻；便秘时，针刺天枢又能通便。此外，腧穴的治疗作用还具有相对的特异性，如大椎退热、中渚治耳鸣、申脉治痫证昼发、照海治痫证夜发、至阴矫正胎位等，均是其特殊治疗作用的体现。

总之，十四经穴的主治作用，大凡本经腧穴能治本经病，表里经腧穴能相互治疗表里两经病，邻近经穴配合治疗局部病。各经腧穴的功能既有特殊性，又有其共同性。

（四）特定穴的作用

特定穴是具有特殊治疗作用的经穴。由于它们的主治功能不同，因此各有特定的名称和含义。

1. 五输穴

五输穴即十二经脉分布在肘、膝关节以下的井、荥、输、经、合穴，简称"五输"，在《灵枢·本输》则有详论。其分布次序是根据标本根结的理论，从四肢末端向肘膝方向排列。古代医家把经气在经脉中运行的情况，以自然界的水流类比，经气的出入和经过部位的深浅不同而其作用则不同。如经气所出，象水的源头，称其为"井"；经气所溜，象刚出的泉水微流，称为"荥"；经气所注，象水流由浅入深，称为"输"；经气所行，象水在通畅的河中流过，称为"经"；最后经气充盛，由此深入，进而汇合于脏腑，恰象百川汇合入海，称为"合"。对五输穴及原穴，《勉学堂针灸集成》有"井者，东方春也，万物始生，故所出为井。谓终日常汲而未尝损，终日泉注而未尝溢。今言井者，不损不溢，常如此焉，故名。荥者，水始出，其原流之尚微，故所流者为荥。输者，水上而注下，下复承流，故为输。原者，三焦所行之原也，三焦者元气之别名，故所过为原。经者，水行经而过，故所行为经。合者，北方冬也，阳气入脏，故为合。谓其经脉自此而入脏，与诸经相合也"记载。由此可知，因五输穴是十二经井、荥、输、经、合穴，是人体十二经、十五络之会，上下出入之所，故尔各脏腑经络有病，均可取五输穴。又因为人体气血受自然界四季节律的影响，因春、夏、长夏、秋、冬季节的不同，而有取井、荥、输、经、合的不同，大凡冬刺井、春刺荥、夏刺输、长夏取经、秋刺合。《灵枢·顺气一日分为四时》云："脏主冬，冬刺井；色主春，春刺荥；时主夏，夏刺输；音主长夏，长夏刺经；味主秋，秋刺合。是谓五变以主五输。"此言刺五脏者有变，五变主于五输穴。对此，该篇多论五脏之病合于五输，而各有所取："病在脏者，取之井；病变于色者，取之荥；病时间时甚者，取之输；病变于音者，取之经；经满而血者，病在胃及以饮食不节得病者，取之合。"择时取穴法，实乃古代之时辰治疗学，其意义诚如该篇所述："顺天之时，而病可与期，顺者为工，逆者为粗。"对五输穴与五行之属，《子午流注针经》有"井荥所属，阴井木，阳井金；阴荥火，阳荥水；阴俞土，阳俞木；阴经金，阳经火；阴合水，阳合土"的记载。即阴经以木、火、土、金、水，阳经以金、水、木、火、土为序，配井、荥、输、经、合。

2. 原穴

《灵枢·九针十二原》云："五脏有疾，当取之十二原。十二原者，五脏之所以禀三百六十五节气味也。"原，即本源、原气之意。原穴是人体原气（元气）作用集中的地方，也是脏腑原气经过和留止的部位，故脏腑经络的病变在原穴上的反应也较敏感。《灵枢·九针十二原》《灵枢·本输》对原穴均有详论。十二经脉在四肢各有一个原穴，故名"十二原"。在六阳经，原穴单独存在，排列在输穴之后，六阴经则以输为原。原穴与三焦有密切关系。三焦是原气的别使，它导原气于脐下肾间动气，而输布于全身，和内调外，宣上导下，主司着人体的气化功能，具有促进五脏六腑的生理功能作用。《勉学堂针灸集成》有"原者，三焦所行之原也，三焦者元气之别名，故所过为原"的记载。

3. 十五络穴

络，即联系之意。络脉从经脉分出处各有一个腧穴，称之为络穴。《灵枢·脉度》之"支而横者为络,络而别者为孙",此乃广义的络脉;《灵枢·九针十二原》之"经脉十二,络脉十五",系狭义之"十五别络"。络穴大多位于表里经联络之处,具有联络表里两经的作用。十二经的络穴皆位于四肢肘、膝关节以下,加之任脉络穴鸠尾(位于腹)、督脉络穴长强(位于尾骶部)、脾之大络大包穴(位于胸胁),共十五穴,故称为"十五络穴"。此十五络穴为手太阴经列缺,手少阴经通里,手厥阴经内关,手太阳经支正,手阳明经偏历,手少阳经外关,足太阳经飞扬,足少阳经光明,足阳明经丰隆,足太阴经公孙,足少阴经大钟,足厥阴经蠡沟,任脉鸠尾,督脉长强,脾之大络大包。络穴在表里经之间有纽带作用,故而络穴有治疗表里两经病证的主治特点。如足太阴脾经络穴公孙既可治疗脾经病,又能治疗胃经病。

《素问·平人气象论》云:"胃之大络,名曰虚里,贯膈络肺,出于左乳下。"由此可知,胃之大络虚里,非穴位之名,实为脉诊部位之一,位于左乳下心尖搏动明显处,可诊查宗气盛衰,对疾病的预后有重要的诊断价值。

原穴与络穴既可单独使用,又可配合应用。有同一经脉之原、络穴相伍,又有相表里经脉原、络穴相伍,均名为主客配穴法。

4. 俞穴、募穴

《素问·气府论》云:"五脏之俞各五,六腑之俞各六。"俞,通"腧",此处是指背俞穴,属足太阳膀胱经之腧穴,是脏腑经气输注于背腰部的腧穴。募者,募集之义。募穴是脏腑经气汇集于胸腹部的腧穴。它们均分布于躯干部,与脏腑有密切关系。五脏有病,多取其背部以脏腑之名命名的俞穴;六腑有病,多取其腹部的募穴。募穴包括肺募中府,大肠募天枢(胃经),胃募中脘(任脉),脾募章门(肝经),心募巨阙

（任脉），小肠募关元（任脉），膀胱募中极（任脉），肾募京门（胆经），心包募膻中（任脉），三焦募石门（任脉），胆募日月（胆经），肝募期门（肝经）。因背为阳，腹为阴，而脏为阴，腑为阳，此即《内经》"善用针者，从阴引阳，从阳引阴"之意。《难经》曰："阴病行阳，阳病行阴，故募在阴，俞在阳"。募与俞，乃五脏孔穴之总名也，在腹为募，言经气聚于此也；在背为阳，谓之俞，言经气由此而输于彼也。故俞穴、募穴的应用，可广验于临床。若脏腑发生病变时，每在俞募穴上得到反应，表现为压痛或敏感等。因此，某一脏腑有病可以用其所属之俞穴和募穴治疗，如胃病取胃俞和中脘，膀胱病取膀胱俞和中极等。他如对胆瘅一证，《素问·奇病论》有"帝曰：口苦者，病名为何？何以得之？岐伯曰：病名曰胆瘅。夫肝者，中之将也，取决于胆，咽为之使。此人者，数谋虑不决，故胆虚，气上溢而口为之苦。治之以胆募俞"的记载。对"募俞"一词，唐·王冰注云："胸腹曰募，脊背曰俞。"因募穴均在胸腹，故又称腹募穴；又因俞穴多在脊背，故又称背俞穴。瘅者，多因劳累造成的疾病。盖因肝为将军之官主谋虑，胆为中正之官主决断，肝谋虑后还取决于胆之决断，咽部又受肝胆支配。这种病人，因经常谋虑而不决，导致胆气不足，胆汁向上泛滥，于是口中发苦。故治疗应针刺胆之募穴日月和胆之俞穴胆俞。亦有募、俞穴同用之法，如《素问·长刺节论》有"阳刺，入一旁四处，治寒热。深专者，刺大脏（五脏的募穴），迫脏刺背俞也，刺之迫脏，脏会（章门），腹中寒热去而止，与刺之要，发针而浅出血"记载。意谓阳刺之法，是正中刺一针，周围之上下左右各刺一刺，以治疗寒热疾病，此即《灵枢·官针》中所讲的"数刺"。若病深而专者，此病在脏，当刺脏之募穴。若邪气进迫五脏，当刺背部五脏的俞穴，因背俞是脏气聚会的地方，待腹中寒热消除之后，针刺即可停止。针刺的要领，是出针时使其稍微出一点血。

论五脏之俞，《内经》有专篇，主言五脏之俞可灸不可刺，及其补泻方法。《灵枢·背腧》云："胸中大俞在杼骨之端，肺俞在三椎之旁，心俞在五椎之旁，膈俞在七椎之旁，肝俞在九椎之旁，脾俞在十一椎之旁，肾俞在十四椎之旁，皆夹脊相去三寸所，则欲得而验之，按其处，应在中而痛解，乃其俞也。灸之则可，刺之则不可。气盛则泻之，虚则补之。以火补者，毋吹其火，须自灭也。以火泻者，疾吹其火，传其艾，须其火灭也。"

5. 八会穴

《难经·四十五难》云："经言八会者何也？然腑会太仓，脏会季胁，筋会阳陵泉，髓会绝骨，血会膈俞，骨会大杼，脉会太渊，气会三焦外一筋直两乳内也。"会，即聚会之意。八会穴即脏、腑、气、血、筋、脉、骨、髓的精气聚会的八个腧穴，故称八会穴。它们分布于躯干部和四肢部，包括脏会章门，腑会中脘，气会膻中，血会膈俞，筋会阳陵泉，脉会太渊，骨会大杼，髓会绝骨。临床中，若脏腑、气血、筋脉、骨髓发生病变，均可取其会穴而愈之。

6. 郄穴

郄穴，出自《针灸甲乙经》。郄，有空隙之意。郄穴是各经经气深聚的部位。十二经脉及阴阳跷、阴阳维脉各有一个郄穴，共十六个郄穴。郄穴多分布于四肢肘、膝关节以下，包括手太阴经孔最，手厥阴经郄门，手少阴经阴郄；足太阴经地机，足厥阴经中都，足少阴经水泉；手太阳经养老，手阳明经温溜，手少阳经会宗；足太阳经金门，足阳明经梁丘，足少阳经外丘；阴跷交信（肾经），阳跷跗阳（膀胱经），阴维筑宾（肾经），阳维阳交（胆经）。"郄有空隙义，临床能救急。"

故本经循行部位与所属内脏的急性病证，均可应用，治疗效果
较好。

7. 下合穴

下合穴是指手足三阳六腑之气下合于足三阳经的六个腧
穴，故称下合穴。下合穴主要分布于下肢膝关节附近，包括手
三阳太阳经之下巨虚（胃经穴）、少阳经之委阳（膀胱经）、
阳明经之上巨虚（胃经），足三阳太阳经之委中（膀胱经）、
少阳经之阳陵泉（胆经）、阳明经之足三里（胃经）。临床上
常根据疾病所属的脏腑，取其所属的下合穴进行治疗。故
《灵枢·邪气脏腑病形》有"荥俞治外经，合治内腑……胃合
入于三里，大肠合入于巨虚上廉，小肠合入于巨虚下廉，三焦
合入于委阳，膀胱合入于委中，胆合入于阳陵泉"的记载。

8. 八脉交会穴

八脉交会穴是指奇经八脉与十二经脉之气相交会的八个腧
穴，首见于窦默的《针经指南》，又称八脉八穴、流注八穴、
交经八穴等。它们分布于腕踝关节的上下，包括冲脉之公孙
（脾经）、阴维之内关（心包经），主治胸心、胃部之疾病；带
脉之临泣（胆经）、阳维之外关（三焦经），可主治目外眦、
耳后、肩、颈、颊部之疾病；督脉之后溪（小肠经）、阳跷之
申脉（膀胱经），可主治目内眦、颈、项、耳、肩部之疾病；
任脉之列缺（肺经）、阴跷之照海（肾经），可主治肺系、喉
咙、胸膈部的疾病。由此可见，八脉交会穴被广泛应用于中医
临床，可治疗各种疾病。

9. 交会穴

交会穴出自《针灸甲乙经》，是指有两条或两条以上的经
脉相交会合处的腧穴，多分布于躯干部。经脉之间的交叉会
合，可使脉气互通，故交会穴的治疗作用较广，如三阴交为
脾、肝、肾三经所交，此穴既可治脾经的病证，也可治肾经和

肝经的病证。

（五）腧穴的定位方法

在临床上，治疗效果的满意程度与取穴位置是否正确，有着密切的关系。为了定准腧穴，必须掌握定位方法。

1. 骨度分寸定位法

《灵枢·骨度》详尽记述了人体各部的骨骼尺寸，现引述如下："黄帝问于伯高曰：《脉度》言经脉之长短，何以立之？伯高曰：先度其骨节之大小、广狭、长短，而脉度定矣。黄帝曰：愿闻众人之度，人长七尺五寸者，其骨节之大小、长短各几何？伯高曰：头之大骨，围二尺六寸。胸围四尺五寸。腰围四尺二寸。发所覆者，颅至项尺二寸；发以下至颐长一尺，君子参折。结喉以下至缺盆中，长四寸。缺盆以下至骬骬（一名尾翳，鸠尾骨也）长九寸，过则肺大，不满则肺小。骬骬以下至天枢长八寸，过则胃大，不及则胃小。天枢以下至横骨长六寸半，过则回肠广长，不满则狭短。横骨，长六寸半。横骨上廉以下至内辅之上廉，长一尺八寸。内辅之上廉以下至下廉，长三寸半。内辅下廉下至内踝，长一尺三寸。内踝以下至地，长三寸。膝腘以下至跗属，长一尺六寸。跗属以下至地，长三寸。故骨围大则太过，小则不及。角以下至柱骨，长一尺。行腋中不见者，长四寸。腋以下至季胁，长一尺二寸。季胁以下至髀枢，长六寸。髀枢以下至膝中，长一尺九寸。膝以下至外踝，长一尺六寸。外踝以下至京骨，长三寸。京骨以下至地，长一寸。耳后当完骨者，广九寸。耳前当耳门者，广一尺三寸。两颧之间，相去七寸。两乳之间，广九寸半。两髀之间，广六寸半。足长一尺二寸，广四寸半。肩至肘，长一尺七寸。肘至腕，长一尺二寸半。腕至中指本节，长四寸。本节至其末，长四寸半。项发以下，至膂骨，长二寸半。膂骨以下至尾骶二十一节，长三尺。上节长一寸四分分之一，奇分在下，故上七节至于膂骨九寸八分分之七。此众人骨之度也，所以立经脉之长短也。"本篇所载的尺寸经后人补充修改，被用作定取腧穴的折算长度，不论男女老少、高矮胖瘦均可按这一标准测量。

表 1　常用骨度分寸图表

分布	部位起止点	常用骨度	度量法	说明
头部	前发际至后发际	12 寸	直寸	如前后发际不明者，即从眉心至前发际作 3 寸，大椎穴至后发际作 3 寸，从眉心量至大椎穴作 18 寸
	耳后两完骨（乳突）之间	9 寸	横寸	用于量头部的横寸
胸腹部	天突至岐骨（胸剑联合）	9 寸	直寸	胸部与胁肋部取穴直寸，一般根据肋骨计算，每一肋骨折作 1 寸 6 分
	岐骨至脐中	8 寸		
	脐中至横骨上廉（耻骨联合上缘）	5 寸		
	两乳头之间	8 寸	横寸	胸腹部取穴的横寸，可根据两乳头之间的距离折量。女性可用左右缺盆穴之间的宽度代替两乳头之间的横寸
背腰部	大椎以下至尾骶	21 寸	直寸	背部腧穴根据脊椎定穴。一般临床取穴，肩胛骨下角相当于第 7 胸椎，髂嵴相当于第 16 椎（第 4 腰椎棘突）
	两肩胛骨脊柱缘之间	6 寸	横寸	
上肢部	腋前纹头（腋前皱襞）至肘横纹	9 寸	直寸	用于手三阴、手三阳经的骨度分寸
	肘横纹至腕横纹	12 寸		
侧胸部	腋以下至季胁	12 寸	直寸	"季胁"指 11 肋端
侧腹部	季胁以下至髀枢	9 寸	直寸	"髀枢"指股骨大转子

分布	部位起止点	常用骨度	度量法	说明
下肢部	横骨上廉至内辅骨上廉（股骨内髁上缘）	18寸	直寸	用于足三阴经的骨度分寸
	内辅骨下廉（胫骨内髁下缘）至内踝高点	13寸	直寸	用于足三阳经的骨度分寸。"膝中"的水平线，前面相当于犊鼻穴，后面相当于委中穴
	髀枢至膝中	19寸		
	臀横纹至膝中	14寸		
	膝中至外踝高点	16寸		
	外踝高点至足底	3寸		

临床常按取穴部位骨度的全长，用手指划分为若干等分，称作指测等分定位法。如取间使穴，可将腕横纹至肘横纹的十二寸划分为两个等分，在将近腕的一等分又划分为两个等分，这样，腕上三寸的间使穴便可迅速而准确地定位。

2. 自然标志取穴法

根据人体自然标志而定取穴位的方法称自然标志定位法。人体自然标志有两种：一种是不受人体活动影响而固定不移的标志，如五官、指（趾）甲、乳头、肚脐等，称作固定标志；一种是需要采取相应的动作姿势才会出现的标志，包括皮肤的皱襞、肌肉部的凹陷、肌腱的显露以及某些关节间隙等，称作活动标志。自然标志定位法是临床常用的取穴方法，如两乳中间取膻中、握拳在掌后横纹头取后溪等。

3. 背俞取穴法

关于背俞取穴法，在《素问》和《灵枢》中皆有记述。

《素问·血气形志》云："欲知背俞，先度其两乳间，中折之，更以他草度去半已，即以两隅相拄也，乃举以度其背，令其一隅居上，齐脊大椎，两隅在下，当其下隅者，肺之俞也。复下一度，心之俞也。复下一度，左角肝之俞也，右角脾之俞也。复下一度，肾之俞也。是谓五脏之俞，灸刺之度也。""度"，是尺量之谓。两边相交处称"隅"，即今之谓"角"。此段经文意谓要确定病人背上五脏俞穴部位，先用一根草尺量病人两乳头之距离，相等的长度正中对折，再用另一根同样长度的草，折掉一半后，拿来支撑第一根草的两头，使成一个等边三角形，然后用它量病人的背部，使一只角朝上，和脊背大椎穴相平，两只角在下，在下左右两角所指的部位，就是肺俞。再把上角移下一度，左右两角是心俞。再移下一度，左角是肝俞，右角是脾俞。再移下一度，左右两角是肾俞。这就是五脏俞穴的部位，也是针灸取穴的法度。

　　上述的草度法与《灵枢·背腧》的取穴法，除所取的肺俞、心俞是一致外，其他俞穴则有很大出入，后世医家及现代针灸学对五脏俞穴的定位多不采用草度法，而是以《灵枢·背腧》的取穴法为标准。"背中大俞在杼骨之端，肺俞在三椎之间，心俞在五椎之间，膈俞在七椎之间，肝俞在九椎之间，脾俞在十一椎之间，肾俞在十四椎之间，皆夹脊相去三寸所，则欲得而验之，按其处，应在中而痛解，乃其俞也。"

4. 手指同身寸取穴法

　　以患者的手指为标准来定取穴位的方法称为手指同身寸取穴法，又简称指寸法。因各人手指的长度和宽度与其他部位有着一定的比例，所以可用患者本人的手指来测量定穴，或者让医者根据病人的高矮胖瘦作出伸缩，用自己的手指来测定穴位。本法种类很多，各有一定的适用范围。

　　（1）中指同身寸取穴法：源于《千金方》，"以中指上第一节（即末节）为一寸。"而《太平圣惠方》则以"手中指第二节，内度两横纹相去为一寸"，后人多以此为准。《针灸大全》又将其细化为"大指与中指相屈如环，取中指中节横纹，上下相去为一寸。"于是形成今天以患者的中指中节屈曲时内侧两端纹头之间作为一寸之取穴法，可用于四肢部取穴的直寸和背部取穴的横寸。

（2）拇指同身寸取穴法：源自《千金要方》，"手大拇指第一节（末节）横度为一寸。"即是以患者的拇指指关节的横度作为一寸，多使用于四肢部的直寸取穴。

（3）横指同身寸取穴法：又名一夫法，是令患者将食指、中指、无名指和小指并拢，以中指中节横纹处为准，四指横量作为 3 寸；以食、中指中节横纹为 1.5 寸。

5. 简便取穴法

简便取穴法是临床一种简便易行的方法。如垂手中指端取风市；两手虎口自然平直交叉，在食指端到处取列缺等。

七、腧穴的配伍与处方

疾病的发生与发展，是由疾病的性质和部位而决定的。疾病的性质有寒热虚实之分，疾病所犯部位有上下表里的不同，故治法亦因而异之。如《灵枢·九针十二原》有"凡用针者，虚则实之，满则泻之，宛陈则除之，邪盛则虚之"的论述；《灵枢·经脉》有"盛则泻之，虚则补之，热则疾之，寒则留之，陷下则灸之，不盛不虚，以经取之"的记载。概而论之，诚如《素论·阴阳应象大论》所云："善诊者，察色按脉，先别阴阳。"及《灵枢·寿夭刚柔》所云："审知阴阳，刺之有方，得病所始，刺之有理"，由此可知，针灸治病，是恪守"法于阴阳""和于术数""形与神俱"之中医临床治疗大法，即根据中医基本理论，在整体观和辨证论治的原则指导下，对腧穴施术而完成的。《史记·扁鹊仓公列传》记云："故圣人为之脉法，以起度量，立规矩，悬权衡，案绳墨，调阴阳，别人之脉各名之，与天地相应，参合于人，故乃别百病以异之。"此论完整地阐明了古代以扁鹊医学流派为代表的诊疗法则。《汉书·艺文志》中所记载的以扁鹊、黄帝、白氏命名的医经七家，是以针灸立论，我们可称其为医经学派；以《汤液经法》等为代表经方十一家，是以方药立法，我们可称其为经方学派。《黄帝内经》是一部全面汇集了含《扁鹊内经》《扁鹊外经》《黄帝内经》《黄帝外经》《白氏内经》《白氏外经》等先秦医经学派的医学文献的经典巨著，全书论述了针灸条文 314 条、处方 413 条，记载了针灸穴位 160 个，其中单穴 25 个，双穴 135 个。相比之下，中药处方只有 13 首。由此可知，在中医学的发展史中，是先有以针灸等非药物疗法为医疗手段的医经学派，而后有了以方药为治疗方法的经方学派。从针灸组方内容来看，蕴含了深刻的辨证论治思想和循经取穴准则。如循经取穴处方达 356 首之多，占处方总数的 86% 左右。由此可知，在针灸疗法形成之初，即形成了在中医阴阳、脏腑、经络等基本理论指导下，以腧穴的功能及君、臣、佐、使的组方原则进行配伍处方，而广验于临床。

（一）配伍准则

腧穴的配伍、针灸的处方，是在天人相应的整体观、形神统一的生命观、太极思维的辨证观的中医学术思想指导下，以脏腑经络理论为中心，根据病机和证候，以腧穴的功能为切入点，进行配伍组方来实施针灸防病治病的。鉴于腧穴有经穴、奇穴、阿是穴的不同，在具体应用时，有同经取穴、异经取穴、非经取穴之分。

1. 同经取穴

病在某经即取某经腧穴施术，是按"经脉所过""主治所及"法则取穴，是本经配穴法，即同经取穴法。如本经经脉所过部位发生病变，取其本经病变部位的经穴，即运用经穴的近治作用而施术，称为经脉近部取穴法。本经主治之病，即因

于外的"是动"者及因于内的"所生"者，如手太阴肺经，
"是动则病肺胀满，膨膨而喘咳，缺盆中痛，甚则交两手而
瞀，此为臂厥。是主肺所生病者，咳，上气喘喝，烦心胸满，
臑臂内前廉痛厥，掌中热。"其取穴多为经脉远部取穴法。

2. 异经取穴

即病在某经，根据脏腑经脉辩证，而对相关经脉的腧穴施
术。如有的是取相为表里的经脉上的腧穴，即表里取穴法；有
的是根据疾病的虚实，运用五行生克乘侮关系，取相应经脉上
的腧穴，即五行生克配穴法；有的是根据脏腑经脉交会关系取
穴，有的是根据十四经中具有特殊治疗作用的穴位取穴，即特
定穴配穴法。

此外尚有上病下取、下病高取，左病右取、右病左取的配
伍法。如《灵枢·终始》有"病在上者下取之，病在下者高
取之，病在头者取之足，病在腰者取之腘"及"病先起阴者，
先治其阴，而后治其阳；病先起阳者，先治其阳，而后治其
阴"的记载，从而又形成了上下配穴法、左右配穴法、前后
配穴法、阴阳配穴法。

3. 非经取穴

主要是取奇穴或阿是穴，即取十四经脉以外的腧穴进行配
伍应用。

奇穴又称经外奇穴。它是在十四经腧穴确定后逐步发现
的，故未列入经络系统，但又因这些腧穴对某些疾病有特殊的
治疗作用，故称为奇穴、经外奇穴。奇穴的应用，一是用于治
疗所在部位的病变，如气喘穴治疗哮喘、腰眼穴治疗腰痛等；
一是治疗远隔部位的疾患，如大、小骨空治疗目疾，二白治疗
痔疮等。奇穴大都分布在所患病位或经络分布范围内，其应用
仍是通过经络的传导、营卫之气的敷布，以调整经气的异常
变化。

阿是穴，又称天应穴。凡是不和十四经穴或奇穴部位相同，在病所或非病变部位出现痛的反应点，无定名定位者，称为压痛点、阿是穴、天应穴、不定穴。故《玉龙经》云："不定穴，又名天应穴，但痛便针。"《备急千金要方》云："吴蜀多行灸法，有阿是之法，言人有病痛，即令捏其上，若里当其处，不问孔穴，即得便快成痛处，即云阿是，灸刺皆验，故曰阿是穴。"阿是穴的应用，可补十四经穴、奇穴之不足，多用于治疗痛证。尽管其穴非位于十四经脉循行线上，但多位于与十二经脉相关联的十二经筋、十二皮部及孙络、浮络的地方，故阿是穴亦是通过经络系统而奏治疗之功的。

（二）配穴处方方法

从《内经》的文献资料来看，针灸处方是在使用单穴治病、进而用多穴治病的基础上开始形成的，其后又在脏腑、经络等中医理论的指导下，以辨证论治大法实施取穴，从而不断地丰富发展起来。

穴位的功用各有所长，亦各有所短，只有通过合理的配伍，方能发挥相辅相成或相反相成的综合功能，以达到防病治病的作用。根据配伍准则，有如下的配穴方法。

1. 同经腧穴配伍法

即某一脏腑经脉发生病变时，选其脏腑经脉的腧穴配成处方。如肺病咳嗽，可取局部腧穴肺募中府，伍以本经臂部的腧穴尺泽、太渊。又如《素问·刺热》所云："热病身重，骨痛，耳聋，好瞑，刺足少阴。"盖因病发于少阴而为热病，肾主骨而为生气之源，气伤故"身重"；肾开窍于耳，故"耳聋"；少阴病"但欲寐"，故"好瞑"。可刺足少阴经之井穴涌泉，荥穴然谷。

2. 表里经腧穴配伍法

本法是运用脏腑经脉的阴阳表里配合关系作为配伍法。即某一脏腑有病，专取与其相互表里的经脉的腧穴组成处方施术。在临床上，可单取其表经的腧穴，亦可单取其里经的腧穴，亦可表里经脉的腧穴配合取穴。如《素问·刺热》云："热病始于臂痛，刺手阳明、太阴而汗出止。"盖因身体以上手太阴、阳明皆主之，热病始于手臂者，病在上而发于阳故取手太阴之络穴列缺，欲出汗，取手阳明之商阳。又如《灵枢·厥病》云："厥心痛，与背相控，善瘛，如从后触其心，伛偻者，肾心痛也，先取京骨、昆仑。"盖因背为阳，心为阳中之太阳，故"与背相控"而痛，心脉急甚为瘛疭，如从背触其心者，皆因肾与督附于脊，肾气从背而上注于心。肾阳式微，致心痛，而伛偻不能仰，此肾脏之气逆于心下为痛也。肾与膀胱相表里，当先取膀胱经之原穴京骨、经穴昆仑，以通达太阳经之原气，一身之阳得以宣发，从阳腑而泄其阴脏之逆气，此即"善用针者，从阴引阳，从阳引阴"之谓也。亦病在上，下取之，俾上逆之气以息，心痛得除。"发狂不已，取然谷。"即若发狂心痛未已，再取肾经之荥穴然谷，此乃脏与腑表里两经取穴法。他如《灵枢·口问》之"寒气客于胃，厥逆从下上散，复出于胃，故为噫。补足太阴、阳明"；《灵枢·五邪》之"邪在肾，则病骨痛阴痹。阴痹者，按之而不得，腹胀腰痛，大便难，肩背颈项痛，时眩。取之涌泉、昆仑"，均为在表里相合的经脉上选穴，用以治本脏本腑有关疾病的方法。

3. 前后经腧穴配伍法

本法亦名腹背阴阳配穴法。前，指胸腹为阴；后，指脊背腰骶为阳。本法是以前后部位的腧穴配伍组成针灸处方。《内经》称为偶刺法，此法源自《灵枢·官针》："偶刺者，以手直心若背，直痛所，一刺前，一刺后，以治心痹"。《素问·气穴论》云："背与心相控而痛，所治天突与十椎"。心者，心胸也，任脉循于胸腹正中，其脉多次与手足三阴经及阴维脉交会，能总任一身之阴经，为阴脉之海。而胸腹为阴，而天突又为阴维与任脉的交会穴，任脉为病亦主心痛，故"背与心相控而痛"，第一取穴为天突。十椎乃至阳穴，清·张志聪云："十椎在大椎下第七椎，乃督脉至阳之穴，督脉阳维之会。"背为阳，督脉循于背正中，总督一身之阳，为阳脉之海，有主治"脊背强痛"之证。故阴阳二气，总属督任二脉所主。若肾阳式微，命门火衰，水火失济，必致阴阳失调，阴阳气不相顺接，而发为厥心痛，致"背与心相控而痛"，故"所治天突与十椎"。此即前后配穴法，或谓腹背阴阳配穴法之典例。

他如胃脘痛，前取胃经之募穴、腑会中脘，背取胃经之俞穴胃俞，即为前后配穴法，又属募俞配穴法。

4. 上下经穴配伍法

本法系指人身上部腧穴与下部腧穴配伍组成处方施术。如半身不遂之证，多因经络气血运行受阻而致。阳明为多气多血之经，故针灸上部手阳明大肠经之肩髃、曲池、合谷，下部足阳明胃经之足三里、解溪、冲阳诸穴，俾阳明经气血通畅，正气强盛，而机体功能易于恢复。他如口眼㖞斜，取足阳明经面部之地仓、颊车，手阳明之合谷，足阳明足部之内庭，加取有藏血功能之足厥阴肝经下部穴太冲。盖因手足阳明经和足厥阴肝经经脉均上达头面，下行手部或足部，近取调达局部之经气，远取调达本经之经气，使气血通畅而愈病。他如咽痛、胸满、咳嗽，取手太阴肺经之列缺与足少阴肾经之照海，盖任脉通于列缺，阴跷通于照海，任脉与阴跷合于肺系、咽喉、胸膈也。列缺配照海，既属上下配穴法，又属八脉交会穴配穴法。

5. 左右经穴配伍法

指左侧的腧穴与右侧的腧穴进行配伍的方法。其应用依据有三：一是经脉循行两侧对称，左右配穴可加强疗效；二是左为阳，右为阴，双侧取穴可调节左右阴阳的功能协调，有补偏救弊之功；三是外邪侵犯经络的不同部位，在缪刺、巨刺的原则下配穴成方。何为缪刺？《素问·缪刺论》记云："夫邪之客于形也，必先舍于皮毛，留而不去，入舍于孙脉，留而不去，入舍于络脉，留而不去，入舍于经脉，内连五脏，散于肠胃，阴阳俱感，五脏乃伤。此邪之从皮毛而入，极于五脏之次也。如此，则治其经焉。今邪客于皮毛，入舍于孙络，留而不去，闭塞不通，不得入于经，流溢于大络而生奇病也。夫邪客大络者，左注右，右注左，上下左右与经相干，而布于四末，其气无常处，不入于经俞，命曰缪刺"。缪通"谬"，乖错、交错的意思，缪刺即针刺部位与病位左右相交错。由此可知，缪刺即左病右取，右病左取。而巨刺与缪刺同是左病取右，右病取左，不同点在于巨刺必刺中大经，而缪刺是只刺大络。具体应用《素问·缪刺论》尝有"邪客于足少阴之络，令人卒心痛暴胀，胸胁支满，无积者，刺然骨之前出血，如食顷而已。不已，左取右，右取左"的记载。意谓邪气侵入足少阴经的络脉，使人突然发生心痛，腹胀大，胸胁部胀满但并无积聚，针刺然谷出血，大约过一顿饭的工夫，病情就可缓解。如尚未痊可，左病则刺右侧，右病则刺左侧。

6. 五输穴配伍法

为特殊穴配伍法之一。五输穴，是指十二经分布于肘、膝以下井、荥、输、经、合五类腧穴的简称。古人把气血在经脉中运行的情况用自然界水流动向作比喻，对经气流注由小到大、由浅到深，注入海泽的动向，用以说明经气在运行中所过部位的浅深不同，而具有不同的作用。对此《灵枢·九针十二原》有"所出为井，所溜为荥，所注为俞，所行为经，所入为合"的记载。意谓经气所出，如水之源头，故称"井"；

经气始流，如泉水微流，故称"荥"；经气灌注，如水流由浅入深，故称"输"；经气畅流，如水在江河荡流，故称"经"；经气最后汇集，若万川之汇入大海，故称"合"。《灵枢·本输》云："凡刺之道，必通十二经络之终始，络脉之所别处，五俞之所留，六腑之所与合，四时之所出入，五脏之所溜处，阔数之度，浅深之状，高下所至"，充分说明了五输穴是十二经脉气血游行出入之所、经气交流聚会之地，而有主治五脏六腑病变的作用，而且它的主治功能远远超过其他腧穴。如《灵枢·顺气一日分为四时》云："病在脏者，取之井；病变于色者，取之荥；病时间时甚者，取之俞；病变于音者，取之经；经满而血者，病在胃及饮食不节得病者，取之于合，故命曰味主合。是谓五变也。"对此，张志聪注云："脏者，里也。肾治于里，故病在脏者取之井，以泄冬藏之气；肝应春而主色，故病变于色者，取之荥；时间时甚者，火之动象，神之变也，故取之输；脾主土，其数五，其音宫，宫为五音之主音，故变于音者，取之经；肺与阳明主秋金之令，饮入于胃，上输于肺，食气于胃，淫精于脉，脉气流经，经气归于肺，肺朝百脉，输精于皮毛，毛脉合精，行气于腑，而通于四脏，是入胃之饮食，由肺气通调输布，而生此营卫血脉，故经满而血者，病在胃，饮食不节者，肺气不能转输而得病也。按《灵》《素》经中，凡论五脏必兼论胃腑，以胃为五脏之生原也。"此外，尚将五输穴配属四时、五行、五脏，分别分属为春木井、夏火荥、长夏土输、秋金经、冬水合，利用五行生克乘侮理论指导临床实践。如肺经在五行属金，肺经实证可取肺经五输穴中属水的合穴尺泽，因金生水，水为金之子，取尺泽即"实者泻其子"之意；若肺经虚证，可取肺经五输穴中属土的输穴太渊，以培土生金，此"虚者补其母"之意。他如肺经病变，根据五行生克的关系，取异经之五输穴，《灵枢·热病》有云："苛轸鼻，索皮于肺，不得索之火，火者心也。"意谓肺主皮，皮肤蕴热，鼻生丘疹，取肺之荥穴鱼际，乃火克金之谓。若不退，求之于心，取心之荥穴少府，乃相克之经之相克之腧穴。故本法又称子母补泻配穴法。

7. 募、俞穴配伍法

为特殊穴配伍法之一。募穴是脏腑经气汇集于胸腹部的腧穴，俞穴是脏腑经气输注于背部的腧穴，故募、俞穴与各脏腑的生理病理有密切的关系。《素问·奇病论》云："有病口苦，取阳陵泉，口苦者病名为何？何以得之？岐伯曰：病名曰胆瘅。夫肝者，中之将也，取决于胆，咽为之使。此人者，数谋虑不决，故胆虚气上溢而口为之苦，治之以胆募俞，治在《阴阳十二官相使》中。"即少阳病以口苦、咽干、目眩为其主证。今口苦乃少阳枢机不利，胆火上炎枢窍所致，故治之以胆募日月穴、俞穴胆俞。由此可知，当脏腑发生疾病时，每在俞、募穴上存有反应，表现为压痛或敏感等，故某一脏腑有病，可以对其所属之俞穴、募穴施术，以达到祛除疾苦的功效。他如胃病取其背俞胃俞、募穴中脘，肺病取其背俞肺俞、肺募中府，均是利用两穴的共性来实施配伍，又称为相类性配伍，或相须性配伍。

8. 原、络穴配伍法

为特殊穴配伍法之一。《灵枢·九针十二原》云："五脏有六腑，六腑有十二原，十二原出于四关，四关主治五脏，五脏有疾，当取之十二原。"又云："凡此十二原者，主治五脏六腑之有疾者也"。因脏腑的病变往往反应于十二原穴，原穴又是人体原气作用表现的部位，故称原。原穴与三焦有密切关系。如《难经》称三焦为"原气之别使，主持诸气"，又为"水谷之道路，气之所始终"；而《中藏经》称"三焦者，人之三元之气也，三焦通则内外左右上下皆通也，其于周身灌体，和内调外，营左养右，导上宣下，莫大于此"。因络穴大都位于表里经脉联络之处，故络穴用于治疗表里两经有关的病证。如足太阴脾经之络穴公孙，既可治疗脾经疾病，又可治疗胃经的疾病。

原穴、络穴可单独使用，亦可相伍为用，可根据发病的先后进行配伍。如热病之伤寒兼里热证，为表里同病。若肺经（里）先病，大肠经（表）后病，则主以手太阴经之原穴太渊，辅以手阳明经络穴偏历。这种一穴为主、他穴为辅的配伍应用，又称相辅性配伍，或称主辅配伍法、主客配伍法。

9. 八脉交会穴配伍法

为特殊穴配伍法之一。八脉交会穴，是古人根据腧穴的主治要点，认为四肢部有与奇经八脉相通的八个腧穴。这八个腧穴具有主治奇经八脉病证的作用。如明·高武《针灸聚英》引用"窦氏八法"云："公孙，足太阴脾之络穴，通冲脉，合于心胸，主治二十七证"；"内关，手厥阴心包络之络穴，通阴维，主治二十五证"；"临泣，此足临泣也，足少阳胆经，通带脉，合于目，上走耳后、颊颈、缺盆、胸膈，主治二十五证"；"外关，手少阳三焦经，通阳维，主治二十七证"；"后溪，手太阳小肠经，通督脉，合于内眦，走头项、耳户、膊、小肠、膀胱，主治二十四证"；"申脉，足太阳膀胱经，通阳跷，主治二十五证"；"列缺，手太阴肺经，通任脉，合肺及肺系喉咙胸膈，主治三十一证"；"照海，足少阴肾经，通阴跷，主治二十七证"。亦可根据两脉相合的腧穴，互相配合应用，因公孙通冲脉，内关通阴维脉，合于心胸胃，故《针灸聚英》在表述了公孙穴主治二十七证后，又有"上病公孙悉主之，先取公孙，后取内关"的表述。又如后溪为手太阳小肠经之腧穴，通督脉，申脉为足太阳膀胱经之腧穴，二穴合于目内眦、颈项、耳、肩膊、小肠、膀胱，上述部位及脏腑有病可先取后溪，后取申脉。他如列缺伍照海、临泣伍外关，均为八脉交会穴之穴对。

10. 八会穴配伍法

为特殊配伍法之一。八会穴是指脏、腑、气、血、筋、脉、骨、髓等八个聚会穴。即脏会章门，腑会中脘，气会膻中，血会膈俞，筋会阳陵泉，脉会太渊，骨会大杼，髓会绝骨。每穴可治疗相关脏腑组织的病证，如脏病取章门，腑病取中脘，气病取膻中，血病取膈俞，筋病取阳陵泉，脉病取太渊，骨病取大杼，髓病取绝骨，此为单穴应用法。八会穴亦可结合脏腑经络辨证，伍以其他经穴配伍应用。如胃脘痛，可中脘伍足三里，亦可中脘伍胃俞；肺病咳嗽可章门伍列缺，亦可章门伍肺俞，形成相须性配伍。

11. 郄穴配伍法

为特殊穴配伍法之一。郄穴是经脉之气深聚部位的腧穴，十二经脉各有一个郄穴，而奇经中之阴维脉、阳维脉、阴跷脉、阳跷脉也各有一个郄穴，共计十六郄穴。郄穴适用于本经循行部位及所属脏腑经脉的急性病证，故有歌诀云："郄有空隙意，临床能救急"。如肺经咳血，可取肺经郄穴孔最，此为郄穴单穴处方；若孔最伍中府，则为穴对，为相须性配伍法；若在对穴基础上再加取肺俞，则为郄穴的复方应用。

12. 下合穴配伍法

为特殊穴配伍法之一。此为手足六腑经脉合于下肢的六个腧穴。对此，《灵枢·邪气脏腑病形》有："黄帝曰：余闻五脏六腑之气，荥输所入为合，令何道从入，入安连过，愿问其故。岐伯答曰：此阳脉之别入于内，属于腑者也。黄帝曰：荥输与合，各有名乎？岐伯答曰：荥输治外经，合治内腑。黄帝曰：治内腑奈何？岐伯曰：取之于合。黄帝曰：合各有名乎？岐伯答曰：胃合入于三里，大肠合入于巨虚上廉，小肠合入于巨虚下廉，三焦合入于委阳，膀胱合入于委中央，胆合入于阳陵泉。黄帝曰：取之奈何？岐伯答曰：取之三里者，低跗；取之巨虚者，举足；取之委阳者，屈伸而索之；委中者，屈而取之；阳陵泉者，正竖膝予之齐下至委阳之阳取之"的记载。作为下合穴的单穴应用，《灵枢》在该篇中尝云："面热者足阳明病，鱼络血者手阳明病，两跗之上脉坚若陷者足阳明病，此胃脉也。大肠病者，肠中切痛而鸣濯濯，冬日重感于寒即泄，当脐而痛，不能久立，与胃同候，取巨虚上廉。胃病者，腹腫胀，胃脘当心而痛，上支两胁，膈咽不通，食饮不下，取之三里也。小肠病者，小腹痛，腰脊控睾而痛，时窘之后，当耳前热，若寒甚，若独肩上热甚，及手小指次指之间热，若脉陷者，此其候也。手太阳病也，取之巨虚下廉。三焦病者，腹气满，小腹尤坚，不得小便，窘急，溢则为水，留即为胀，候在足太阳之外大络，大络在太阳、少阳之间，赤见于脉，取委阳。膀胱病者，小腹偏肿而痛，以手按之，即欲小便而不得，肩上热，若脉陷，及足小指外廉及胫踝后皆热，若脉陷，取委中。胆病者，善太息，口苦，呕宿汁，心下澹澹，恐人将捕之，嗌中吤吤然，数唾，在足少阳之本末，亦视其脉之陷下者灸之，其寒热者，取阳陵泉。"此乃治病远取之法。对此《灵枢·终始》有云："病在上者下取之，病在下者高取之，病在头者取之足，病在腰者取之腘。"盖形身之上下应天地之气交，而"高下相召，升降相因，而变作矣"，故病在上者，下取之，故此法亦属于上下经穴配伍法。此法可单取下合穴为方施术，亦可根据脏腑经络辨证辅以他穴，组成主辅经穴配伍法。

13. 交会穴配伍法

交会穴是指两条或两条以上经脉交叉会合部位的腧穴，据《甲乙经》所载共计95穴。临床上应用此类腧穴多治疗本经病及所交经脉之病证，如三阴交属足太阳脾经之穴，但又是足三阴经脉交会之腧穴，故可治脾、肝、肾经的疾病；督脉大椎穴，又是手足三阳经交会穴，故可治各种热病；又如腹部关元穴为任脉与足三阴脉之会，故不但可治任脉经之病，尚可治足三阴经之病。宋代医家窦材，在其著《扁鹊心书》中，传"窦材灸法"，其主穴为关元与食窦（窦氏将食窦名之曰命关），盖因其所传"黄帝灸法"主穴为脐下关元，"扁鹊灸法"主穴为"能接脾脏真气"之命关（食窦），由此可知"窦材灸法"之渊薮。

14. 择时取穴配伍法

择时配伍是在"经脉流注""脏气法时"等规律指导下的针灸配穴方法，即在中医"天人相应的整体观思想"指导下的时辰治疗学。人体营卫的运行、经脉流注的时间节律变化确立了各脏腑的固有功能，并有着显著的昼夜节律，又称为人体的内源节律。经脉流注规律尝受"脏气法时"和"阴阳应象"两大规律的影响，于是经脉流注与疾病周期就有了三种情况：一是经气生旺之时发病，正气藉以该经气血旺盛与邪抗争，正邪交争而病作；二是经气生旺、气血充盛之时，得天时正气之助，阴阳自和而病愈；三是远离该经气血旺盛之时，脏腑功能低下，邪气盛而病情加重，或营卫气血虚衰，不能应旺而胜邪，病人临界此时而死亡。

子午流注针法是以井、荥、输、经、合五输穴配合阴阳五行为基础，运用干支配合脏腑，干支纪年纪月纪时，以推算经气流注盛衰开合，按时取穴的一种治疗方法，属择时取穴配伍法，亦属五输穴配伍法。灵龟八法，又名奇经纳卦法，它是运用古代哲学的九宫八卦学说，结合人体奇经八脉气血的会合，取其与奇经相通的八个经穴，按照日时干支的推演数字变化，采用相加、相除的方法，作出按时取穴的一种针刺方法。它同子午流注针法一样，均属择时取穴配伍法，是在中医学"法于阴阳，和于术数"大法下，临床应用的具体治疗方法。他如《针灸聚英》有"相天时"一节，谓"正午以后，乃可灸，谓阴气未尽，灸无不著"，乃"脏气法时"之谓；有"月内人神所在"一节，谓每日禁刺之人体部位；尚有"十二支人神""十二部人神""十二时忌"等章节，均属中医时辰治疗学范畴。为了方便记忆，徐氏尚有"十二经脉昼夜流注歌""六十六穴阴阳二经相合相生养子流注歌""子午流注逐日按时定穴歌""八法飞腾定十干八卦歌"等歌赋传世。

15. 相类性配伍法

又称相须性配伍法，它是利用经穴的共性来加强疗效的配穴法。如同为手太阴肺经之中府、太渊，均有主治肺经疾患，对此组经穴施术，加强了宣肺镇咳的功能，此种配伍又属同经配穴法。他如热病刺手阳明之商阳、手太阴之列缺，又为表里异经配穴法。又如咳嗽取肺募穴中府、俞穴肺俞，又属募俞配穴法。

16. 相对性配伍法

又称相使性配伍法，是两种性质、功能不同的经穴配伍方法，含补与泻、升与降、散与收不同功用的穴位同用。如百会伍涌泉：百会为手足三阳经与督脉交会于头巅之穴，有开窍醒神、升阳举陷之功；涌泉为足少阴肾经之井穴，有苏厥回逆、镇惊宁神、平肝息风、育阴潜阳之功，为上病下取之意。百会主升，涌泉主降，二穴相伍，一升一降，共奏升降相因、滋肾平肝、潜阳降逆之功，故适用肝肾亏虚、肝阳上亢之眩晕（高血压病）、失眠、健忘等。百会伍太冲：太冲乃足厥阴肝经之输、之原，有疏肝理气、育阴潜降、活血通脉之效。伍之百会，有高下相召、平肝潜阳之用，故适用于肝阳上亢之头痛、眩晕。这是一种很有意义的配伍，看上去二穴处于相反、对立的位置，但通过相互排斥、对立，而达到相辅相成的功效。如治高血压病之眩晕，取胆经风池、侠溪，肝经行间，用泻法以泻肝胆上亢之阳，治其标；另取五脏背俞之肝俞、肾俞，或取肝募期门、肾募京门，实肝肾之阴，此乃泻补兼施、寓补于泻或寓泻于补之相须性配穴法。

17. 相辅性配伍法

又称主辅配伍法，是以一穴为主，他穴为辅，配合应用以提高疗效的配穴方法，即讲究君、臣、佐、使组方模式的配伍方法，是临床中常用的复式配穴方法。

各 论

一、十二经脉

十二经脉又名十二正经，是经络系统的主体，以"经脉十二"之名，见于《灵枢·九针十二原》。十二经脉各自的命名是根据其阴阳属性、所属脏腑，及循行部位综合而定的。十二经脉体外循行部位均对称地分布于人体的左右两侧，分别循行于上肢或下肢的内侧或外侧，每一经脉分属于一个脏或一个腑，因此，十二经脉中每一经脉的名称包括手或足、阴或阳、脏或腑三个部分。手经行于上肢，足经行于下肢；阴经行于四肢内侧，属脏，阳经行于四肢外侧，属腑。

十二经脉的走向和交接是有一定规律的，十二经脉通过手足阴阳表里经的联接而逐经相传，构成了一个周而复始、循环无端的传注系统。气血通过经脉即可内至脏腑，外达肌表，营运全身。其流注次序是：从手太阴肺经开始，依次传至手阳明大肠经，足阳明胃经，足太阴脾经，手少阴心经，手太阳小肠经，足太阳膀胱经，足少阴肾经，手厥阴心包经，手少阳三焦经，足少阳胆经，足厥阴肝经，再回到手太阴肺经。其走向和交接规律是：手之三阴经从胸走手，在手指末端交手三阳经；手之三阳经从手走头，在头面部交足三阳经；足之三阳经从头走足，在足趾末端交足三阴经；足之三阴经从足走腹，在胸腹部交手三阴经。故《灵枢·逆顺肥瘦》有"手之三阴，从脏走手；手之三阳，从手走头；足之三阳，从头走足；足之三阴，从足走腹"的记载；正如《灵枢·营卫生会》所讲的，构成一个"阴阳相贯，如环无端"的循行径路。且鉴于手三阳经止于头部，足三阳经起于头部，手三阳与足三阳在头面部交接，故又有"头为诸阳之会"之论。

十二经脉在体表的分布，也有一定的规律，即：在四肢部，阴经分布在内侧面，阳经分布在外侧面。内侧分三阴，外侧分三阳，大体上，太阴、阳明在前缘，少阴、太阳在后缘，厥阴、少阳在中线。在头面部，阳明经行于面部、额部；太阳经行于面颊、头顶及头后部；少阳经行于头侧部。在躯干部，手三阳经行于肩胛部；足三阳经则阳明经行于前（胸、腹面），太阳经行于后（背面），少阳经行于侧面。手三阴经均从腋下走出，足三阴经均行于腹面。循行于腹面的经脉，自内向外的顺序为足少阴、足阳明、足太阴、足厥阴。

手足三阴、三阳经，通过经别和别络互相沟通，组合成六对表里相合的关系。《素问·血气形志》云："足太阳与少阴为表里，少阳与厥阴为表里，阳明与太阴为表里，是为足阴阳也。手太阳与少阴为表里，少阳与心主为表里，阳明与太阴为表里，是为手之阴阳也。"相为表里的两条经脉，都在四肢末端交接，分别循行于四肢内外两个侧面的相对位置（足厥阴肝经与足太阴脾经在下肢内踝上八寸处交叉后，变换前后位置，则足太阴在前缘，足厥阴在中线），分别络属于相为表里的脏腑（如足太阳属膀胱络肾，足少阴属肾络膀胱）。

十二经脉的表里关系，不仅由于相为表里的两条经脉的衔接而加强了联系，而且由于相互络属于同一脏腑，从而使相为表里的一脏一腑在生理功能上互相配合，在病理上也相互影响。如脾主运化、升清，胃主受纳、降浊；心火可下移小肠等等。在治疗上，相为表里的两条经脉的腧穴可交叉使用，如肺经的穴位可用以治疗大肠或大肠经的疾病。

十二经脉分布在人体内外，经脉中的气血运行是循环贯注的，即从手太阴肺经开始，依次传至足厥阴肝经，再传至手太阴肺经，首尾相贯，如环无端，而且与前后正中线的督脉和任脉相通。

（一）手太阴肺经

1. 经文

肺手太阴之脉，起于中焦①，下络大肠，还循胃口，上膈属肺，从肺系②，横出腋下，下循臑内，行少阴、心主③之前，下肘中，循臂内上骨下廉，入寸口，上鱼，循鱼际，出大指之端；其支者，从腕后直出次指内廉，出其端。是动则病④肺胀满，膨膨而喘咳，缺盆中痛，甚则交两手而瞀，此为臂厥⑤。是主肺所生病⑥者，咳，上气，喘喝，烦心胸满，臑臂内前廉痛厥，掌中热。气盛有余，则肩背痛，风寒汗出中风，小便数而欠；气虚则肩背痛寒，少气不足以息，溺色变。为此诸病，盛则泻之，虚则补之，热则疾之，寒则留之，陷下则灸之，不盛不虚，以经取之。盛者寸口大三倍于人迎，虚者则寸口反小于人迎也。（《灵枢·经脉》）

注：

①中焦：三焦之一，系指部位而言，即上至膈、下至脐的上腹部。

②肺系：谓喉咙。

③少阴、心主：指手少阴经与手厥阴经。

④是动则病：此经的异常变动，指本经受外邪扰动而生的病证。清·张志聪《黄帝内经灵枢集注》云："是动者病因于外"。

⑤臂厥：病名。厥，作"逆"解。气逆、两手交叉于胸前为臂厥。

⑥是主肺所生病：是指本经脏腑自身所主，由内而生的疾病。清·张隐庵云："所生者病因之内。"《难经·二十二难》云："经脉有是动，有所生病。一脉辄变为二病者，何也？然经言是动者，气也；所生病者，血也。邪在气，气为是动；邪在血，血为所生病。气主煦之，血主

濡之。气留而不行者，为气先病也；血滞而不濡者，为血后病也。故先为是动，后为所生病也。"

2. 经脉循行

手太阴肺经，起于中焦，下络大肠，还循胃口（下口幽门，上口贲门），通过膈肌，属肺，至喉部，横行至胸部外上方（中府穴），出腋下，沿上肢内侧前缘下行，过肘窝入寸口上鱼际，直出拇指之端（少商穴）。

分支：从手腕的后方（列缺穴）分出，沿掌背侧走向食指桡侧端（商阳穴），交于手阳明大肠经。

3. 脏腑经脉生理与病候处方

《素问·灵兰秘典论》云：　"肺者，相傅之官，治节出焉。"

《素问·五脏生成》云："诸气者，皆属于肺"。

《素问·六节藏象论》云："肺者，气之本，魄之处也，其华在毛，其充在皮，为阳中之太阴，通于秋气。"

《灵枢·本神》云："肺藏气，气舍魄"。

《素问·五阅五使》云："鼻者，肺之官也"。

《灵枢·九针论》云："肺主涕。"

《素问·金匮真言论》云："西方色白，入通于肺，开窍于鼻"。

《素问·五脏生成》云："肺之合皮也，其荣毛也，其主心也。"

《素问·阴阳应象大论》云："天气通于肺。"对此，《针灸大成》有"肺为五脏之华盖，声音之所从出，皮肤赖之润泽者也，惟内伤七情，外感六淫，而呼吸出入不定，肺金于是乎不清矣"之论。

《灵枢·经脉》云："手太阴气绝则皮毛焦。太阴者，行气温于皮毛者也。故气不荣则皮毛焦，皮毛焦则津液去皮节，津液去皮节者则爪枯毛折,毛折者则气先死,丙笃丁死,火胜金也。"马莳注云:"此言肺绝之证候死期也。肺经之荣在毛,合在皮,正以肺主气,行气以温于皮毛,惟气绝而不荣,则皮毛焦,是皮节之津液亦去,而爪枯毛折,不特皮毛之焦而已。故病之毛折,其毛已死,火日克金,死可必矣。"

《素问·诊要经终论》云:"太阴终者……不得息,皮毛焦而终矣。"盖因手太阴肺,上膈属肺而主呼吸,故为不得息。肺气败则治节不行,故皮毛焦。"诊要",即诊治疾病的要道;"经终",谓十二经脉之气终绝。此篇首先阐述了天地阴阳之气对人气的影响及四时刺法之宜忌,然后提出了十二经气败绝所见的证候,故篇名"诊要经终论"。

《素问·脏气法时论》云:"肺病者,喘咳逆气,肩背痛,汗出,尻阴股膝髀腨胻足皆痛;虚则少气不能报息,耳聋嗌干,取其经,太阴、足太阳之外厥阴内血者。"盖因肺主气而发源于肾,二经经气相通,"足太阳之外厥阴内"即足少阴经脉,其直者从肾上贯膈入肺中,循咽喉,挟舌本。病则气逆,故喘咳;肺俞气在肩背,故气逆则肩背痛而汗出;逆于下则诸下肢部痛;肺气虚则短气、呼吸不能接续,耳聋不聪,咽干。故治取手太阴之经穴经渠、足少阴之经穴复溜,刺出其血。故经渠伍复溜,方名"《素问》肺肾经穴方",而主治上述之证,乃治咳喘之穴对。

《素问·刺疟》云:"肺疟者,令人心寒,寒甚热,热间善惊,如有所见者,刺手太阴、阳明。"由于"邪气内藏五脏,横连募原"而发疟病。募原,即膜原,膈间之膜,膈肓之原。因疟邪侵入,伏于半表半里,疟邪与营卫相搏,正邪相争,故多见寒热交作。因肺为五脏之华盖,故令心作寒热;心气虚则善惊。多取手太阴之络穴列缺、手阳明之原穴合谷,乃治肺疟之穴对,方名"《素问》肺疟方"。

　　《素问·咳论》云："五脏六腑皆令人咳，非独肺也……人与天地相参，故五脏各以治时感于寒则受病，微则为咳，甚者为泄为痛。乘秋则肺先受邪。"又云："肺咳之状，咳而喘息有音，甚则唾血。"治之之法，该篇有"治脏者，治其俞；治腑者，治其合；浮肿者，治其经"之论。故肺咳者取肺经输穴太渊、合穴尺泽，以成肺咳之穴对；咳而浮肿者取其经穴经渠。验诸临床，方名"《素问》肺咳方"。

　　《素问·痹论》云："风寒湿三气杂至，合而为痹也。其风气胜者为行痹，寒气胜者为痛痹，湿气胜者为着痹也……以秋遇此者为皮痹……皮痹不已，复感于邪，内舍于肺。"又云："凡痹之客五脏者，肺痹者，烦满喘而呕。"治之之法，该篇有"五脏有俞，六腑有合，循脉之分，各有所发，各治其过，则病瘳也"的记载。意谓肺痹取其输穴太渊、相表里大肠经合穴曲池，并随其有过之处而刺之，名曰"《素问》肺痹方"。

　　《素问·痿论》云："肺主身之皮毛……故肺热叶焦，则皮毛虚弱急薄，著则生痿躄也……肺热者，色白而毛败"。又云："肺者，脏之长也，为心之盖也。有所失亡，所求不得，则发肺鸣，鸣则肺热叶焦。故曰：五脏因肺热叶焦，发为痿躄，此之谓也……治之奈何？岐伯曰：各补其荥而通其俞，调其虚实，和其逆顺，筋脉骨肉各以其时受月，则病已矣。"上文表述了肺有邪热，灼津耗液，则肺叶枯焦，皮毛干枯不润，邪热不去而变生痿躄；或因肺气郁而不畅，而发喘咳，进而气郁化热，而致肺热叶焦，津液失常而发痿躄。痿躄，四肢痿废不用之谓也。治之之法，补手太阴肺经之荥穴鱼际，疏通输穴太渊，此乃主治痿证之穴对，方名"《素问》痿躄方"。因肺主皮毛，受气于秋季，肺当旺于秋，故于秋进行治疗则更有利于治愈。

《素问·厥论》云："手太阴厥逆，虚满而咳，善呕沫，治主病者。"表述了手太阴经气厥逆之见证。治法当收本经主病腧穴治之。

《素问·刺热》云："肺热病者，先淅然厥，起毫毛，恶风寒，舌上黄，身热。热争则喘咳，痛走胸膺背，不得大息，头痛不堪，汗出而寒。丙丁甚，庚辛大汗，气逆则丙丁死。刺手太阴、阳明。"该节表述了"肺热病"早期症状及邪正相争的情况，继而据五行配属干支、脏腑及五行生克规律，丙丁为火属心，庚辛为金属肺，故逢丙丁日，火克金则病重；丙丁日不死，起于庚辛日，肺经经气应旺，正邪交争，汗出而解。治疗上刺手太阴肺经经穴经渠及相表里的手阳明大肠经经穴阳溪出血，此乃治肺热病之穴对，方名"《素问》肺热病方"。

《素问·血气形志》云："人之常数，太阳常多血少气，少阳常少血多气，阳明常多气多血，少阴常少血多气，厥阴常多血少气，太阴常多气少血"，表述了先天禀赋决定人身气血多少的正常数，手太阴肺"常多气少血"。

《灵枢·五邪》云："邪在肺，则病皮肤痛，寒热，上气喘，汗出，咳动肩背。取之膺中外俞，背三节五脏之旁，以手疾按之，快然乃刺之，取之缺盆中以越之。"对此，马莳注云："此言刺肺邪诸病之法也。凡邪在于肺，皮为肺之合，故皮肤痛，发为寒热，气上而喘，汗出者，以腠理疏也。咳动肩背者，以肺为五脏华盖，而肩乃肺经脉气所行也。当刺膺中外俞云门、中府等穴，又取背三节旁之肺俞，及取五椎旁之心俞穴，然先以手速按其处，自觉快爽，乃刺之耳。又必取缺盆穴，使邪气从此而上越也。"今名"《灵枢》刺肺邪方"。

《灵枢·寒热病》云："振寒洒洒，鼓颔，不得汗出，腹胀烦悗，取手太阴。"张志聪认为，此乃"表里之阴阳不和也，故当取手太阴。"可予"《素问》肺热病方"或"《素问》

刺肺邪方"。

《灵枢·本输》云："肺出于少商，少商者，手大指端内侧也，为井木；溜于鱼际，鱼际者，手鱼也，为荥；注于太渊，太渊，鱼后一寸陷者中也，为俞；行于经渠，经渠，寸口中也，动而不居，为经；入于尺泽，尺泽，肘中之动脉也，为合。手太阴经也。"此约言肺经井荥输经合之穴也。

《灵枢·经水》云："手之阴阳，其受气之道近，其气之来疾，其刺之深者皆无过二分，其留皆无过一呼。其少长、大小、肥瘦，以心撩之，命曰法天之常，灸之亦然。灸而过此者，得恶火则骨枯脉涩；刺而过此者，则脱气。"此乃约言手经针灸法于自然之道。

《针灸大成》云："肺为五脏之华盖，声音之所从出，皮肤赖之润泽者也，惟内伤七情，外感六淫，而呼吸出入不定，肺金于是乎不清矣。"

《针灸聚英·十二经脉歌》云："手太阴肺中焦生，下络大肠出贲门，上膈属肺从肺系，系横出腋臑中行，肘臂寸口生鱼际，大指内侧爪甲根，支络还从腕内出，接次指属阳明经。此经多气而少血，是动则病咳与嗽，肺胀膨膨缺盆痛，两手交瞀为臂厥。所生病者为气嗽，喘咳烦心胸满结，臑臂之外前廉痛，小便频数掌中热，气虚肩背痛而寒，气盛亦疼风汗出，欠伸少气不足息，遗失无度溺色赤。"

《针灸聚英·十四经步穴歌》云："太阴肺合出中府，云门之下一寸许。云门气户旁二寸，人迎之下二骨数。天府腋下三寸求，侠白肘上五寸主。尺泽肘中约纹论，孔最腕中七寸取。列缺腕侧一寸半，经渠寸口陷中是。太渊掌后横纹头，鱼际节后散脉举。少商大指内侧端，此穴若针疾减愈。"

《针灸聚英·脏腑井荥输经合主治》云："假令得浮脉，病人喘嗽，洒淅寒热，脐右有动气，按之牢若痛，此肺病也。

若心下满刺少商，喘嗽寒热刺经渠，逆气而泄刺尺泽。"今名"《聚英》外感咳喘方"。

《勉学堂针灸集成》云："肺属病，肺胀满而喘咳，缺盆中痛，甚则交两手而瞀，是谓臂厥证也。烦心胸满，臑臂内前廉痛，掌中热。气盛则肩背痛风，汗出中风，小便数而久。气虚则肩背痛寒，少气不足以息，尿色变，遗矢无度。"

4. 经穴主治概要

（1）中府

别名　膺中外俞、膺俞、膺中俞、府中俞。

释名　中者，中间·中焦；府者，处所，肺募。手太阴之脉起于中焦，穴当中焦脾胃之气聚汇肺经的住处，故名中府。

位置　在云门下一寸，乳上三肋间陷者中，动脉应手，仰而取之。（《针灸甲乙经》，以下简称《甲乙经》。）

取穴　在胸前壁之外上部，第1肋间隙外侧，距任脉（胸骨正中线）6寸。

主治　咳嗽，气喘，肺胀满，胸痛，肩背痛，喉痹，瘿瘤。

操作　直刺0.3~0.5寸，针刺深度以中指同身寸为标准（下同）。艾条灸3~5分钟。艾炷灸3~5壮。《铜人》：针三分，留五呼，灸五壮。

文献摘要　《灵枢·卫气》云："手太阴之本，在寸口之中，标在腋内动也。"马莳注：本"即太渊穴"，标"即中府穴"。本者，犹木之根干；标者，犹树之梢杪，出于络外之经路。大凡手足诸经，在下为本，本虚则厥，盛则热；在上为标，标虚则眩，标盛则热而痛。治之之法，虚者补之，实则泻之，故手太阴肺经之病，取中府伍太渊，乃肺经标本穴对，有激发经气、调节脏腑经络的功能。今名"《灵枢》手太阴标本刺方"。

《难经》云："阳病行阴，故令募在阴。"盖因腹为阴，故募皆在腹。临证中，李东垣有"凡治腹之募，皆因原气不足，从阴引阳，勿误也"的论述，意蕴太极辨证思维在针灸学中的应用。故取肺募中府，以治外感咳喘之病，乃"治腹之募，皆因原气不足，从阴引阳"之谓也。若伍之背俞肺俞，乃俞募穴对之用。

《甲乙经》云："中府，肺之募也，一名膺中俞。在云门下一寸，乳上三肋间陷者中，动脉应手，仰而取之。手太阴之会。刺入三分，留五呼，灸五壮。""肺系急，胸中痛，恶寒，胸满悒悒然，善呕胆，胸中热，喘，逆气，气相追逐，多浊唾，不得息，肩背风，汗出，面腹肿，膈中食噎，不下食，喉痹，肩息肺胀，皮肤骨痛，寒热烦满，中府主之。"

《千金方》云："奔豚上下腹中腰相引痛，灸中府百壮。"

《圣济总录》治咳嗽，"上气咳嗽短气，气满食不下，灸肺募（中府）五十壮"。

《普济方》"治上气，咳嗽短气，气满食不下，穴肺募中府，灸五十壮。""治痃癖咳嗽，不嗜食，上气咳嗽，穴肺募，灸五十壮。"

《明堂灸经》云：中府，灸五壮，"主喉痹，胸满塞，寒热，胸中满痛，面浮肿，及膈寒食不下，呕吐还出，及肺系急，咳辄胸痛，主上气，咳唾浊涕，肩背痛，风汗出，腹胀，食饮不下，憟憟，胆热"之证。

《神灸经纶》治鸡胸，中府、膻中、灵道、足三里。今名"《经纶》鸡胸灸方"。

《针灸大全》治"乳痈红肿，小儿吹乳"，取"中府二穴，照海二穴，膻中一穴，少泽二穴，大敦二穴"。今名"《大全》乳痈刺方"。

《窦太师针经》云："中府二穴，一名膺中俞。在云门穴下一寸，乳上三肋，动脉应手。肺之募。足太阴、手太阴之会。针入一分，沿皮向外一寸半，灸二七壮。治胸中噎闭，气攻喉项，看证补泻。又治妇人乳痈吹乳，泻之立效。"

《针灸聚英》主灸中府，伍之云门、天府、华盖、肺俞。今名"《聚英》咳喘灸方"。用以主治脾虚运化失司、肺气不足而致"腹胀，四肢肿，食不下，喘气胸满……咳逆上气"之疾。

《针灸大成》谓中府"主胀满，四肢肿，食不下，喘气胸满，肩背痛，呕哕，欬逆上气，肺系急，肺寒热"等证。

按语 中府为肺之募穴，又为手、足太阴经交会穴。穴当中焦脾胃之气聚汇于肺经之处，而有益气宣肺、止咳定喘、健脾和胃、解痉止痛之功。故适用于现代医学之支气管炎、肺气肿、肺炎、肺结核、冠心病等。

本穴伍肺俞可治咳嗽。盖因中府为手太阴肺经之腧穴，乃肺脏经气汇聚于胸部的腧穴，为肺之募穴，又为手、足太阴经脉交会穴，具宣发上焦、疏达肺气之功，故为止咳平喘之要穴；肺俞，为肺脏精气输布于背部的特定腧穴，具通达肺气、输布肺津之用，故为止咳喘、实腠理之要穴。二穴属相使性配伍中之募俞相伍配穴法之对穴，二穴一募一俞，一腹一背，一阴一阳，相互相约，相互为用，名曰"募俞穴对刺方"，共成宣肺达邪、止咳平喘之功。对穴，又称穴对，是配伍的最基本的形式，也是最小的针灸处方，即利用相互依赖、相互制约的作用机理，以增进疗效。本穴对伍内关、膻中、定喘诸穴为治哮喘病之良方，名曰"肺募定喘方"；本穴对佐孔最，名"肺募止咳方"。

（2）云门

释名 云者，云雾也，意谓肺气宣发若雾露之布；门者，门户也。本穴为手太阴肺经脉气所发，位于胸膺部，内应上焦肺气，为肺气出入之门户，故名。

位置 在巨骨下，气户两旁各二寸陷者中，动脉应手。
(《甲乙经》)

取穴 在中府上方，锁骨外端下方，当胸肌三角之外侧凹陷中取穴，距任脉6寸。

主治 咳嗽，气喘，胸中热，胸痛，肩背痛，臂不举，胸中烦满、喉痹、瘿气。

操作 艾条灸3~5分钟。本穴古代文献记载，多用艾炷灸，因近代多采用艾条灸，每炷灸用相当于艾条灸用1分钟。《铜人腧穴针灸图经》：针三分，不宜深。

文献摘要 《素问·水热穴论》云："云门、髃骨（肩髃）、委中、髓空（腰俞），此八者，以泻四肢之热也。"今名"《素问》四肢热刺方"。

《甲乙经》云："云门，在巨骨下，气户两旁各二寸陷者中，动脉应手。太阴脉气所发。举臂取之，刺入七分，灸五壮，刺太深令人逆息。""暴心腹痛，疝横发上冲心，云门主之。""咳喘不得坐、不得卧，呼吸气促，咽不得，胸中热，云门主之。""肩痛不可举，引缺盆痛，云门主之。""脉代不至寸口，四逆脉鼓不通，云门主之。"

《千金方》云："瘿上气胸满，灸云门五十壮。"

《普济方》云："治上气胸满，短气咳逆，穴云门，灸五十壮。""治瘿上气胸满，穴云门，灸五十壮。"

《窦太师针经》云："云门二穴，在巨骨下，夹气户两旁各开二寸陷中，动脉应手。手太阴脉气发。针入一分，沿皮向外一寸半，禁灸。治胸膈满闷，两胁痛。"

《采艾编翼》灸治喘证，取"云门、天突、膻中、承满、魄户、气海、足三里"。今名"《采艾》灸喘方"。

《明堂灸经》云灸云门五壮，"主呕逆上气，胸胁彻背痛，主喉痹，胸中烦满，咳喘不得息，不得举臂，胸胁短气，气上冲心"之证。

《针灸聚英》云："主治伤寒四肢热不已，咳逆短气，气上冲心，胸胁背痛，喉痹，肩背痛，臂不得举，瘿气。"

《针灸大成》云："主伤寒四肢热不已，欬逆，喘不得息，胸胁气，气上冲心，胸中烦满，胁彻背痛，喉痹，肩痛，臂不举，瘿气。"

按语　云门为手太阴肺经之腧穴，云出天气，通于肺，且肺者，气之本，穴居胸前壁上方，故有云门之称，有通经行气、宣肺止咳、肃肺平喘之功，为治咳喘病之要穴。俞府，乃足少阴肾经之腧穴，有纳气定喘之功，故云门常与俞府相伍。云门宣肺止咳，俞府降气定喘，二穴一肺一肾，一宣一降，为止咳平喘之对穴。且肺属金，肾属水，金水相滋，止咳平喘之功益彰。鉴于肺为水之上源，肾为水之下源，二穴合用，一上一下，又具司气化、逐痰饮之功，而用于胸膜粘连、胸腔积液。此穴对伍中府、隐白、期门、肺俞、魂门、大陵治胸中痛，名"云门俞府方"，为胸膜粘连、胸腔积液之良方。伍秉风治肩痛不能举；伍中府、天池、支沟、极泉治肌肉风湿痛，名曰"云门秉风解凝方"，为治劳损或风湿所致肩凝证之效方。

（3）天府

释名　天者，上也；府者，处所也。穴在臂之上部，为肺气聚集之地，故名天府。

位置　在腋下三寸，臂臑内廉动脉中。（《甲乙经》）

取穴　在上臂内侧，尺泽（手太阴经）上方，肱二头肌桡侧，当腋纹头至肘横纹（尺泽）连线的上1/3折点取穴。

主治　气喘，鼻衄，目眩，瘿气，热证，消渴，上臂内侧痛，厥逆，厥痹。

操作　直刺0.3～0.5寸。《铜人》：针四分，留七呼，灸二七壮至百壮。

文献摘要 《灵枢·本输》云："缺盆之中，任脉也，名曰天突。一次任脉侧之动脉，足阳明也，名曰人迎；二次脉手阳明也，名曰扶突；三次脉手太阳也，名曰天窗；四次脉足少阳也，名曰天容；五次脉手少阳也，名曰天牖；六次脉足太阳也，名曰天柱；七次脉项中央之脉，督脉也，名曰风府。腋内动脉手太阴也，名曰天府。腋下三寸，手心主也，名曰天池。"马莳认为："此举诸经之穴，有列其行次也。"而张志聪认为："手足十二经脉合于三阴三阳，三阴三阳，天之六气也，运行于地之外；脏腑雌雄相合，地之五行也，内居于天之中。本篇论三阴三阳之经气，从四旁而内荣于脏腑，应天气而贯乎地中，此复论三阴之脉，循序而上于颈项，应阳气之出于地外；任督二脉，并出于肾，主通先天之阴阳；手太阴、心主，并出于中焦，主行后天之气血。阴阳气血，又从下而上，中而外也。"张玉师曰："经脉应地之经水，上道于天，故有天突、天窗、天容、天牖、天柱、天府及风府之名。"宗于此顺经脉运行之序，针刺或指针按摩上述天府诸穴，今名之曰"通天地人大法"，乃健身却病之方。

《灵枢·寒热病》云："暴痹内逆，肝肺相搏，血溢鼻口，取天府。"方名"《灵枢》暴痹血溢方"。暴痹，乃一时之厥证也；痹，与"疸"通，因湿热而致皮肤感黄之病。《素问·脉要精微论》云："瘅成为消中"，故瘅又为消渴也。肝脉贯肺，故手太阴之气逆，则肝肺相搏。肺主气而肝藏血，气逆于中则亦留聚而上溢，血溢口鼻，取天府宣发肺气、清利肝胆湿热，以疏其搏逆。

《灵枢·刺节真邪》有"彻衣之刺"，治内热甚于怀炭，外热畏绵帛不可近身，取天府、大杼、中膂三穴以去其热。彻衣者，马莳注云："如彻衣服也。"今方名"《灵枢》彻衣刺方"。

《甲乙经》云："天府，在腋下三寸，臂臑内廉动脉中。手太阴脉气所发。禁不可灸，灸之令人逆气，刺入四分，留三呼。""咳上气，喘不得息，暴痹内逆，肝肺相搏，鼻口出血，身胀，逆息不得卧，天府主之。""风汗出，身重喘咳，多睡恍惚，善忘嗜卧不觉，天府主之，在腋下三寸，臂内动脉之中。""暴痹内逆，肝肺相搏，血溢鼻口，取天府，腧五部也。"

《千金方》云："瘿恶气，灸天府五十壮。"

《针灸大成》：天府治"衄血，中风邪，泣出，喜忘"。

《针灸大全》治"手臂背生毒，名附骨疽"，取"申脉二穴"，"天府二穴，曲池二穴，委中二穴，治之无不愈"。方名"《大全》附骨疽刺方"。

《窦太师针经》谓："天府二穴，在腋下三寸，肘腕上五寸。又法：以伸手直，用鼻尖点到处是穴。又法：以直与奶相平是穴。针五分，灸七壮。治一切眼目红肿，去翳去星，瘰疬，紫白癜风，看证补泻。"

《明堂灸经》云：灸天府五壮，"主身胀，逆息不得卧，风汗身肿，喘息多唾，主上气喘不得息，主喘逆上气，呼吸肩息，不知食味，卒中恶风邪气"，"瘤瘿气，咽肿，泣出，喜忘，目眩"之证。

按语：天府为肺气聚集之地，具宣发肺气、清肃有权、止咳平喘之功。若木火刑金、肝脉犯肺而致厥证、消渴、口鼻溢血之证，可取天府，以疏其搏逆。

本穴伍天宗、臂臑、合谷，治肩背痛及肩周炎，名"天府天宗通肩方"。伍臑会、气舍、丰隆、合谷可治瘿气、咽肿，名曰"天府消瘿利咽方"。伍合谷治鼻衄，名"天府合谷止衄方"。伍血海、曲池、三阴交、足三里，可疗瘾疹、风疹、白癜风，名曰"天府血海方"。

（4）侠白

别名 夹白。

释名 侠，与"挟""夹"通。《会元针灸学》有"侠白者，肺色白，侠于赤白肉筋分间，故名侠白"之解。

位置 在天府下，去肘五寸动脉中。（《甲乙经》）

取穴 在肱二头肌桡侧，天府下1寸取之。

主治 咳嗽，短气，胸满，烦满，上臂内侧痛，赤白汗斑。

操作 直刺0.3～0.5寸。艾条灸3～7分钟。《铜人》：针三分，灸五壮。

文献摘要 《甲乙经》云："侠白，在天府下，去肘五寸动脉中。手太阴之别。刺入四分，留三呼，灸五壮。""心痛侠白主之。""咳干呕满，侠白主之。""心痛，侠白主之；咳干呕满，侠白主之。"

《针灸大成》："主心痛短气，干呕逆，烦满"。

《针灸聚英》："主肩脊痛，汗出中风，小便数而欠，溺色变、卒遗失无度，面白，善嚏，悲愁不乐欲哭，洒淅寒热，风痹，臑肘挛，手臂不得举，喉痹，上气呕吐，口舌干，咳嗽唾浊，痎疟，四肢腹暴肿，臂寒短气，心痛，肺胀膨膨，缺盆中痛，心烦闷乱，少气不足以息，劳热风"；"腰脊强痛，肺积息贲，小儿慢惊风。"

《明堂灸经》云：灸侠白五壮，"主咳，干呕，烦满，主心痛气短"之证。

按语 侠白有宣通手太阴肺气之功，故可用于咳嗽、哮喘、赤白汗斑之证。又因穴居上臂内侧，又可用于肘臂挛痛、举动艰难之疾。

本穴伍肺俞、列缺有宣肺解表之功，名曰"侠白宣肺方", 而用于外感咳嗽。伍肺俞及脾原太白、足阳明别络丰隆, 名曰"侠白化痰方", 可运中焦脾胃之气, 俾气行津布, 痰湿自化, 肺气宣通, 以愈痰湿侵肺之咳嗽。

（5）尺泽

释名 尺, 长度单位, 十寸为尺, 故"尺泽"之"尺", 尺部也; 泽者, 沼泽地也。穴在尺部肘窝陷中, 脉气流注于此, 若水注沼泽, 故名。而《脉经》又有"从寸至尺, 名曰尺泽"之解。《子午流注说难》释云："尺泽乃肺之合穴, 可针, 可灸。盖阴合为水, 肺为金脏, 水乃金所生, 邪之实者针之, 泻其子故也。肺, 藏气之脏, 山泽通气, 此穴恰在太阴尺中, 脉之结点, 故名尺泽, 义至深也。"

位置 在肘中约纹上动脉。(《甲乙经》)

取穴 在肘横纹中, 肱二头肌腱桡侧, 取时微屈肘。

主治 咳嗽, 咳血, 肺痨, 潮热, 气喘, 咽喉肿痛, 呕吐腹胀, 胸部胀满, 小儿惊风, 肘臂挛痛, 乳痈。

操作 直刺 0.5~0.7 寸。艾条灸 3~7 分钟。《素注》: 针三分, 留三呼, 灸三壮。

文献摘要 《甲乙经》云: "尺泽者, 水也, 在肘中约上动脉。手太阴之所入也, 为合。刺入三分, 灸五壮。"又云: "振寒瘛疭, 手不伸, 咳嗽, 唾浊, 气膈善呕, 鼓颔, 不得汗, 烦满, 因为肔蚛, 尺泽主之。""心膨膨痛, 少气不足以息, 尺泽主之。""胞中有大疝瘕积聚, 与阴相引而痛, 苦涌泄上下出, 补尺泽。""心痛卒咳逆, 尺泽主之, 出血则已。""舌干肠痛, 心烦肩寒, 少气不足以息, 腹胀喘, 尺泽主之。""手臂不得上头, 尺泽主之。""肘痛, 尺泽主之。"

《千金方》云: "五脏一切诸证, 灸尺泽七壮。"

《外台秘要》治"诸胀满及结气法", "灸尺泽百壮"。

《普济方》"治呕吐上气, 穴尺泽, 灸七壮。""治喉肿,胸胁支满，穴尺泽，灸百壮。""治痛痹及毒气，穴尺泽，灸百壮。"

《窦太师针经》云："尺泽二穴……针入半寸，禁灸。治两手拘挛，肘后筋紧不能开，先补后泻；腰痛宜泻之。"

《扁鹊神应针灸玉龙经》（以下简称《玉龙经》）有"一百二十穴玉龙歌"篇"肘挛筋痛"歌二首："两手拘挛筋骨痛，举动艰难疾可增。若是曲池针泻动，更医尺泽便堪行。""筋急不和难举动，穴法从来尺泽真。若遇头面诸般疾，一针合谷妙神通。"斯书"六十六穴治证"篇云："尺泽，为合水。在肘中纹上动脉，臂屈伸横纹筋骨罅中。禁灸。治五般腰痛，手臂风痹，肘疼筋急，咳嗽上气，口干痛，癫痫。"斯书"磐石金直刺秘传"篇云："五种腰痛，尺泽。"

《明堂灸经》云："灸尺泽三壮，甄权云不宜灸。小儿慢惊灸一壮。主舌干胁痛，主短气心烦，主腹胀喘，振栗，主呕泻下上出，两胁下痛，主癫病不可向，手臂不得上头，喉痹，咳逆上气，呼吸多唾涎沫脓血，主掣痛，手不可伸，主肘痛，肢寒，肩背寒痹，肩胛内廉痛，气膈喜呕鼓颔，不得汗，烦心，身痛，四肢暴肿"之证。

《针灸大全》治"手指拘挛，伸缩疼痛"等证，取尺泽二穴、足临泣二穴、阳溪二穴、中渚二穴、五处二穴。今名曰"《大全》指挛刺方"。

《神灸经纶》云："肺积，名息贲，在右胁下，尺泽、章门、足三里。"方名"《经纶》息贲方"。息贲，病证名，五积之一，属肺的积病。症见气急上逆，奔迫急促，右胁下有块如覆杯状，发热恶寒，胸闷呕逆，咳吐脓血，久之可发为肺痈。

《子午流注说难》云："证治：风痹肘挛，手臂不得举，喉痹上气，舌干，咳嗽唾浊，四肢暴肿，臂寒短气。"

按语 尺泽为手太阴之脉所入之合穴，具疏调上焦气血之功，故有清肺热、泻肺火、降逆气、止咳喘、舒筋通络之用。可用于咳嗽、咯血、肺痨潮热、胸部胀满、咽喉肿痛、肘臂挛痛、乳痈等病。

本穴对气逆咳喘尤效，如因肝火烁肺而致咳喘胁肋引痛、痰少而稠、面赤咽干、苔黄少津、脉弦数者，取手太阴之合穴尺泽以清肺热，伍足太阳经之肺俞以调肺气，足厥阴肝经之太冲、足少阳胆经之阳陵泉泻肝胆二经火气，可使气泄火平，肺无灼伤之虞。诸穴相伍，名曰"尺泽清肺方"，适用于上呼吸道感染诸病。

尺泽伍天突，方名"尺天宣肺利咽方"，为实证咳喘之病之效方。盖因咳喘一证，多因肺气不宣、肃降失司使然。尺泽有清热止咳、下气平喘之功；天突居喉结之下，通于天气，有宣肺化痰、下气平喘、利咽开音之效。故二穴相须为用，一宣一降，则止咳平喘利咽之功相得益彰。又因其有舒筋通络之功，故《天元太乙歌》有"五般肘疼针尺泽，冷渊一刺有神功"之伍。

因其穴居尺部肘窝陷中，《玉龙经》视为疗肘臂挛痛之要穴；而《通玄指要赋》有"尺泽去肘疼筋紧"之验。

(6) 孔最

释名 孔者，空隙也；最者，副词。意谓本穴空隙最深，故名。

位置 去腕七寸。(《甲乙经》)

取穴 在前臂掌侧，当肘横纹（尺泽）与腕横纹（太渊）连线上，自腕横纹直上7寸取之。

主治 咳嗽，气喘，咳血，咽喉肿痛，失音，肘臂冷痛、不能屈伸。

操作 直刺0.5~0.7寸。艾条灸3~7分钟。《铜人》：灸五壮，针三分。

文献摘要　《甲乙经》云："孔最，手太阴之郄，去腕七寸……刺入三分，留三呼，灸五壮。"又云："热病汗不出，上髎及孔最主之。""厥头痛，孔最主之。"

《千金方》云："孔最主臂厥热汗不出，皆灸此穴，可以出汗。"

《明堂灸经》云灸孔最五壮，"主热病汗不出，肘臂烦痛伸难，手不及头，不握"之证。

《玉龙经·六十六穴治证》篇云："孔最，抵手阳明，在腕上一寸宛宛中。治太阴热病无汗，肘臂屈伸难。"

《普济方》："治热病汗不出，穴孔最可，灸三壮，即汗出。""治臂厥热痛，汗不出，穴孔最"。

《针灸聚英》"主热病汗不出，咳逆，肘臂厥痛，屈难伸，手不及头，指不振，吐血，失音，咽肿痛，头痛。"

按语　孔最为手太阴肺经之郄穴，有清热降逆、理气止血之功，适用于现代医学之支气管炎、肺炎、扁桃体肿大等病。本穴伍肺俞，方名"孔最清肺利咽方"，为治疗上述疾病之要方。盖因孔最为肺之气血深聚之处，且为肺经之郄穴，有救急之用，故能清泄肺热、凉血止血、润肺止咳；肺俞为肺之气血汇聚于背部的腧穴，适用于湿邪贼风犯肺而致的咳喘、热病汗不出之证。二穴相须为用，一宣一润，共奏相对性配伍之效，以成止咳平喘、润肺生津之功。若发热、咳嗽、胸痛，可本方加刺大椎；身热汗不出伍合谷；本方伍哑门、耳轮三穴（即将耳轮向耳屏对折时，耳郭上尖端处为耳尖，耳垂下尖端处为垂尖，两穴之间称为轮中。耳轮三穴为发热、高血压、麦粒肿、喉痹之效方），可治失音。

（7）列缺

别名　重玄、腕劳。

释名　天有裂缝为列缺，亦谓闪电为列缺。本穴位腕后高骨，压之有分裂之缺口，故名。《子午流注说难》释云："列缺、偏历乃手太阴、手阳明阴交阳、阳交阴、横斜而行之两别络穴。列缺在两手交叉食指尽处，以爪甲切之，若呈列一缺点在此，故名列缺。"

位置 去腕上一寸五分。(《甲乙经》)

取穴 在桡骨茎突的上方，腕横纹上 1.5 寸。也可两手虎口交叉，当食指尖端到达的凹陷中是穴。

主治 偏正头痛，咳嗽，气喘，咽喉肿痛，半身不遂，口眼㖞斜，牙关紧闭，齿痛，手腕无力。

操作 针刺时宜向肘部斜刺 0.2 ~ 0.3 寸。艾条灸 3 ~ 7 分钟。《铜人》：针二分，留三呼，泻五吸，灸三壮。

文献摘要 《灵枢·经脉》云："手太阴之别，名曰列缺，起于腕上分间，并太阴之经，直入掌中，散入于鱼际。其病实则手锐掌热，虚则欠㰦，小便遗数。取之去腕一半寸，别走阳明也"。

《甲乙经》云："列缺，手太阴之络，去腕上一寸五分，别走阳明者。刺入三分，留三呼，灸五壮。"又云："热病先手臂瘈疭，唇口聚，鼻张目下，汗出如转珠，两乳下二寸坚胁满悸，列缺主之。""疟热盛，列缺主之。""寒热胸背急，喉痹，咳上气喘，掌中热，数欠伸，汗出善忘，善笑，溺白，列缺主之。""寒热咳呕沫，掌中热，虚则肩臂寒栗，少气不足以息，寒厥，交两手而瞀，口沫出，实则肩背热痛，汗出，四肢暴肿，身湿摇时寒热，饥则烦，饱则善，面色变，口噤不开，恶风泣出，列缺主之。""小儿惊痫，如有见者，列缺主之，并取阳明络。"阳明络乃手阳明大肠经之偏历，列缺为手太阴肺经之络穴，肺与大肠相表里，故二经之络穴相伍，有清热化痰之功，今名"《甲乙》缺偏止搐定痫方"，而适用小儿热、痰、风、惊四候之瘈疭、惊风、痫证者。

《卫生宝鉴》引《气元归类·中风针法》："手太阴列缺，偏风半身不遂。"

《神应经》治口眼㖞，取列缺，伍太渊、二间、申脉、内庭、行间、通谷、地仓、水沟、颊车、合谷，今名"《神应》列缺面瘫方"；咳嗽，取列缺，伍经渠、尺泽、鱼际、少泽、前谷、三里、解溪、昆仑、肺俞灸百壮，膻中七壮，今名"《神应》列缺止咳方"；咳血取列缺、三里、肺俞、百劳、乳根、风门、肝俞，今名"《神应》列缺咳血方"。

《神灸经纶》云："咳嗽红痰，列缺、百劳、肺俞、中脘。"今名"《经纶》止嗽方"。"淋痛，列缺、中封、膈俞、肝俞、脾俞、肾俞、气海、石门、间使（能摄心包之血）、三阴交、复溜、涌泉。"今名"《经纶》列缺淋病刺方"。"茎中痛，列缺、行间、阴陵泉。"今名"《经纶》列缺茎中痛方"。

《普济方》云："治风口㖞，穴列缺，二穴别连阳明者，灸三壮，患左灸右，患右灸左。""治虚劳，阴中疼痛，溺血，泄精，穴灸列缺五十壮。又：灸横骨五十壮。又云：治五脏虚渴，又灸大赫三十壮。"

《玉龙经》"一百二十六穴玉龙歌"中的"痰嗽喘急"篇歌云："咳嗽喘急及寒痰，须从列缺用针看。太渊亦为肺家疾，此穴仍宜灸更安。"列缺为肺经络穴，又为八脉交会穴之一，通于任脉；太渊为肺经原穴、输穴，又为脉会穴。故二穴相伍，止咳平喘化痰之功倍增，而为咳喘病之要伍和对穴，今名"肺经原络刺方"。

《玉龙经》"天星十一穴歌诀"中的"列缺"篇云："列缺腕侧上，手指头交叉。主疗偏风患，半身时木麻。手腕全无力，口噤不开牙。若能明补泻，请病恰如拿。"斯书"六十六穴治证"篇云："列缺，通任脉，别走阳明。针一分，向下。在腕侧，以手交叉取食指尽处，两筋骨罅中。治伤寒，发热无汗，气喘寒热，诸嗽有痰，心满腹胀，食噎，游走气，七癥八瘕，肠风脏毒，小便五淋，半身不遂，腕劳臂痛，痎疟，妇人血气不和，胎衣不下，小儿脱肛。"

《明堂灸经》云：灸列缺三壮，"主偏风，半身不举，口喎，肘臂痛，腕劳，及痎疟，少气不足以息，寒厥，交两手而瞀。凡实则肩背汗出，四肢暴肿；虚则肩寒栗，气不足以息，四肢厥，善笑，身热"，"主热痛，惊而有所见，主热病烦心，心闷，先手臂痛，身热瘈疭，唇口耳紧，鼻张，目下汗出如珠，寒热，掌中热，主疟寒热，及喉痹，咳嗽不止，又疟甚热，口噤不开"之证。

《马丹阳天星十二穴主治杂病歌》云："列缺腕侧上，次指手交叉。善疗偏头患，遍身风痹麻。痰涎频上壅，口噤不开牙。若能明补泻，应手即如拿。"

《针灸聚英》："主偏风口面喎斜，手肘无力，半身不遂，掌中热，口噤不开，寒热疟，呕沫，咳嗽，善笑，纵唇口，健忘，溺血，精出，阴茎痛，小便热，痫惊健忘，面目四肢浮肿，肩痹，胸背寒栗，气力不足以息，尸厥寒厥，交两手而瞀，实则胸背热，汗出，四肢暴肿，虚则胸背寒栗，少气不足以息。"

《针灸大全》治"肺疟，令人心寒怕惊"之证时，当先取公孙二穴，后针"列缺二穴，肺俞二穴，合谷二穴"。今名"《大全》肺疟刺方"。

《采艾编翼》灸治咳嗽："列缺、尺泽、肺俞、彧中、乳根、足三里。今名"《采艾》止嗽方。"病深加膻中、上脘、气海。

《窦太师针经》谓列缺"灸二七壮，治咳嗽，寒补，热泻；头痛重如石，泻。又治牙痛，吐血，偏正头风，看虚实补泻。"

《针经指南》云："列缺二穴，手太阴肺之经，在手腕后一寸半，两手相又指头尽处，筋骨罅间取之是，合照海。"又云："列缺穴，主治三十一证：寒痛泄泻，脾；妇人血积或败血，肝；咽喉肿痛，胃；死胎不出及衣不下，肝；牙齿肿痛，胃、大肠；小肠气撮痛，小肠；胁癖痛，肝、肺；吐唾脓血，肺；咳嗽寒痰，肺；疟气，胃；食噎不下，胃；脐腹撮痛，脾；心腹痛，脾；肠鸣下痢，大肠；痔痒痛漏血，大肠；腹痛泻痢，脾；产后腰痛，肾、肝；产后发狂，心；产后不语，心包络；米谷不化，脾、肾；男子酒癖，胃、肝；乳痛肿痛，胃；妇人血块，肝、肾；温疟不瘥，胆；吐逆不止，脾、胃；小便下血，小肠；小便不通，膀胱；大便闭塞，大肠；大便脓血，大肠；胸膈痛痞，心、胃；诸积聚脓痰膈，心、胃。上件病证，列缺悉主之。先取列缺，后取照海。"此即八脉交会穴配伍法，即任脉之列缺合阴跷之照海，今名"《针经》列缺照海方"。

《八法八穴歌》云："痔疟便肿泄利，唾红溺血咳痰，牙痛喉肿小便难，心胸腹疼饮噎；产后发强不语，腰痛血疾脐寒，死胎不下膈中寒，列缺乳痛多散。"

《天元太乙歌》云："列缺头痛及偏正，重泻太渊无不应。"

《子午流注说难》云："疗偏风口喎，手腕无力，半身不遂，咳嗽，掌中热，口噤不开，寒热疟，呕沫，善笑，纵唇口，健忘"。

按语：列缺为手太阴之络穴；又为八脉交会穴之一，通于任脉。具宣发肺气，通达大肠腑气之功。适用于头项部病变及外感咳喘等肺部疾患。故《通玄指要赋》有"咳嗽寒疾，列缺堪凭"之验；《肘后歌》有"项强反张目直视，金针用意列缺求"之治。

本穴与合谷、足三里、委中被称为针灸四要穴,古有《四总穴歌》:"肚腹三里留,腰背委中求。头项寻列缺,面口合谷收。"后人又增"酸痛取阿是,胸胁内关谋"两句,均属经验之谈。

列缺为肺经脉气所集之处,又为肺经之络穴而别走于阳明大肠经,具清泄肺气、通达大肠腑气之功;足三里为足阳明胃经之合穴,具健脾和胃、理气消积、降浊化痰之效。二穴同用,乃肺胃同治相须之伍,以成培土生金、肃肺止咳、降浊化痰之用,名曰"列缺三里方",适用于感冒发热、咳嗽气喘、偏正头痛、颈项强痛、咽喉肿痛、口眼㖞斜、半身不遂、口噤不开、水肿、手腕无力、热病瘈疭、小儿惊痫等证。

手太阴肺与手阳明大肠相表里,故列缺伍阳明之原穴合谷祛邪解表,此乃脏腑、原络之伍。阳维主阳主表,取足少阳阳维交会穴风池以疏解表邪,而镇头痛止寒热。故列缺伍合谷、风池,方名"列缺谷池宣肺方",以达祛风散寒、宣肺止咳之效。

照海为足少阴肾经之输穴,为肾经脉气归聚之处,五输穴之荥穴,属火,故穴居肾经荥穴然谷之下,乃寓水中龙火之象,普天光照,既有壮水之用,又可益火之源,且通于阴跷脉,为八脉交会穴之一,具益肾元、降阴火、清咽润喉、养心安神之功。故《针经指南》有列缺伍照海之用,乃益元宣肺、金水相滋之伍,名曰"《针经》列缺照海方",以奏宣肺纳气、止咳定喘、宽胸理气、清利咽喉之功,适用于急慢性咳喘病。

通里为手少阴心经之输穴、络穴,别走入手太阳小肠经,还入足阳明之大络虚里,故有养心血、益心气、宁心安神之功。故以手太阴肺经之络穴列缺伍通里,乃相须性配伍,一穴宣达肺气,一穴通行血脉,俾卫气营血通行十二经脉,而增行气血、通经络、醒脑益智之效。伍命关食窦、髓会悬钟、足阳明下合穴足三里、腑会中脘、小肠经募穴关元、三阴经交会穴三阴交，名曰"育真益智方"，或针，或灸，或针灸并用，用于脑血管病、阿尔茨海默病及小儿发育不良等病。

列缺为八脉交会穴之一，通于任脉；后溪为手太阳小肠之输穴，又为八脉交会穴之一，通于督脉，又通过申脉与阳跷脉相通，有益火之源以消阴翳之功，以达宣通阳气、通经活络、宁心安神之效。故列缺伍后溪、申脉，以成通调督任二脉、宣达太阳经气之勋，名曰"列缺后溪解痉方"，而于颈椎病之颈项强痛或痉挛性脑瘫之颈项强硬者有特效，为必取之良方。

因痰饮而致冷哮或实喘，宜宣降肺胃之气。故主以肺经络穴之列缺，伍气会膻中、肺经背俞穴肺俞，以宣通肺气而利膈，共成降逆平喘之功。他如列缺配天突利咽喉而调肺系；伍丰隆、中脘调脾胃二经气，俾脾气散精，以杜生痰之源，乃治本之法。故列缺伍风池、合谷、膻中、肺俞、天突、丰隆、中脘，名曰"列缺止咳平喘方"，乃标本兼治，为止咳平喘之良方。另有揉运列缺、中渚、申脉、照海，方名"列缺中渚定搐方"，以治小儿多动症、惊风等儿科疾患。

(8) 经渠

释名 所行为经，渠乃沟渠之谓，言气血流注于此，运行不绝，故《子午流注说难》释云："经渠寸口中也，动而不居，即关上部位，寸至关长一寸九分，以下即为尺中。言经渠者，乃经过之冲渠开道。太渊在寸口之始，经渠居寸口之中，并未入于尺中也"。

位置 在寸口陷者中。(《甲乙经》)

取穴 仰掌，在桡骨茎突内侧，腕横纹上1寸，当桡动脉(寸口)桡侧凹陷中取之。

主治 咳嗽，气喘，咽喉肿痛，胸痛，热病汗不出，掌中热，手腕痛。

操作 直刺0.1～0.2寸。《铜人》：针二分，留三呼，禁灸，灸伤人神明。

文献摘要 《素问·三部九候论》云："人有三部，部有三候，以决死生，以处百病，以调虚实，而除邪疾……上部天，两额之动脉（足少阳之颔厌穴）；上部地，两颊之动脉（足阳明之大迎穴）；上部人，耳前之动脉（手少阳之耳门穴）。中部天，手太阴（两手气口经渠穴）也；中部地，手阳明（合谷穴）也；中部人，手少阴（神门穴）也。下部天，足厥阴（五里穴）也；下部地，足少阴（太溪穴）也；下部人，足太阴（箕门穴）也。"故经渠乃《素问》三部九候诊法"中部天"手太阴肺之脉处。

《甲乙经》云："经渠者，金也，在寸口陷者中。手太阴之所行也，为经。刺入三分，留三呼，不可灸，灸之伤人神明。""胸中膨膨然，甚则交两手而瞀，暴痹喘逆，刺经渠及天府，此谓之大俞。"今名"《甲乙》经渠天府方"。

《神应经》治伤寒汗不出，针取经渠、鱼际、风池、二间四穴，今名曰"《神应》经渠解表方"；治咳嗽，针取经渠，伍列缺、尺泽、鱼际、少泽、前谷、三里、解溪、昆仑，灸肺俞百壮，膻中七壮，今名"《神应》经渠止嗽方"。

《针灸聚英》："主疟寒热，胸背拘急，胸满膨膨，喉痹，掌中热，咳逆上气，数欠，伤寒热病汗不出，暴痹喘促，心痛呕吐"。

《针灸大全》治"伤风四肢烦热，头痛"，取"照海二穴，经渠二穴，曲池二穴，合谷二穴，委中二穴"，今名"《大全》伤风效方"。

《明堂灸经》云经渠"不灸"。

《玉龙经·六十六穴治证》篇云："经渠，为经金。在寸口陷中，脉会处。禁灸，伤神。针向太渊穴。治热病，喘逆，心痛，呕吐。"

《子午流注说难》云："证治：疟寒热，胸背拘急，胸满膨膨，喉痹，掌中热，咳嗽上气，数欠，热病汗不出，暴痹喘，足心痛，呕吐"。

按语　经渠乃手太阴肺经之经穴，气血运行至此，运行不绝。《难经》云："经渠主喘咳寒热。"故本穴具宣发肺气，清热散郁，消胀除满之功。

经渠伍大都，乃手足经穴相应之用。盖因大都乃足太阴脾经之荥穴，有下气平喘、回阳降逆、健脾补中之功。《难经》云："荥主身热。"故《百症赋》有"热病汗不出，大都更接于经渠"之句，此乃二穴治"热病汗不出"之源。二穴相伍，手足太阴经脉气相接，俾气血贯注充盈，经脉运行通畅，气机无壅滞之弊而有疏邪散郁、清肺退热、消瘀散结、止咳平喘之功，今名"《百症》经都退热方"。适用于伤风感冒、时行感冒、咳嗽及哮喘病急慢性发作者。

（9）太渊

别名　鬼心、太泉、大泉。

释名　太者，大也；渊者，深也。穴为肺经原穴，八会穴之脉会，言脉气大会于此，博大而深。故《子午流注说难》释云："太渊为脉之所会……盖其穴在手大指如鱼形之后，再下一寸，即寸口脉之起点，此五脏之俞穴，亦称原穴，盖六腑水谷精华注入五脏经腧之起原处，故称渊"。

位置　在掌后陷者中。（《甲乙经》）

取穴　仰掌，在腕横纹上，于桡动脉桡侧凹陷中取穴。

主治　气喘，咳嗽，咳血，咽干，喉肿痛，缺盆中痛，胸膺满痛，上臂内侧痛。

操作　《铜人》：灸三壮，针一分。《针灸大成》以"灸三壮，针二分，留三呼"为要。

文献摘要　《灵枢·九针十二原》云："五脏有疾也，应出十二原。""阳中之少阴，肺也，其原出于太渊"。

《灵枢·卫气》云："手太阴之本，在寸口之中，标在腋内动脉也。"意谓肺经本穴为其输穴、原穴太渊，标为其募穴中府，刺之具通达脉气之功，今名"《灵枢》手太阴标本刺方"。

《素问·刺法论》云："肺者，相傅之官，治节出焉，可刺手太阴之源。"意谓刺肺经原穴太渊，可治肺经之病。

《灵枢·终始》云："脉口一盛，病在足厥阴，厥阴一盛而躁，在手心主；脉口二盛，病在足少阴，二盛而躁，在手少阴；脉口三盛，病在足太阴，三盛而躁，在手太阴；脉口四盛，且大且数者，名曰溢阴，溢阴为内关，内关不通，死不治"。故外格者，谓阳盛外，而无阴气之和；内关者，阴盛于内，而无阳气之和；关格者，阴关于内，阳格于外也。"内关"之治，《终始》又云："脉口一盛，泻足厥阴而补足少阳，二补一泻，日一取之，必切而验之，躁取之上，气和乃止。脉口二盛，泻足少阴而补足太阳，二补一泻，二日一取之，必切而验之，躁取之上，气和乃止。脉口三盛，泻足太阴而补足阳明，二补一泻，日二取之，必切而验之，躁而取之上，气和乃止。所以日二取之者，太阴主胃，大富于谷气，故可日二取之也。人迎与脉口俱盛三倍以上，命曰阴阳俱溢，如是者不开，则血脉闭塞，气无所行，流淫于中，五脏内伤。如此者，因而灸之，则变易而为他病矣。凡刺之道，气调而止，补阴泻阳，音气益彰，耳目聪明，反比者气血不行。"马莳云："此言据人迎脉口之脉，当施补泻法也。"

《甲乙经》云："太渊者，土也，在掌后陷者中。手太阴脉之所注也，为俞。刺入二分，留二呼，灸三壮。""病温身热五日已上，汗不出，刺太渊，留针一时，取之，若未满五日，禁不可刺也。""臂厥，肩膺胸满痛，目中折翳眼青转筋，掌中热，乍寒乍热，缺盆中相引痛数咳，喘不得息，臂内廉痛，上膈饮已烦满，太渊主之。""脾逆气寒，厥急烦心，善唾哕噫，胸满激呼，胃气上逆心痛，太渊主之。""咳逆烦闷不得卧，胸中满，喘不得息，背痛，太渊主之。""狂言，太渊主之。""妒乳，太渊主之。""唾血振寒嗌干，太渊主之。"

《针灸聚英》："主胸痹逆气，善哕，呕饮食，咳嗽，烦悗不得眠，肺胀膨膨，臂内廉痛，目生白翳，眼眦赤筋眼痛，眼青转筋，乍寒乍热，缺盆中引痛，掌中热，数欠，肩背痛寒，喘不得息，噫气上逆，心痛脉涩，咳血呕血，振寒咽干，狂言口噼，溺色变，卒遗无度。"

《针灸大全》用治"手腕起骨痛，名绕踝风"，取足临泣、太渊、腕骨、大陵，今名"《大全》太渊腕痛方"。治"上片牙痛，及牙关紧急不开"，取外关二穴，伍"太渊二穴，颊车二穴，合谷二穴，吕细二穴（即太溪穴）"，今名"《大全》颊车刺方"。

《神灸经纶》云："肺心痛，卧若伏龟，太渊、尺泽、上脘"。今名"《经纶》肺心痛方"，为胸痹之良方。

《窦太师针经》云："太渊二穴……直刺入三分，灸二七壮，治牙红肿，泻；头风眩晕，补；灸嗽不愈，先补后泻。"

《玉龙经·六十六治证》篇云："太渊，为输土。在掌后横纹头陷中。治咳嗽，腹胀，心疼，呕吐上气，眼疾。"

《明堂灸经》云：天泉，"又名太渊，灸三壮，主胸痹逆气，寒厥，善哕呕饮水，咳嗽烦冤不得卧，肺膨胀，臂内廉痛，目生白翳，眼眦赤筋，缺盆中引痛，掌中热，数欠，喘不得息，噫气上逆，心痛唾血，振寒咽干，狂言。"

《子午流注说难》云："证治：胸痹逆气寒厥，善哕呕，饮水咳嗽，烦悗不得卧，肺胀满膨膨，臂内廉痛，目生白翳，眼眦赤筋，缺盆中引痛，掌中热，数欠，喘不得息，噫气上逆，心痛唾血，振寒，咽干，狂言口僻。"

按语 太渊为脉会，又为手太阴肺脉所注之输穴、原穴。《素问·刺法论》云："肺者相傅之官，治节出焉，可刺手太阴之源。"今名"《素问》太渊治节方"。意谓刺肺经之原穴，可促进肺的功能，尚有治未病的重要作用。《灵枢·九针十二原》中有"五脏有六腑，六腑有十二原，十二原出于四关，四关主治五脏，五脏有疾，当取之十二原。十二原者，五脏之所以禀三百六十五节气味也。五脏有疾也，应出十二原"，及"阳中之少阴，肺也，其原出于太渊"的记载。关于肺为"阳中之少阴"，张景岳注云："心肺居于膈上，皆为阳脏，而肺为则阳中之阴，故曰少阴。"《灵枢·本输》云："凡刺之道，必通十二经络之所终始，络脉之所别处，五输之所留，六腑之所与合，四时之所出入，五脏之所溜处，阔数之度，浅深之状，高下所至"。五输者，即每经之井、荥、输、经、合。马莳注云："凡经脉所出者为井，所流者为荥，所注者为输，所行者为经，所入者为合，如水之出于谷井，而流之注之经之，始有所合也。阳经则有原穴，遇俞穴并过之，故治原所以治俞也。阴经只有俞穴，遇俞穴即代之，故治俞即所以治原也。"此即太渊既为本经之输穴，又为本经之原穴之由。本穴伍肺经之络穴列缺，乃原、络相伍之穴对，名曰"肺经原络刺方"，为治外感风寒而致咳喘之用方。

太渊又为手太阴肺经之本穴。手足十二经脉之本，出于手足之腕踝，其标在于胸腹头胫气之街。本者，犹木之根干，经脉之血气由本穴而出。《灵枢·卫气》云："手太阴之本，在寸口之中（太渊穴），标在腋内动脉（中府穴）也。"又云："下虚则厥，下盛则热，上虚则眩，上盛则热痛，故实者绝而止之，虚者引而起之。""下"即本，"上"即标，实当泻之，虚当补之。故肺经疾患，可取其标本二穴，今名"《灵枢》肺经标本刺方"，以太渊激发经脉之气，取中府以汇聚、转输肺经脉气而愈病。

太渊伍太白、脾俞、章门，名曰"培土生金太渊方"，可疗痰湿浸肺之内伤咳嗽，或痰浊中阻之胸痹。盖因太渊为肺之输穴、原穴，又为脉会，故有宣达肺气、敷布营卫之功，脾原太白、脾之俞，脾募章门有培土生金而利肺气，健脾燥湿以化痰浊之功。

太渊伍太溪，可调肺肾之气，有纳气定喘之功，可疗虚喘之证。盖因肺原太渊、肾原太溪乃金水相滋之伍，取二穴以补肺、肾二脏真元之气。若更灸肺俞、膏肓可培益上焦肺气，灸肾俞、气海以补益下焦肾气，于是肺肾气充，则上有主下有纳，气机升降有常，而喘证悉除。"人以胃气为本"，故加灸足三里调和胃气，以资后天生化之源，使水谷之精微上归于肺，俾肺气充盈而愈疾。诸穴相伍，名曰"金水相滋平喘方"。

（10）鱼际

释名 手掌两侧高起之白肉，状如鱼腹，称为鱼。拇指侧为大鱼，本穴正当大鱼赤白肉际相合之边际，故《子午流注说难》释云："鱼际乃阴荥火穴，在手大指后鱼腹中，手大指近次指时，则鱼腹丰满，离开次指时，则本节后内侧微陷下，有如腹正中交际之形，故名鱼际。鱼际为火穴，肺为金脏，火能克金，故此穴言针不言灸。"

位置 在手大指本节后内侧散脉中。(《甲乙经》)

取穴 仰掌，在第1掌骨掌侧中部，赤白肉际取穴。

主治 咳嗽，咳血，咽喉肿痛，发热，失音不语，肘挛，掌热。

操作 直刺0.5～0.7寸。《铜人》：针一分，留三呼。

《针灸大成》以其"肺脉所溜为荥火，针二分，留二呼，禁灸"。

文献摘要　《灵枢·邪客》："手太阴之脉……至本节之后太渊……与阴诸络会于鱼际"，故推拿鱼际穴有调阴阳、通经络、行气血之功。小儿咳嗽、咽喉肿痛，尤重推拿此穴，名曰"推鱼际"。

《灵枢·五乱》云："乱于肺，则俯仰喘喝，接手以呼。"又云："气在于肺者，取之手太阴荥、足少阴俞。"

《甲乙经》云："鱼际者，火也，在手大指本节后内侧散脉中。手太阴脉之所溜也，为荥。刺入二分，留三呼，灸三壮。"又云："寒厥及热，烦心，少气不足以息，阴湿痒，腹痛不可以食饮，肘挛支满，喉中焦干渴，鱼际主之。热病振栗鼓颔，腹满阴痿，咳引尻溺出，虚也。膈中虚，食饮呕，身热汗不出，数唾血下，肩背寒热，脱色目泣出，皆虚也，刺鱼际补之。""痓上气，鱼际主之。""唾血，时寒时热，泻鱼际，补尺泽。""厥心痛，卧若徒居，心痛乃间，动行痛益甚，色不变者，肺心痛也，取鱼际、太渊。""短气心痹，悲怒逆气，怒狂易，鱼际主之。""狂易，鱼际及合谷、腕骨、支正、少海、昆仑主之。"今名"《甲乙》鱼际癫狂刺方"，以治诸神志异常疾病。"胃逆霍乱，鱼际主之。霍乱逆气，鱼际及太白主之。"今名"《甲乙》鱼际霍乱方"。

《针灸聚英》云："主酒病，恶风寒，虚热，舌上黄，身热头痛，咳嗽哕，伤寒汗不出，痹走胸背痛不得息，目眩，烦心少气，腹痛不下食，肘挛支满，喉中干燥，寒栗鼓颔，咳引尻痛，溺血呕血，心痹悲恐，乳痈"。

《明堂灸经》云：灸鱼际三壮，"主胃脾霍乱，主唾血，吐血，主痹走胸背不得息，喉中干焦，舌黄，主肘挛支满，主痓上气，口暗不能言，主狂言，主热病，振栗鼓颔，腹满，阳痿，色不变，头痛汗不出，洒淅恶风寒，目眩，腹痛，不下食，咳饮尻痛"。

《玉龙经·六十六穴治证》篇云："鱼际，为荥火。在大指本节后内散脉，屈指大维尖。针三分。治伤风咳嗽，头痛目眩，咽干呕吐，少气，掌心、大指发热痛"。

《子午流注说难》云："证治：洒淅恶风寒，虚热，舌上黄，身热头痛，咳嗽，汗不出，痹走胸背痛不得息，目眩烦心，少气，腹痛不下食，肘挛支满，喉中干燥，寒栗鼓颔，咳引尻痛，溺出，呕血，心痹，悲恐"。

按语 《灵枢·五乱》云："清气在阴，浊气在阳，营气顺脉，卫气逆行，清浊相干，乱于胸中，是谓大悗。"盖因脉与四时相合，是谓顺。清气宜升，当在于阳，反在于阴，则气乱；浊气宜降，当在于阴，反在于阳，亦气乱。营气属阴性，精专固顺，宗气以行于经隧之中；卫气属阳性，慓悍滑利，宜行于分肉之间。今时序乱，其气逆行必致清浊相干而致诸乱。故该篇复云气"乱于肺则俯仰喘喝"。治之之法，该篇则有"气在于肺者，取之手太阴荥、足少阴俞"。盖因气乱于胸中，宗气不能上贯心肺，造成气机紊乱，故"俯仰喘喝"，取手太阴肺经之荥穴鱼际以肃降肺气，取足少阴肾之输穴太溪以纳气定喘，今名"《灵枢》鱼溪喘咳方"。

鱼际伍液门，可疗咽喉肿痛，该配伍源自《百症赋》"喉痛兮，液门鱼际去疗"。液门乃手少阳三焦经脉气所溜之荥穴，有通三焦、司气化、敷津液之功，适用于咽喉肿痛之证。鱼际乃手太阴肺经脉气所溜之荥穴，有宣肺止咳、清热泻火、清利咽喉、消肿止痛之功。二穴相伍，则清热泻火、生津利咽之功倍增，方名"《百症》鱼液利咽方"。

（11）少商

释名 少者，小也；商者，五音之一，肺音为商。本穴为肺经井穴,故《子午流注说难》释云:"少商乃阴井木穴之始,西方色白,入通于肺,其音商,商而曰少者,五脏为阴,阴常不足也"。

位置 在手大指端内侧,去爪甲角如韭叶。(《素问》《甲乙经》)

取穴 在拇指桡侧距爪角后0.1寸许取穴。

主治 咳嗽,气喘,咽喉肿痛,鼻衄,重舌,手指挛痛,热痛,中风昏迷,癫狂。

操作 针刺宜斜刺0.1寸,或三棱针点刺出血。《甲乙经》:灸一壮。《铜人》:针一分,留三呼,泻五吸,不宜灸。

文献摘要 《灵枢·根结》云:"十二经者,盛络皆当取之。"然该篇只记载了手足三阳盛络刺。据阳经盛络刺之原理,今取肺经井穴少商、原穴太渊、经穴经渠、络穴列缺,手阳明之扶突(阴经上行于头,故取其相表里经脉的通上之穴),名"手太阴盛络刺方"。

《甲乙经》云:"肺出少商,少商者,木也,在手大指端内侧,去爪甲如韭叶。手太阴脉之所出也,为井。刺入一分,留一呼,灸一壮。"又云:"热病象疟,振栗,鼓颔,腹胀脾睆,喉中鸣,少商主之。""疟寒厥,及热厥,烦心善哕,心满而汗出,刺少商出血立已。""寒濯濯,舌烦,手臂不仁,唾沫唇干,引饮,手腕挛,指肢痛,肺胀上气,耳中生风,咳喘逆,痹,臂痛,呕吐,饮食不下,膨膨然,少商主之。"

《针灸聚英》:"颔肿喉闭,烦心善哕呕,心下满,汗出而寒,咳逆,疟疾振寒,腹满,唾沫,唇干引饮,食不下,膨胀,手挛指痛,掌热,寒栗鼓颔,喉中鸣,小儿乳蛾。"

《针灸大成》凡"人病膨胀,喘咳,缺盆中痛,心烦掌热,肩背痛,咽痛,喉肿"等证,主以"刺手太阴经井穴少商"，针后并"灸三壮"。该书中尚载医案："唐刺史成君绰，忽颔肿，大如升，喉中闭塞，水粒不下三日。甄权以三棱针之，微出血，立愈。"

《针灸大全》治"血寒亦吐（血），阴乘于阳，名心肺二经呕血"，取外关二穴，伍"少商二穴，心俞二穴，神门二穴，肺俞二穴"，今名曰"《大全》少商止血方"，可疗吐血、咳血等疾；治"双鹅风，喉痹不通，此乃心肺二经热"，取"少商二穴，金津穴、玉液一穴，十宣十穴"，今名"《大全》少商喉痹方"，多以刺络法而愈疾；治"中风不语"，取"申脉二穴，少商二穴，前顶一穴，人中一穴，膻中一穴，合谷二穴，哑门一穴"，今名"《大全》解语方"。

《明堂灸经》云：灸少商三壮，"主痎疟，主喉中鸣，主呕吐，主手不仁，振栗鼓颔，主咳逆喘，主胁下胀，主耳前痛，主烦心，善哕，心下满，汗出而寒"之证。

《玉龙经》"乳蛾"篇歌云："乳蛾之证更希奇，急用金针病可医。若使迟延难整治，少商出血始相宜。"斯书"六十六穴治证"篇云少商"禁灸，宜刺血，针三分，向上三分。治咳嗽喘逆，咽喉壅闭，双蛾。"

《普济方》"治哕，穴少商，灸三壮。"

《采艾编翼》灸治"喉痹：少商（刺）、三间、合谷、尺泽、天突、腹通谷、蠡沟、然谷、足三里。"今名"《采艾》喉痹方"。

《窦太师针经》云："少商二穴，本也"，"针入一分，更沿皮向后三分，治喉中一切乳蛾等证，泻三棱针出血亦妙。又治五痫，灸七壮。"

《磐石金直刺秘传》云："肺经风落，满面生疮：暴者刺少商、委中出血，年久者更泻合谷。"今名曰"《磐石》痤疮方"。"伤寒，腮颊肿大如升：刺少商、合谷、委中出血，灸天突，泻足三里。"今名"《磐石》痄腮方"。又云："颊肿如升，咽喉闭塞，水粒不下：刺少商，灸天突，泻液门、合谷。治双、单乳蛾：少商出血，合谷、委中、行间俱泻。""急缠喉风：刺少商，灸天突、合谷、中渚，俱泻。""急喉痹，舌根强痛，语言不利：刺少商出血，合谷、下三里，泻，不然用三棱针出血。"今以少商伍天突、合谷、中渚、委中、行间，方名"《磐石》喉痹方"。又云："熟睡落枕，项痛不能回顾，刺少商出血，承浆灸、合谷、曲池，泻之"，今方名"《磐石》落枕方"。

《子午流注说难》云："证治：烦心善哕，心下满，汗出而寒，咳逆，痎疟振寒，腹满唾沫，唇干引饮不下，膨膨，手挛指痛，寒栗鼓颔，喉中鸣"。又云："忌灸者八穴：少商、鱼际、经渠、劳宫、阳池、少海、委中、阴陵泉。歌云：环周八穴灸无功，足下阴陵泉委中，鱼际经渠少商穴，阳池少海与劳宫。"在"流注六十六穴"中，禁灸者八穴，肺之五输穴不可灸者有三。盖因肺属金脏，灸火克金之由。

按语 少商乃手太阴之脉所出，为井。少商伍曲泽，乃源自《百症赋》"少商曲泽，血虚口渴同施"。盖因少商乃肺经井木穴，宗《灵枢·顺气一日分为四时》"病在脏者取之井"之理，本穴有通肺气、敷津液、通窍络、利咽喉之功。曲泽为手厥阴心包经之合水穴，有疏通心络、调气血、清泄湿热之功。二穴相伍，方名"《百症》商曲消渴方"，俾气血得运，津液得敷，而血虚口渴之证得治。

少商伍商阳，名"二商刺原方"，乃表里腧穴配伍法。商阳属阳性刚，少商属阴性柔，二经之井穴相须为用，则相互制约、相互为用，乃刚柔相济、阳阴互涵配穴法，具疏通气血、清泄脏腑郁热、醒神开窍之功，可用于感冒发热、咽喉肿痛、中暑、中风闭证、拇指和食指麻木不仁之证。

腮腺炎属中医"痄腮""虾蟆温"范畴，多为湿热瘀毒蕴结而发。临证取手太阴肺经之少商、手阳明之曲池、足少阴肾经之照海，方名"少商清瘟败毒方"，共成清热利湿、解毒通瘀之功，为治流行性腮腺炎之良方。

《铜人》谓少商"不宜灸"，盖因肺属金脏，灸火克金也。

肺病诸穴赋：手太阴，十一穴，中府云门天府列。侠白下尺泽，孔最见列缺。经渠太渊下鱼际，抵指少商如韭叶。（张志聪《黄帝内经灵枢集注》，下同。）

（二）手阳明大肠经

1. 经文

大肠手阳明之脉，起于大指次指之端，循指上廉，出合谷两骨之间，上入两筋之中，循臂上廉，入肘外廉，上臑外前廉，上肩，出髃骨①之前廉，上出于柱骨之会上②，下入缺盆，络肺，下膈，属大肠；其支者，从缺盆上颈贯颊，入下齿中，还出夹口，交人中，左之右，右之左，上夹鼻孔。是动则病齿痛颈肿。是主津所生病者，目黄口干，鼽衄③，喉痹④，肩前臑痛，大指次指痛不用。气有余则当脉所过者热肿，虚则寒栗不复。为此诸病，盛则留之，虚则补之，热则疾之，寒则留之，陷下则灸之，不盛不虚以经取之。盛者人迎大三倍于寸口，虚者人迎反小于寸口也。（《灵枢·经脉》）

注：

①髃骨：为肩胛骨的上部，与锁骨接合处。又穴名，即肩髃穴。

②柱骨之会上：即颈椎隆起处，古人说六阳皆会于督脉之大椎，故此称"会"。

③鼽衄：鼽，音求，鼻流清涕。衄，同衄，鼻出血。

④喉痹：凡喉中壅塞不通的疾患，都可以称为喉痹。

手阳明脉气所发者二十二穴：鼻空外廉、项上各二①；大迎骨空各一；柱骨之会各一②；髃骨之会各一③；肘以下至手

大指、次指本各六俞④。(《素问·气府论》)

注:

①鼻空外廉、项上各二:鼻空外廉,即鼻孔外廉,迎香穴。项上,扶突穴。左右各二,共四穴。

②柱骨之会各一:指左右两侧项肩相会之处天鼎穴。

③髃骨之会各一:指左右两侧肩臂相会之处肩髃穴。

④肘以下至手大指、次指本各六俞:即谓三里、阳溪、合谷、三间、二间、商阳六穴。

2. 经脉循行

手阳明大肠经,起于食指桡侧端(商阳穴),经过手背行于上肢伸侧前缘,上肩,至肩关节前缘,向后到第七颈椎棘突下(大椎穴),再向前下行入锁骨上窝(缺盆),进入胸腔络肺,向下通过膈肌下行,属大肠。

分支:从锁骨上窝上行,经颈部至面颊,入下齿中,回出挟口两旁,左右交叉于人中,至对侧鼻翼旁(迎香穴),交于足阳明胃经。

3. 脏腑经脉生理与病候处方

《素问·灵兰秘典论》云:"大肠者,传道之官,变化出焉"。

《灵枢·本输》云:"大肠者,传导之府。"

《素问·刺法论》云:"大肠者,传道之官,变化出焉,可刺大肠之源。"意谓刺大肠之原穴合谷,可促进大肠之功能,从而预防和治疗大肠经病,今名"《素问》大肠原穴方"。

《灵枢·本脏》云:"肺合大肠,大肠者,皮其应。"

《灵枢·经脉》云:"六阳气俱绝,则阴与阳相离,离则腠理发泄,绝汗乃出,故旦占夕死,夕占旦死"。六阳者,胆、胃、大小肠、膀胱、三焦也。此言手足阳经气绝,阴阳之气相离而不运,腠理开泄,绝汗如珠,生死在旦夕间。

《素问·诊要经终论》云:"阳明终者,口目动作,善惊,妄言，色黄，其上下经盛，不仁，则终矣。"手足阳明之脉，皆挟口承目，故阳明经气绝时病人口目牵引歪斜，时而瞤动。

《素问·咳论》云："五脏六腑皆令人咳，非独肺也……皮毛者，肺之合也，皮毛先受邪气，邪气以从其合也。其寒饮食入胃，从肺脉上至于肺则肺寒，肺寒则外内合邪，因而客之，则为肺咳。五脏各以其时受病，非其时，各传以与之。人与天地相参，故五脏各以治时感于寒则受病，微则为咳，甚者为泄为痛。"又云："五脏之久咳，乃移于六腑……肺咳不已，则大肠受之，大肠咳状，咳而遗矢……此皆聚于胃，关于肺，使人多涕唾而浮肿气逆也。"治之之法，"治脏者治其俞，治腑者治其合，浮肿者治其经。"故大肠咳，可取肺经之输穴太渊、经穴经渠，大肠经之阳溪、合谷、曲池，名"《素问》大肠咳方"，此乃表里经配伍法，又属五输穴配伍法。

《素问·痹论》云："肠痹者，数饮而出不得，中气喘争，时发飧泄。"又云："五脏有俞，六腑有合，循脉之分，各有所发，各治其过则病瘳也。"意谓治疗肠痹当取大肠经之合穴曲池，今名"《素问》肠痹刺方"。

《素问·厥论》云："手阳明、少阳厥逆，发喉痹，嗌肿，痉，治主病者。"表述了手阳明经和手少阳经的经气厥逆之见证，治之之法当取本二经主病的腧穴治之。

《素问·缪刺论》云："邪客于手阳明之络，令人气满胸中，喘息而支胠，胸中热，刺手大指次指爪甲上去端如韭叶各一痏，左取右，右取左，如食顷已。"胠者，腋下的胁肋部，支胠谓胁肋部撑胀之意。邪气侵袭手阳明经的络脉，使人胸中气满，喘息而胁肋部撑胀，胸中发热，针刺商阳穴，各刺一针。左病则刺右边，右病则刺左边，大约一顿饭的工夫病就好了。今名"《素问》邪客手阳明缪刺方"。该篇又云："邪客于手阳明之络，令人耳聋，时不闻音，刺手大指次指爪甲上去端如韭叶，各一痏，立闻；不已，刺中指爪甲上与肉交者，立闻。其不时闻者，不可刺也。耳中生风者，亦刺之如此数。左刺右，右刺左。"意谓邪气侵入手阳明经的络脉，使人耳聋，间断性失去听觉，针刺左、右商阳穴各一针，立刻就可恢复听觉；如不见效，再刺中指爪甲上与皮肉交接处的中冲穴，马上就可听到声音，今方名"《素问》失聪缪刺方"。如果是完全失去听力的，就不可用针刺治疗了。假如耳中鸣响，如有风声，也采取上述方法进行针刺治疗。左病则刺右边，右病则刺左边。

《灵枢·本输》云："大肠上合手阳明，出于商阳，商阳，大指次指之端也，为井金；溜于本节之前二间，为荥；注于本节之后三间，为俞；过于合谷，合谷，在大指歧骨之间，为原；行于阳溪，阳溪，在两筋间陷者中也，为经；入于曲池，曲池，在肘外辅骨陷者中，屈臂而得之，为合。手阳明也。"此约言大肠经之井荥输原经合之穴也。

《勉学堂针灸集成》云："大肠属病，齿痛颐肿。是主津所生病，目黄口干，鼽衄，喉痹，肩前臑痛，手大指次指不用。阳气盛、阴气不足，则当脉所过者热肿；阴气盛、阳不足，则为寒栗也。"

《针灸聚英·十二经脉歌》云："阳明之脉手大肠，次指内侧起商阳，循指上连出合谷，两筋歧骨循臂肪，入肘外廉循臑外，肩端前廉柱骨旁，从肩下入缺盆内，络肺下膈属大肠，支从缺盆直上颈，斜贯颊前下齿当，环出人中交左右，上夹鼻孔注迎香。此经气盛则亦盛，是动颐肿并齿痛。所生病者为鼽衄，目黄口干喉痹生，大指次指难为用，肩前臑外痛相仍，气有余兮脉热肿，虚则寒栗病偏增。"

《针灸聚英·十四经步穴歌》云："手阳明经属大肠，食指内侧起商阳。本节前取二间定，本节后取三间强。歧骨陷中寻合谷，阳溪腕中上侧详。腕后三寸是偏历，五寸之中温溜当。下廉上廉各一寸，上廉此下一寸方。屈肘曲中曲池得，池下二寸三里场。肘髎大骨外廉陷，五里肘上三寸量。臂臑髃下一寸取，肩髃肩端两骨当。巨骨肩端叉骨内，天鼎缺盆之上针。扶突曲颊下一寸，禾髎五分水沟旁。鼻孔两旁各五分，左右二穴皆迎香。"

《针灸聚英·脏腑井荥输经合主治》云："假令得浮脉，病人面白，善嚏，悲愁不乐欲哭，此大肠病也。若心下满刺商阳，身热刺二间，体重节痛刺三间，喘嗽寒热刺阳溪，逆气而泄刺曲池，又总刺合谷。"

4. 经穴主治概要

（1）商阳

别名 绝阳。

释名 商，五音之一，属金；阳，指阳经。大肠与肺属金，五音为商，故《子午流注说难》释云："商阳乃阳井金之始，木上有水曰井，水乃金之所生，阳常有余，商乃肺音，大肠合之，故曰商阳。"

位置 在手大指次指内侧，去爪甲角如韭叶。（《甲乙经》）

取穴 在食指桡侧爪甲角后0.1寸许取穴。

主治 耳聋，齿痛，咽喉肿痛，颌肿，青盲，手指麻木，热病汗不出，中风昏迷。

操作 宜斜刺0.1寸，或三棱针点刺出血。《铜人》：灸三壮，针一分，留一呼。

文献摘要 《灵枢·根结》云："手阳明根于商阳，溜于合谷，注于阳溪，入于扶突、偏历也。"今名"《灵枢》手阳明盛络刺"。

《甲乙经》云："大肠合手阳明，出于商阳。商阳者，金也，一名绝阳，在手大指次指内侧，去爪甲角如韭叶。手阳明脉之所出也，为井。刺入一分，留一呼，灸三壮。""热疟口干商阳主之。""臂瘘，引口中寒，颐肿肩肿，引缺盆，商阳主之。""青盲，商阳主之。""耳中生风，耳鸣，耳聋时不闻，商阳主之。""口中下齿痛，恶寒颐肿，商阳主之。"

《针灸聚英》："主胸中气满，喘咳支肿，热病汗不出，耳鸣耳聋，寒热疰疟，口干颐颔肿，齿痛，恶寒，肩背急，相引缺盆中痛，目青盲。"

《玉龙经·六十六穴治证》篇云："商阳，为井金。在大指次指内侧，去爪甲如韭叶。针一分，向上三分。治喘急气上，牙痛，耳聋，目赤肿。"

《明堂灸经》云："又名绝阳，主胸中气满，喘欬支肿，热汗不出，耳鸣耳聋，寒热疰疟，口乾，颐颔肿，齿痛恶寒，肩背急相引缺盆痛，目青盲，可灸三壮，左取右，右取左。"

《普济方》云："治青盲，穴商阳，左灸右，右灸左。"

《子午流注说难》云："证治：胸中气满，咳喘支肿，热病汗不出，耳鸣耳聋，寒热疰疟，口干，颐颔肿，齿痛，恶寒，肩背急，相引缺盆痛，目青盲。"

按语 商阳为手阳明经之井穴，有开窍醒神、泄热消肿之功，为急救穴之一。配人中、委中、百会、内关，名曰"商阳二中醒神方"，可治中风、昏迷；配少商、合谷，方名"二商合谷利咽方"，可治扁桃体肿大、咽炎；配巨髎、上关、瞳子髎、络却，方名"商阳二髎明目方"，以治青盲；配合谷、阳谷、侠溪、厉兑、劳宫、腕骨，方名"商冲二谷解表方"，以治热病汗不出；三棱针刺商阳、少商、中冲、少冲，方名"二商二冲醒神方"，以治中风不省人事。

商阳为手阳明经之根穴，伍扶突，名曰"《灵枢》手阳明根结刺方。"若伍原穴合谷、经穴阳溪、络穴偏历、颈穴扶突，名"《灵枢》手阳明盛络刺方。"

（2）二间

别名 周谷、间谷。

释名 间者，隙陷之谓。该穴位于第二指上，且为手阳明经第二穴，故名二间。《子午流注说难》释云："手次指亦名食指，共三节，此穴在二节与三节之中间，故曰二间。"

位置 在手大指次指本节前，内侧陷者中。（《甲乙经》）

取穴 在第2掌指关节前桡侧陷中，握拳取穴。

主治 目昏，鼻衄，齿痛，口㖞，颔肿，咽喉肿痛，热病。

操作 直刺0.2~0.3寸。艾灸3分钟。《铜人》：针三分，留六呼，灸三壮。

文献摘要 《甲乙经》云："二间者，水也，一名间谷，在手大指次指本节前，内侧陷者中。手阳明脉之所溜也，为荥。刺入三分，留六呼，灸三壮。"又云："多卧善唾，鼻鼽痛，寒，鼻衄赤多血，浸淫起面身热，喉痹如哽，目眦伤，振寒，肩疼，二间主之。""多卧善睡，肩髃痛寒，喉痹，目眦伤。"

《针灸大成》："主喉痹颔肿，肩背痛，振寒，鼻衄血，多惊，齿痛目黄，口干口㖞，急食不通，伤寒水结。"

《窦太师针经》云：二间"刺入一分，沿皮向后三分。治目昏不见，先补后泻；牙痛，泻之。"

《玉龙经》"牙痛"篇歌云："牙痛阵阵痛相煎，针灸还须觅二间。"斯书"六十六穴治证"篇尝云："二间，为荥水。在大指次指第二节后，内侧陷中。针入一分，向后三分。治肩背强痛以惊，喉痹，鼻衄，牙痛。"

《明堂灸经》云：二间"又名间谷，灸三壮，针三分，喉痹颔肿，肩背痛，振寒，鼻鼽衄血，多惊口㖞，目皆黄，寒热”之证。

《神灸经纶》云："伤寒头痛身热，灸二间、合谷、神道、风池、期门、间使。"今名曰"《经纶》间谷伤寒头痛方"。

《类经图翼》灸疗"伤寒，头痛身热，二间、合谷、神道、风池、期门、间使、足三里。"

《子午流注说难》云："证治：喉痹颔肿，肩背痛，振寒鼻衄衄血，多惊口喎。"

按语　二间，手阳明大肠经之荥水穴，具清热利咽、明目通窍、疏经活络之功。故《通玄指要赋》有"目昏不见，二间宜取"之验；《玉龙经》有"牙痛阵阵痛相煎，针灸还须觅二间"之用；《行针指要歌》有"或针结，针著大肠泄水穴"之治。本穴多用以治疗现代医学之牙龈炎、扁桃体肿大、面肌痉挛及面神经麻痹。配太冲、涌泉，名曰"二间冲泉面痹方"，可疗三叉神经痛。

（3）三间

别名　少谷、小骨。

释名　本穴位于手第二掌指关节后间隙处，且为本经第三穴，故名三间。《子午流注说难》释云："手阳明脉之所注，在食指本节第三骨之后，大指次指歧骨之前，穴居其中，故为三间。"

位置　在手大指次指本节后，内侧陷者中。（《甲乙经》）

取穴　在食指桡侧第2掌骨小头之后方，握拳取穴。

主治　目痛，齿痛，咽喉肿痛，手指、手背红肿，身热，胸满肠鸣。

操作　直刺0.3~0.5寸。艾条灸3~7分钟。《铜人》：针三分，留三呼，灸三壮。

文献摘要　《甲乙经》云："三间者，木也，一名少谷，在手大指次指本节后，内侧陷者中。手阳明脉之所注也，为俞。刺入三分，留三呼，灸三壮。""寒热，唇干喘息，目急痛，善惊，三间主之。""多卧善睡，胸满肠鸣，三间主之。""齿龋痛，恶清，三间主之。""喉痹咽如梗，三间主之。"

《窦太师针经》云："三间……治目昏不见，先补后泻；牙痛，泻之。又治手背红肿，宜三棱针出血。"

《玉龙经·六十六穴治证》篇云："三间，为输木。在大指次指第三节后内侧，捻拳横纹头中。针一分，沿皮向后透合谷穴。治胸满，肠鸣泄泻，喉痹咽干，气喘唇焦，牙痛齿龋。孕妇勿用。"

《明堂灸经》云：三间，"灸三壮，又名少谷，主喉痹，咽中如鲠，齿龋痛，嗜卧，胸满，肠鸣洞泄，寒疟，唇焦口干，气喘，目眦急痛，目上肿，头热，鼻鼽衄血，吐食，燥烦喜惊，身热，喘，疟疾"之证。

《针灸大成》云："主喉痹，咽中如梗，下齿龋痛，嗜卧，胸腹满，肠鸣洞泄，寒热疟，唇焦口干，气喘，目眦急痛，吐舌戾颈，喜惊多唾，急食不通，伤寒气热，身寒结水。"

《子午流注说难》云："证治：喉痹，咽中如鲠，齿龋痛，嗜卧，胸满肠鸣，洞泄寒疟，唇焦口干，气喘，目眦急痛。"

按语 三间为手阳明大肠经之输穴。本穴以其具清热消肿止泻之功，配阳溪可疗喉痹，配大迎可疗牙龈肿痛。以其可通腑气、宣肺气，配商阳可疗喘满。又以其具宣通阳气、通络止痛之功，配三阴交、照海、太溪，方名"三交太溪照海方"，有吴茱萸汤之效，可疗脾胃虚寒之脘腹痛及厥阴寒气上逆之厥阴头痛。

（4）合谷

别名 虎口、含口、合骨。

释名 以手大指次指开阖之处，两手歧骨谷室，故名合谷。《子午流注说难》释云："合谷乃大肠手阳明之原穴，居大指次指歧骨间，稍偏次指前陷中，直下可达劳宫，与后溪成一直线，大指次指相合处，类似深谷，故称合谷。"

位置 在手大指次指间。(《甲乙经》)

取穴 在第1、2掌骨之间，约当第2掌骨桡侧之中点取穴。或以一手的拇指指骨关节横纹，放在另一手的拇食指之间的指蹼缘上，当拇指尖尽处是穴。

主治 头痛，目齿肿痛，鼻衄，鼻渊，齿痛，耳聋，面肿，疔疮，咽喉肿痛，咳嗽，指挛，臂痛，牙关紧闭，口眼㖞斜，热病无汗，多汗，经闭，滞产，腹痛，便秘，痢疾，小儿惊风，瘾疹，痄腮。

操作 孕妇禁针灸。直刺0.5~0.8寸。艾条灸3~7分钟。《铜人》：针三分，留六呼，灸三壮。

文献摘要 《素问·刺法论》云："大肠者，传道之官，变化出焉，可刺大肠之源。"意谓针刺手阳明大肠经之原穴合谷，有益于大肠传化物的功能。今名"《素问》大肠原穴方"。

《素问·三部九候论》云："中部地，手阳明（合谷穴）也……地以候胸中之气。"故合谷穴，为三部九候诊法之中部地处，可候胸中病变。

《甲乙经》云："合谷，一名虎口，在手大指次指间。手阳明脉之所遇也，为原。刺入三分，留六呼，灸三壮。""痹痿臂腕不用，唇吻不收，合谷主之。""喑不能言，合谷及涌泉、阳交主之。"今名"《甲乙》合谷开音方"。"聋耳中不通，合谷主之。""齿龋痛，合谷主之，又云少海主之。"今名"《甲乙》合谷龋痛方"。

《千金方》云："合谷、水沟主唇吻不收，喑不能言，口噤不开。"今名"《千金》合谷收吻方"。

《马丹阳天星十二穴主治杂病歌》云："合谷在虎口，两指歧骨间。头痛并面肿，疟病热还寒。齿龋鼻衄血，口噤不开言。针入五分深，令人即便安。"

《针灸资生经》谓"合谷、偏历、三阳络、耳门治齿龋。"今名"《资生》龋齿方"。"合谷、曲池，疗大小人遍身风疹。"今名"《资生》风疹方"。

《窦太师针经》云：合谷"针入五兮，灸二七壮，治目暗，咽喉肿痛，脾寒及牙耳头痛，为肿皆治。量虚实补泻，泻多补少。"并云："女人有孕者，切不可针灸。"

《景岳全书》云："合谷治阳明热郁，赤肿翳障，或迎风流泪，灸七壮。大抵目疾多宜灸此，永不再发也。"

《类经图翼》谓"凡觉手足挛痹，心神昏乱，将有中风之候，不论是风与气，可依次灸此七穴则愈：合谷、风市、手三里、足三里、昆仑、申脉、神阙。"今名"《类经》中风痹方"。"产难横生：合谷、三阴交"。今名"《类经》难产方"。

《磐石金直刺秘传》谓"中风半身瘫痪，疼痛，麻木，不遂，针合谷、手三里、曲池、肩井、环跳、血海、阳陵泉、阴陵泉、足三里、绝骨、居髎、昆仑。"今名"《磐石》偏瘫刺方"。"偏头风，燥热不可忍，鼻孔燥，一眼赤，一耳聋鸣声哼哼，泻合谷、解溪，右泻左，左泻右，更刺委中出血。"今名"《磐石》谷溪偏头风方"。"痰饮头风，如在舟车之上，发时如疟，先热后寒，先寒后热，咳嗽吐痰不已，刺合谷，泻足三里。"今名"《磐石》谷里方"。"头风，满面疼痛，项强不得回顾，泻合谷，刺承浆、委中出血。"今名"《磐石》合谷头痛项强方"。"耳聋气闭无闻，盖肾经虚败，攻于两耳，闭塞虚鸣如锣声，如蝉鸣，如热报叫，泻合谷、足三里；耳内脓出，或生珠气，痒不可当，刺合谷泻之，次灸听会。如前证虚，灸肾俞立效。"今名"《磐石》谷里会耳方"。"妇人血气痛：合谷（补）、三阴交（泻）。"今名"《磐石》谷阴血气痛方"。

《明堂灸经》云："又名虎口，灸三壮，主寒热疟，鼻衄，热病汗不出，目视不明，头痛，齿龋，喉痹，痿臂，面肿，肢膞不收，喑不能言，口噤不开。妇人妊娠不可刺，损胎气。主风，头热，鼻清涕出。"

《神灸经纶》谓"手足挛痹，心神昏乱，将有中风之候，不论是风与气，可依次灸此即愈：合谷、风市、昆仑、手三里、关元、丹田。"今名"《经纶》中风痱刺方"。"目痛红肿不明，合谷、三间、肝俞。"今名"《经纶》谷间肝俞目痛方"。

《普济方》云："治风失音不语，穴合谷，各灸三壮。""治疮毒久不合，穴合谷，灸七壮至七七壮，极险，仍服内托散。"

《针灸逢源》云："经水正行，头晕，小腹痛，合谷、阴交、内庭。"今名"《逢源》合谷阴交痛经方"。

《针灸大成》谓合谷："主伤寒大渴，脉浮在表，发热恶寒，头痛脊强，无汗，寒热疟，鼻衄不止，热病汗不出，目视不明，生白翳，下齿龋，耳聋，喉痹，面肿，唇吻不收，喑不能言，口噤不开，偏风，风疹，痂疥，偏正头痛，腰脊内引痛，小儿单乳蛾。"谓"头风眩晕"，取"合谷、丰隆、解溪、风池"，今名"《大成》谷隆风眩方"。"伤寒头痛"，取"合谷、攒竹、太阳"，今名"《大成》谷阳伤寒方"。"六脉俱无"，取"合谷、复溜、中极"，今名"《大成》谷溜复脉方"。"重舌、腰痛"，取"合谷、承浆、金津、玉液、海泉、人中"，今名"《大成》谷中重舌方"。"目翳膜"，取"合谷、临泣、角孙、液门、后溪、中渚、睛明"，今名"《大成》谷渚除翳方"。"咽痛，闭塞，水粒不下，合谷、少商"，今名"《大成》谷商咽痛方"。"难产，合谷、三阴交、太冲"，今名"《大成》谷冲难产方"。"牙痛，针合谷、内庭、浮白、阳白、三间",今名"《大成》谷庭牙痛方"。"疟,针合谷、曲池、公孙,先针,后灸大椎第一节七壮",今名"《大成》谷孙截疟方"。"阳证,中风不语,手足瘫痪者,合谷、肩髃、手三里、委中、阳陵泉;阴证,中风半身不遂,拘急,手足拘急,此是阴证,亦依此法,但先补后泻",今名"《大成》中风刺方"。

《针灸集成》云"口眼㖞斜"取"合谷、地仓、承浆、大迎、下三里、间使,灸五至七壮",今名"《集成》合谷面瘫方"。"月经不调"取"合谷、阴交、血海、气冲",今名"《集成》合谷气冲调经方"。

《针灸大全》治"耳根红肿痛"取合谷、外关、翳风、颊车,今名"《大全》谷翳耳根肿痛方"。

《玉龙经·天星十一穴歌诀》"合谷"歌云:"合谷名虎口,两指歧骨间。头痛并面肿,疟疾病诸般。热病汗不出,目视暗漫漫。齿龋鼻鼽衄,喉禁不能言。针著量深浅,令人便获安。"斯书"六十六穴治证"篇尝云:"合谷,为原。在大指次指虎口歧骨间动脉中。治头面、耳目、鼻颊、口齿诸疾,伤寒发热无汗,小儿疳气,眼疾。"

《子午流注说难》云:"疗寒热疟,鼻鼽衄,热病汗不出,目视不明,头痛,齿龋,喉痹,痿臂,面肿,唇吻不收,喑不能言,噤不开口。"

按语　合谷为手阳明经之原穴,与三焦关系甚密,有化气通脉、调气活血、扶正达邪之功。合谷又为人体四总穴之一,具清热利咽、明目、通窍、疏经通络、解痉止痛之功。合谷为四总穴之一,《四总穴歌》有"面口合谷收"之治;《通玄指要赋》有"眼痛则合谷以推之"之验。合谷尚为回阳九针穴之一,以合谷伍哑门、劳宫、三阴交、涌泉、太溪、中脘、环跳、足三里,名"回阳九针方",以治脱绝、休克急症。

合谷伍本经络穴偏历，名曰"手阳明原络刺"，具养血通脉之功，为治上肢痿痹之要方。

水沟为督脉经腧穴，有驱邪清热、开窍醒神、回阳救逆之功。合谷伍水沟，具清热启闭、开窍醒神之功，二穴合用，以治"唇吻不收"，以其源自《千金方》，故今名之曰"《千金》合谷收吻方"。本方尚适用于气厥、暑厥、产后晕厥等证。

曲池为手阳明经之合穴，有通腑气、调气血、疏风邪、消肿止痛、止痒之功。合谷与曲池相伍，合谷升而能散，曲池走而不守，共奏清头目、散风热之功，《针灸资生经》以二穴用治"遍身风疹"，今名曰"《资生》风疹方"。二穴佐风池、风门、血海，名曰"合谷池海二风方"，适用于伤风感冒、时行瘟疫、风疹、头痛、目痛、牙痛、喉痛、鼻衄等头目部疾病。又因其伍有疏经通络之功，故此方又适用于中风上肢不遂、肘臂麻木挛痛之证。

合谷伍复溜，方名"合谷复溜化气通脉方"。合谷具调气活血、化气通脉之功；复溜为足少阴肾经之经穴，"主喘咳寒热"，具益元荣肾、促气化、通玄府之功。二穴合用，一阴一阳，一补一泻，共奏促气化、实腠理、固毛窍、宣肺气、调水道之功，用于伤寒表不解、无汗、身痛等证；又以其实腠理、固毛窍之功，而用于汗出不止之证。《针灸大成》以二穴伍中极，以治"六脉俱无"之证，今名曰"《大成》生脉方。"

合谷为手阳明大肠经之原穴；内庭为足阳明经之荥穴，有清热泻火、降逆止呕、理气止痛、和胃导滞之功。二穴相伍，名"合谷内庭方"，适用于咽喉肿痛、风火牙痛、疟证及腹胀、肠鸣等。

《席弘赋》云："睛明治眼未效时，合谷光明安可缺。"盖因合谷具通经活络之功；光明为足少阴胆经之络穴，别走足厥阴肝经，肝开窍于目，肝胆之脉皆通于目，故光明为复明之要穴。二穴相伍，合谷宣清导滞，光明升清泻火、以成清热泻火、祛风明目之功，今名"《席弘》合谷光明方"，适用一切眼疾。

阳明为多气多血之经，合谷为手阳明大肠经之原穴，故该穴有调气血、通经络之功；太冲为足厥阴肝经之输穴、原穴，亦具调气血、通经络之功。二穴一阴一阳，相须为用，名"合谷太冲原穴方"，可用于痹证、眩晕、头痛、鼻渊等。故《席弘赋》有"手连肩脊痛难忍，合谷针时要太冲"；《杂病穴法歌》有"鼻塞鼻痔及鼻渊，合谷太冲随手取"及"手指连肩相引疼，合谷太冲能救苦"。

合谷伍三阴交，《类经图翼》用治"产难横生"，今方名"《类经》难产方"。合谷有通经活络、行气开窍之效，功于理气；三阴交为足太阴脾经之络穴，又为足三阴交会之穴，有补脾胃、理肝肾、调冲任之功，功于理血。二穴相伍，一气一血，气血双调，有调经催产之功效，故为月经不调、缺乳、滞产之要伍。《磐石金直刺秘传》用治"妇人血气痛"；《针灸大成》以此方伍太冲治"难产"；《针灸集成》以此方伍气冲、血海，治月经不调。

合谷乃手阳明经之输穴、原穴，足三里为足阳明经之合穴，二穴相伍，为治痿证、痹证之要伍，今名"阳明合治内脏方"。

《盤石金真刺秘传》内有为"中风半身不遂"而设方，方由合谷伍手足三里、曲池、肩井、环跳、血海、阳陵泉、阴陵泉、绝骨、昆仑等十一穴组成，为治中风偏废之效方，今名曰"《磐石》偏瘫刺方"。

（5）阳溪

别名　中魁。

释名　《会元针灸学》云："阳者阳经之阳，溪者水也。

小水沟而伏阳气，故名阳溪。"而《子午流注说难》释云："阳溪乃手阳明所行之经穴，手阳明、肺别络列缺交会之处，肺位最高，大肠居下，手指掌后仰，则大指与次指两筋高起，太阴交阳明之处，有类溪谷，故名阳溪。"

位置　在腕中上侧两傍间陷者中。（《甲乙经》）

取穴　在腕关节桡侧凹陷部，取穴时大拇指向上翘起，当拇长、短伸肌腱之间陷凹中取穴。

主治　头痛，耳鸣，耳聋，齿痛，咽喉肿痛，目赤肿痛，目翳，手腕痛。

操作　直刺0.5~0.8寸。艾条灸3~5分钟。《铜人》：针三分，留七呼，灸三壮。

文献摘要　《甲乙经》云："阳溪者，火也，一名中魁，在腕中上侧两傍间陷者中。手阳明脉之所行也，为经。刺入三分，留七呼，灸三壮。"又云："鼻鼽衄，热病汗不出，眴目，目痛瞑，头痛，龋齿痛，泣出，厥逆头痛，胸满不得息，阳溪主之。""疟寒甚，阳溪主之。""狂言笑见鬼，取之阳溪。""痂疥，阳溪主之。"

《医宗金鉴》用以主治"热病烦心，瘾疹痂疥，厥逆头痛，牙痛，咽喉肿痛及狂妄，惊恐"等证。

《针灸聚英》用以主治"热病烦心，目风赤烂有翳，厥逆头痛，胸满不得息，寒热疟疾，寒咳呕沫，喉痹"等证。

《针灸大全》治"下片牙疼及颊项红肿痛"，取阳溪、外关、承浆、颊车、太溪，今名"《大全》牙痛颊肿方"。若见"手足俱颤，不能行步握物"，可取阳溪、后溪、曲池、腕骨、阳陵泉，今名"《大全》二溪肢颤方"。

《窦太师针经》云：阳溪，"针入三分，灸七壮，治手背红肿，泻；五指拘挛，手腕无力，补"；"头目胸痛，并治之"。

《玉龙经·六十六穴治证》篇云："阳溪，为经火，在腕中上侧，两筋间陷中，直刺下。治热病心烦，头风目痛，癫痫喜笑，如神。"

《普济方》"治瘛惊，灸阳溪、天井。"今名"《普济》溪井定瘛方"。

《明堂灸经》云："又名中魁，灸二壮。主狂言喜笑见鬼，热病烦心，目风赤烂有翳，厥逆头痛，胸满不得息，寒热疟疾，喉痹，耳鸣，齿痛，惊掣，肘臂不举，痂疥，目痛，耳痛鸣聋，咽如刺，吐舌戾颈，妄言，心闷而汗不出，掌中热，心痛，身热浸淫，烦满，舌大痛。"

《神灸经纶》云："头风眩晕，久痛不愈"，灸"阳溪、丰隆、解溪、发际"。今方名"《经纶》二溪眩晕方"。"咽喉肿痛，"灸"阳溪、少海、液门。"今名"《经纶》阳溪清咽方"。

《子午流注说难》云："证治：狂言喜笑见鬼，热病烦心，目风赤烂有翳，厥逆头痛，胸满不得息，寒热疟疾，喉痹，耳鸣，齿痛，惊掣，肘臂不举，痂疥。"

按语 阳溪，手阳明大肠经之经穴。具通调气血，疏经活络之功。伍曲池、后溪、腕骨、阳陵泉，方名"二溪腕骨泉池方"，为"手足俱颤，不能行步握物"之必用；伍外关、颊车、太溪为"二溪外关颊车方"，乃牙痛及颊项红肿痛之要方。

（6）偏历

释名 偏者，偏离也；历，行经也。手阳明大肠经从此处分出络脉偏行肺经，故名。《子午流注说难》释云："乃大肠手阳明经脉行至阳溪上，偏向臂内，别阳经脉，而历络于手太阴之经，故曰偏历"。

位置 在腕后三寸。（《甲乙经》）

取穴 侧腕屈肘，位于阳溪与曲池联线上，阳溪上3寸。

取穴时两虎口交叉，当中指尖到达处之桡骨外侧凹陷中是穴。

主治　鼻衄，目赤，耳聋，耳鸣，手臂酸痛，喉痛，水肿。

操作　针刺，宜斜刺 0.3 ~ 0.4 寸。艾条灸 3 ~ 7 分钟。《铜人》：针三分，留七呼，灸三壮。

文献摘要　《灵枢·经脉》："手阳明之别，名曰偏历，去腕三寸，别入太阴……实则龋聋，虚则齿寒痹隔，取之所别也。"

《甲乙经》云："偏历，手阳明络，在腕后三寸，别走太阴者，刺入三分，留七呼，灸三壮。""风疟汗不出，偏历主之。""眽目目䀮䀮，偏历主之。""口僻，偏历主之。"

《针灸聚英》："偏历……风汗不出，利小便。实则龋聋，泻之；虚则齿寒痹隔，补之。"

《玉龙经·六十六穴治证》篇云："偏历，手阳明络，别走太阴。在腕后三寸。治疟寒热无汗，目昏耳鸣，口喎，手痛，喉痹，衄衄，水蛊，小便不利。"

《明堂灸经》云：灸偏历三壮，"主寒热疟，风汗不出，目视䀮䀮，癫疾多言，耳鸣，口喎，齿龋，喉痹，嗌干，鼻鼽衄血"之证。

《窦太师针灸》谓偏历"治手臂无力，补；肿痛，泻。"

《子午流注说难》云："证治：寒热疟，风汗不出，目视䀮䀮，癫疾多言，耳鸣，口喎，齿龋，喉痹，嗌干，鼻鼽衄血。"

按语　偏历为手阳明经之络穴，别走手太阴肺经，除治疗本经病外尚可治肺经病证。伍太渊治咽肿；伍手三里治手臂酸重、屈难伸之证；本穴伍阳溪、商阳、络却、腕骨、前谷，名曰"偏历溪谷止鸣方"，以治耳鸣。

（7）温溜

别名　逆注、池头、蛇头、温留、温注。

释名 温，同"瘟"；溜，同"蹓"，去也。本穴具清瘟解毒消肿之功，瘟邪得除，故名温溜。

位置 在腕后，少士五寸，大士六寸。(《甲乙经》)

取穴 侧拳屈肘，在阳溪上5寸，当阳溪与曲池的连线上取穴。

主治 头痛，面肿，口舌肿痛，咽喉肿痛，肩背酸痛，肠鸣腹痛。

操作 直刺0.3～0.5寸。艾条灸3～5分钟。《铜人》：针三分，灸三壮。

文献摘要 《甲乙经》云："温溜，一名逆注，一名蛇头，手阳明郄，在腕后，少士五寸，大士六寸。刺入三分，灸三壮。"又云："肠澼，臑肘臂痛，虚则气膈满，手不举，温溜主之。""疟面赤肿，温溜主之。""肠鸣而痛，温溜主之。""癫疾吐舌，鼓颔，狂言见鬼，温溜主之，在腕后五寸。""狂仆，温溜主之。""口齿痛，温溜主之。""喉痹不能言，温溜及曲池主之。"今名"《甲乙》温溜喉痹方"。

《针灸大成》："主肠鸣腹痛，伤寒哕逆噫，膈中气闭，寒热头痛，喜笑狂言见鬼，吐涎沫，风逆四肢肿，吐舌，口舌痛，喉痹。"

《明堂灸经》云："灸三壮，主口喎，肠鸣腹痛，伤寒身热，头痛哕逆，肩不得举，癫疾吐涎，狂言见鬼，喉痹，面浮肿，主狂仆，主疟，面赤肿。"

按语 温溜为手阳明经之郄穴。盖因郄穴可主治本经循行部位与所属脏腑的急性病痛的作用，故温溜对急性咽炎、扁桃体肿大、肺炎有较好的治疗作用。阳明为多气多血之经，阳气温煦，穴为阳气所注，故具温经散寒、暖肝和胃之功。期门为足厥阴肝经之募穴，有疏肝利胆、活血化瘀、消痞散结之功。二穴相伍，一阴一阳，一脏一腑，相互为用，名曰"温溜期门枢机方"，具四逆散之功，为胃脘痛及急慢性肝炎之良方。

（8）下廉

释名 廉为侧边之意，因其位于前臂桡侧外缘上廉下1寸，故名。

位置 在辅骨下，去上廉一寸。（《甲乙经》）

取穴 当曲池下4寸取穴。

主治 头风，眩晕，目痛，肘臂痛，腹痛，食物不化。

操作 直刺0.5～0.7寸。《铜人》：斜针五分，留五呼，灸三壮。

文献摘要 《甲乙经》云："下廉，在辅骨下，去上廉一寸……刺入五分，留五呼，灸三壮。"

《针灸聚英》："主飧泄，劳瘵，小腹满，小便黄，便血，狂言，偏风热风，冷痹不遂，风湿痹，小肠气不足，面无颜色，疝癖，腹痛若刀刺不可忍，腹胁痛满，狂走，挟脐痛，食不化，喘息不能舒，唇干涎出，乳痈。"

《窦太师针经》谓下廉"治肘骨疼，泻；两筋拘挛，先泻后补。"

《明堂灸经》谓灸下廉三壮，"主头风，臂肘痛，溺黄，肠鸣相迫逐"之证。

按语 下廉具理气导滞、通腑化积之功，《针灸大成》多用以治疗脘腹部疾病，同时也用于肘臂痛。此即"经脉所过""主病所及"之理。

（9）上廉

释名 侧边为廉，因其位于前臂桡侧与下廉相对而名为上廉。

位置 在三里下一寸。（《甲乙经》）

取穴 当曲池下3寸取穴。

主治 肩膊酸痛，上肢不遂，手臂麻木，肠鸣腹痛。

操作 直刺0.5~0.9寸。艾条灸3~7分钟。《铜人》：斜针五分，灸五壮。

文献摘要 《甲乙经》云："上廉，在三里下一寸，其分抵阳明之会外邪。刺入五分，灸五壮。"

《针灸聚英》："主小便难，黄赤，肠鸣，胸痛，偏风半身不遂，骨髓冷，手足不仁，喘息，大肠气，脑风头痛。"

《窦太师针经》谓上廉"治臂膊偏痛，麻不仁，补泻。"

《明堂灸经》云：灸上廉五壮，"主脑风头痛，小便难黄赤，肠鸣"之证。

按语 上廉具理气通腑，疏经通络之功。常与下廉同用，名曰"二廉通痹方"，以治头痛、半身不遂、前臂神经痛，肘关节炎等。二廉配气冲和手、足三里，方名"二廉双里气冲方"，可泻胃中热。

（10）手三里

释名 手，上肢；里，作"寸"解。穴在上肢，直臂取穴，当肘尖下3寸，故名。

位置 在曲池下二寸。（《甲乙经》）

取穴 当下廉与曲池连线之中点取穴。

主治 齿痛，颊颔肿，肩膊疼痛，上肢不遂，腹痛吐泻。

操作 直刺0.5~0.8寸。艾条灸3~7分钟。《铜人》：针二分，灸五壮。

文献摘要 《灵枢·四时气》："着痹不去，久寒不已，卒取其三里。"即取手、足三里穴。今名"《灵枢》手里着痹方"。

《素问·痹论》云："风寒湿三气杂至，合而为痹也。其风气胜者为行痹，寒气胜者为痛痹，湿气胜者为着痹也。"张志聪认为："湿流注于关节，故久寒不已，当卒取其三里，取阳明燥热之气以胜其寒湿也。"故肩膊疼痛、上肢不遂，取手阳明经之手三里佐肩髃、曲池、外关、合谷，今名"手里肩髃解凝方"。

《甲乙经》云："手三里，在曲池下二寸，按之肉起兑肉之端。刺入三分，灸三壮。""肠腹时寒，腰痛不得卧，手三里主之。"

《神应经》云："诸积：三里、阳谷、解溪、通谷、上脘、肺俞、膈俞、脾俞、三焦俞。"今名"《神应》手里消积方"。"心气痛连胁：三里、大陵、支沟、上脘、百会。"今名"《神应》手里胸痹方"。"咳逆无所出者"，先取三里，后取太白，加取鱼际、太溪、窍阴、肝俞，今名"《神应》手里咳喘方"。

《针灸聚英》："主霍乱遗矢，失音，齿痛，颊颔肿，瘰疬，手臂不仁，肘挛不伸，中风口僻，手足不随。"

《针灸大全》治"手足挛急、屈伸艰难"，取三里、后溪、曲池、尺泽、合谷、行间、阳陵泉，今名"《大全》手里阳陵肢挛方"。治"中风半身瘫痪"，取手三里、申脉、腕骨、合谷、绝谷、行间、风市、三阴交，今名"《大全》手里三阴偏瘫方"。

《窦太师针经》谓"手三里二穴，在曲池穴下二寸，按之肉起，兑肉之端。针入二寸半。此穴乃诸络交会之处，不可轻易灸之，灸则恐伤经络。治证同曲池穴。"

《明堂灸经》云：灸手三里三壮，"主手臂不仁，肘挛不伸，齿痛，颊颔肿，瘰疬"之证。

按语 手三里乃诸络交会之处，具通达阳气、舒筋活络之功，为肘臂肩背痛之要穴，故《通玄指要赋》谓"肩背痛，责肘前之三里"。手三里配中脘、足三里治溃疡病，名"手足三里中脘方"；配合谷、曲泉、三阴交、中封、大敦治睾丸炎，名"三敦睾丸炎治方"。

（11）曲池

别名　阳泽、鬼臣。

释名　因经气流注似水汇入池中，又因取穴时屈曲其肘，穴在凹陷似池中，故名曲池。

位置　在肘外辅骨肘骨之中。（《甲乙经》）

取穴　屈肘时，当肘横纹外端凹陷处，当尺泽与肱骨外上髁之中点，屈肘取之。

主治　咽喉肿痛，手臂肿痛，手肘无力，上肢不遂，月经不调，瘰疬，瘾疹，丹毒，腹痛吐泻，痢疾，热病。

操作　直刺0.8～1.5寸。艾条灸3～7分钟。《素注》：针五分，留七呼。《铜人》：针七分，得气先泻后补，灸三壮。

文献摘要　《灵枢·卫气》云："手阳明之本在肘骨中、上至别阳，标在颜下合钳上也。"马蒔注："本在曲池穴，标在足阳经的头维处。"今名"《灵枢》手阳明标本刺方"。宗"下虚则厥"，"引而起之"；"下盛则热"，"绝而止之"，予以补泻之法。

《甲乙经》云："曲池者，土也。在肘外辅骨肘骨之中，手阳明脉之所入也，为合。以手按胸取之，刺入五寸，留七呼，灸三壮。""胸中满耳前痛，齿痛目赤痛，颈肿，寒热，渴饮辄汗出，不饮则皮干热，曲池主之。""伤寒余热不尽，曲池主之。""肩肘中痛，难屈伸，手不可举，腕重急，曲池主之。""目不明，腕急，身热，惊狂，躄痹，瘛疭，曲池主之。癫疾吐舌，曲池主之。"

《千金方》取"曲池、少泽，"主治"瘛疭癫疾"，今名"《千金》止瘛息癫方"。

《马丹阳天星十二穴主治杂病歌》云："曲池拱手取，屈肘骨边求。善治肘中痛，偏风手不收。挽弓开不得，筋缓莫梳头。喉闭促欲死，发热更无休。偏身风癣癞，针著即时瘳。"

《针灸大成》取"曲池、阳溪、合谷、中渚、三里、阳辅、昆仑"治疗瘫痪。今名"《大成》愈瘫方"。

《肘后歌》云："鹤膝肿劳难移步，尺泽能舒筋骨疼，更有一穴曲池妙，根寻源流可调停，其患者要便安愈，加以风府可用针。"

《针灸聚英》："主绕踝风，手臂红肿，肘中痛，偏风半身不遂，恶风邪风，泣出，喜忘，风急疹，喉痹不能言，胸中烦满，臂膊疼痛，筋缓捉物不得，挽弓不开，屈难伸，风痹，肘细无力，伤寒余热不尽，皮肤干燥，瘛疭癫疾，举体痛痒如虫啮，皮脱作疽，皮肤痂疥，妇人经脉不通。"

《针灸大全》治"疟疾先热后寒"，取公孙、曲池、百劳、绝骨。今名"《大全》截疟方"。

《窦太师针经》云：曲池，"针入二寸半，灸三七壮，治半身不遂，手臂酸疼，拘挛不开，先泻后补。两手拘挛，先补后泻。"

《磐石金直刺秘传》云："中风后发狂，泻曲池二穴。"又云："中毒风，偏身麻痒如虫啮，极爪之皮肤随手脱落，先灸曲池，更泻委中出血妙。""风毒起从皮外，瘾疹，遍身瘙痒，抓把成疮，治法同上，更灸绝骨。"今名"《磐石》曲池瘾疹方"。"伤风，浑身发热，或拘急，泻曲池、承山、委中出血。"今名"《磐石》曲池伤风方"。"伤寒战战不已，补曲池；未愈，灸关元，刺补之。""伤寒，身热恶寒，泻曲池，刺委中出血，看虚实补泻。伤寒，鼻衄，汗不止，泻合谷、曲池，灸关元，泻之，泻行间。""伤寒余热不退，泻曲池；未愈，灸绝骨、行间，泻之；未愈，灸合谷、复溜。"今名"《磐石》曲池伤寒方"。

《玉龙经·天星十一穴歌诀》"曲池"歌云："曲池曲肘里，曲著陷中求。善治肘中痛，偏风手不收。挽弓开未得，筋缓怎梳头。喉闭促欲绝，发热竟无休。遍身风瘾疹，针灸必能瘳。"该书"六十六穴治证"篇尝云："曲池，为合土。在肘外辅骨，屈伸、曲手横纹头，以手拱胸取之。治中风半身不遂，遍身风痛，疮疥，两手拘挛红肿，伤寒发热，过经不除。"

《明堂灸经》云：灸曲池三壮，"主肘中痛时寒，偏风半身不遂，刺风瘾疹，喉痹不能言，胸中烦满，筋缓，捉物不得，挽弓不开，屈伸难，风臂，肘细而无力，伤寒余热不尽，皮肤干燥，头痛，手不可举重，腕急，肘筋痹酸重，腋急痛，腕外侧痛脱如拔，肩重痛不举，身淫摇时时寒，瘰疬，癫疾，寒热，渴"之证。

《神灸经纶》谓"受湿手足拘挛，曲池、尺泽、腕骨、外关、中渚、五虎（在手食指、无名指背间本节前骨尖上各一穴握拳取之，主治手指拘挛）。"今名"《经纶》曲池湿痹方"。谓"五痹，曲池、外关、合谷、中渚、膏肓、肩井、肩髃。"今名"《经纶》曲池五痹方"。谓"瘾疹，曲池、阳溪、天井。"今名"《经纶》曲池瘾疹方"。

《备急灸法》治"皮肤痒疹，灸曲池。"

《普济方》"治瘾疹，穴曲池，灸随年壮。"

《针灸逢源》云："瘟疫之七日不解，以致热入血室，发热身如烟熏，目如金色，口燥而热结，砭刺曲池出恶血，刺曲泽出血。"

《针灸大成》云："牙疼，曲池、少海、阳谷、阳溪、二间、液门、颊车、内庭、吕细（即太溪），灸二七壮。"今名"《大成》曲池牙疼方"。

《子午流注说难》云："肘中痛，偏风半身不遂，刺风瘾疹，喉痹不能言，胸中烦满，筋缓，捉物不得，挽弓不开，屈伸难，风臂肘细而无力。伤寒余热不尽，皮肤干燥。"

按语 曲池乃手阳明经之合穴，又为手阳明之本穴。本者，犹木之根干，经脉之血气从此而出也，具激发本经脉气之用，其标穴为足阳明经之头维，具汇聚转输手足阳明经经气之功，二穴相伍，名曰"手阳明标本刺方"，为治痿通痹之方。《马丹阳天星十二穴主治杂病歌》有"曲池合谷接"之穴对，今名"《丹阳》曲池合谷穴对方"，具通达手阳明经气之功，而为该经病之用方。

曲池为治风之要穴；血海，又名血郄、百虫窠，为足太阴脾经脉气所发，为脾血归聚之海，专走血分，具行血活血、清热凉血、祛风止痒之功，乃"治风先治血"之义。二穴相伍，共奏调气和血、祛风止痛之功，今名"曲池血海穴对方"，既可用于现代医学之荨麻疹，又可用于痹证久病入络。

中冲乃手厥阴心包经之井穴，有清心退热、开窍醒神之功。以曲池之清上窍以降浊，伍中冲之清心开窍，二穴相伍一升一降，而具清窍和胃、降逆止呕之功，方名"池冲和胃止呕方"，适用于眩晕及晕车、晕船诸证。

曲池伍阳陵泉，源自《百症赋》："半身不遂，阳陵远达于曲池。"盖因曲池具调气血、通经络之功；阳陵泉为足少阳经脉气所入之合穴，又为筋会，有调达枢机、和解少阳、舒筋活络、缓急止痛之效。二穴相伍，共成调合气血、通行经络、通达四关（肘膝关节）、缓急止痛之功。今名"《百症》池泉痿痹方"，可用于半身不遂、瘰疬、痹证、胸满胀痛等病。

曲池伍三阴交，名曰"曲池三阴交运方"。曲池重在清开之用；三阴交为足太阴脾经之输穴，又为足三阴经之交会穴，有补脾胃、理肝肾、调血室、理精官、通经络、祛风湿之要穴，重在滋养之用。二穴相伍，一阴一阳，一清一滋，一走一守，一动一静，乃成刚柔相济之伍。多用于妇人经闭、癥瘕，风湿痹痛及虚损之证。

曲池伍风池、合谷、外关、阳陵泉、血海，清热解毒利湿，以治带状疱疹，方名"二池带状泡疹方"。为增其健脾渗湿、活瘀通脉之功，可佐足三里、支沟、阳陵泉、太冲等穴。

（12）肘髎

别名　肘尖。

释名　髎，指骨之空隙。本穴位于肘关节部，肱骨外缘空隙凹陷中，故名肘髎。

位置　在肘大骨外廉陷者中。（《甲乙经》）

取穴　以肘屈置，于肱骨外上髁的上方，曲池外上方1寸，肱骨边缘取穴。

主治　肘臂痛、挛急、麻木，肘节风痹。

操作　直刺0.3~0.5寸。艾条灸3~7分钟。《铜人》：灸三壮，针三分。

文献摘要　《甲乙经》云："肘髎，在肘大骨外廉陷者中。刺入四分，灸三壮。"又云："肩肘节酸重，臂痛，不可屈伸，肘髎主之。"

《针灸大成》云："主风劳嗜卧，肘节风痹，臂痛不举，屈伸挛急，麻木不仁。"

《针灸聚英》云："主风劳嗜卧，臂痛不举，肩重腋急，肘臂麻木不仁。"

《针灸大全》治"臂膊红肿，肢节疼痛"，取肘髎、外关、肩髃、腕骨，今名"《大全》肘髎臂痛方"；治"中风四肢麻痹不仁"，取肘髎、申脉、上廉、鱼际、风市、膝关、三阴交，今名"《大全》肘髎肢痹方"。

《窦太师针经》谓"肘髎二穴，在曲池穴横纹尖向出二寸，大骨外廉陷中，用手拱胸取之。针入一寸半，灸二七壮。治肘尖痛，泻；手腕无力，补。"

《明堂灸经》云："主肘筋风痹，臂痛不可举，屈伸挛急。"

按语　肘髎为手阳明大肠经之穴，有通气血、通经络之功，又穴处肘关节部，故为肘臂挛急疼痛之要穴。伍曲池名"肘髎曲池通臂方"，为肘关节劳损致痹痛必用之方。

（13）手五里

释名　手，上肢。里，作"寸"解。穴在上肢，直臂取穴，当肘尖上5寸，故名手五里。

位置　在肘上三寸。（《甲乙经》）

取穴　以肘屈置，于曲池与肩髃连线上，当曲池上3寸取穴。

主治　肘臂挛急、疼痛，瘰疬。

操作　艾柱灸3~5壮，或艾条灸12~20分钟。《铜人》：灸十壮。《灵枢》《甲乙经》《铜人腧穴针灸图经》《针灸大成》皆曰本穴禁刺。

文献摘要　《灵枢·本输》："阴尺动脉在五里，五输之禁也。"阴尺动脉，马莳注云："言肘中约纹上有尺泽穴，乃手太阴肺经之动脉也。尺泽上三寸有动脉，即肘上三寸向里大脉之中央为五里穴。手阳明大肠经，此穴禁刺。"《灵枢·玉版》有"迎之五里，中道而止，五至而已，五往而脏之气尽矣，故五五二十五而竭其输矣。此所谓夺其天气者也，非能绝其命而倾其寿者也"之论。此即《灵枢·九针十二原》"夺阴者死"之谓。对此《灵枢·小针解》云："夺阴者死，言取尺之五里，五往者也。"由此可知，五里穴乃最为禁刺之穴。对此，《子午流注说难》云："五里脉，尺动脉在五里，为俞之禁。盖五脏之真气，尝赖六腑水谷之气以养之，五里乃手阳明之要穴，如脏气已损而妄针之，则六腑之谷气补充五脏之要道隔绝。得谷者昌，绝谷者亡，即此义也。"此穴多以灸治或膏方贴之，有和营卫、补气血、通经络、养五脏之功。

《甲乙经》云："五里，在肘上三寸，行向里大脉中央，禁不可刺，灸三壮。""痃疟心下胀满痛，上气，灸手五里，左取右，右取左。""寒热颈适，咳呼吸难，灸五里，左取右，右取左。""嗜卧，四肢不欲动摇，身体黄，灸手五里，左取右，右取左。""眽目肮肮，少气，灸手五里，左取右，右取左。"

《针灸聚英》："主风劳惊恐，吐血咳嗽，肘臂痛，嗜卧，四肢不得动，心下胀满，上气，身黄，时有微热，瘰疬。"

《窦太师针经》谓"手五里二穴，在曲池穴上向里，大脉中央。灸二七壮，禁针，不宜灸多。治证同曲池。"

《千金方》云："一切瘰疬"，灸"患病处宛宛中，日一壮，七日止，神验。"

《明堂灸经》云：灸手五里十壮，"主风劳，惊恐，吐血，肘臂痛，嗜卧，四肢不能动摇，寒热，瘰疬，咳嗽，目视肮肮，痃疟，心下胀满而痛，上气"之证。

按语　手五里，历代医家以《灵枢·本输》"阴尺动脉在五里，五输之禁"之论，均主张禁针。又因阳明经为多气多血之经，故《窦太师针经》云灸手五里二穴，"治证同曲池"。二穴相伍，名"五里曲池灸方"，有行气血、通经络之功。

（14）臂臑

别名　头冲、颈冲、背臑、臂脑。

释名　臂者，通指上肢肘以上；臑，上臂肌肉隆起处，穴在上处，故名臂臑。

位置　在肘上七寸，䯏肉端。（《甲乙经》）

取穴　垂臂屈肘，在肱骨外侧三角肌下端，当曲池与肩髃的连线上取穴。

主治　肘臂疼痛不举，颈项拘急，瘰疬。

操作　直刺或向上斜刺0.5～0.7寸。艾条灸5～10分钟。《铜人》：灸三壮，针三分。《明堂》：宜灸不宜针，日灸七壮至二百壮。若针，不得过三五分。

文献摘要 《甲乙经》云："臂臑，在肘上七寸，䐃肉端。手阳明络之会。刺入三分，灸三壮。"

《针灸大成》云："主寒热，臂痛不得举，瘰疬，颈项拘急。"

《针灸聚英》云："主臂细无力，臂痛不得向头，瘰疬，颈项拘急。"

《明堂灸经》云：灸臂臑三壮，"主寒热，颈项拘急，瘰疬，肩臂痛不得举。"

《普济方》云："疗诸瘿，头冲，多随年壮。"

按语 臂臑为手阳明络之会，具有疏通经络、止痛解痉的作用，为胸痹、痉证之要穴。此穴配肩髃、合谷，方名"臂臑合髃方"，为治肩凝证、瘿瘤之要方。

（15）肩髃

别名 扁骨、偏肩、肩尖、尚骨、髃骨、肩骨、中肩井。

释名 髃骨之会谓肩髃，乃肩臂相会之处。

位置 在肩端两骨间。（《甲乙经》）

取穴 在肩峰与肱骨大结节间，三角肌上部中央。上臂外展至水平位时，肩部出现两个凹陷，在前方小凹陷中取之。

主治 肩臂痛，上肢不遂，风热瘾疹，瘰疬。

操作 直刺0.6~1.2寸；如上臂下垂时，亦可向下斜刺。艾条灸5~10分钟。《明堂针灸图》（以下简称《明堂》）：针八分，留三呼，泻五吸，灸不及针，灸七壮增至二七。

文献摘要 《灵枢·经脉》云："手阳明……其别者，上循臂，乘肩髃"。高士宗注云："髃骨之会，谓肩髃，乃肩臂相会之处。"

《甲乙经》云："肩髃，在肩端两骨间，手阳明、跷脉之会。刺入六分，留六呼，灸三壮。""肩中热，指臂痛，肩髃主之。"

《千金方》云："颜色焦枯，劳气失精，肩臂痛，不得上头，灸肩髃百壮。"

《针灸大成》云："主中风，手足不随，偏风，风痰，风痿，风病，半身不遂，热风，肩中热，头不可回顾，肩臂疼痛，臂无力，手不能回头，挛急，风热瘾疹，颜色枯焦，劳气泄精，伤寒热不已，四肢热，诸瘿气。"

《卫生宝鉴》引《气元归类》"中风针法"："手阳明肩髃、曲池，偏风半身不遂。"今名"肩髃曲池活络方"。

《针灸大全》治"肢节烦痛，牵引腰脚痛"之证，取肩髃、申脉、曲池、昆仑、阳陵泉。今名曰"《大全》肢节痛方"。

《神应经》："偏风半身不遂：肩髃、曲池、列缺、手三里、环跳、风市、三里、委中、绝骨、丘墟、阳陵泉、昆仑、照海。"今名"《神应》愈瘫刺方"。

《玉龙经》"肩肿痛"篇歌云："肩端红肿痛难当，寒湿相搏气血狂。肩髃穴中针一遍，顿然神效保安康。"该书"六十六穴治证"篇复云："肩髃，两手关系肩头髆骨正中，两骨间，举臂取之。治中风半身不遂，手臂挛急，筋骨酸痛，风热瘾疹。"

《窦太师针经》云："手阳明、跷脉之会。直针入二寸半，灸二七壮。肩柱骨间端红肿疼，泻；半身不遂瘫痪，泻补；手臂冷酸痛，补之。"

《罗遗编》灸治"乳痛、乳疽、乳岩、乳气、乳毒、侵囊"，取穴"肩髃、灵道、温溜、足三里、条口、下巨虚"。今名"《罗遗》乳病方"。"瘿瘤，肩髃，男左灸十八壮，右减一壮；女右灸十八壮，左十七壮"，另加大椎、天突，今名"《罗遗》瘿瘤方"。

《明堂灸经》云：灸肩髃"七壮至二七壮，以瘥为度。若灸偏风不遂，可七七壮，不宜多灸，恐臂细。若风病，筋骨无力不瘥，当灸不畏细。主疗偏风不遂，热风瘾疹，手臂挛急，捉物不得，臂细无力，筋骨酸疼，肩中热，头不可以顾。"

《神灸经纶》云："偏风半身不遂，左患灸右，右患灸左。"取"肩髃、肩井、百会、客主人、承浆、地仓、三里、三间、二间、阳陵泉、阳辅、列缺、风市、曲池、环跳、足三里、绝谷、昆仑、手足髓孔。"今名"《经纶》中风痱刺方"。

按语 肩髃为手阳明、阳跷脉之会，具疏通经络、运行气血之功，为主治肩臂痛不能举之要穴。痹证多由外邪侵袭经络，气血闭阻不得畅行，因而致肢体关节处出现酸、麻、胀、痛等症状；若邪袭肩关节，多取肩髃。若半身不遂或臂细无力，可抬臂向极泉穴直刺 2~3 寸；治肩关节周围炎时，可向前肩髎、三角肌等方向分别透刺 2~3 寸；若上肢外展牵引时，可向三角肌方向透刺 2~3 寸；也可根据疼痛部位选加肩俞、肩内俞、肩内髃等肩部奇穴。"邪之所凑，其气必虚"，以肩髃伍督脉之大椎、足太阳膀胱经之风池，可通达阳气，若阳光普照，阴霾四散，故取其阳和之义，今名"肩髃大椎阳和方"；伍膈俞、血海等活血要穴，方名"肩髃阳和通痹方"，乃行痹、痛痹之必须。

鉴于肩髃为手阳明大肠经之腧穴，具疏经散邪、调和气血、通利关节、宣痹止痛之功；曲池同为手阳明大肠经之腧穴。二穴相伍，为疏经解表、通经活络之穴对，方名"肩髃曲池活络方"，可用于肩凝证及风疹、瘾疹等疾。

肩俞，奇穴名。位于肩髃穴与云门穴连线中点。主治肩臂痛，不能举。

肩内俞，奇穴名。位于肩俞下 1 寸。主治肩臂疼痛，不能抬举。

肩内髃，奇穴名。位于中府穴外侧 0.5 寸处。主治肩臂痛。向外斜刺 1 ~ 1.5 寸，不可向内。

（16）巨骨

释名 巨者，大也；骨者，骨骼。古称锁骨为巨骨，穴在锁骨肩峰端，故名。

位置 在肩端上行两叉骨间陷者中。（《甲乙经》）

取穴 在肩端上，锁骨肩峰端与肩胛岗之间凹陷部取穴。

主治 肩背、手臂痛不得屈伸，瘰疬，瘿气。

操作 直刺 0.5 ~ 0.7 寸，不可深刺，以免刺入胸腔，造成气胸。艾条灸 5 ~ 10 分钟。《铜人》：灸五壮，针一寸半。《明堂》：灸三壮至七壮。

文献摘要 《甲乙经》云："巨骨，在肩端上行两叉骨间陷者中。手阳明、跷脉之会。刺入一寸五分，灸五壮。""肩背臂不举，血瘀肩中，不能动摇，巨骨主之。"

《针灸大成》云："手阳明、阳跷之会。"

《针灸聚英》云："主惊痫，破心吐血，臂膊痛，胸中有瘀血，肩臂不得屈伸。"

《明堂灸经》云：灸巨骨，"主背膊痛，胸中瘀血，肩臂不能屈伸而痛，臂不得举，肩中痛，不能动摇。"

按语 巨骨为手阳明、阳跷之会。"阳跷为病，阴缓而阳急。"故巨骨主肢体失捷之证。若肩臂屈伸不利，或肩中痛臂不得举，可取本穴，有行气血、通利关节之功。

（17）天鼎

释名 天者，天空，指上而言；鼎，古器物名。头形似鼎，穴在耳下颈部，相当于鼎足之处，故名天鼎。

位置 在缺盆上，直扶突，气舍后一寸五分。（《甲乙经》）

取穴 正坐仰靠，在颈侧部扶突下两横指，当胸锁乳突肌的后缘取穴。

主治 咽喉肿痛，暴喑，气梗，瘰疬，瘿气。

操作 直刺0.3~0.5寸。艾条灸3~5分钟。《素注》：针四分。《铜人》：灸三壮，针三分。《明堂》：灸七壮。

文献摘要 《甲乙经》："天鼎，在缺盆上，直扶突，气舍后一寸五分。手阳明脉气所发。刺入四分，灸三壮。""暴喑气硬，喉痹咽痛，不得息，食饮不下，天鼎主之。"

《卫生宝鉴》引《气元归类》中风治法："手阳明，天鼎，暴喑并喉痹；合谷，喑不能言。"

《针灸大成》云："主暴喑气梗，喉痹嗌肿不得息，饮食不下，喉中鸣。"

《明堂灸经》云：灸天鼎三壮，"主暴喑，气哽，咽喉痹肿不得息，饮食不下，喉中鸣。"

按语 瘰疬、瘿气，多因恚怒忧思、情志不畅，致气机壅滞，痰瘀互凝。天鼎乃手阳明大肠经之腧穴，为行气血、清咽喉、消瘰疬、散瘿瘤之要穴。伍天突、天容、天窗、天牖诸通天之穴，有通行气血之用，名"天鼎化瘰消瘿方"，为瘰疬、瘿瘤常用之伍。

天鼎为治暴喑喉痹之用穴，配气舍、膈俞治喉痹；伍手少阳、阳维之会臑会，以宣通三焦之经气，通达少阳之枢机，共奏舒经通络、理气导滞之功。

（18）扶突

别名 水穴。

释名 扶，即今之四横指，约相当于同身3寸；突，乃高起之处，指喉结而言。本穴在喉结旁开3寸，故名。

位置 在人迎后一寸五分。（《甲乙经》）

取穴 正坐仰靠，在颈侧部人迎后约二横指，当胸锁乳突肌的胸骨头与锁骨头之间，与喉结平高处取穴。

主治 咳嗽，气喘，咽喉肿痛，暴喑，瘰疬，瘿气。

操作 直刺0.3~0.5寸。艾条灸3~5分钟。《铜人》：灸三壮，针三分。

文献摘要 《灵枢·寒热病》云："暴喑气硬，取扶突与舌本，出血。"此乃言扶突、风府为暴喑之要穴。张志聪注云："夫金主声，心主言，手阳明主气而主金，故阳明气逆于下，则暴喑而气硬矣。取扶突与舌本出血，则气通而声音出矣。"

《甲乙经》云："扶突，在人迎后一寸五分。手阳明脉气所发。刺入三分，灸三壮。""咳逆上气，咽喉鸣，喝喘息，扶突主之。""暴喑气硬，刺扶突与舌本出血。"

《针灸聚英》云："主咳嗽多唾，上气，咽引喘息，喉中如水鸣声，暴喑气硬。"

《针灸大全》云："夫项瘿之证，有五：一曰石瘿，如石之硬；二曰气瘿，如绵之软；三曰血瘿，如赤脉细弱；四曰筋瘿，乃无骨；五曰肉瘿，如袋之状。此乃五瘿之形也。"治取"照海二穴"，"扶突二穴，天突一穴，天窗二穴，缺盆二穴，俞府二穴，膺俞（即中府）二穴，膻中一穴，合谷二穴，十宣十穴出血"。今名曰"《大全》消瘿方"。

《明堂灸经》云：灸扶突三壮，"主舌本出，欬逆上气，咽中鸣喘，多唾，喘饮，喉中如水鸡鸣"之证。

按语 扶突伍风府为暴喑之要穴，法出《灵枢·寒热病》。扶突为治颈咽部疾病之要穴。风府一穴，一名舌本，为督脉、阳维之会。"阳维为病苦寒热"，故因热病而致暴喑者，风府乃必取之穴。二穴相伍，名"《灵枢》扶突暴喑方"。

（19）禾髎

别名 禾聊、禾窌、长频、长髎。

释名 髎，骨隙也。《说文》云："禾，木之曲头止不能上也。"穴曲居鼻孔下侠水沟旁之上颌骨大齿窝部，故曰禾髎。

位置 在直鼻孔下，侠水沟旁五分。(《甲乙经》)

取穴 在鼻孔外缘直下，与上唇联线上 1/3 与中 1/3 的交界处取穴。

主治 鼻衄，鼻塞，息肉，口祸，口噤不开。

操作 针刺，宜斜刺 0.2～0.3 寸。《铜人》：针三分，灸三壮。

文献摘要 《甲乙经》云："禾髎，在直鼻孔下侠溪水沟旁五分，手阳明脉气所发，刺入三分。""鼻窒口僻，清涕出不可止，鼽衄有疮，禾髎主之。"

《针灸大成》云："主尸厥及口不可开，鼻疮息肉，鼻塞不闻香臭，鼽衄不止。"

《窦太师针经》云："治口眼祸斜，口唇吻肿，鼻衄，鼻流清涕，口生疮，口噤不开。"

《明堂灸经》云："主鼻窒，口僻，鼻多清涕，出不可止，鼽衄有疮，口噤不开。"

按语 禾髎，手阳明脉气所发，上行鼻翼，具调气血、通经络之功，为治鼻塞不通、口眼祸斜之要穴；外邪上于清道而发鼻渊，通天具宣达足太阳经气、清泄上焦郁热之功；列缺宣膈气，祛风邪。三穴相伍，方名"禾髎列缺鼻渊方"，共奏疏经利窍之功。

（20）迎香

释名 《会元针灸学》云："迎香者，迎者应遇。香者，芳香之味。香气进鼻无知觉，刺之而知。又因足阳明宗气所和开窍于口，脾味香，故名迎香。"

位置 在禾髎上，鼻下孔旁。(《甲乙经》)

取穴 在与鼻翼外缘中点平齐的鼻唇沟里取之。

主治 鼻塞不闻香臭，鼻衄，鼻渊，口眼祸斜，面痒，浮肿。

操作　平刺0.3寸。《铜人》：针三分，留三呼，不宜灸。

文献摘要　《甲乙经》云："迎香，一名冲阳，在禾窌上鼻下孔旁，手足阳明之会。刺入三分。""鼻鼽不利，窒洞气塞，喎僻多涕，鼽衄有疮，迎香主之。"

《针灸聚英》："主鼻塞不闻香臭，偏风口喎，面痒浮肿，风动叶落，状如虫行，唇肿痛，喘息不利，鼻喎多涕，鼽衄有疮，鼻有息肉。"

《针灸大成》治"鼻生息肉，闭塞不通"，取"迎香、印堂、上星、风门"，今名"《大成》鼻息肉方"。治"鼻塞不知香臭"，取"迎香、照海、上星、风门"，今名"《大成》迎香鼻渊方"。

《玉龙经》"不闻香臭"篇歌云："不闻香臭从何治，须向迎香穴内攻。先补后泻分明记，金针未出气先通。"

《窦太师针经》云："迎香二穴，在鼻孔旁五分斜缝中。手足阳明之会。针入一分。治鼻塞不闻香臭，生息肉，鼻流清涕。"

《明堂灸经》谓迎香不可灸。

按语　迎香乃手、足阳明之会，具疏调阳明经气、清泄肺热之功。《通玄指要赋》有"鼻窒无闻，迎香可引"之语；《玉龙经》有"不闻香臭从何治，须向迎香穴内攻"句，故为治鼻渊之要穴。若鼻生息肉，闭塞不通，或不知香臭，可伍手阳明经气所过原穴合谷。迎香以舒调局部经气之用，合谷以宣通经络之气之功，二穴相伍，一上一下，乃上下经穴配伍法，则通接经气、开窍启闭之功益彰。治疗鼻渊，尝有迎香、足三里之伍。盖因迎香为手足阳明之交会穴，有一穴而调两经之功；足三里乃足阳明经之原穴，具通经络、调气血、和胃肠、强身体之功。二穴相伍，一上一下，一表一里，通降合力，清

泄邪热、启闭开窍之功倍增。三穴相伍，方名"谷香三里通
鼻方"。

大肠经诸穴赋：手阳明，廿穴名，循商阳二间三间而行。
历合谷阳溪之俞，过偏历温溜之滨。下廉上廉三里而近，曲池
肘髎五里之程。臂臑肩髃，上于巨骨，天鼎纤乎扶突，禾髎唇
连，迎香鼻旁。

（三）足阳明胃经

1. 经文

胃足阳明之脉，起于鼻之交頞中[①]，旁约太阳之脉，下循
鼻外，入上齿中，还出挟口环唇，下交承浆，却循颐后下廉，
出大迎，循颊车，上耳前，过客主人，循发际，至额颅。其支
者，从大迎前，下人迎，循喉咙，入缺盆，下膈，属胃，络
脾；其直者，从缺盆下乳内廉，下挟脐，入气街中；其支者，
起于胃口，下循腹里，下至气街中而合。以下髀关，抵伏兔，
下膝膑中，下循胫外廉，下足跗，入中指[②]内间；其支者，下
膝三寸而别，下入中指外间；其支者，别跗上，入大指间，出
其端。是动则病洒洒振寒，善伸数欠，颜黑，病至则恶人与
火，闻木声则惕然而惊，心欲动，独闭户塞牖而处，甚则欲上
高而歌，弃衣而走，贲响腹胀，是为骭厥[③]。是主血所生病
者，狂疟温淫[④]，汗出，鼽衄，口㖞，唇胗[⑤]，颈肿喉痹，大
腹水肿，膝膑肿痛，循膺、乳、气街、股、伏兔、骭外廉、足
跗上皆痛，中指不用。气盛则身以前皆热，其有余于胃，则消
谷善饥，溺色黄。气不足则身以前皆寒栗，胃中寒则胀满。为
此诸病，盛则泻之，虚则补之，热则疾之，寒则留之，陷下则
灸之，不盛不虚以经取之。盛者人迎大三倍于寸口，虚者人迎
反小于寸口也。（《灵枢·经脉》）

注：

①頞中：頞即鼻梁。交頞中，即指鼻梁的凹陷处。

②指：这里是指足趾。古时手指、足趾皆用"指"字。

③骭厥：骭，音干，指足胫。骭厥，就是气自胫上逆的意思。

④狂疟温淫：疟疾温病，因发高热而如狂，故称狂疟。淫，太过的意思。所谓温淫，也意味着发高热的温病。

⑤唇胗：《说文》云："唇疡也。"

足阳明脉气所发者六十八穴：额颅发际旁各三①；面鼽骨空各一②；大迎之骨空各一；人迎各一；缺盆外骨空各一③；膺中骨间各一④；侠鸠尾之外，当乳下三寸，侠胃脘各五⑤；侠脐广三寸各三⑥；下脐二寸侠之各三⑦；气街动脉各一；伏菟上各一⑧；三里以下至足中指各八俞⑨，分之所在穴空。（《素问·气府论》）

注：

①额颅发际旁各三：悬颅、阳白、头维左右各三穴。

②面鼽骨空各一：即左右两侧的四白穴。

③缺盆外骨空各一：即左右两侧的天髎穴。

④膺中骨间各一：气户、库房、屋翳、膺窗、乳中、乳根左右共十二穴也。

⑤侠鸠尾之外，当乳下三寸，侠胃脘各五：不容、承满、梁门、关门、太乙五穴。

⑥侠脐广三寸各三：指滑肉门、天枢、外陵左右各三穴。

⑦下脐二寸侠之各三：指大巨、水道、归来左右各三穴。

⑧伏菟上各一：即左右两侧的髀关穴。

⑨三里以下至足中指各八俞：指三里、上廉、下廉、解溪、冲阳、陷谷、内庭、厉兑左右各八俞，凡十六穴。

2. 经脉循行

足阳明胃经，起于鼻翼旁（迎香穴），挟鼻上行，左右侧交会于鼻根部，旁行入目内眦，与足太阳经相交，向下沿鼻柱外侧，入上齿中，还出，挟口两旁，环绕嘴唇，在颏唇沟承浆穴处左右相交，退回沿下颌骨后下缘到大迎穴处，沿下颌角上行过耳前，经过上关穴（客主人），沿发际，到额前。

分支：从大迎穴前方下行到人迎穴，沿喉咙向下后行至大椎，折向前行，入缺盆，深入体腔，下行穿过膈肌，属胃，络脾。

直行者：从缺盆出体表，沿乳中线下行，挟脐两旁（旁开二寸），下行至腹股沟处的气街穴。

分支：从胃下口幽门处分出，沿腹腔内下行到气街穴，与直行之脉会合，而后下行大腿前侧，至膝髌，沿下肢胫骨前缘下行至足背，入足第二趾外侧端（厉兑穴）。

分支：从膝下三寸处（足三里穴）分出，下行入中趾外侧端。

分支：从足背上冲阳穴分出，前行入足大趾内侧端（隐白穴），交于足太阴脾经。

3. 脏腑经脉生理与病候处方

《素问·灵兰秘典论》云："脾胃者，仓廪之官，五味出焉。"

《灵枢·胀论》云："胃者，太仓也。"

《灵枢·本输》云："胃者，五谷之腑。"

《灵枢·海论》云："胃者，水谷之海。"

《灵枢·师传》云："六腑者，胃为之海"。

《灵枢·口问》云："谷入于胃，胃气上注于肺。"

《灵枢·动输》云："胃为五脏六腑之海，其清气上注于肺。"

《素问·玉机真脏论》云："五脏者皆禀气于胃，胃者，五脏之本也。脏气者，不能自致于手太阴，必因于胃气，乃至于手太阴也。"

《素问·痿论》云："阳明者，五脏六腑之海，主润宗筋，宗筋主束骨而利机关也"。

《灵枢·玉版》云："人之所受气者，谷也。谷之所注者，胃也。胃者，水谷气血之海也。海之所行云气者，天下也。胃之所出气血也，经隧也。经隧者，五脏六腑之大络也"。而《针灸大成》则有"五味入口，藏于胃，以养五脏气，胃者，水谷之海，六腑之大原也。是以五脏六腑之气味，皆出于胃"的论述。

《素问·诊要经终论》云："阳明终者，口目动作，善惊，妄言，色黄，其上下经盛，不仁，则终矣。"手足阳明之脉，皆挟口承目，故阳明经气绝时病人口目牵引歪斜，时而眴动。

《素问·阴阳别论》云："二阳之病发心脾，有不得隐曲，女子不月，其传为风消，其传为息贲者，死不治。"二阳者，阳明也，为胃与大肠二经。故此节所言，独重在胃。盖因人之精血由胃腑水谷所资生，脾主为胃行其津液。二阳病则中焦之汁竭，无以奉心神而化赤，则血虚；二阳病则水谷之精无以转输于五脏，故病人"有不得隐曲"之事；女子无血，则月经不得以时下；由于精血两虚，阴亏热盛而生风，风热交炽，则津液愈加消竭，肌肉枯瘦而成"风消"；进而火热烁金，而发为喘急息肩。

《素问·经脉别论》云："阳明脏独至，是阳气重并也，当泻阳补阴，取之下俞。"是谓阳明经脉独盛，因之太阳、少阳之气俱趋于阳明，尤冲阳脉盛而见数，故当泻足阳明胃经输穴陷谷，补足太阴脾经输穴太白穴。今名"《灵枢》泻胃补脾方"。

《素问·刺疟》云："足阳明之疟，令人先寒洒淅，洒淅寒甚，久乃热，热去汗出，喜见日月光火气，乃快然，刺足阳明跗上。"阳虚则外先寒，寒久则发热，故取足阳明胃经之原穴冲阳；因疟邪伏于半表半里，故又可取足阳明经之输穴陷谷。《素问·刺疟》又云："胃疟者，令人且病也，善饥而不能食，食而支满腹大，刺足阳明、太阴横脉出血。"胃主受纳水谷，邪犯胃经，而发胃疟，故见胃纳失司诸症。可取冲阳、陷谷、商丘穴刺之。横脉，张介宾认为乃商丘穴。今名"《素问》胃疟刺方"。

《素问·咳论》云："五脏六腑皆令人咳，非独肺也……皮毛者，肺之合也，皮毛先受邪气，邪气以从其合也。其寒饮食入胃，从肺脉上至于肺则肺寒，肺寒则外内合邪因而客之，则为肺咳。五脏各以其时受病，非其时，各传以与之。"又云："五脏之久咳，乃移于六腑。脾咳不已，则胃受之，胃咳之状，咳而呕，呕甚则长虫出……此皆聚于胃，关于肺，使人多涕多唾而浮肿气逆也。"治之之法："治腑者治其合，浮肿者治其经。"故治胃咳刺其合穴下廉；咳兼浮肿者刺其经穴解溪。今名"《素问》胃咳刺方"。

《素问·刺法论》云："胃为仓廪之官，五味出焉，可刺胃之源。"意谓刺胃经原穴冲阳，可促进胃之功能，有病可治，无病能防，今名"《素问》胃原刺方"。

《素问·痿论》云："《论》言治痿者独取阳明，何也？岐伯曰：阳明者，五脏六腑之海，主润宗筋，宗筋主束骨而利机关也。冲脉者，经脉之海也，主渗灌溪谷，与阳明合于宗筋，阴阳总宗筋之会，会于气街，而阳明为之长，皆属于带脉，而络于督脉。故阳明虚则宗筋纵，带脉不引，故足痿不用也。"由此可知，"治痿独取阳明"及取气街的道理。今名"《素问》治痿方"。治之之法，亦可调补阳明胃经之荥穴内庭，疏通其俞穴陷谷。

《素问·厥论》云："阳明之厥，则癫疾欲走呼，腹满不得卧，面赤而热，妄见而妄言……盛则泻之，虚则补之，不盛不虚以经取之。"又云："阳明厥逆，喘咳身热，善惊衄呕血。"此乃足阳明经气厥之见证。治取其主病的腧穴，或取其经穴解溪。今名"《素问》阳明之厥方"。

　　《素问·脉解》云："阳明所谓洒洒振寒者，阳明者午也，五月盛阳之阴也，阳盛而阴气加之，故洒洒振寒也。所谓胫肿而股不收者，是五月盛阳之阴也，阳者衰于五月，而一阴气上，与阳始争，故胫肿而股不收也。所谓上喘而为水者，阴气下而复上，上则邪客于脏腑间，故为水也。所谓胸痛少气者，水气在脏腑也，水者阴气也，阴气在中，故胸痛少气也。所谓甚则厥，恶人与火，闻木音则惕然而惊者，阳气与阴气相薄，水火相恶，故惕然而惊也。所谓欲独闭户牖而处者，阴阳相薄也，阳尽而阴盛，故欲独闭户牖而居。所谓病至则欲乘高而歌，弃衣而走者，阴阳复争，而外并于阳，故使之弃衣而走也。所谓客孙脉则头痛鼻衄腹肿者，阳明并于上，上者则其孙络太阴也，故头痛鼻衄腹肿也。"

　　《素问·缪刺论》云："邪客于足阳明之络，令人鼽衄，上齿寒，刺足中指次指爪甲上与肉交者各一痏，左刺右，右刺左。"意谓邪气侵入足阳明经的络脉，使人发生鼻塞、衄血、上齿寒冷，针刺厉兑穴，左右各刺一针。左病则刺右边，右病则刺左边。今名"《素问》邪客足阳明缪刺方"。

　　《素问·刺腰痛》云："阳明令人腰痛，不可以顾，顾如有见者，善悲，刺阳明于骭前三痏，上下和之出血，秋无见血。"意谓足阳明经脉发生病变使人腰痛时，不能转腰回顾，勉强回顾则眼花缭乱，容易产生悲伤情绪，应当取阳明经在小腿前的穴位足三里、上廉、下廉，并配合该部位上下的穴位，要刺出血，但在秋季勿刺出血。阳明合脾，脾主长夏，土衰于秋，故"秋无见血"。今名"《素问》刺腰痛方"。

　　《灵枢·邪客》云："五谷入于胃也，其糟粕、津液、宗气分为三隧，故宗气积于胸中，出于喉咙，以贯心脉而行呼吸焉。营气者，泌其津液，注之于脉，化以为血，以营四末，内注五脏六腑，以应刻数焉。卫气者，出其悍气之慓疾，而先行于四末分肉皮肤之间，而不休者也，昼日行于阳，夜行于阴，常从足少阴之分间，行于五脏六腑。今厥气客于五脏六腑，则卫气独卫其外，行于阳不得入于阴，行于阳则阳气盛，阳气盛则阳跷满，不得入于阴，阴虚故目不瞑。"本节所论，寓有深刻的"胃为后天之本"的学术思想。另外，若卫气不得内入于阴，则营气虚，而"不得瞑"，可取足阳明胃经之原穴冲阳、输穴陷谷、募穴中脘，今名"《灵枢》邪客脏腑不瞑方"。

《灵枢·本输》云："胃出于厉兑，厉兑者，足大指内次指之端也，为井金；溜于内庭，内庭，次指外间也，为荥；注于陷谷，陷谷者，上中指内间上行二寸陷者中也，为俞；过于冲阳，冲阳，足跗上五寸陷者中也，为原，摇足而得之；行于解溪，解溪，上冲阳一寸半陷者中也，为经；入于下陵，下陵，膝下三寸胻骨外三里也，为合；复下三里三寸，为巨虚上廉，复下上廉三寸，为巨虚下廉也，大肠属上，小肠属下，足阳明胃脉也。大肠、小肠，皆属于胃，是足阳明也。"此约言胃阳明胃经之井荥输原经合穴，及上、下巨虚为大肠、小肠之下合穴也。

《灵枢·经水》云："经脉十二者，外合于十二经水，而内属于五脏六腑。夫十二经水者，其有大小、深浅、广狭、远近各不同，五脏六腑之高下、小大、受谷之多少亦不等……刺之深浅，灸之壮数……皆有大数。"又云："足阳明，五脏六腑之海也，其脉大血多，气盛热壮，刺此者不深弗散，不留不泻也。足阳明刺深六分，留十呼。"

《伤寒论》云："太阳病，头痛至七日以上自愈者，以行其经尽故也。若欲作再经者，针足阳明，使经不传则愈。"此预测太阳病传变趋势，以针刺阳明经经穴防止邪气自太阳经犯阳明。金·成无己《注解伤寒论》云："针足阳明为迎而夺之，使经不传则愈。"宋·庞时安《伤寒总病论》注云："补足阳明土三里穴也。"清·高学山《伤寒尚论辨似》云:"著至此未愈,将欲作阳明之经者,是阳明之气原壮,故拒至六七日。且为日既久,病邪亦力绵势软,可就阳明之经穴而针截之。"取足阳明经之五输以及上、下巨虚,亦有刺趺阳穴为治。

《勉学堂针灸集成》云:"胃属病:振寒,善伸数欠,颜黑,恶人与火,闻木音则惊惕心动,欲独闭户牖而处,甚则登高而歌,弃衣而走,腹胀,温疟汗出,鼽衄,口㖞,颈肿喉痹,大腹水肿。气盛则身以前皆热,膝髌肿痛,消谷善饥,尿色黄;气不足则身以前皆寒,胀满,足中指不用,谓骭厥,是主血"。

《针灸聚英·十二经脉歌》云:"胃足阳明交鼻起,下循鼻外下入齿,还出夹口绕承浆,颐后大迎颊车里,耳前发际至额颅。支下人迎缺盆底,下膈入胃络脾宫,直者缺盆下乳内。一支幽门循腹中,下行直合气冲逢,遂由髀关抵膝髌,胻跗中指内关面。一支下膝注三里,前出中指外关通。一支别走足跗指,大指之端经尽矣。此经多气复多血,是动欠伸面颜黑,凄凄恶寒畏见人,忽闻木音心惊惕,登高而歌弃衣走,甚则腹胀乃贲响,凡此诸疾皆骭厥。所生病者为狂疟,温淫汗出鼻流血,口㖞唇裂又喉痹,膝髌疼痛腹胀结,气膺伏兔胻外廉,足跗中指俱痛彻,有余消谷溺色黄,不足身前寒振栗,胃房胀满食不消,气盛身前皆有热。"

《针灸聚英·十四经步穴歌》云:"胃之经分足阳明,承泣目下七分寻。四白一寸不可深,巨髎鼻孔旁八分。地仓夹吻四分近,大迎曲颊前寸三。颊车耳下八分针,下关耳前动脉者。头维本神寸五取,人迎喉旁大脉真。水突在颈大筋下,直至气舍上人迎。气舍迎下挟天突,缺盆横骨陷中亲。气户俞府旁二寸,至乳六寸又四分。库房屋翳膺窗近,乳中正在乳头心。次有乳根出乳下，各一寸六不相侵。穴夹幽门一寸五，是穴不容依法数。其下承满至梁门，关门太乙从头举。节次续排滑肉门，各各一寸为君数。天枢穴在夹脐旁，外陵枢下一寸当。二寸大巨五水道，归来七寸以寻将。气冲曲骨旁三寸，来下气冲脉中央。髀关兔后六寸分，伏兔市上三寸强。阴市膝上三寸许，梁丘二寸得共场。膝髌胻上寻犊鼻，膝下三寸求三里。里下三寸上廉地，条口上廉下一寸。下廉条下一寸系，丰隆下廉外一寸。上踝八寸分明记，解溪冲阳后寸半。冲阳陷上二寸系，陷谷内庭后二寸。内庭次指外间是，厉兑大指次指端，去爪如韭胃所起。"

《针灸聚英·井荥输经合主治》云："假令得浮缓脉，病人面黄，善噫善思善沫，此胃病也。若心下满刺厉兑，身热刺内庭，体重节痛刺陷谷，喘嗽寒热刺解溪，逆气而泄刺三里，又总刺冲阳。"

4. 经穴主治概要

（1）承泣

别名 鼷穴、鼠穴、溪穴、面髎。

释名 承，即承受；泣，乃无声流泪之哭。本穴位目下，恰能承受泪液，可治目疾，故名承泣。

位置 在目下七分，直目瞳子。（《甲乙经》）

取穴 位于眼球与眶下缘之间，取穴时正视当瞳孔直下。

主治 目赤肿痛，流泪，夜盲，口眼㖞斜、眼睑瞤动。

操作 针刺时嘱病人眼向上看，固定眼球，沿眶下缘直刺0.3~0.4寸，治疗时不伴捻转提插。《铜人》：灸三壮，禁针，针之令人目乌色。《明堂》：针四分半，不宜灸。《资生》谓当不针不灸。

文献摘要 《甲乙经》云："承泣，一名鼷穴，一名面窌，在目下七分，直目瞳子。阳跷、任脉、足阳明之会。刺入三分，不可灸。""目不明，泪出，目眩瞀瞳子痒，远视䀮䀮，昏夜无见，目瞤动，与项口参相引，喎僻口不能言，刺承泣。"今名"《甲乙》承泣刺方"。

《针灸聚英》谓承泣"主目冷泪出，上观，瞳子痒，远视䀮䀮，昏夜无见，目瞤动，与项口相引，口眼喎斜，口不能言，面叶叶牵动，眼赤痛，耳鸣耳聋"。

《明堂灸经》谓承泣不灸。

按语 本穴为足阳明、阳跷、任脉交会穴。阳明为多气多血之经；任脉为"阴脉之海"；"阳跷为病，阴缓而阳急"。故承泣具调气血、濡筋脉、缓急解痉之功，本穴伍手少阳三焦经之输穴中渚、足太阳经之经穴昆仑，其成通达阳气、敷布津液、调补气血、起痿缓急之功，名曰"承泣面瘫刺方"，而用于目瞤动，口眼喎斜等症。

（2）四白

别名 面鼽、骨空。

释名 四者，四方；白者，光明。穴在目下，能治目疾，以明见四方，故名四白。

位置 在目下一寸。（《甲乙经》）

取穴 在眶下孔凹陷部，正对瞳孔。

主治 目赤、痛、痒，目翳，口眼喎斜，眼睑瞤动，头疼眩晕。

操作 直刺0.2寸。《铜人》：灸七壮，针三分。

文献摘要 《甲乙经》云："四白，在目下一寸，向顺骨颧空。足阳明脉气所发。刺入三分，灸七壮。""目痛口僻，戾目不明，四白主之。"

《针灸聚英》："主头痛，目眩目赤痛，僻泪不明，目痒目肤翳，口眼喎僻不能言。"

《窦太师针经》："四白二穴，在目珠下一寸。足阳明脉气发。针入一分，禁灸。治目生翳膜。"

《明堂灸经》云：灸四白七壮，"主头痛目眩，目眴泪出，多矇，内眦赤，痛痒，生白肤翳，目眴动不息。"

按语 《素问·痿论》云："阳明者，五脏六腑之海，主润宗筋"。又云："冲脉者，经脉之海也，主渗灌溪谷，与阳明合于宗筋。"四白乃足阳明脉气上达于目下，而有明目益脑之功，故适用于一切目疾及眩晕证。

配下关、地仓、颊车、颧髎、巨髎、合谷，方名"四白面肌病方"，适用于面肌痉挛，多针后加灸。尚可治面神经麻痹和三叉神经痛。

(3) 巨髎

别名 巨窌。

释名 巨，大也；髎，骨隙。穴在上颌与颧骨交接处的巨大缝隙处，故名巨髎。

位置 在侠鼻孔旁八分，直瞳子。(《甲乙经》)

取穴 在四白直下方，与鼻翼下缘平齐，相当于鼻唇沟的外缘取之。

主治 目翳、青盲、内障，口眼㖞斜，眼睑眴动，鼻衄，齿痛，唇颊肿。

操作 直刺0.3~0.4寸。艾灸3~5分钟。《铜人》：针三分，得气即泻，灸七壮。

文献摘要 《甲乙经》云："巨窌，在侠鼻孔傍八分，直瞳子。蹻脉、足阳明之会。刺入三分。""面目恶风寒，颇肿，痈痛，招摇视瞻，瘛疭口僻，巨窌主之。"

《针灸聚英》云："主瘛疭，唇颊肿痛，口㖞僻，目障无见，青盲无见，远视䀮䀮，淫肤白膜，翳覆瞳子，面风鼻颇肿，痈痛，招摇视瞻，脚气膝肿。"

《明堂灸经》云：灸巨髎七壮，"主疗风寒，头面上肿，痛痛，动摇视瞻不明，口涎，目泪出，多赤痛，眼中白翳覆瞳子。"

按语 本穴为足阳明、阳跷之会，具益气血、起痿定搐之功，故有"四白面肌病方"之用穴。

巨髎辅以百会、足三里、阳陵泉、申脉、照海、肝俞、脾俞、肾俞、气海俞，乃补益气血、调达气机、扶正祛邪之伍，有补阳还五汤之效。补阳者，大补元气之谓也，还五者，五体不用起痿之谓也，故名"补阳还五针方"。

（4）地仓

别名 会维、胃维。

释名 地是地格，因面分三庭，鼻上为上庭，鼻为中庭，鼻以下为下庭，合而为天、人、地三格局也。仓者，仓廪也。五谷之精气上华于面，故名地仓。

位置 侠口旁四分。（《甲乙经》）

取穴 在口角外侧，巨髎直下方取之。

主治 口眼㖞斜，流涎，眼睑瞤动。

操作 直刺0.3～0.9寸。艾条灸3～5分钟。《铜人》：针三分。《明堂》：针三分半，留五呼，得气即泻，日可灸二七壮，重者七七壮。

文献摘要 《甲乙经》云："地仓，一名会维，侠口旁四分，如近下是。跷脉、手足阳明之会。刺入三分。""足缓不收，痿不能行不能言语，手足痿躄不能行，地仓主之。"

《针灸大全》治"中风口噤不开，言语謇涩"，取地仓、申脉、颊车、人中、合谷。

《针灸聚英》云："主偏风口㖞，目不得闭，脚肿，失音不语，饮水不收，水浆漏落，眼瞤动不止，瞳子痒，远视䀮䀮，昏夜无见。"

《扁鹊心书》云：治口眼㖞斜，"当灸地仓穴二十壮，艾炷如小麦粒大。”

《玉龙经》“口眼㖞斜”篇歌云：“中风口眼致㖞斜，须疗地仓连颊车。㖞左泻右依师语，㖞右泻左莫教差。”

《神灸经纶》云：“口眼㖞斜，颊车、地仓、水沟、承浆、听会、合谷”，“灸二七壮”。今名“《经纶》颊车面瘫方”。“颊肿，地仓；唇缓不休，地仓。”

《窦太师针经》谓“地仓二穴，在夹口吻旁四分，直缝中，外如近下有脉微动。跷脉、手阳明交会。针入一分，沿皮透颊车穴，灸七壮或二七壮。”

《明堂灸经》云：“口㖞，失音不言，不得饮食，水浆漏落，眼睏动”，“日灸二七壮，重者七七壮”。

按语　地仓为手足阳明、阳跷之会，具益气血、通经活络之功，故为治痿之要穴。治口眼㖞斜多以地仓透颊车，名曰“地仓透颊车刺方”；治三叉神经痛多以地仓透迎香，名曰“地仓透迎香刺方”。

（5）大迎

别名　髓孔。

释名　因穴位于大迎骨（下颌骨）处，面动脉搏动迎指而得名大迎。

位置　在曲颔前一寸三分，骨陷者中动脉。（《甲乙经》）

取穴　在下颌角前凹陷部，咬肌附着部前缘；闭口鼓气时即出现一沟形凹陷，即于凹陷之下端取之。

主治　发热，牙关紧闭，口㖞，颊肿，齿痛，面肿，牙关脱臼。

操作　针刺宜避开动脉，斜向颊车针0.3寸。艾条灸3~5分钟。《素注》：针三分，留七呼，灸三壮。

文献摘要　《灵枢·刺节真邪》云：“大热遍身，狂而妄见、妄闻、妄言，视足阳明及大络取之，虚者补之，血而实者泻之。因令偃卧，居其头前，以两手四指夹按颈动脉，久持之，卷而切推，下至缺盆中，而复止如前，热去乃止。此所谓推而散之者也。"此乃治大热之手法也。遍身大热，致狂而妄见、妄闻、妄言，以无为有，此乃热之极，扰乱心神也。足阳明经多气多血，为五脏六腑之海，故马莳认为，当视其足阳明之大络也。虚则补之，血而实则泻之。并可令病人仰卧，医者居其头前，以双手之大指、食指共四指，夹其颈之动脉而按之，又久而持之，下推至缺盆中，如此反复，使悍热散于脉外，勿使合于脉中，此所谓热而散之。今名"《灵枢》大热指针方"。

《灵枢·寒热病》云："臂阳明入顽遍齿者，名曰大迎，下齿龋，取之臂，恶寒补之，不恶寒泻之。"臂阳明，即手阳明大肠经也。其支脉从缺盆上颈循天鼎、扶突，上贯于颊，入下齿缝中。马莳注云："齿有痛病，谓之龋。"故下齿病龋者，取大迎。若恶寒饮者，虚也，宜补法；不恶饮者，实也，宜用泻法。今名"《灵枢》大迎龋齿方"。

《灵枢·卫气失常》云："黄帝曰：卫气之留于腹中，蓄积不行，菀蕴不得常所，使人支胁胃中满，喘呼逆息者，何以去之？伯高曰：其气积于胸中者上取之，积于腹中者下取之，上下皆满者旁取之。黄帝曰：取之奈何？伯高曰：积于上，泻大迎、天突、喉中；积于下者，泻三里与气街；上下皆满者，上下取之，与季胁之下一寸，重者鸡足取之。诊视其脉大而弦急，及绝不至者，及腹皮急甚者，不可刺也。"此言卫气之积于内者有所当刺之处，及有不可刺之时。盖因卫者水谷之悍气也，其气慓悍滑利，不能入于脉，故循皮肤之中、分肉之间，熏于肓膜。今卫气不能行于皮肤肓膜，而乃留于腹中，蓄积不行，菀蕴不得常所，使人病支胁、胃中满，喘呼逆息。气积在胸中者，当取之于上，如足阳明经之大迎穴、任脉经之天突廉泉穴，今名"《灵枢》大迎定喘方"。积于在下之腹中，当取之于下，泻足阳明胃经三里、气街穴，今名"《灵枢》大迎腹胀方"。胸中与腹中俱满，则为上下皆满，当取之于旁及上下皆取之，即大迎、天突、廉泉、三里、气街。与季胁下一寸，即足厥阴肝经章门穴。其积重者，"鸡足取之"，即攒针以刺之，形如鸡足之状然。攒，乃聚、凑集、拼凑之义。宗于此，以大迎伍章门攒针之法，今名"《灵枢》大迎章门除满方"，以治胸腹胀满之证。又诊视其脉大而弦急，乃邪气正盛，宜避其来锐；若脉绝不至，即正气极衰，宜防其过浅；若腹皮急甚，亦邪盛正衰所致，皆不可轻刺之。

《素问·三部九候论》云："上部地，两颊之动脉（大迎穴）……人以候口齿之气。"故足阳明之大迎穴处，可候口齿之病变。

《甲乙经》云："大迎，一名髓孔。在曲颔前一寸三分，骨陷者中动脉。足太阳脉气所发。刺入三分，留七呼，灸三壮。""痉口噤，大迎主之。""寒热颈瘰疬，大迎主之。""癫疾互引，口㖞喘悸者，大迎主之，及取阳明太阴，候手足变血而止。""厥口僻，失欠下牙痛，颊肿恶寒，口不收，舌不能言，不得嚼，大迎主之。"

《针灸聚英》云："主风痉口喑哑，口噤不开，唇吻眴动，颊肿牙痛，寒热，颈痛瘰疬，舌强舌缓不收，不能言，目痛不得闭。"

《针灸大全》治"两腮颊痛红肿"，取大迎二穴，颊车二穴，合谷二穴。今名曰"《大全》痄腮方"。

《明堂灸经》云：灸大迎三壮，"主口噤不开，引鼻中口缓不收，不能言，口失欠，下牙齿痛，恶寒寒热头痛，瘿疬，口㖞，数欠气，风痉口噤，牙疼颊颔肿，恶寒风壅面浮肿，目不闭，唇眴动。"

按语　大迎，足阳明经之经穴，具和营卫、调气血、开肌腠之功。《内经》以"大热遍身，狂而妄见、妄闻、妄言"取之；"臂阳明入颅遍齿者"取之；"上部地，两颊之动脉（大迎穴）"，"人以候口齿之气"，可治口齿之病变。故大迎为古之治发热、口齿病之要穴。

（6）颊车

别名　曲牙、机关。

释名　《医宗金鉴》云："颊车者，下牙床骨也，总载诸齿，能咀食物，故名颊车。"

位置　在耳下曲颊端陷者中，开口有孔。（《甲乙经》）

取穴　在下颌角的前上方，咬肌附着部，上下齿咬紧时出现肌肉隆起，压之有凹陷处取之。

主治　口眼㖞斜，颊肿，齿痛，牙关紧闭，失音不语，颈项强痛。

操作　直刺0.3~0.5寸。艾条灸3~7分钟。《铜人》：针四分，得气即泻，日灸七壮止七七壮。

文献摘要　《甲乙经》云："颊车，在耳下曲颊端陷者中，开口有孔。足阳明脉气所发。刺入三分，灸三壮。""颊肿口急，颊车痛，不可以嚼，颊车主之。"

《卫生宝鉴》引《气元归类》中之刺法云："足阳明，颊车、地仓，不语饮食不收。"

《针灸聚英》云："主中风牙关不开，口噤不语，失音，牙关痛，颔颊肿，牙不可嚼物，颈强不得回顾，口眼㖞。"

《针灸大全》治"中风口眼㖞斜，牵连不已"，取颊车、申脉、水沟、合谷、太渊、十宣、瞳子髎。今名"《大全》面瘫方"。

《神应经》云："口噤不开，颊车、承浆、合谷。"今名"《神应》口噤解方"。

《窦太师针经》云："颊车二穴，在耳坠珠下三分陷中。足阳明脉气发。针入一分，沿皮向地仓穴，治口㖞。㖞左，泻左补左；㖞右，泻右补右。㖞左灸右，㖞右灸左。专治牙疼。"今名"《针经》解㖞方"。

《明堂灸经》云："主口㖞痛，恶风寒，不可以嚼，失音，牙车痛，颔颊肿，颈强不得回顾。"

《神灸经纶》云："肾虚牙痛出血不止，颊车、合谷、足三里、太溪。"今名"《经纶》肾虚牙痛方"。

按语 颊车乃手足阳明经脉气上达于头面部之穴，故颊车可调面部之经气，具调气血、通经络之功，可用于口眼㖞斜、牙痛、颔颊肿痛等症。伍合谷乃手足经穴配伍法；伍内庭，乃同经上下腧穴配伍法，均为治口齿病之要伍。

（7）下关

释名 因位于颧弓下牙关处，故名下关。

位置 在客主人下，耳前动脉下空下廉，合口有孔，张口即闭。（《甲乙经》）

取穴 在颧弓下缘凹陷中，当下颌骨髁状突之前方，闭口取之。

主治 耳聋，耳鸣，聤耳，口眼㖞斜，齿痛，眩晕，牙关开合不利。

操作 直刺0.3~0.5寸。艾条灸3~5分钟。《素注》：针三分，留七呼，灸三壮。

文献摘要 《灵枢·本输》云："刺下关者，欠不能呿。"呿，《玉堂字汇》释："张口貌。"此穴必张口得之。

《甲乙经》云："下关，在客主人下，耳前动脉下空下廉，合口有孔，张口即闭。足阳明、少阳之会。刺入三分，留七呼，灸三壮，耳中有干矗抵，不可灸。""耳聋鸣，下关及阳溪、关冲、液门、阳谷主之。"今名"《甲乙》下关耳鸣方"。

《针灸聚英》云："主牙车脱臼，目眩齿痛，偏风口眼㖞斜，耳鸣耳聋，耳痛汁出。"

《明堂灸经》云：灸下关三壮，"主耳痛鸣聋，下牙齿痛，齿龋痛，耳有浓汁，口㖞。"

按语 下关为足阳明、少阳之会，具调气血、通经络、达枢机之功，为治气血失濡、枢枢不利、经络凝滞证之要穴，多用于五官头面之疾。本穴伍合谷，乃手足同经配伍法，乃调和胃肠、升清降浊、泄热止痛之穴对，多用于牙痛、面瘫及颞颌关节紊乱之证。

（8）头维

别名 颡大。

释名 维者，维护之意。足阳明脉气行于人身胸腹、头面，维络于前，故有二阳为维之称。穴为阳明脉气所发，在头部额角入发际处，故名头维。

位置 在额角发际侠本神两旁各一寸五分。（《甲乙经》）

取穴 当鬓发前缘直上入发际0.5寸取之。

主治 头痛，目眩，目痛，流泪，视物不明，眼睑瞤动。

操作 针刺时宜针尖沿皮向下或向后，针0.5~1寸。禁灸。《铜人》：针三分。

文献摘要 《灵枢·根结》又云："阳明根于厉兑，结于颡大，颡大者钳耳也。"即头维穴。该篇又云："太阳为开，阳明为阖，少阳为枢。""阖折则气无所止息而痿疾起矣。故痿疾者，取之阳明，视有余不足。无所止息者，真气稽留，邪气居之也。"

《甲乙经》云："头维，在额角发际侠本神两旁各一寸五分。足少阳、阳维之会。刺入五分，禁不可灸。""寒热头痛如破，目痛如脱喘逆。""烦满吐呕，流汗难言，头维主之。"

《针灸聚英》云："主头痛如破，目痛如脱，目瞤，目风泪出，偏风，视物不明。"

《窦太师针经》云："头维二穴，在额角入发际，本神穴旁一寸半。足少阳、阳明交会。针入一分，沿皮向下一寸半，灸七壮。治偏正头风痛，先补后泻，补少泻多；眼赤，睏不止，风沿泪出。"

《明堂灸经》云：头维，"不灸"。

按语　本穴为足少阳、阳明、阳维之会。该穴尝为足阳明经之结穴，乃"《灵枢》足阳明根结刺方"之用穴。故治痿取头维伍厉兑，为贯根通结合阳明法。

头维配曲鬓、风府、列缺等穴，方名"头维风府曲缺方"，为头痛、精神分裂症、面神经麻痹等病的有效处方。

(9) 人迎

别名　天五会。

释名　穴位人迎脉处，故名人迎。

位置　在颈大脉动应手，侠结喉。(《甲乙经》)

取穴　平结喉旁，当颈总动脉之后，胸锁乳突肌前缘取之。

主治　咽喉肿痛，胸满，喘息，瘿气，瘰疬，项肿气闷，少言，饮食难下。

操作　针刺宜避开动脉直刺0.1～0.3寸。《铜人》：禁针。《明堂》：针四分。

文献摘要　《灵枢·卫气》云："足阳明之本在厉兑，标在人迎颊夹颃颡也。"又云："下虚则厥，下盛则热，上虚则眩，上盛则热痛。故实者绝而止之，虚者引而起之。"下为本，本虚则厥，盛则实热；在上为标，标虚则眩，标实则热痛。治之之法，盛则泻之，虚则补之。足阳明脉气或虚或实，必致气血运行失常，或厥逆，或眩晕，或阳明热盛，或胃家实。可取足阳明经之本穴厉兑、标穴人迎，以激发经气，调节脏腑经络而疾愈。今名曰"《灵枢》足阳明标本刺方"。

《灵枢·终始》云："人迎一盛，病在足少阳；一盛而躁，病在手少阳。人迎二盛，病在足太阳；二盛则躁，病在手太阳。人迎三盛，病在足阳明；三盛而躁，病在手阳明。人迎四盛，且大且数，名曰溢阳，溢阳为外格。"外格者，阳盛于外，而无阴气之和也。治之之法，《终始》复云："人迎一盛，泻足少阳而补足厥阴，二泻一补，日一取之，必切而验之，躁取之上，气和乃止。人迎二盛，泻足太阳而补足少阴，二泻一补，二日一取之，必切而验之，躁取之上，气和乃止。人迎三盛，泻足阳明而补足太阴，二泻一补，日二取之，必切而验之，躁取之上，气和乃止。"乃约言诊人迎脉以候人体阴阳之盛衰。

《灵枢·寒热病》云："厥痹者，厥气上及腹，取阴阳之络，视主病也，泻阳补阴经也。颈侧之动脉人迎，人迎，足阳明也……手阳明也，名曰扶突。次脉，手少阳也，名曰天牖。次脉，足太阳也，名曰天柱。腋下动脉，臂太阴也，名曰天府。"此乃《内经》治厥痹之法，今名"《灵枢》天人厥痹方"，即取阳经之人迎、扶突、天牖、天柱等穴，取手太阴肺经之天府穴，以调阴阳之气顺。该篇续而有分言五穴以论治厥逆诸证。

《灵枢·海论》云："膻中者，为气之海，其腧上在于柱骨之上下，病在人迎。"又云："气海有余者，气满胸中，悗息面赤；气海不足，则气少不足以言。"盖因膻中者，宗气之所居，上出于喉，司呼吸。其有余或不足而见胸满、面赤，或少气懒言，可取二穴以愈其疾。

《甲乙经》云："人迎，一名天五会，在颈大脉动应手，侠结喉，以候五脏气。足阳明脉气所发。禁不可灸，刺入四分，过深不幸杀人。""阳逆颈痛，胸满不得息，取人迎。"

"胸满呼吸喘喝，穷诎窘不得息，刺入人迎，入四分，不幸杀人。""阳逆霍乱，刺人迎，刺入四分，不幸杀人。"

《针灸聚英》云："主吐逆霍乱，胸中满，喘呼不得息，咽喉痛肿，瘰疬。"

《明堂灸经》云：人迎"又名天五会，灸之不幸伤人"。

按语　人迎，又名天五会，颈大动脉应手，故禁灸。乃足阳明、少阳之会，又为足阳明胃经之标，具调气血、和脾胃、达枢机、通经络之功。与本经本穴厉兑相伍，名曰"足阳明标本刺"。人迎伍扶突、天牖、天柱、天府等穴，名"《灵枢》天人厥痹方"，俾阴阳之气顺而用于中风、中暑、厥逆之证。伍以宗气所居之膻中，名曰"《灵枢》气海刺"；再伍以元气所居之气海，则上至颈项，下应地之经水，调和营卫，通达三焦，方名"人迎膻海胸痹方"，为治疗冠心病之效方。

（10）水突

别名　水门、水天、天门。

释名　水，水谷；突，穿过。穴在颈部喉节外下方，邻近食管，故名水突。

位置　在颈大筋前，直人迎下，气舍上。（《甲乙经》）

取穴　在人迎与气舍之间，当胸锁乳突肌前缘。

主治　咽喉肿痛，咳嗽气逆，喘息不安。

操作　直刺0.3~0.5寸。艾条灸3~5分钟。《铜人》：针三分，灸三壮。

文献摘要　《甲乙经》云："水突，一名水门，在颈大筋前，直人迎下，气舍上。足阳明脉气所发。刺入一寸，灸三壮。""咳逆上气，咽喉痛肿，呼吸短气，喘息不通，水突主之。"

《针灸聚英》云："主咳逆上气，咽喉痛肿，呼吸短气，喘息不得卧。"

《明堂灸经》云："又名水门，灸三壮。主欬逆上气，咽喉痛肿，呼吸短气，喘息不得卧。"

按语 水突穴居颈部喉结之旁，主治咽喉肿痛、咳喘气逆之证。若咳逆喘息，可水突伍肺俞、膻中、尺泽、鱼际等穴，方名"水突利咽止咳方"。

（11）气舍

释名 气，指肺气、胃气；舍，居处也。穴在气管旁，犹气之宝舍，故名气舍。

位置 在颈直人迎下，侠天突陷者中。（《甲乙经》）

取穴 人迎直下，锁骨内侧端之上缘，在胸锁乳突肌的胸骨头与锁骨头之间。

主治 咽喉肿痛，喘息，呃逆，肩肿，瘿瘤，瘰疬。

操作 直刺0.3～0.4寸，不宜深刺。艾柱灸3～5壮，或温灸5～10分钟。《铜人》：灸五壮，针三分。

文献摘要 《甲乙经》云："气舍，在颈直人迎下，侠天突陷者中。足阳明脉气所发。刺入三分，灸五壮。""咳逆上气，魄户及气舍主之。"今名"《甲乙》气舍咳逆方"。又云："肩肿不得顾，气舍主之。""瘤瘿，气舍主之。"

《针灸聚英》云："主咳逆上气，肩肿不得顾，喉痹哽噎，咽肿不消，食饮不下，瘿瘤。"

《明堂灸经》云：灸气舍三壮，"主欬逆上气，瘤瘿，喉痹咽肿，颈项强，不得回顾，肩肿，哽咽，食不下"。

按语 气舍穴居气管旁，犹气之宝舍，具调补肺胃气之功。可伍肺原太渊、脾原太白、肺之俞穴肺俞、脾之募穴章门，以健运脾土而利肺气。若佐足阳明经络穴丰隆，方名"气舍培土生金方"，以成其燥湿化痰之功，为治疗咳喘、瘿瘤、瘰疬之良方。

（12）缺盆

别名 天盖、尺盖。

释名 本穴位于锁骨上窝中央，其处凹缺如盆，故名缺盆。

位置 在肩上横骨陷者中。（《甲乙经》）

取穴 当乳头线直上锁骨上窝之中点，天突（任脉）旁 4 寸取之。

主治 咳嗽，气喘，咽喉肿痛，缺盆中痛，瘰疬。

操作 向背侧进针 0.3～0.5 寸，不宜深刺。艾条灸 5～10 分钟。《铜人》：灸三壮，针三分。《素注》：针二分，留七呼。

文献摘要 《甲乙经》云："缺盆，一名天盖，在肩上横骨陷者中。刺入三分，留七呼，灸三壮，刺太深令人逆息。""肩痛引项寒热，缺盆主之。""寒热病适胸中满，有大气，缺盆中满痛者死，外溃不死，肩引项不举，缺盆中痛，汗不出，喉痹，咳嗽血，缺盆主之。""腰痛不可俯仰，先取缺盆，后取尾骶。"故取缺盆、长强，名曰"《甲乙》缺长腰痛方"。

《针灸聚英》云："主息贲胸满，喘急水肿，瘰疬喉痹，汗出寒热，缺盆中痛，咳逆不得息，不知味，咳嗽，胸胁支满，喘息。"

《窦太师针经》云："缺盆二穴，一名天盖，在肩柱骨下肩端，平横骨上陷中。灸二七壮，缺盆中虚痛肿，治妇人气项瘿袋等证，喉闭。又法：平针入三分，灸二七壮。"

《磐石金直刺秘传》云："伤风，暴咳嗽，吐痰涎，泻缺盆、膻中。"今名"《磐石》缺膻咳刺方"。

按语 缺盆治伤风咳嗽，伴喉中痰鸣者，多与膻中相伍。治缺盆中痛，多与合谷相伍。若瘿瘤、瘰疬，多与章门、丰隆、太白、肺俞同用，方名"缺盆消瘿化瘰方"。

（13）气户

释名 气者，指肺胃之气；户者，门户也。穴在胸之上部，喻为气出入之门户，故名气户。

位置 在巨骨下，输府两旁各二寸陷者中。（《甲乙经》）

取穴 在锁骨中点之下缘，乳中线上取之。

主治 气喘，咳嗽，胸肋胀满，吐血，呃逆，肋胁痛。

操作 直刺0.3寸。艾条灸5~10分钟。《铜人》：针三分，灸五壮。

文献摘要 《甲乙经》云："气户，在巨骨下，输府两旁各二寸陷者中，足阳明脉气所发。仰而取之，刺入四分，灸五壮。""胸胁支满，喘满上气，呼吸肩息，不知食味，气户主之。"

《针灸聚英》云："主咳逆上气，胸背痛，咳逆不得息，不知味，咳嗽，胸胁支满，喘息。"

《明堂灸经》云：灸气户五壮，"主胸胁支满，喘逆上气，呼吸有息，不知食味"。

按语 气户为气机出入之门户，有调达气机、运行营卫之功，为治胸痛之要穴。临证可取气户伍库房、屋翳、膺窗，乃"攒针"之法，属同经取穴法。今名"胸痛气户攒针方"。

（14）库房

释名 库房，藏物之所。胸似库，藏心肺，穴居胸膺，又在气户之后，为肺胃之气储积之所，故名库房。

位置 在气户下一寸六分陷者中。（《甲乙经》）

取穴 在乳中线上第1肋间隙取之。

主治 胸肋胀痛，咳嗽气逆，咳唾脓血。

操作 针刺时宜斜刺0.3寸。胸腔内有重要脏器，历代文献均强调，胸、背部腧穴不宜深刺。艾条灸5~10分钟。《铜人》：针三分，灸五壮。

文献摘要　《甲乙经》云：“库房，在气户下一寸六分陷者中，足阳明脉气所发。仰而取之，刺入四分，灸五壮。”“胸胁支满，咳逆上气，呼吸多喘，浊沫脓血，库房主之。”

《针灸大全》云：“胸胁支满，咳逆上气，呼吸多喘，浊沫脓血，库房主之。”

《针灸聚英》云：“胸胁满，主咳逆上气，呼吸不至息，唾脓血浊沫。”

《明堂灸经》云：灸库房五壮，“主胸胁支满，咳逆上气，呼吸不至息，及肺寒咳嗽，唾脓血。”

按语　库房为肺胃之气储积之所，故有宣肃肺气、敷布胃气、宽胸理气之功，为治胸胁支满、咳逆上气之要穴。伍膻中有宽胸利膈之功；伍手厥阴心包经之络穴内关，能理气止痛，清心安神。三穴相伍，方名“库房膻中胸痹方”，具宣发宗气、通气滞、导心脉之功，用治胸痹。

（15）屋翳

释名　屋，房也；翳，遮盖之意。位于胸肌之处，内蔽心肺，若心肺之屏，故名屋翳。

位置　在库房下一寸六分。（《甲乙经》）

取穴　在乳中线上，第 2 肋间隙取之。

主治　咳嗽，气喘，胸肋胀痛，乳痈。

操作　针刺时宜斜刺 0.3 寸。艾条灸 5～10 分钟。《铜人》：灸五壮，针二分。

文献摘要　《甲乙经》云：“屋翳，在库房下一寸六分。刺入四分，灸五壮。”又云：“身重，皮肤不可近衣，淫泺苛获，久则不仁。”

《针灸聚英》谓屋翳“主咳逆上气，唾血多浊沫脓血，痰饮，身体肿，皮肤痛不可近衣”，“瘛疭不仁”等证。

《明堂灸经》云：灸屋翳五壮，“主身肿皮痛不可近衣”，

"瘾疹，不仁，主咳逆上气，呼吸多唾浊沫脓血。"

按语 屋翳穴位于胸部，内蔽心肺，若心肺之屏，具开膜通脉、行气补血之功。灸之可疗咳喘、胸痹、乳痈、乳癖之疾。

伍支沟、中渚，名"屋翳支渚定瘾方"，可疗瘾疹、振掉之证。伍膻中、列缺、肺俞，名"库翳宣肺方"，可疗咳逆上气、呼吸多唾之证。伍膻中、合谷、天宗、肩井、肝俞、中渚，方名"屋翳膻中乳癖方"，为治乳腺增生之良方。若肝火旺者佐太冲、侠溪；肝肾阴虚者，佐太溪、三阴交；气血双虚者，佐脾俞、足三里；月经不调者，佐阴陵泉、公孙、阴交。

(16) 膺窗

释名 膺，胸膺；窗，窗户。穴在胸膺部，可疏泄胸中郁气，犹如胸室之窗，故名膺窗。

位置 在屋翳下一寸六分。(《甲乙经》)

取穴 在乳中线上，第3肋间隙取之。

主治 咳嗽，气喘，胸闷，胸肋胀痛，乳痈，唇肿。

操作 针刺时宜斜刺0.3寸。艾条灸5～10分钟。《铜人》：针四分，灸五壮。

文献摘要 《灵枢·杂病》云："气逆上，刺膺中陷者与下胸动脉。"马莳注云："此言刺气逆之法也。凡气逆者，上刺膺中陷中，即足阳明胃经膺窗穴也；及下胸前之动脉，当是任脉之膻中穴也。"

《甲乙经》云："膺窗，在屋翳下一寸六分。刺入四分，灸五壮。""寒热短气，卧不安，膺窗主之。"

《针灸资生经》以本穴配乳根、膻中、合谷、少泽治乳房疼痛。今名"《资生》膺窗通乳方"。

《针灸聚英》谓膺窗"主胸满短气不得卧，肠鸣注泄，乳痈寒热"之证。

《明堂灸经》云：灸膺窗五壮，"主胸胁痈肿，及肠鸣泄注，及乳痈，寒热短气，卧睡不安。"

按语 膺窗穴居胸膺部，具清热解郁、止痛消肿、疏泄胸中郁气之功，为主治肺痈、乳痈、乳癖之要穴。

（17）乳中

别名 当乳。

释名 本穴正当乳头正中，故名乳中。

位置 乳中。（《甲乙经》）

操作 本穴不针不灸。

主治 只作为胸腹部取穴的定位标志，两乳头之间作 8 寸折量。

文献摘要 《甲乙经》云："乳中禁不可刺灸，灸刺之不幸生蚀疮，疮中有脓血，清汁者可治，疮中有息肉若蚀疮者死。"

《明堂灸经》云："乳中禁灸。"

按语 乳中一穴不针不灸，唯为胸部取穴的定位标志。

（18）乳根

别名 气眼、薛息。

释名 《会元针灸学》谓"乳根者，乳房下之根结也，故名乳根"。

位置 在乳下一寸六分陷者中。（《甲乙经》）

取穴 在乳中直下，第 5 肋间隙取之。

主治 咳嗽，气喘，乳痈，乳汁少，胸痛，噎膈。

操作 针刺时宜斜刺 0.3 寸。艾条灸 5~10 分钟。《铜人》：灸五壮，针三分。

文献摘要 《素问·平人气象论》云："胃之大络，名曰虚里，贯膈络脉，出于左乳下，其动应衣，脉宗气也。"

《甲乙经》云："乳根，在乳下一寸六分陷者中，足阳明脉气所发。仰而取之，刺入四分，灸五壮。""胸下满痛，膺肿，乳根主之。""乳痈，凄索寒热，痛不可按，乳根主之。"

《千金方》云："乳根主胸下满痛。"

《千金翼方》以其治"反胃食即吐出，上气。"

《针灸聚英》："主胸下满闷，胸痛膈气，不下食，噎病，臂痛肿，乳痛乳痈，凄凄寒热，痛不可按，咳逆，霍乱转筋，四厥。"

《针灸大全》治"心中虚伤，神思不安"之证，取乳根、内关、通里、胆俞、心俞，具中药温胆汤之效，今名"《大全》乳关温胆方"；治"乳头生疮，名曰妒乳"，取乳根、照海、少泽、肩井、膻中，今名"《大全》乳根妒乳方"。

《窦太师针经》谓"乳根二穴，在乳下一寸六分陷中，仰而取之。足阳明脉气发。针入一分，沿皮向外一寸半，灸二七壮。治咳嗽气喘，伤寒气逆，泻之。"

《磐石金直刺秘传》云："伤寒热噎，灸乳根，动脉应手是穴，泻期门。"

《明堂灸经》云：灸乳根五壮，"主胸中满痛，及膺肿乳痈，凄索寒热，痛不可按抑"。

《神灸经纶》云："乳痈膺肿，乳根。""鸡胸，乳根。"

按语 乳根为足阳明胃经位于乳房根部之穴，具宣通乳络、活血化瘀之功。治乳汁不通、乳痈、乳癖，伍气会膻中、肾经脉气归聚之穴照海、足阳明之足三里，方名"乳根膻中通乳方"。治咳嗽气喘，伍足少阴肾经之俞府，共奏下气平喘、理气导滞之功。

（19）不容

释名 不，不可；容，容纳。喻水谷至此已满不能再容纳。又穴应胃之上口，主治腹满不能再受纳水谷，故名不容。

位置 在幽门旁一寸五分，去任脉二寸。（《甲乙经》）

取穴　在脐上 6 寸，巨阙旁 2 寸取之。

主治　腹胀，呕吐，胃痛，食欲不振。

操作　直刺 0.5～0.7 寸。艾条灸 5～10 分钟。《铜人》：灸三壮，针五分。

文献摘要　《甲乙经》云："不容，在幽门旁各一寸五分，去任脉二寸，至两肋端相去四寸。足阳明脉气所发。刺入五分，灸五壮。""呕血，有息，胁下痛，口干心痛，与背相引，不可咳，咳则肩痛，不容主之。"

《针灸聚英》云："主腹满痃癖，唾血，肩胁痛，口干，心痛与背相引，不可咳，咳则引肩痛，嗽喘疝瘕，不嗜食，腹虚鸣，呕吐痰癖。"

《明堂灸经》云：灸不容五壮，"主腹内痃急不得食，腹痛如刀刺，两肋积气膨膨然，主胸背相引痛，呕吐，喘咳，口干，痰癖，胁下痛，重肋疝瘕"。

按语　不容穴位于胃之上口，主治腹满不能再受纳水谷，故名不容。具通降胃气，理气导滞之功。若腹胀恶心呕吐，可佐以胃经之俞募中脘、胃俞二穴，加胃经合穴足三里，则和胃降逆之功倍增，方名"不容除满方"，为治心下痞之良方。内关为手厥阴心包经之络穴，又为阴维交会穴，可宽胸利膈，宣通上、中焦之气。故不容伍内关，方名"不容内关利膈方"，"主胸背相引痛"之胃脘痛、胁痛、胸痹等证。

（20）承满

释名　《会元针灸学》云："承满是承胃气之满，推陈而致新，故名。"

位置　在不容下一寸。（《甲乙经》）

取穴　在脐上 5 寸，上脘（任脉）旁 2 寸取之。

主治　胃痛，腹胀，呕吐，食欲不振，胁下坚痛，吐血。

操作　直刺 0.5～0.7 寸。艾条灸 5～10 分钟。《铜人》：

针二分，灸五壮。

文献摘要 《甲乙经》云："承满，在不容下一寸，足阳明脉气所发。刺入八分，灸五壮。""肠鸣相逐，不可倾倒，承满主之。"

《增订铜人腧穴针灸图经》云："治肠鸣腹胀，上喘气逆，食饮不思，肩息唾血。"

《针灸聚英》云："主肠鸣腹胀，上气喘逆，食饮不下，肩息唾血。"

《明堂灸经》云：灸承满五壮，"主胁下坚痛及肠鸣腹胀，上喘气逆"，"食欲不下，肩息唾血"。

《普济方》："治食饮不下，腹中雷鸣，相逐痢下，灸承满五十壮。"

按语 承满乃承胃气之满，具和胃降逆、推陈致新、疏调肠胃气机之功。中脘为胃之募穴，天枢为大肠之募穴，上巨虚为手阳明之下合穴，故承满伍此三穴，则肠胃运化与传导之功有司，方名"承满通腑方"，多用于胃脘胀满、饮食不下、肠鸣腹泻。

（21）梁门

释名 梁，通"粮"，指谷粮；门，门户。穴在上腹部，意为饮食入胃之门户，故而得名。

位置 在承满下一寸。（《甲乙经》）

取穴 在脐上4寸，中脘旁2寸取之。

主治 胃痛，呕吐，食欲不振，大便溏。

操作 直刺0.5~1寸。艾条灸5~10分钟。《铜人》：针二分，灸五壮。

文献摘要 《甲乙经》云："梁门，在承满下一寸，足阳明脉气所发。刺入八分，灸五壮。"又云："腹中积气结痛，梁门主之。"

《针灸聚英》云："主胁下积气，食饮不思，大肠滑泄，完谷不化。"

《明堂灸经》云：灸梁门五壮，"主胸胁下积气，食饮不思，大肠滑泄，谷不化"之证。

按语 梁门，足阳明胃经之腧穴，位居上腹部，为饮食入胃之门户，能破横亘之梁，而开通敞之门，故称梁门。梁门有调中气、和肠胃、健中宫、消食化积之功，多用于心下痞满、胃脘疼痛之证。中脘为胃之募穴，为腑会，为任脉与手太阳小肠经、手少阳三焦经、足阳明胃经交会穴，又为回阳九针穴之一，有司升降、和胃气、理中焦、化积滞、祛痰饮之功。梁门与中脘相伍，方名"梁门中脘胃病方"，多用于治疗急、慢性胃炎、萎缩性胃炎、胃及十二指肠球部溃疡。

梁门配足三里、公孙、内关，名曰"梁门健脾和胃方"，为治疗胃痛、消化不良、食欲不振、大便泄泻常用处方。

（22）关门

别名 关明。

释名 穴居胃底，与肠接近，为胃气出入胃肠之关口、门户，故名关门。

位置 在梁门下，太乙上。（《甲乙经》）

取穴 在梁门下1寸，建里旁2寸取之。

主治 腹痛，腹胀，肠鸣泄泻，食欲不振，水肿。

操作 直刺0.5~1寸。艾条灸5~10分钟。《铜人》：针八分，灸五壮。

文献摘要 《甲乙经》云："关门，在梁门下，太乙上，足阳明脉中间穴外延。足阳明脉气所发。刺入八分，灸五壮。"又云："腹胀善满，积气，关门主之。""遗溺，关门及神门、委中主之。""身肿，关门主之。"

《铜人》："治遗溺，善满积气，肠鸣卒痛，泄利，不欲食，腹中气游走挟脐急，痎疟振寒。"

《针灸聚英》："主善满积气，肠鸣卒痛，泄利，不欲食，腹中气走挟脐急痛，身肿，痎疟振寒，遗溺。"

《明堂灸经》云：灸关门五壮，"主遗溺及身腹重，主积气肠鸣卒痛，泄利，不欲食，腹中气游走侠脐急，痎疟振寒。"

按语　关门，穴居胃底，为胃气出入胃肠之关隘，具和胃降逆、消食化积之功，为治胃肠疾病常用穴位。胃经之合穴复溜，具温肾阳、促气化、通玄府、利水湿、滋肾阴之功。二穴相伍，方名"关门复溜方"，为治泄泻、水肿之要伍。《甲乙经》谓"遗溺，关门及神门、委中主之"，今名"《甲乙》关门遗溺方"。

（23）太乙

释名　太者，大也；乙者，一也。故"太乙"即"太一"。古代以中央为太乙，即河图中之中宫，腹部中央为太乙，胃在胃脘下部约当腹中央，故名太乙。

位置　在关门下一寸。（《甲乙经》）

取穴　在关门下方，下脘旁开2寸取之。

主治　癫狂，心烦不宁，胃痛，消化不良。

操作　直刺0.5~1寸。艾条灸5~10分钟。《铜人》：灸五壮，针八分。

文献摘要　《甲乙经》云："太乙，在关门下一寸。足阳明脉气所发。刺入八分，灸五壮。"

《针灸聚英》："主心烦，癫狂吐舌。"

《明堂灸经》云：灸太乙五壮，"主癫疾狂走，吐舌，心烦闷。"

按语　太乙位于腹部中央，具通达气机、消食导积、豁痰化饮之功。神门为手少阴心经之原穴，有调心气、安神定志之功。太溪为足少阴肾经之原穴，又为回阳九针之一，具壮元阳、利三焦、补命门、养肝肾之功。神门、太溪二穴，具交通心肾之功，有"交泰丸"之意。太乙与二穴相伍，方名"太乙神门交泰方"，为治癫、狂、痫、郁、不寐等病常用之处方。他如太乙伍百会、心俞、神门、大陵，方名"太乙定志宁神方"，多用于治神志异常疾患。

（24）滑肉门

释名　滑，使菜肴柔滑之谓；门，门户。消化肉食菜肴之地，故名滑肉门。

位置　在太乙下一寸。（《甲乙经》）

取穴　在太乙下方，水分旁开 2 寸取之。

主治　癫狂，呕吐，胃痛。

操作　直刺 0.5～1 寸。艾条灸 5～10 分钟。《铜人》：灸五壮，针八分。

文献摘要　《甲乙经》云："滑肉门，在太乙下一寸。足阳明脉气所发。刺入八分，灸五壮。"又云："狂癫疾，吐舌，太乙及滑肉门主之。"

《针灸聚英》云："主癫狂，呕逆，吐血，重舌舌强。"

《明堂灸经》云：灸滑肉五壮，"主癫疾狂，吐舌，主呕逆。"

按语　滑肉门乃健脾和胃，消食导滞，豁痰化饮之要穴。伍中脘、足三里增其疏通胃气，升清降浊之功，方名"滑肉消食豁痰方"，常用于急、慢性胃肠炎，肠粘连等病。伍肝俞、脾俞、丰隆，方名"滑肉息癫方"，以疏肝郁、理脾气、化痰浊，而治精神分裂症等。

（25）天枢

别名　长溪、长维、长鸡、长谷、谷门、循元、循际、补元、百劳、大肠募。

释名 《素问·六微旨大论》云："天枢之上，天气主之；天枢之下，地气主之。"张景岳注云："枢，枢机也。居阴阳升降之中，是为天枢。"枢者，枢纽也；脐上应天，脐下应地，穴当脐旁为上下腹之分界，通于中焦，有斡旋上下、职司升降之功，故名天枢。

位置 去肓俞一寸五分，侠脐两旁各二寸陷者中。(《甲乙经》)

取穴 在脐中旁开2寸取之。

主治 腹痛，泄泻，痢疾，绕脐痛，肠痈，便闭，肠鸣，腹胀，水肿，月经不调。

操作 直刺0.5~1寸。艾条灸5~15分钟。《铜人》：灸五壮。《济生拔萃》：灸百壮，针五分，留十呼。《集成》：针五分，留七呼，灸五壮。

文献摘要 《灵枢·杂病》云："腹痛，刺脐左右动脉，已刺按之，立已；不已，刺气街，已刺按之，立已。"马莳注云："此言腹痛者，当刺足阳明胃经天枢穴，如不已，又刺本经之气冲穴。"

《甲乙经》云："天枢，大肠募也，一名长溪，一名谷门。去肓俞一寸五分，侠脐两旁各二寸陷者中。足阳明脉气所发。刺入五分，留七呼，灸五壮"。"疟振寒，热甚狂言，天枢主之"。"大肠胀者，天枢主之"。"脐疝绕脐而痛，时上冲心，天枢主之"。"气疝哕呕，面肿奔豚，天枢主之"。"腹胀肠鸣，气上冲胸，不能久立，腹中痛濯濯，冬日重感，于寒则泄，当脐而痛，肠胃间游气切痛，食不化，不嗜食，身肿侠脐急，天枢主之"。"阴疝气疝，天枢主之"。"女子胞中痛，月水不以时休止，天枢主之"。

《针灸聚英》云："主奔豚，泄泻，胀疝，赤白痢水痢不止，食不下，水肿腹胀肠鸣，上气冲胸，不能久立，久积冷气，绕脐切痛，时上冲心，烦满呕吐，霍乱"及"女子癥瘕，血结成块，漏下赤白，月事不时。"

《针灸大全》治"脐腹胀满，气不消化"，取天枢、公孙、水分、内庭，今名"《大全》通腑方"；治"室女月水不调，脐腹疼痛"，取天枢、照海、气海、三阴交，今名"《大全》调冲方"；治"腹中寒痛，泄泻不止"，取天枢、照海、中脘、关元、三阴交，今名"《大全》腹泻方"。

《窦太师针经》云："天枢二穴，一名长溪，一名谷门。在脐旁二寸。大肠之募，足阳明脉气所发。针入二寸半，可灸五十壮。治脾泄不止，男虚损，妇劳损，补；气胀腹满，泻。"

《玉龙经》"泻泄"篇歌云："脾泄为灾若有余，天枢妙穴刺无虞。若兼五脏脾虚证，艾火多烧疾自除。"

《千金方》云："久冷及妇人癥瘕，肠鸣泄利，绕脐绞痛"，"吐血，腹痛雷鸣"，"狂言恍惚"，"小便不利，大便注泄，灸天枢百壮。"

《世医得效方》云："久冷及妇人癥瘕，肠鸣泄利，绕脐绞痛，灸天枢百壮"。"狂言恍惚，灸天枢百壮"。

《普济方》："治胀满肾冷，瘕聚泄利，穴天枢，灸百壮"。"治绕脐搅痛，穴天枢，灸百壮"。"治水痢不止，食不化，刺足阳明经天枢二穴，大肠募也，在脐旁多二寸，针入五分，留十呼，可灸百壮"。"治妇人癥瘕，肠鸣泄利，绕脐绞痛，穴天枢百壮，三报，可针"。"治瘕聚，灸气海、天枢各百壮"。

《采艾编翼》：灸治"痢疾，天枢、关元、脾俞、太白"，今名"《采艾》天枢痢疾方"。下痢发热不退，及肠胃有邪风，加三间、尺泽、解溪、上廉；下痢发热便闭，及表里有寒热，加三间、尺泽、大肠俞、太溪、曲泉；噤口加气海、足三里。"

《明堂灸经》云：天枢，"又名长溪、长谷、循际、谷门。灸百壮，主久积冷气，绕脐切痛，时上冲心，女子漏下赤白，及腹大坚，食不化，面色苍苍，主冬月重感于寒则泄，当脐痛，肠胃间游气切痛，主腹胀肠鸣，气上冲胸腹中尽痛，主面浮肿，唾血吐血，主疟振寒，热盛狂言语，呕吐，霍乱泄利，食不化。"

按语 天枢，足阳明胃脉气所发之处，又为大肠经之募穴，故《标幽赋》有"虚损天枢而可取"之句。穴当脐旁，为上下腹之界畔，通行中焦，有斡旋上下、职司升降之功。天枢伍五脏之背俞，名曰"《灵枢》天枢腹街刺"，具调和胃肠、益气健脾、养肝益肾之功，故为腹部疾患之要穴。

天枢伍中脘、关元、合谷、足三里、公孙，方名"天枢健脾和胃方"，用治急、慢性胃肠炎、痢疾；伍合谷、上巨虚、阑尾、关元，方名"天枢肠痈方"，以治阑尾炎；伍气海、关元、大肠俞、上髎，名"天枢气海肠痹方"，以治麻痹性肠梗阻。

气海为振奋下焦之阳、调达枢机之要穴，故天枢伍气海为治疗泌尿生殖系统疾病之穴对，今名"天枢气海穴对方"，治妇女月经不调、崩漏带下。天枢伍上巨虚、曲池、合谷，方名"天枢上巨愈痢方"，以治细菌性痢疾。若里急后重佐太冲、长强；大便频作佐三阴交、交信、内庭，今名"天枢补脾益肠方"。血压低，佐内关、大陵，今名"天枢关陵升压方"。

(26) 外陵

释名 外者，对内而言；陵，山陵也。穴位局部隆起如同山陵，故名。

位置 在天枢下，大巨上。(《甲乙经》)

取穴 在天枢下1寸，阴交旁开2寸取之。

主治 腹痛，疝气，痛经，心如悬引脐腹痛。

操作　直刺 0.5 ~ 1 寸。艾条灸 5 ~ 10 分钟。《铜人》：灸五壮，针三分。

文献摘要　《甲乙经》云："外陵，在天枢下，大巨上。足阳明脉气所发。刺入八分，灸五壮。"又云："腹中尽痛，外陵主之。"

《针灸大全》云：天枢，"伍足三里、三阴交、关元、公孙治腹胀腹痛"。

《针灸聚英》云："主腹痛，心下如悬，下引脐痛。"

《窦太师针经》云："外陵二穴，在天枢穴下一寸。足阳明脉气发。针入二寸半，灸二七壮。治腹如鼓，胀满不息，泻。"

《明堂灸经》云：灸外陵五壮，"主腹中尽痛，心如悬，下引脐腹痛。"

按语　外陵乃足阳明经之穴，具调和胃肠、理气导滞之功。外陵伍天枢治疗腹胀，乃同经腧穴配伍法，又为相类性配伍法。《针灸大全》有外陵与足三里、三阴交、关元、公孙之伍，今名"外陵和胃调冲方"，具调脾胃、养肝肾、调冲任之功，为治腹痛、脐下悸欲作奔豚、妇女痛经之要方。

（27）大巨

释名　因其穴位于肠曲巨大空阔处而得名。

位置　在长溪（天枢）下二寸。（《甲乙经》）

取穴　在外陵下 1 寸，石门旁 2 寸取之。

主治　小腹胀满，小便不利，疝气，遗精，早泄。

操作　直刺 0.5 ~ 1 寸。艾条灸 5 ~ 10 分钟。《铜人》：针五分，灸五壮。

文献摘要　《甲乙经》云："大巨，一名腋门，在长溪下二寸。足阳明脉气所发。刺入八分，灸五壮"。"偏枯，四肢不用，善惊，大巨主之。""癫疝，大巨及地机、中郄（中都）

主之。"今名"《甲乙》大巨疝气方"。

《针灸大成》："治小腹胀满，小便不利，疝气，惊悸不眠，偏枯，四肢不收，癫疝，烦渴"等病。

《针灸聚英》："主小腹胀满，烦渴，小便难，癫疝，偏枯，四肢不收，惊悸不眠。"

《明堂灸经》："主小腹满，小便难，阴下纵，主善惊，及癫疝，偏枯，烦渴，四肢不举。"

《普济方》："治惊喜妄言，面赤，灸腋门。"

按语 大巨，为足阳明经行于腹部肠曲巨大空阔之处，具通调胃肠气机、化气通脉之功。今用治泌尿系疾病，常伍以足太阴之郄穴地机，此乃表里经腧穴配伍法。

（28）水道

释名 水，水液；道，道路。属下焦，为水道之所出，能治各种水肿病，故而得名。

位置 在大巨穴下一寸。（《图考》）

取穴 即天枢下 3 寸，关元旁 2 寸取之。

主治 小腹胀痛，疝气，小便不利，月经痛。

操作 直刺 0.5～1 寸。艾条灸 5～10 分钟。《铜人》：灸五壮，针三分半。

文献摘要 《甲乙经》云："水道，在大巨下三寸。足阳明脉气所发。刺入二寸五分，灸五壮。"又云："三焦约，大小便不能，水道主之。大便难，中渚及太白主之。""少腹胀满，痛引阴中，月水至则腰脊痛，胞中瘕，子门有寒，引髋髀，水道主之。"

《千金方》云："三焦膀胱肾中热气，灸水道随年壮。"

《针灸聚英》云："主肩背酸疼，三焦、膀胱、肾中热气，妇人小腹胀满，痛引阴中，月水至则腰背痛，胞中瘕，子门寒，大小便不通。"

《针灸大全》治"赤白痢疾，腹中冷痛"，取水道、照海、气海、外陵、天枢、三里、三阴交，今名"《大全》水道愈痢方"。

《明堂灸经》云灸水道五壮，"主三焦结热，大小便不利，主肩背痛，小腹满引阴中痛，腰背强急，膀胱寒。"

《窦太师针经》云："水道二穴，在关元穴两旁各开二寸。足阳明脉气发。针入三寸，灸五十壮。治小肠疝气，偏坠木肾，补泻。"

按语 水道位当小肠部，又迎膀胱，属下焦，为水道之所出，具泌别清浊、通利水道之功，为治水肿病之要穴。本穴伍水分、足三里、三阴交，方名"水道消肿利水方"，可治腹水；伍肾俞、膀胱俞、三阴交，方名"水道益元肾病方"，可治急、慢性肾炎；伍中极、关元、三阴交、阴陵泉，名"水道中极通淋方"，以治尿潴留、膀胱炎等病。《甲乙经》治大便难，有水道、中渚、太白之用，今名"《甲乙》水道通便方"。

（29）归来

别名 溪穴。

释名 归，回归；来，到来。对中气下陷、冲气上逆之证，有归复还纳之功，故名归来。

位置 在水道下一寸。（《甲乙经》）

取穴 天枢下4寸，中极旁2寸取之。

主治 腹痛，疝气，经闭，阴挺，白带，阴冷肿痛。

操作 直刺0.5~1寸。艾条灸5~10分钟。《铜人》：针五分，灸五壮。

文献摘要 《甲乙经》云："归来，一名溪穴，在水道下一寸。刺入八分，灸五壮。""奔豚，卵上入，痛引茎，归来主之。""女子阴中寒，归来主之。"

《窦太师针经》云："归来二穴，在水道穴下，又曲骨穴微下两旁各开三寸。宜针入二寸半或一寸半，灸二七壮。治妇女血气不足。治症同水道穴。"

《明堂灸经》云：灸归来五壮，"主贲豚，卵上引茎痛，女人血藏积冷。"

《针灸聚英》："主奔豚胂上入腹，引茎中痛，妇人血脏积冷。"

按语　归来为足阳明胃经之腧穴，具通调气机、暖宫散寒、升阳举陷之功。归来伍关元、三阴交、肾俞，方名"归来益元荣冲方"，可治男、女生殖器官疾病。盖因归来藉阳明多气多血之资，以疏通少腹经气；三阴交乃足三阴交会之穴，具补脾胃、养肝肾、调冲任、理胞宫、通经络之功；肾俞乃肾气输布于背部之俞，功擅益元荣肾、强腰膝、固下元、涩精固带。三穴相须为用，共奏补益三阴、疏理三焦、调达气机、调冲固带、升阳举陷之功，为治男子阳痿、早泄、遗精，妇女月经不调、崩漏、带下、阴挺常用之方。

（30）气冲

别名　气街。

释名　气者，经气；冲，要冲。穴在气街部位，为经气流注之冲要，故名气冲。

位置　在归来下，鼠鼷上一寸，动脉应手。（《甲乙经》）

取穴　在归来下1寸，腹股沟上方，股动脉内侧，当曲骨旁2寸取之。

主治　外阴肿痛，疝气，偏坠，月经不调，阴痿，不孕，胎产异常。

操作　直刺0.3~0.5寸。艾条灸5~10分钟。《铜人》：灸七壮，禁针。《集成》：针三分，留七呼，灸七壮。

文献摘要　《灵枢·海论》云："胃者为水谷之海，其腧上在气街，下至三里。"复云："水谷之海有余，则腹满；水谷之海不足，则饥不受谷食。"

《灵枢·卫气》云："胫气有街……气在胫者，止之于气街，与承山踝上以下。"

《灵枢·杂病》云："腹痛，刺脐左右动脉，已刺按之，立已；不已，刺气街，已刺按之，立已。"

《素问·水热穴论》云："气街（气冲）、三里、巨虚上下廉，此八者，以泻胃中之热也。"

《甲乙经》云："气冲，在归来下，鼠鼷上一寸，动脉应手。足阳明脉气所发。刺入三分，留七呼，灸三壮。灸之不幸，使人不得息。""石水，刺气街。""腹痛刺脐左右动脉，已刺按之，立已；不已，刺气冲，按之立已。""腹中有大热不安，腹有大气如相侠暴，腹胀满，癃淫泺，气冲主之。腹满痛，不得息，正卧屈一膝，伸一股，并刺气冲，针上入三寸，气至泻之。""腰痛，控睾小腹及时股，卒俯不得仰，刺气街。""阴疝痿茎中痛，两丸蹇卧，不可仰卧，刺气街主之。""脱肛，下刺气街主之。""女子月水不利，或暴闭塞，腹胀满癃，淫泺身热，腹中绞痛，癥疝阴肿，及乳难，子抢心，若胞衣不出，众气尽乱，腹满不得反复。""夫人无子，及少腹痛，刺气冲主之。"

《针灸聚英》云："主腹满不得正卧，癥疝，大肠中热，身热腹痛，大气石水，阴痿茎痛，两丸蹇痛，小腹奔豚，腹有逆气上攻心，腹胀满，上抢心，痛不得息，腰痛不得俯仰"，"伤寒胃中热，妇人无子，小腹痛，月水不利，妊娠子上冲心，产难，包衣不出。"

《针灸大全》治"脚气红肿，大热不退"，取气冲、照海、血海、太溪、公孙、委中、三阴交。今名"《大全》气冲脚气方"。

《窦太师针经》谓"气冲二穴，一名气街，在归来穴下一寸。足阳明脉气发。禁针，灸三七壮，治七疝偏坠症。"

《明堂灸经》云：灸气冲五壮，"主癥阴肿痛，阴痿，茎中痛，两丸骞痛，不可仰卧，及大气石水，及腹中满，热淋闭不得尿，主腹中大热不安，腹有逆气正攻心，暴腹胀满，癃"；"妇人月水不通，无子，或暴闭塞，腹胀满"；"乳难，子上抢心，苦胞不出，众气尽乱，绞痛不得反息"。

《卫生宝鉴》"灸妇人崩漏及诸疾"篇记云："气冲二穴"，"主妇人月水不利，难产，子上冲心，痛不得息，可灸七壮，炷如小麦大。"

按语 气冲，足阳明脉气所发，乃经气流注之冲要，为治"水谷之海不足"之要穴，为治消化道及泌尿生殖系统疾病必取之穴。可辅以足阳明经之合穴、回阳九针穴之一的足三里，则相得益彰。其理源自《灵枢·海论》："胃者为水谷之海，其腧上在气街，下至三里。"二穴相伍，方名"《灵枢》水谷之海刺"，为治五劳七伤之良方。又因冲脉为经脉之海，主渗灌溪谷，与阳明合于宗筋，阴阳总筋之会，会于气街；承山足太阳经之穴，具敷布阳气之功。二穴相伍，《灵枢·卫气》称为"胫气"之街，今名曰"《灵枢》胫街刺"，为治下肢痿躄之要方。此即《素问·痿论》"治痿者独取阳明"，"阳明者，五脏六腑之海，主润宗筋，宗筋主束而利机关也。冲脉者，经脉之海也"。气冲为阳明经会冲属带络督之穴，从而为治痿之必须。气冲伍足三里、中脘、下巨虚、承山、大杼、百会、风府、膻中，名曰"治痿九穴"，而为主治脑瘫之用方。

(31) 髀关

释名 髀，大腿也；关，关节也。指股关节，在大腿股关节前下方，故名。

位置 在膝上，伏兔后交分中。(《甲乙经》)

取穴 屈股，当髂前上棘直下，与承扶相对取之。

主治 髀股痿痹，筋急不得屈伸，腹痛，足麻木不仁。

操作 直刺0.6~1.2寸。艾条灸3~5分钟。《铜人》：针六分，灸三壮。

文献摘要 《甲乙经》云："髀关，在膝上，伏兔后交分中。刺入六分，灸三壮。"又云："膝寒痹不仁，不可屈伸，髀关主之。"

《针灸聚英》云："主腰痛，足麻木，膝寒不仁，痿痹，股内筋络急，不屈伸，小腹引喉痛。"

《明堂灸经》云：灸髀关，"主黄疸，膝寒不仁，痹不得屈伸，痿厥，股内筋络急"之证。

按语 髀关乃足阳明经气流注于股关节部之穴，多用于髀股痿痹、筋急不得屈伸之证，具行气血、通经络、缓急止痛之功。本穴伍环跳、风市、足三里、承扶为治下肢痿躄之要伍，方名"痿躄五穴刺"，适用于下肢麻痹、瘫痪等病。配委中、承扶，方名"髀关强骨方"，为治疗股骨头缺血性坏死及坐骨神经痛之用方。

（32）伏兔

别名 外丘、外沟。

释名 在大腿外方肌肉之隆起部，形如卧兔，故名伏兔。

位置 在膝上六寸，起肉间。（《甲乙经》）

取穴 在膝髌上缘上6寸，髂前上棘与髌底外侧端的连线上取之。

主治 腰胯痛，膝冷，麻痹，脚气。

操作 直刺0.6~1.2寸。艾条灸5~10分钟。《集成》：禁灸。

文献摘要 《甲乙经》云："伏兔，在膝上六寸，起肉间。足阳明脉气所发。刺入五分，禁不可灸。"又云："寒疝下至腹膝，膝腰痛如清水，大腹诸疝，按之至膝上，伏兔主之。"

《针灸大成》云："治狂邪，手挛缩，瘾疹，腹胀，头重，脚气。"

《针灸聚英》云："主膝冷不得温，风劳痹逆，狂邪，手挛缩，身瘾疹，腹胀少气，头重脚气，妇人八部诸疾。"

《明堂灸经》云：伏兔"不灸"。

按语　伏兔乃足阳明胃经脉气流注于膝上肌肉隆起之部，以阳明多气多血灌注之功，而主治膝冷、麻痹。《甲乙经》用治"诸疝"；《针灸大成》以治"狂邪""瘾疹""脚气"；《针灸聚英》云治"妇人八部诸疾"。

（33）阴市

别名　阴鼎。

释名　市，言其所聚，集结之处。本穴主治阴寒湿邪集聚之患，故名阴市。

位置　在膝上三寸，伏兔下。（《甲乙经》）

取穴　屈膝，在膝髌上缘上3寸，当膝髌外上缘与伏兔连线之中点取之。

主治　腿膝麻痹，酸痛，屈伸不利，下肢不遂。

操作　直刺0.6~1寸。艾条灸5~10分钟。《铜人》：针三分，禁灸。《明堂》：灸三壮。《集成》：针三分，留七呼，禁灸。

文献摘要　《甲乙经》云："阴市，一名阴鼎，在膝上三寸，伏兔下，若拜而取之。足阳明脉气所发。刺入三分，留七呼，禁不可灸。"又云："寒疝痛，腹胀满，痿厥少气，阴市主之。"

《针灸大成》云："腰脚如冷水，膝寒，痿痹不仁，不屈伸。"

《神应经》治"小腹痛"，取阴市、承山、下廉、复溜、中封、大敦、小海、关元、肾俞；治"腹满"，取阴市、少商、三里、曲泉、昆仑、商丘、通谷、太白、大都、隐白、陷谷、行间。

《窦太师针经》谓"阴市二穴，又名阴鼎。在膝盖上七寸，垂手中指点到处是穴。针入五分，灸五十壮。治腿脚疼，泻；腰足无力，补；左瘫右痪，补。"

《明堂灸经》云：阴市，"不可灸，又名阴鼎。主腹中满，痿厥少气，促痛不可回顾，主膝上伏兔中寒，寒疝，小腹痛痛气中，腰如清水。"

按语　阴市乃足阳明经脉气流注之处，又为主治阴寒湿邪集聚证之要穴，故有通行气血、温经散寒之功。《甲乙经》用治"寒疝""痿厥"；《窦太师针经》以治"腰足无力""左瘫右痪"之证；《神应经》治"小腹痛"，取阴市伍承山、下廉、复溜、中封、大敦、小海、关元、肾俞诸穴，今名"《神应》调冲方"，可愈痛经；治"腹满"，取阴市伍少商、三里、曲泉、昆仑、商丘、通谷、太白、大都、隐白、陷谷、行间诸穴，今名"《神应》腹满方"，为疗慢性结肠炎之效方。

（34）梁丘

别名　鹤顶。

释名　梁，山梁；丘，丘陵，局部隆起如山陵、丘陵，穴当其处，故名。

位置　在膝上二寸。（《甲乙经》）

取穴　在阴市下1寸，当膝髌之上外缘上2寸凹陷处取之。

主治　膝肿痛，下肢不遂，胃痛，乳痈。

操作　直刺0.5~0.7寸。艾条灸3~7分钟。《铜人》：灸三壮，针三分。

文献摘要　《甲乙经》云："梁丘，足阳明郄。在膝上二寸。刺入三分，灸三壮。""大惊乳痛，梁丘主之。""胫苦苦痹膝不能屈伸不可以行，梁丘主之。"

《窦太师针经》云："梁丘二穴，即鹤顶。在膝盖上两筋间陷中。又法：在膝盖上二寸。针入五分，灸二七壮。治鹤膝风，膝头风红肿，泻；膝头屈曲不伸，筋紧难开，泻补，宜三棱针出血。"

《针灸聚英》云："主膝脚腰痛，冷痹不仁，难跪，不可屈伸，足寒，大惊，乳肿痛。"

《明堂灸经》云：灸梁丘三壮，"主筋挛，膝不得屈伸，不可以行，主大惊，乳痛，膺窗痛。"

按语　梁丘为足阳明胃经之郄穴，有通经活络、理气和胃之功，为治胃腑的急性疼痛之要穴，临证常郄、会穴配合应用，即以梁丘伍腑会中脘。足三里为足阳明经之下合穴，脘腹胀痛常梁丘与足三里合用，属同经配伍法。除胀，梁丘功长于足三里；止痛，足三里优于梁丘。本穴伍中脘、内关、公孙、足三里，方名"梁丘三里愈胃方"，可疗脘腹痛。

（35）犊鼻

别名　外膝眼。

释名　在膝髌下，外膝眼，状似牛犊之鼻，故名。

位置　在膝下胻上，侠解大筋中。（《甲乙经》）

取穴　屈膝成直角，当髌骨下髌韧带外侧陷中取之。

主治　膝痛，麻木，屈伸不利，脚气。

操作　针刺宜略向内侧斜刺 0.5~1 寸。艾条灸 5~10 分钟。《铜人》：针三分，灸三壮。

文献摘要　《甲乙经》云："犊鼻，在膝下胻上，侠解大筋中。足阳明脉气所发。刺入六分，灸三壮。""膝中痛，取犊鼻，以员利针。"

《窦太师针经》云："犊鼻二穴，在膝盖骨下，独骨陷中央，解大筋中。禁灸，宜小微针入三分，不宜出血，不可久停针。治鹤膝风，膝头红肿，宜三棱针出血。"

《明堂灸经》云：灸犊鼻，"主膝中痛不仁，难跪起，膝髌痈，溃者不可治，不溃者可疗"。

《针灸聚英》云："主膝中痛不仁，难跪起，脚气，膝髌肿，膝髌肿溃者。"

按语 犊鼻位于膝髌下之外膝眼，《针灸聚英》用以"主膝中痛不仁"；《窦太师针经》谓"治鹤膝风，膝头红肿，宜三棱针出血"；《明堂灸经》云灸犊鼻之"膝髌痈"。验诸临床，本穴为治类风湿性关节炎之膝关节肿大者，及退行性膝关节炎之膝关积液者之要穴。犊鼻伍梁丘、血海、足三里、阴陵泉、三阴交，方名"犊鼻攒针强膝方"，可治膝部疼痛之疾。

（36）足三里

别名 下陵、下三里、三里、鬼邪、下陵三里、下邪三里。

释名 里，作"寸"解，本穴位于外膝眼下三寸，故名足三里。《子午流注说难》释云："三里穴名，手足阳明皆有，名同穴异，继起针灸家增一足字以别之。盖阳明行气于三阳，里者，宽广之义，古"井田制"，九百亩为方里，盖胃为水谷之海，大肠、小肠、三焦无处不到，六腑皆出之足三阳，上合于手，故《本输》篇称之曰下陵三里。为高必因丘陵，大阜曰陵，高于丘也，陵冠一下字，盖足三里穴不如手阳明三里之高上，手三里不如足三里之敦阜，且也足太阴脾合于膝内阴之陵泉，足少阳胆合于膝外阳之陵泉，皆高于足阳明胻骨外之三里，故正其名曰下陵三里。"

位置 在膝下三寸，胻外廉。（《甲乙经》）

取穴 在犊鼻下3寸，距胫骨前嵴一横指，当胫骨前肌上，屈膝取之，不使之举足。

主治 胃痛，腹胀，消化不良，呕吐，肠鸣，泄泻，便秘，痢疾，喘证，乳痛，头晕，癫狂，中风瘫痪，脚气，水肿，膝胫酸痛，疳疾。

操作 直刺 0.5～1.2 寸。艾条灸 5～15 分钟，30 岁后随年壮。《铜人》：灸三壮，针五分。《明堂》：针八分，留十呼，泻七吸，日灸七壮止百壮。

文献摘要 《灵枢·邪气脏腑病形》云："胃病者，腹䐜胀，胃脘当心而痛，上支两胁，膈咽不通，食饮不下，取之三里也。"

《灵枢·海论》云："胃者为水谷之海，其腧上在气街，下至三里"。又云："水谷之海有余，则腹满；水谷之海不足，则饥不受谷食。"故取气冲、足三里二穴，可用于上述诸病，今名"《灵枢》水谷之海刺"。

《灵枢·四时气》云："着痹不去，久寒不已，卒取其三里。肠中不便，取三里，盛泻之，虚补之。"足阳明经乃多气多血之腑，刺足三里，此即取阳明燥热之气以胜其寒湿也。又云："腹中常鸣，气上冲胸，喘而不能久立，邪在大肠，刺肓之原、巨虚上廉、三里。"盖因手阳明大肠经之下合穴为上廉，手太阳小肠经之下合穴为下廉，足阳明胃经之下合穴为足三里，根据《内经》"合治内腑"的原则，故邪在大肠取上廉，在小肠宜刺下廉，在胃宜刺足三里。又云："小腹痛肿，不得小便，邪在三焦约，取之太阳大络（飞扬），视其络脉与厥阴小络结而血者，肿上及胃脘，取三里。"意谓三焦气化失司，下焦膀胱气化失序，故"小腹痛肿，不得小便"，若肿及中焦胃脘，当取胃经之足三里。

《灵枢·九针十二原》云："阴有阳疾者，取之下陵三里"。马莳注云："阴经有阳病者，当取之下陵三里。"此即

"善用针者，从阴引阳，从阳引阴"之太极思维的辨证观。

《素问·刺法论》云："胃为仓廪之官，五味出焉，可刺胃之源"。意谓胃经有病，可刺胃之原穴足三里。今名"《素问》胃原刺方"。

《甲乙经》云："三里，土也，在膝下三寸，胻外廉。足阳明脉气所入也，为合。刺入一寸五分，留七呼。""阳厥凄凄而寒，少腹坚，头痛，胫股腹痛，消中，小便不利，善呕，三里主之。""乳痈有热，三里主之。""热病汗不出，善呕苦，痓身反折，口噤，善鼓颔，腰痛，不可以顾，顾而有似拔者，善悲，上下取之出血，见血立已。痓身反折，口噤，喉痹不能言，三里主之。""五脏六腑之胀，皆取三里，三里者，股之要穴也。""肠中寒，胀满善噫，闻食臭，胃气不足，肠鸣，腹痛泄，食不化心下胀，三里主之。""水肿胀，皮肿，三里主之。""阴气不足，热中，消谷善饥，腹热身烦，狂言，三里主之。""善饥，阳气不足，阴气有余，则寒中肠鸣腹痛，阴阳俱有余，若俱不足，则有寒有热，皆调其三里。""胃病者，腹䐜胀，胃脘当心而痛，上极两胁，膈咽不通，食饮不下，取三里，腹中雷鸣，气常行胸，喘不能久立，邪在大肠也，刺肓之原、巨虚上廉、三里，腹中不便，取三里，盛则泻之，虚则补之。""霍乱遗失气，三里主之。""飧泄大肠痛，巨虚上廉主之。""胸中瘀血，胸胁极满，膈痛不能久立，膝痿寒，三里主之。"

《千金翼方》云："主腹中寒，胀满，肠中雷鸣，气上冲胸，喘不能久立；腹痛，胸腹中瘀血，小腹胀皮肿，阴气不足，小腹坚；伤寒热不已，热病汗不出，喜呕口苦，壮热，身反折，口噤鼓颔，肿痛不可回顾，顾而有所见，喜悲上下求之；口僻，乳肿，喉痹不能言；胃气不足，久泄利，食不化，胁下支满；不能久立，膝痿寒热；中消谷苦饥，腹热身烦，狂言；乳痈，喜噫，恶闻食臭，狂歌妄笑，恐怒大骂，霍乱，遗失失气；阳厥，凄凄恶寒，头眩，小便不利，喜哕，脚气。"

《外台秘要》云："人年三十已上，若不灸三里，令人气上冲目。"

《针灸聚英》云："主胃中寒，心腹胀满，肠鸣，脏气虚惫，真气不足，腹痛食不下，大便不通，心闷不已，卒心痛，腹有逆气上攻，腰痛不得俯仰，小肠气，水气蛊毒，鬼击，痃癖，四肢满，膝胻酸痛，目不明，产妇血晕，不省人事。"

《中藏经》云："三里主五劳羸瘦，七伤虚寒空。"

《太平圣惠方》云："大小人热，皆调三里。"

《马丹阳天星十二穴主治杂病论》云："三里膝眼下，三寸两筋间。能通心腹胀，善治胃中寒。肠鸣并泄泻，腿肿膝胻酸。伤寒羸瘦损，气蛊及诸般。年过三旬后，针灸眼便宽。取穴当审的，八分三壮安。"

《明堂灸经》云：灸足三里三壮，"主喉痹不能言，胁中暴逆，腹胀满不得息，咳嗽多唾，主肘痛时寒，腰痛不可以顾，足痿，失履不收，足下热，不能久立，主癥，少气，肠鸣腹痛，胸腹中瘀血，水肿，腹胀，阴气不足，少腹坚，热病汗不出，喜呕，口苦，壮热，身反折，口噤鼓颔，腰痛不可以顾，视而有所见，喜悲，上下求之，口僻，乳肿，目不明，胃气不足，闻食臭，久泄利，食不化，胁下注满，膝痿，寒热中，消谷善饥，腹热身烦，狂言，乳痈，狂歌忘笑，恐怒大骂，霍乱，遗失气，阳厥，凄凄恶寒，头眩，小便不利，食气，水气蛊毒浮满，四肢肿满，五劳羸瘦，七伤虚乏，凡此等疾，皆灸之，多至五百壮，少至二三百壮。"

《玉龙经·天星十一穴歌诀》云："三里内庭穴，曲池合谷彻。委中配承山，下至昆仑绝。环跳与阳陵，通里与列缺。合担用法担，合截用法截。专心常记此，莫与闲人说。三百六十六，不如十一穴。此法少人知，金锁都门镭。将针治病人，有如汤沃雪。非人莫传与，休把天机泄。"又云："三里在膝下，三寸两筋间。能除心腹胀，善治胃中寒。肠鸣并积聚，肿满膝胫酸。劳伤形瘦损，气蛊病诸般。人过三旬后，针灸眼能宽。取穴当举足，得法不为难。"斯书"六十六穴治证"篇云："三里，为合土。在膝下三寸，胻骨外廉两筋间，以大指次指圈其膝盖，中指尽处是穴，举足取。治男女百病，五劳七伤，脾胃诸气，诸疾，诸蛊，诸眼疾，喉痹，风寒诸疼痛。"斯书"磐石金直刺秘传"篇云："疝气，足三里、关元（灸）、中极（灸）、三阴交、大敦。"今名"《磐石》三里疝气方"。"膝风肿痛，足三里、阳陵泉、阴陵泉、太冲、昆仑。"今名"《磐石》三里膝风方"。"脚气"，"宜灸足三里、悬钟、绝骨、风市、肩井、阳陵泉、阳辅、昆仑、照海、太冲。"今名"《磐石》三里脚气方"。伤寒，大便闭结，刺足三里；未愈，泻照海。"今名"《磐石》三里照海通便方"。"晕头风，面赤耳痛，视物羞明，昏闷头旋，不欲人语，泻攒竹，次泻足三里、合谷、风池妙穴。"今名"《磐石》三里头风方"。

《神灸经纶》云："灸足三里者，必年三十以上方许灸之，恐年少火盛伤目。故凡灸头必灸足三里者，以足三里能下火气也。"

《世医得效方》云："治胃中热病，灸三里三十壮，穴在膝下三寸。"

《类经图翼》云："凡人年三十以上，若灸头不灸三里，令人气上眼暗，以三里穴能下气也。凡一切病，皆灸三里三壮，每日常灸，气下乃止。""凡人年三十以上，若灸头不灸三里，令人气上眼暗，以三里穴能下气也。凡一切病，皆灸三里三壮，每日常灸，气下乃止。""凡灸法，须先发于上，后发于下；先发于阳，后发于阴。凡针刺大法，多宜在午时之后，不欲在午时之前。”

《景岳全书》云：“足三里灸之可令火气下降明目。”

《医说》云：“若要安，丹田、三里常不开。”丹田，即气海穴。常灸此二穴，有补益先、后天之功，此乃健身祛病之良方，今名“《医说》三里气海灸方”。

《针灸大成》以灸法防治中风，主张“灸三里、绝骨四处，名三壮。”

《窦太师针经》谓三里“针入二寸半，灸五十壮。治诸般证候，看证补泻。凡人年三十以上，不灸此穴，则热气上冲，眼目无明。”

《天元太乙歌》云：“腰腹胀满治何难，三里腨肚针承山。更向太冲行补泻，指头麻木一时安。”

《子午流注说难》云：“证治：胃中寒，心腹胀满，胃气不足，闻食臭，肠鸣腹痛，食不化。秦丕祖云：诸病皆治，食气水气，蛊毒痎癖，四肢肿满，膝䯒酸痛，目不明。华佗云：疗五劳羸瘦，七伤虚乏，胸中瘀血，乳痈。人年三十以上，若不灸三里，令气上冲目。”

按语　足三里为足阳明胃经之合土穴，为人身四要穴之一，故《四总穴歌》有“肚腹三里留”之治，《通玄指要赋》有“冷痹肾败，取足阳明之土”之验。本穴有健脾胃，补中气，调气血，通经络之功。气冲为胃经与冲脉交会之穴，可抑上熏之胃热，降上逆之冲气，疏横逆之肝气。二穴合用，方名“《灵枢》水谷之海刺”，为胃脘痛之良方。尝可伍大、小肠之下合穴上、下巨虚，协足三里泄阳明经郁热，助气冲疏肝理气降冲，乃上病下治之伍，方名“三里冲虚方”，该方有化肝煎之效，适用于肝胃郁热，症见胃脘灼痛，痛势急迫，烦躁易怒，泛酸嘈杂，口干口苦，舌红苔黄，脉弦数或滑数。

中脘为胃之募穴，与足三里相伍，名曰“足阳明募合刺方"，可针后加灸，共奏健脾和胃、温中散寒之功；加伍胃之背俞胃俞，名曰"足阳明募俞刺方"，与中脘一前一后成腹背阴阳募俞配穴法；"阴维为病苦心痛"，故通阴维之内关，有理气止痛之功。诸穴相伍，方名"三里内关募俞方"，有黄芪健中汤之用，适用于脾胃虚寒，症见胃脘隐痛，喜温喜按，空腹痛甚，得食痛减，泛吐清水，纳食呆滞，神疲乏力，甚则手足不温，大便溏薄，舌淡苔白，脉质弱或迟缓之证。若腹胀甚，可加梁丘以宽中下气、消食导滞。

足阳明胃经之足三里，有和脾胃、调气血之功，手阳明大肠经之荥穴二间，有散邪热、利咽喉之用，二穴相伍，乃"表里异经配伍法"，方名"三里二间方"。足三里意在"通补"，二间意在"清泻"，一补一泻，相互制约，相互为用，对咽喉肿痛之喉痹、风火上扰之牙痛、阳明蕴热之头痛诸疾，均具良效。足三里益胃健脾，培补中土以冀后天气血生化之源；肝俞内应肝脏，为肝气转输、输注于背部的穴位，是治疗肝病的要穴，可滋养肝阴。二穴相伍，有调和肝胃、益气活血之效，方名"三里肝俞方"，适用于肝血不足之头晕、眼花、视物不清，故《玉龙歌》有"肝家血少目昏花，宜补肝俞力更加。更把三里频泻动，还光益血自无差"之句。

足三里为足阳明经之合穴，乃该经脉气汇合之处，为健脾和胃、理气导滞、调补气血之要穴；太冲为足厥阴肝经之输穴、原穴，具疏肝理气、养血通脉之功。足三里辅以太冲，则疏肝理气、清泄肝胆之功倍增。佐之胆经合穴及筋会阳陵泉，有疏泄肝胆之功；佐之脾经合穴阴陵泉，有健中宫、助运化、生气血之功。四穴合用有柴胡疏肝散之用，方名"三里冲陵疏肝方"，适用于慢性肝炎、慢性胃肠炎及急、慢性胆道疾病。

《马丹阳天星十二穴主治杂病歌》有"三里内庭穴"穴对

之用，今名"《丹阳》三里内庭方"，为足阳明经病之治方。足三里健脾和胃，消积导滞；内庭为足阳明胃经之荥穴，以清泻胃热为要。足三里伍内庭，具疏调阳明经气、和胃降逆、清泻脾胃实火之功，故又适用于胃脘灼痛及胃火牙痛等疾。

足三里有健脾和胃、调补气血之功，且又为"冲脉血海"下输经气所过，故又有调冲、任之功；至阴为足太阳膀胱经之井穴，脉气所起为根，"太阳根于至阴"，而交于足少阴肾经，故有布津液、司气化、益肾元之功。二穴相伍，方名"三里至阴安胎方"，具调脾胃、益冲任、补气血安胎之功。

足三里益气养血而通经络，悬钟清泄肝胆之火而通腑气，故足三里伍悬钟，方名"三里悬钟方"，有疏通经络、协调脏腑之功，为治痹证、痿证之要方，又为预防中风之效方。

《玉龙经》传"天星十一穴歌诀"，歌中语云："三十百六十穴，不如十一穴。"马丹阳有"天星十二穴主治杂病歌"传世，穴为"天星十一穴"加太冲穴，歌末语云："三百六十穴，不出十一穴。"前歌今名曰"天星十一穴刺"，后歌今名"《丹阳》十二穴刺"，二方穴位按摩施术，为祛病健身常用之法，又为"三瘫一截"病人必用之术。其按摩顺序为：合谷、曲池、通里、列缺、三里、内庭、环跳、阳陵泉、委中、承山、昆仑。

（37）上巨虚

别名　巨虚上廉。

释名　因本穴在腿部胫、腓骨间较大空隙处，取巨大空隙之意，与下巨虚相对而言，故名巨虚上廉。

位置　在足三里下三寸。（《甲乙经》）

取穴　犊鼻下6寸，当足三里与下巨虚连线的中点取之。

主治　肠中切痛，痢疾，肠鸣，腹胀，便秘，泄泻，肠痛，中风瘫痪，脚气。

操作 直刺 0.5~1.2 寸。艾条灸 5~10 分钟。《铜人》：针三分，灸三壮。《明堂》：针八分，得气即泻，灸日七壮。

文献摘要 《灵枢·邪气脏腑病形》有"荥输治外经，合治内腑……大肠合入于巨虚上廉"，及"大肠病者，肠中切痛而鸣濯濯，冬日重感于寒即泄，当脐而痛，不能久立，与胃同候，取巨虚上廉"的记载。

《甲乙经》云："巨虚上廉，足阳明与大肠合，在三里下三寸，刺入八分，灸三壮。""风水膝肿，巨虚上廉主之；大肠有热，肠鸣腹满侠脐，食不化，喘不能久立，巨虚上廉主之；小便黄，肠鸣相逐，上廉主之；飧泄，大肠痛，巨虚上廉主之；狂妄走善欠，巨虚上廉主之；胸胁支满，恶闻人声与木音，巨虚上廉主之。"

《针灸聚英》谓上巨虚"主脏气不足，偏风脚气，腰腿手足不仁，脚胫酸痛，屈伸难，不能久立，风水膝肿，骨髓冷疼，大肠冷，食不化，飧泄，劳瘵，夹脐腹胁痛，肠中切痛雷鸣，气上冲胸，喘息不能行，不能久立，伤寒胃中热。东垣曰：脾胃虚弱，湿痿，汗泄，妨食，三里、气街出血，不愈，于上廉出血"。

《明堂灸经》云：灸上廉三壮，"主脏气不足，偏风，腲腿，手足不仁，小便难、黄，风水，膝肿，飧泄腹胁支满，走侠脐腹痛，食不化，喘息不能行。"

《普济方》："治大肠有热，肠鸣腹满，肿挟脐痛，食不化，喘不能久利，灸巨虚上廉。"

《卫生宝鉴》云："肠中切痛，当脐痛，取巨虚上廉。"

《子午流注说难》云："证治：飧泄腹痛，支满，狂走，侠脐少腹痛，食不化，喘息不能行，脏气不足，偏风腲腿，手足不仁。"

按语 上巨虚为手阳明大肠经之下合穴，主治大肠腑病。

因其具调和胃肠、通腑消胀、固肠止泻之功，而用于肠鸣腹泻、肠痈腹痛之证。伍大肠经募穴天枢、俞穴大肠俞，则调和胃肠之功倍增，三穴灸之有固肠止泻之功；刺之则有理肠通便之能，方名"手阳明募俞下合刺"。适用于现代医学之急、慢性胃肠炎，急性细菌性痢疾，急、慢性阑尾炎等病。

《灵枢·海论》有"冲脉者，为十二经之海，其腧上在于大杼，下出于巨虚之上下廉"的记载。今名"《灵枢》之血海刺"。且大杼为骨之会，上、下巨虚为手阳明、手太阳之下合穴。三穴相伍，为治疗痹证、痿证及脑瘫之常用方。

（38）条口

释名　穴在上巨虚穴下，按之穴处虚大有口，又直长条而下，故名条口。

位置　在下廉上一寸。（《甲乙经》）

取穴　膝下8寸，上巨虚下约两横指，当犊鼻与解溪连线之中点取穴。

主治　小腿冷痛、麻痹，脘腹疼痛，跗肿、转筋。

操作　直刺0.5～0.8寸。艾条灸3～5分钟。《铜人》：针五分。《明堂》：针八分，灸三壮。

文献摘要　《甲乙经》云："条口，在下廉上一寸。足阳明脉气所发。刺入八分，灸三壮。""胫痛，足缓失履，湿痹，足下热，不能久立，条口主之。"

《铜人》用"治膝胻寒酸痛，足缓履不收，湿痹足下热"之证。

《针灸聚英》："主足麻木，风气，足下热，不能久立，足寒膝痛，胫寒湿痹，脚痛胻肿，转筋，足缓不收。"

《明堂灸经》云：灸条口，"主胫寒不得卧，足下热，不能久立，膝胻酸，寒痛，足缓，履不收，淫痹。"

按语　条口乃足阳明胃经之腧穴，以阳明为多气多血之经，而具通经活络、缓急止痛之功，加灸有温经散寒之效。《铜人》用治"膝胻寒酸痛，足缓履不收"；《针灸聚英》用治"足寒膝痛，胫寒湿痹"之候；《明堂灸经》谓灸条口"主胫寒不得卧"；胃脘痛取条口，乃同经上病下治之法。

（39）下巨虚

别名　巨虚下廉。

释名　巨虚即巨大空虚之意，下即与上巨虚相对而言。

位置　在上廉下三寸。（《甲乙经》）

取穴　在犊鼻下9寸，当条口下约一横指，距胫骨前嵴约一横指。

主治　小腹痛，腰脊痛引睾丸，乳痈，下肢痿痹。

操作　直刺0.5～0.8寸。艾条灸5～10分钟。《铜人》：针八分，灸三壮。

文献摘要　《灵枢·邪气脏腑病形》有"小肠病者，小腹痛，腰脊控睾而痛，时窘之后，当耳前热，若寒甚，若独肩上热甚，及手小指次指之间热，若脉陷者，此其候也。手太阳病也，取之巨虚下廉"的记载。表述了手太阳病，是腑气从下而上合于手太阳经，故当取之下巨虚；控睾引腰脊上冲心者，乃小肠之疝气，取下巨虚以去小肠之邪气，今名"《灵枢》下巨疝气方"。

《甲乙经》云："巨虚下廉，足阳明与小肠合，在上廉下三寸。刺入三分，灸三壮。""少腹痛，泄出糜，次指间热，若脉陷寒热身痛，唇渴不干，汗出，毛发焦，脱肉少气，内有热，不欲动摇，泄脓血，腰引少腹痛，暴惊，狂言非常，巨虚下廉主之。""溺黄，下廉主之。""痹胫重足跗不收，跟痛，巨虚下廉主之。"

《针灸聚英》："主小肠气不足，面无颜色，偏风腿痿，足不履地，热风冷痹不遂，风湿痹，喉痹，脚气不足、沉重，唇干涎出不觉，不得汗出，毛发焦肉脱，伤寒胃中热，不嗜食，泄脓血，胸胁、小腹控睾而痛，时窘之后，当耳前热，若寒甚，若独肩上热甚，及小指次指之间热痛，暴惊狂，言语非常，女子乳痛，足跗不收，跟痛。"

《明堂灸经》云：灸下廉三壮，"主小腹痛，飧泄，次指间痛，唇干，涎出不觉，狂言非常，寒淫下注，小便难、黄，不得汗出，毛发焦，脱肉，少气，胃中热，不嗜食，泄脓血，胸胁少腹痛，暴惊狂，女子乳痛，喉痹，胕痛，足跗不收。"

《卫生宝鉴》"妇人崩漏及诸疾"篇云："足下廉二穴"，"主乳痈喉痹，胕肿足跗不收，可灸三壮。"

《子午流注说难》云："证治：少腹痛，飧泄，次指间痛，唇干，涎出不觉，不得汗出，毛发焦，脱肉，少气，胃中热，不嗜食，泻脓血，胸胁少腹痛，暴惊狂言非常，女子乳痛，喉痹，胕肿，足跗不收。"

按语 下巨虚为手太阳小肠经之下合穴，主治小肠腑病。本穴尝为治疝气之要穴，其法源自《灵枢·邪气脏腑病形》："小肠病者，小腹痛，腰脊控睾而痛……取之巨虚下廉。"疝为任脉主病，足厥阴经绕阴器，足三阴经交于任脉，故下巨虚伍任脉关元、足厥阴经大敦、足三阴经交会穴三阴交，方名"巨虚关元交敦方"，而具温经散寒、通脉导滞、缓急止痛之功，为治寒疝之常用方。鉴于此伍尝具养肝肾、调冲任、和脾胃之功，故《卫生宝鉴》尝用其疗"妇人崩漏及诸疾"，本穴伍丘墟、肾俞、侠溪，名曰"宽胸除胀下巨方"，可治胸胁满闷、腹部胀痛之证；伍三里、气街，名曰"下巨健脾和胃方"，可治脾胃虚弱、痿软、厌食诸证。

（40）丰隆

释名 丰者，丰满；隆，隆盛。胃经谷气隆盛，为多血多气之腑，至此处丰满溢出大络，且该处肌肉丰满隆起，故名。

《子午流注说难》释云："丰隆穴较高于下廉一寸，然穴与上廉非直线，别于阳明正经之外，其肉丰满而隆起，与巨虚上下廉迥然不同，故名丰隆。"

位置　在外踝上八寸，下廉胻外廉陷者中。（《甲乙经》）

取穴　位于犊鼻与解溪之间的中点，在条口后方约一横指取之。

主治　胸痛，哮证，气喘痰多，咽喉肿痛，下肢痿痹肿痛，头痛，眩晕，大便难，癫狂，痫证。

操作　宜直刺0.5~1.2寸。艾条灸5~10分钟。《铜人》：灸三壮，针三分。

文献摘要　《灵枢·经脉》云："足阳明之别，名曰丰隆，去踝八寸，别走太阴……其病气逆则喉痹瘁暗，实则狂癫，虚则足不收、胫枯，取之所别也。"今名"《灵枢》丰隆涤痰通痹方"。

《甲乙经》云："丰隆，足阳明络也。在外踝上八寸，下廉胻外廉陷者中，别走太阴者。刺入三分，灸三壮。"又云："厥头痛，面浮肿，烦心，狂见鬼，善笑不休，发于外有所大喜，喉痹不能言，丰隆主之。"

《针灸聚英》："主厥逆，大小便难，怠惰，腿膝酸，屈伸难，胸痛如刺，腹若刀切痛，风痰头痛，风逆四肢肿，足清身寒湿，喉痹不能言，登高而歌，弃衣而走，见鬼，好笑。气逆则喉痹卒暗，实则癫狂，泻之；虚则足不收、胫枯，补之。"

《针灸大全》治"呕吐痰涎，眩晕不已"，取丰隆、公孙、中魁、膻中，今名"《大全》丰隆痰眩方"。治"哮喘气促痰气壅盛"，取丰隆、照海、俞府、膻中，今名"《大全》丰隆愈喘方"。

《玉龙经·六十六穴治证》云："丰隆别走太阳，外踝上八寸，下廉胻外廉陷中。治身体倦怠，腿膝酸痛，四肢不收，心腹气痛，大小便难，寒喘嗽急，喉痹气逆。"

《窦太师针经》谓"丰隆二穴，在足外踝上八寸。平针入二寸半，灸二七壮。大治痰饮壅盛，喘满不能动止，泻；头风晕，补之。"

《明堂灸经》云：灸丰隆三壮，"主头痛，寒热，汗出不恶寒，大小便涩难，主胸痛如刺，腹若刀切痛，四肢肿，身淫，不能食，狂妄行，登高而歌，弃衣而走，厥逆胸痛如刺，烦心狂见鬼，好笑，卒面四肢肿，喉痹不能言，面浮肿。"

《子午流注说难》云："证治：厥逆胸痛如刺，腹中切痛，大小便难涩，厥头痛，面浮肿，风逆，四肢肿，足青，身寒湿，喉痹不能言。"

按语　丰隆乃足阳明脉往返之要道，为足阳明胃经之络穴，又为《灵枢》"足阳明盛络刺"之用穴。络脉在表里经之间有纽带的作用，而络穴的功效在于可治疗表里两经的疾病，故丰隆既可治疗胃病，亦可治疗脾经病证，具沟通脾胃两经之效。

脾为生痰之源，故本穴有和胃降逆、豁痰化浊之功，为治痰之要穴，可用于痰饮、喘咳诸证。《肘后歌》有"哮喘发来寝不得，丰隆刺入三分深"之治验。如丰隆与中脘相伍，具温阳化气之功，有苓桂术甘汤之效，名曰"丰隆中脘化饮方"。盖因中脘为任脉之腧穴，又为腑会，为治腑病之要穴。丰隆具消积滞、化痰饮之功，故此方多用于咳喘病证属痰饮者，又可用于呃逆证属痰浊中阻者。

丰隆伍列缺，方名"丰隆列缺止咳方"。丰隆为足阳明经之络穴，别走太阴，具沟通脾、肾两经之功；列缺为手太阴肺经之络穴，别走阳明，能沟通肺、大肠两经之效，有疏风解表、宣肺平喘、化痰止咳之用。丰隆以化痰降浊，突出一个"降"字；列缺宣肺止咳，重在一个"宣"字，二穴相伍，而宣降同伍，则理气和中、燥湿化痰之功益彰。

（41）解溪

别名 鞋带、草鞋带。

释名 位于足背踝关节中央凹陷如溪处，亦当解鞋带处，故又名鞋带、草鞋带。

位置 在冲阳后一寸五分，腕上陷者中。（《甲乙经》）

取穴 在足背与小腿交界处的横纹中，当趾长伸肌腱与拇长伸肌腱之间陷中取穴。

主治 头面浮肿，头痛，眩晕，腹胀，便秘，下肢痿痹，癫疾。

操作 针刺宜针尖向足跟直刺0.5~0.7寸。艾条灸3~5分钟。《铜人》：灸三壮，针五分，留三呼。

文献摘要 《甲乙经》云："解溪者，火也，在冲阳后一寸五分，腕上陷者中。足阳明脉之所行也，为经。刺入五分，留五呼，灸三壮。"又云："热病汗不出，善噫，腹胀满，胃热谵语，解溪主之。""疟瘈疭惊股，膝重，胻转筋，头眩痛，解溪主之。""风水面胕肿，颜黑，解溪主之。""足大指搏伤，下车挃地，通背指端伤，为筋痹，解溪主之。""风从头至足，面目赤，口痛啮舌，解溪主之。" "狂易见鬼与火，解溪主之。""白膜覆珠，瞳子无所见，解溪主之。"用治"风从头至足，面目赤，口痛啮舌"，"瘈疭，惊，股膝重，寒热，欠，烦满，悲泣出"之证。

《千金方》用治"腹大下重"，"膝重脚转筋，湿痹"诸证。

《医宗金鉴》："主治风气面浮，腹胀足肿，喘满咳嗽，气逆发噎，头痛目眩，悲泣癫狂，惊悸怔肿"等证。

《针灸聚英》："主风面浮肿，颜黑，厥气上冲，腹胀，大便下重，瘈惊，膝股胻肿，转筋目眩，头痛癫疾，烦心悲泣，霍乱，头风，面赤目赤，眉攒疼不可忍。"

《针灸大全》治"中脘停食，疼刺不已"，取解溪、公孙、太仓（即中脘穴）、三里。今名"《大全》解溪停食方"。

《类经图翼》灸治"足腕肿痛"，取解溪、丘墟。今名"《图翼》解溪足腕痛方"。

《窦太师针经》云："针入五分，灸二七壮。治腕无力，补；治风等证、脚气等证。"

《玉龙经·六十六穴治证》篇云："解溪，为经火。在冲阳后一寸半，腕口系鞋处。治喘嗽上气，腹中积气游走，头昏目瞖，眉棱疼。"

《明堂灸经》云：灸解溪三壮，"主口齿痛，膝股肿，胻酸，转筋，霍乱，头风，面目赤，癫疾，瘈疭，惊，淫痹，腹大下肿，厥气上衡，风水面胕肿，颜黑，刺疟，口痛啮舌，目眩头痛，癫疾烦悲。"

《神灸经纶》治"虚肿"，灸解溪、复溜、公孙三穴，今名"《经纶》解溪虚肿方"。治"足腕肿痛，解溪、丘墟"，今名"《经纶》解溪腂肿方"。

《普济方》："治瘈疭而惊，灸解溪。"

《子午流注说难》云："证治：风面浮肿，颜里，厥气上冲，腹胀，大便下重，瘈惊，膝股胻肿，转筋目眩，头痛癫疾，烦心悲泣，霍乱，头风，面目赤，眉攒痛。"

按语 解溪为足阳明脉所行之经穴，又为《灵枢》"足阳明盛络刺"之要穴。用治瘈疭、头痛、眩晕等病，乃上病下取之谓。其有和气血、解痉通络之功，故《千金方》用治"膝重脚转筋，湿痹"诸证。《普济方》"治瘈疭而惊，灸解溪。"《类经图翼》《神灸经纶》治"足腕肿痛"，均灸解溪、丘墟二穴。验诸临证，以解溪伍丘墟、中渚，名曰"解溪中渚定瘈方"，用于瘈疭、振掉之证。今用治小舞蹈病，多以此方佐取风池、太冲、阳陵泉以平肝熄风，内关、百会、神庭以开窍宁神，血海、足三里以养血和营。

（42）冲阳

别名　会元、会屈、跗阳、会骨、会涌。

释名　冲，通道也；足阳明乃多气多血之经，本穴位于足背最高点，又属原穴，乃阳气必由之要冲，又为跗阳脉之所在，故名冲阳。

位置　在足跗上五寸骨间动脉，上去陷谷三寸。（《甲乙经》）

取穴　在解溪下方，拇长伸肌腱与趾长伸肌腱间，当第2、3跖骨与楔状骨间凹陷部取之。

主治　口眼㖞斜，头面浮肿，上齿痛，腹胀，足痿无力，脚背红肿。

操作　针刺宜避开动脉，直刺0.3寸。艾条灸3～5分钟。《素注》：针三分，留十呼。《铜人》：针五分，灸三壮。

文献摘要　《素问·刺法论》云：“胃为仓廪之官，五味出焉，可刺胃之源。”意谓刺胃经原穴，可促进胃之受纳腐熟水谷功能。今名“《素问》胃原刺方”。

《素问·刺疟》云：“疟发身方热，刺跗上动脉，开其空，出其血，立寒。”意谓疟病刚要发热时，刺足背上动脉胃经原穴冲阳，摇针以开其穴，泻出其血，而热立去。

《甲乙经》云：“冲阳，一名会原，在足跗上五寸骨间动脉，上去陷谷三寸。足阳明脉之所过也，为原。刺入三分，留十呼，灸三壮。”并用治“热病汗不出，口中热痛”，“胃脘痛，时寒热”，“风水面胕肿”，“腹大不嗜食”，“足下缓失履”之证。

《千金方》谓“冲阳、三里、仆参、飞扬、复溜、完谷，主足痿履不收”，今名“《千金》冲阳痿躄方”。云“冲阳、丰隆，主狂妄行，登而高歌，弃衣而走"，今名"《千金》冲阳丰隆定狂方"。治"瘿劳气，灸冲阳随年壮"。

《针灸资生经》云："冲阳，地仓，治偏风口㖞。"今名"《资生》冲阳面瘫方"。

《针灸聚英》云："主偏风口眼㖞，跗肿，齿龋，发寒热，腹坚大，不嗜食，伤寒病振寒而欠，欠狂，登高而歌，弃衣而走，足缓履不收，身前痛。"

《针灸大全》治"足踝发热，五趾节痛"，取冲阳、足临泣、侠溪、足十宣。今名"《大全》冲阳临泣通痹方"。

《玉龙经·六十六穴治证》云："冲阳，为原。在足跗骨上，去陷谷三寸动脉。治偏风，口眼㖞斜，寒热如疟，牙疼。"

《普济方》云："治瘿劳气，穴冲阳，灸随年壮。"

《窦太师针经》谓冲阳"治脚背肿，脚气冲心，泻；伤寒无力，补；此穴决断人之死生，有脉则生，无脉则死。"

《明堂灸经》云：灸冲阳三壮，"主面浮肿，足痿失履不收，主热病汗不出，振寒而战欠，先寒洗淅，甚久而热，热去汗去之，疟，疟从足起，腹大不嗜食，偏风，口眼㖞，登高而歌，弃衣而走，齿龋痛"。

《子午流注说难》云："冲阳在足背高起处，有动脉应手，名趺阳脉，久病欲知腑气之强弱者，必诊此脉。"又云："证治：偏风口眼㖞斜，跗肿，齿龋痛，发寒热，腹坚大，不嗜食，伤寒病振寒而欠，欠狂，登高而歌，弃衣而走，足缓履不收，身前痛。"

按语 冲阳乃足阳明胃经之原穴，乃阳气必由之要冲，故刺之可促进胃之受纳腐熟水谷之功，俾后天生化之源，故有通补气血、调和营卫、疏经通络之功，为"《灵枢》足阳明盛络刺"之穴。古代诊法，有遍诊法、三部诊法及寸口诊法之分。

《素问》三部诊法有寸口、人迎、少阴（太溪）或跗阳三部。考跗阳非膀胱经之跗阳，当为冲阳穴。冲阳乃胃经之原穴，王冰云："候胃气者，当取足跗之上，冲阳之分，穴中脉应手也。"故诊冲阳之脉即跗阳诊法之部位，诊之可候脾胃之病。

《素问·刺疟》谓"疟发身方热"，刺冲阳摇针以开其穴，泻出其血，而热可立去。《千金方》有冲阳等穴主足痿履不收，今名之曰"《千金》冲阳痿躄方"。《千金方》又谓"冲阳、丰隆"，主治狂证。《针灸资生经》以"冲阳、地仓，治偏风口㖞"。《针灸大全》治"足踝发热，五趾节痛"，以冲阳伍足临泣、侠溪、足十宣等穴，今名之曰"《大全》冲阳临泣通痹方"，而用于风湿、类风湿及脉管炎而见于踝、趾肿痛者。

冲阳以补气血、和营卫之功，伍养肝阴之太冲、补脾阴之太白、益肾精之太溪、养血息风之血海，以治面尘，方名"冲阳三太面尘灸方"。本方加灸血会膈俞，心、肝、肾、脾之背俞，则益心脾、养肝肾之功益彰，方名"冲阳五俞抗衰方"，为益元养颜、驱除黄褐斑之良方。

（43）陷谷

别名 陷骨。

释名 穴位下陷如深谷，故名。《会元针灸学》释云："陷谷者，陷是下也；谷者，空洞也。足跗上次指本节后，陷下之骨空处，故名陷谷"。

位置 在足大指次指间，本节后陷者中，去内庭二寸。（《甲乙经》）

取穴 在第2、3跖骨结合部之前凹陷中取之。

主治 面部浮肿，水肿，肠鸣，腹痛，足背肿痛。

操作 直刺0.3~0.5寸。艾条灸3~5分钟。《素注》：针五分，留七呼，灸三壮。

文献摘要　《甲乙经》云："陷谷者，木也，在足大指次指间，本节后陷者中，去内庭二寸。足阳明脉之所注也，为俞。刺入五分，留七呼，灸三壮。"又云："水中留饮，胸胁支满，刺陷谷，出血，立已。""面肿目痛，刺陷谷出血立已。"

《铜人》："治面目浮肿及水病善咽，肠鸣腹痛，热病汗不出，振寒疟疾。"

《针灸聚英》云："主面目浮肿，及水病善噫，肠鸣腹痛，热病无度，汗不出，振寒疟疾。"

《玉龙经·六十六穴治证》云："陷谷，为输木。在大指次指外间本节后陷中，去内庭二寸。治久疟无汗，面肿，腹胀肠鸣，腿膝肿痛。"

《窦太师针经》谓陷谷"治脚背红肿，弹针出血；四肢浮肿，锋针出血尤佳。"

《明堂灸经》云：灸陷谷三壮，"主胸胁支满，腹大满，善噫，肠鸣而痛，面目臃肿，浮肿水病，热病汗不出，振寒疟疾。"

《子午流注说难》云："证治：面目浮肿，及水病，善噫，肠鸣腹痛，热病汗不出，振寒疟疾。"

按语　陷谷，足阳明胃经之输穴，具传输脾胃之气、和营卫、运气血之功。凡热病水肿等证，取陷谷乃上病下治之法。宗东垣法，先去其血，后取其阳明、少阴之荥、输，以陷谷伍内庭、然谷、太溪，今名曰"东垣胃肾荥输方"，此方尝可治疗腿、膝、脚趾红肿之证。

（44）内庭

释名　内，里边也；庭，庭院。本穴在厉兑之里，犹如门内庭院，故名内庭。《子午流注说难》释云："在足次指内间，跗上半寸，两指之正中，如庭竖于内，故名内庭。"

位置　在足大指次指外间陷者中。（《甲乙经》）

取穴 在足第 2、3 趾缝间，当第 2 跖趾关节前外方凹陷中取之。

主治 齿痛，口㖞，喉痹，鼻衄，腹痛，腹胀，泄泻，痢疾，足背肿痛，热病。

操作 直刺 0.3 ~ 0.5 寸。艾条灸 3 ~ 5 分钟。《铜人》：灸三壮，针三分，留十呼。

文献摘要 《灵枢·终始》云："病在上者，下取之；病在下，高取之；病在头者，取之足；病在腰者，取之腘。"故张志聪注云："此言形身之上下，应天地之气交。"盖因病虽在上，其脉与下通，当取之于下，故牙痛诸疾取内庭。

《甲乙经》云："内庭者，水也，在足大指次指外间陷者中。足阳明脉之所溜也，为荥。刺入三分，留二十呼，灸三壮。"

《马丹阳天星十二穴主治杂病歌》云："内庭次指外，本属足阳明。能治四肢厥，喜静恶闻声。瘾疹咽喉痛，数欠及牙疼。疟疾不能食，针着便惺惺。"

《针灸聚英》："主四肢厥逆，腹胀满，数欠，恶闻人声，振寒，咽中引痛，口㖞，上齿龋，疟不嗜食，脑皮肤痛，鼻衄不止，伤寒手足逆冷，汗不出，赤白痢。"

《针灸大全》治"脾胃虚冷，呕吐不已"，针刺内庭、中脘、气海、内关、公孙，今名"《大全》内庭胃寒方"。治"足趾节痛，不能行步"，取内庭、外关、太冲、昆仑，今名"《大全》内庭趾节痛方"。治"腹中肠痛不已，下痢不已"，取内庭、照海、二枢、三阴交，今名"《大全》内庭下痢方"。

《玉龙经》"气满"篇歌云："小腹胀满气攻心，内庭二穴刺须真。两足有水临泣泻，无水之时不用针。"该书"天星十一穴歌诀"篇歌云："内庭足两间，胃脉是阳明，针治四肢厥，喜静恶闻声，遍身风瘾疹，伸欠及牙疼，疟病不思食，针着便惺惺。"该书"六十六穴治证"篇云："内庭，为荥水，在大指次指外陷中。治腹胀久疟，四肢厥逆，牙疼，腿膝足跗红肿。"

《明堂灸经》云：灸内庭三壮，"主四肢厥逆，僻噤，齿龋痛，腹胀满不得息，不嗜食，喜频伸数欠，恶闻人音，振寒，咽中痛，口㖞。"

《神灸经纶》云："行经头晕少腹痛，内庭。"

《窦太师针经》谓内庭"针入五分，灸七壮。治小腹胀满，脚背红肿，气喘，便血，泻；胃口停食，冷积，先补后泻。"

《磐石金直刺秘传》云："单腹胀痛，双蛊腹胀，刺内庭，泻足三里；少愈，灸水分、中脘补之。水蛊，四肢浮肿，泻支沟，腹上泻水分、行间、足三里，仍灸关元、三阴交。"今名"《磐石》内庭单腹胀方"。

《子午流注说难》云："证治：四肢厥逆，腹胀满，数欠，恶闻人声，振寒，咽中引痛，口㖞，齿龋痛，疟不嗜食。"

按语 内庭为足阳明胃经之荥穴，具清热泻火、降逆止呕、和胃消食、理气导滞之功。手足阳明之脉均循齿中，若大肠、胃腑有热，或邪犯阳明郁而化火，均能上犯齿部而致牙痛。故内庭以其清泄阳明经之火邪为治风火牙痛之要穴，为"病在上，下取之"之义。伍合谷以清阳明经之热，乃手足同经之伍；辅以颊车、下关以疏泄足阳明经气。诸穴合用，名曰"风火牙痛刺方"。齿为骨余，肾主骨，若肾经虚火上炎而致牙痛，可内庭伍太溪以滋肾，伍行间以泻肝，名曰"虚火牙痛刺方"。

内庭伍足临泣，源自《玉龙经》之"气满"篇，为治"小腹胀满气攻心"证而设方。内庭乃足阳明经之荥穴，有清泄胃肠湿热、和胃降逆、理气导滞之功；足临泣为足少阳胆经之输及八脉交会穴之一，通于带脉，有疏肝利胆、调达枢机、理气导滞之功。二穴相伍，具调达枢机、利胆和胃之功，从而有柴平汤之效，今名之曰"《玉龙》内庭枢机方"，为治急慢性胃炎、急慢性胆囊炎之用方。

（45）厉兑

释名　厉，磨也，指胃有腐熟水谷之功；兑，窍穴也。本穴在趾端，如胃经之门户，故名厉兑。而《子午流注说难》释云："厉，不美也；兑，通也。足次指受大指之排挤，其形恶厉，其经脉斜通于次指外间，故名厉兑。"

位置　在足大指次指之端，去爪甲角如韭叶。（《甲乙经》）

取穴　在第2趾外侧，距爪甲角0.1寸取之。

主治　面肿，口㖞，齿痛，鼻衄，胸腹胀满，足胫寒冷，热病，多梦，癫狂。

操作　针刺宜斜刺0.1寸。艾条灸3~5分钟。《铜人》：针一分，灸一壮。

文献摘要　《灵枢·卫气》云："足阳明之本在厉兑，标在人迎颊挟颃也。"故厉兑伍人迎，今名"《灵枢》足阳明标本刺"。

《灵枢·根结》云："阳明根于厉兑，结于颡大，颡大者，钳耳也……故治痿者，取之阳明，视有余不足。"颡大、钳耳，即头维穴。故厉兑伍头维，今名"《灵枢》足阳明根结刺"。又云："足阳明根于厉兑，溜于冲阳，注于下陵，入于人迎丰隆也。"下陵，解溪也。今名"《灵枢》足阳明盛络刺"。

《甲乙经》云："胃出厉兑，厉兑者，金也，在足大指次指之端，去爪甲角如韭叶。足阳明脉之所出也，为井。刺入一分，留一呼，灸三壮。""热病汗不出，鼽衄，眩，时仆而浮肿，足胫寒不得卧，振寒，恶人与木音，喉痹龋齿，恶风，鼻不利，多善惊，厉兑主之。""疟不嗜食，厉兑主之。""寒腹胀满，厉兑主之。"

《针灸聚英》："主尸厥，口噤气厥，犹如中恶，心腹胀满，水肿，热病汗不出，寒疟不嗜食，面肿，足胻寒，喉痹，上齿龋，恶寒鼻不利，多惊好卧，狂欲登高而歌，弃衣而走，黄疸鼽衄，口喎唇胗，颈肿，循胸乳气街、股伏兔、胻外廉、足跗上痛，消谷善饥，溺黄。"

《针灸大全》治"胃疟，令人善饥而不能食"，当先针公孙二穴，加针"厉兑二穴，胃俞二穴，大都二穴"。

《玉龙经·六十六穴治证》云："治热病无汗如疟，尸厥，口噤，腹胀，多唾，面肿，喉痹牙疼。"

《普济方》："治多卧好惊，灸厉兑。"

《明堂灸经》云：灸厉兑一壮，"主鼻不利涕黄，龋齿，喉痹梗咽，寒热胻痛，不得卧，好惊，寒疟，不嗜食，恶寒，心痛腹满不得息，热病汗不出，吐舌，戾颈，喜惊，尸厥，口噤气绝，状如中恶，面肿恶风，鼻不利。"

《神灸经纶》云："好卧，厉兑。""膝髌肿痛，厉兑。"

《窦太师针经》云："胃弱不食，先泻后补；胃热，大便结，便血，泻之。"

《子午流注说难》云："证治：尸厥，口噤气绝，犹如中恶，腹胀满，汗不出，寒疟不嗜食，面肿，足胻寒，喉痹，齿龋，恶风，鼻不利，多惊，好卧。"

按语 厉兑乃足阳明胃经之井穴，又为足阳明经之本穴，本穴伍该经之标穴人迎，名曰"《灵枢》足阳明标本刺"，具达枢机、和脾胃、调气血之功，为治眩晕、厥逆、痿证或阳明热盛、胃家实之穴对。

该穴尝为足阳明经脉之根，伍之其结头维，名"《灵枢》

足阳明根结刺"。井穴厉兑伍原穴冲阳、经穴解溪、络穴丰隆、颈穴人迎，名曰"《灵枢》足阳明盛络刺"，视有余不足而行补泻法。

厉兑伍内关可治胃脘火热之痛；伍百会、人中、中冲以治晕厥、中风、中暑不省人事。

胃经诸穴赋：足阳明，四十五，自承泣四白而数。巨髎有地仓之积，大迎乘颊车之夥。下关头维及人迎，水突气舍与缺盆。气户兮库房屋翳，膺窗兮乳中乳根。不容承满梁门关门，太乙滑肉天枢外陵。大巨从水道归来，气冲入髀关之境。伏兔阴市梁丘犊鼻，自三里而行。上巨虚兮条口，下巨虚兮丰隆。解溪冲阳入陷谷，下内庭厉兑而终。

（四）足太阴脾经

1. 经文

脾足太阴之脉，起于大指之端，循指内侧白肉际，过核骨①后，上内踝前廉，上踹②内，循胫骨后，交出厥阴之前，上膝股内前廉，入腹，属脾络胃，上膈，夹咽，连舌本③，散舌下；其支者，复从胃别上膈，注心中。是动则病舌本强，食则呕，胃脘痛，腹胀，善噫，得后与气④则快然如衰，身体皆重。是主脾所生病者，舌本痛，体不能动摇，食不下，烦心，心下急痛，溏瘕泄⑤，水闭，黄疸，不能卧，强立股膝内肿厥，足大指不用。为此诸病，盛则泻之，虚则补之，热则疾之，寒则留之，陷下则灸之，不盛不虚以经取之。盛者寸口大三倍于人迎，虚者寸口反小于人迎也。(《灵枢·经脉》)

注：

①核骨：足大趾本节后凸出的圆骨，形如半圆果核，故名"核骨"。

②踹：在此处应作"腨"，俗称小腿肚。

③舌本：即舌根。

④得后与气：就是得通大便和矢气。

⑤溏瘕泄：溏，指大便稀薄。瘕泄，即今之痢疾。

2. 经脉循行

足太阴脾经，起于足大指内侧端（隐白穴），沿内侧赤白肉际，上行过内踝的前缘，沿小腿内侧正中线上行，在内踝上八寸处，交出足厥阴肝经之前，上行沿大腿内侧前缘，进入腹部，属脾，络胃。向上穿过膈肌，沿食道两旁，连舌本，散舌下。

分支：从胃别出，上行通过膈肌，注入心中，交于手少阴心经。

3. 脏腑经脉生理与病候处方

《素问·诊要经终论》云："太阴终者，腹胀闭……善噫，善呕，呕则逆，逆则面赤，不逆则上下不通，不通则面黑，皮毛焦而终矣。"足太阴脉，入腹属脾，故为腹胀；腹胀满则升降难，故为噫为呕；呕则气逆于上，故为面赤；不逆则痞塞于中，故为上下不通，脾气败则无以利水，故黑色见于面。

《素问·灵兰秘典论》云："脾胃者，仓廪之官，五味出焉。"

《素问·经脉别论》云："脾气散精，上归于肺。"

《素问·六节藏象论》云："脾、胃、大肠、小肠、三焦、膀胱者，仓廪之本，营之居也，名曰器，能化糟粕，转味而入出者也，其华在唇四白，其充在肌，其味甘，其色黄，此至阴之类，通于土气。"

《灵枢·五阅五使》云："口唇者，脾之官也"。

《灵枢·九针论》云："脾主涎"。

《素问·宣明五气》云："脾藏意"。

《灵枢·本神》云："脾藏营，营舍意"。

《素问·五脏生成》云："脾之合肉也，其荣唇也，其主肝也。"

《素问·厥论》云："脾主为胃行其津液者也"。

《素问·痿论》云："脾主身之肌肉。"

《灵枢·经脉》云："足太阴气绝则脉不荣肌肉，唇舌者，肌肉之本也，脉不荣则肌肉软，肌肉软则舌萎人中满，人中满则唇反，唇反者肉先死，甲笃乙死，木胜土也。"马莳注云："此言脾绝之证候死期也。脾主肌肉唇舌，为肌肉之本，故脾气荣则肌肉软而舌萎，人中满而唇反，斯则肉已先死。木日克土，死可必矣。"

《素问·经脉别论》云："太阴脏搏者，用心省真，五脉气少，胃气不平，三阴也，宜治其下俞，补阳泻阴。"是谓太阴经脉鼓搏有力，应细心省察真脏脉。盖因肺朝百脉，而输精于脏腑，肺气搏而不行，则五脉气少；脾主为胃行其津液，脾气搏而不行，是以胃气不平，乃三阴太过之由。故独取下俞，补足阳明胃经之输穴陷谷，泻足太阴脾经输穴太白穴。今名"《素问》通输复脉方"。

《素问·脏气法时论》云："脾病者，身重，善肌肉痿，足不收，行善瘛，脚下痛；虚则腹满肠鸣，飧泄食不化。取其经，太阴、阳明、少阴血者。"盖因脾主肌肉，主通会五脏元真之气，脾气伤，故身重肌肉痿而不仁，足不收行，阴津不足，"善瘛，脚下痛"；脾气虚则"腹满肠鸣，飧泄食不化"。营卫气血始于足少阴肾，生于足阳明胃，输于足太阴脾，故取足太阴脾之经穴商丘、足阳明胃之经穴解溪、足少阴肾之经穴复溜出血。今名"《素问》通经治痿方"。

《素问·刺热》云："脾热病者，先头重颊痛，烦心颜青，欲呕身热。热争则腰痛不可用俯仰，腹满泄，两颌痛。甲乙甚，戊己大汗，气逆则甲乙死。刺足太阴、阳明。"该节经文表述了脾脏热病的早期症状和邪正相争的情况。鉴于干支甲乙属木属肝，戊己属土属脾，木克土，故脾脏发生热病，逢甲乙

日邪气盛而病情加重或病重而死亡；逢戊己日脾旺而鼓汗出而
邪热退。治法当刺足太阴脾经经穴商丘、足阳明胃经经穴解
溪。今名"《素问》脾热病刺方"。

《素问·刺疟》云："足太阴之疟，令人不乐，好太息，
不嗜食，多寒热汗出，病至则善呕，呕已乃衰，即取之。"此
乃疟邪犯脾而致诸症，取其井隐白、络穴公孙及输穴太白。今
名"《素问》脾疟刺方"。该篇又云："脾疟者，令人寒，腹中
痛，热则肠中鸣，鸣已汗出，刺足太阴。"此亦疟邪犯脾而见
诸证，可取其经穴商丘，亦可取其输穴太白，以枢转气机，鼓
邪外出。

《素问·咳论》云："五脏六腑皆令人咳，非独肺也……
感于寒则受病，微则为咳，甚者为泄为痛……乘至阴则脾先受
之"。又云："脾咳之状，咳则右胁下痛，阴阴引肩背，甚则
不可以动，动则咳剧。"治之之法，"治脏者治其俞，治腑者
治其合，浮肿者治其经。"故脾咳刺足太阴脾经之输穴太白，
若咳而兼浮肿者，加刺其经穴商丘。今名"《素问》脾咳刺
方"。

《素问·痹论》云："脾痹者，四肢解堕，发咳呕汁，上
为大塞。"又云："五脏有俞，六腑有合，循脉之分，各有所
发，各治其过则病瘳也。"意谓治疗脾痹取其输穴太白，今名
"《素问》脾痹刺方"。

《素问·痿论》云："脾气热，则胃干而渴，肌肉不仁，
发为肉痿。"又云："有渐于湿，以水为事，若有所留，居处
相湿，肌肉濡渍，痹而不仁，发为肉痿。故《下经》曰：肉
痿者，得之湿地也……脾热者，色黄而肉蠕动"。"治之奈何？
岐伯曰：各补其荥而通其俞，调其虚实，和其逆顺，筋脉骨
肉，各以其时受月，则病已矣。"意谓脾有邪热，则灼耗胃津
而口渴，肌肉失养而麻木不仁，变生肉痿；或因久居湿地，肌

肉受湿邪浸渍，经脉痹阻致麻木不仁而发肉痿。治之之法，调补脾经之荥穴大都，疏通其输穴太白。因脾主肌肉，气旺于长夏，故可于长夏月份治疗而痊愈。今名"《素问》肉痿刺方"。

《素问·厥论》云："阳气衰于下，则为寒厥；阴气衰于下，则为热厥。"王冰注云："阳，谓足之三阳脉；阴，谓之三阴脉。"厥，逆也，乃阴阳失调，气逆则乱而致眩仆、卒不知人。此名为厥，与中风不同，有寒热、阴阳之别。该篇又云："前阴者，宗筋之所聚，太阴阳明之所合也。春夏则阳气多而阴气少，秋冬则阴气盛而阳气衰。此人者质壮，以秋冬夺于所用，下气上争不能复，精气溢下，邪气因从之而上也，气因于中，阳气衰，不能渗营其经络，阳气日损，阴气独在，故手足为之寒也……酒入胃中，则络脉满而经脉虚，脾主为胃行其津液者也，阴气虚则阳气入，阳气入则胃不和，胃不和则精气竭，精气竭则不营其四肢也。此人必数醉若饱以入房，气聚于脾中不得散，酒气与谷气相薄，热盛于中，故热遍于身，内热而溺赤也。夫酒气盛而慓悍，肾气有衰，阳气独胜，故手足为之热也。"此约言房劳、酗酒为致厥之由，"手足为之寒"和"手足为之热"为寒厥与热厥的重要鉴别要点。手足阴阳六经之厥症状不同，对此，《厥论》尝有"太阴之厥，则腹满䐜胀，后不利，不欲食，食则呕，不得卧……盛则泻之，虚则补之，不盛不虚以经取之"及"太阴厥逆，胻急挛，心痛引腹，治主病者"的记载。"治主病者"，意谓取受病之经足太阴脾经的腧穴进行治疗。又因阴阳失调、枢机不利而致气机紊乱成厥，可刺其五输穴之输穴太白治之。实证用泻法，虚证用补法，不虚不盛者以平补平泻法刺之。今名"《素问》太阴之厥刺方"。

《素问·脉解》云："太阴所谓病胀者，太阴子也，十一月万物气皆藏于中，故曰病胀。所谓上走心为噫者，阴盛而上走于阳明，阳明络属心，故曰上走心为噫也。所谓食则呕者，物盛满而上溢，故呕也。所谓得后与气则快然如衰者，十一月阴气下衰，而阳气且出，故曰得后与气则快然如衰也。"太阴应于十一月，月建在子，十二辟卦中为复卦，五阴在上，一阳滋生于下。故太阴为阴中之至阴，为阳进阴退之辰，万物之气皆藏于中，阴气太盛，阴邪循脾经传胃，则见腹胀、噫气、呕吐诸证。因十一月阴气由盛极转而始衰，阳气将要出动，人体也与此相应，腹中阴邪随大便与矢气下行，所以病人感到爽适舒服，好像病已大大减轻了一样。

《素问·缪刺论》云："邪客于足太阴之络，令人腰痛，引少腹控䏚，不可以仰息，刺腰尻之解、两胂之上。"控，牵引；䏚，胁下虚软处；尻，脊骨末端；胂，夹脊之肌肉。意谓邪气侵入足太阴经的络脉，使人腰痛连及少腹，牵引至胁下，不能挺胸呼吸，针刺腰骶骨节和夹脊肌肉之上方。

《素问·刺腰痛》云："散脉令人腰痛而热，热甚生烦，腰下如有横木居其中，甚则遗溲，刺散脉，在膝前骨肉分间，络外廉束脉，为三痏。"散脉，王冰云："足太阴经之别络，因其散开上行，故以名焉。"其脉循股内，入腹中，与少阴、少阳结于腰髁下骨空中。故散脉发生病变使人腰痛发热，热甚则烦躁不安，腰下好像有根横木梗阻其中，严重的会引起遗尿，治疗应针刺散脉，在膝前缘骨与肉之间的地机穴及横络外侧的三里、上廉、下廉三穴。今名"《素问》腰痛散脉刺方"。

《灵枢·五邪》云："邪在脾胃，则病肌肉痛；阳气有余，阴气不足，则热中善饥；阳气不足，阴气有余，则寒中肠鸣腹痛；阴阳俱有余，若俱不足，则有寒有热。皆调于三里。"对此，马莳注云："此言刺脾胃诸病之法也。凡邪在脾胃，则病肌肉痛，以脾主肌肉也。胃为阳经，若邪气有余，则不足者不能胜有余也，其病为胃胜，当为热中而善饥。盖火与阳为类，而火消谷则易饥耳。反此而脾为阴经，胃之正气不足，脾之邪气有余，其病为脾胜，当为寒中而肠鸣腹痛也。设脾胃俱邪气有余，或正气俱不足，则胃当为热而脾当为寒也。当取足阳明胃经三里穴以调之，有余则泻，而不足则补耳。"今名"《灵枢》邪在脾胃刺方"。

《灵枢·经水》云："足太阴深三分，留四呼。"盖因足太阴脾经，多气少血，只深三分，较足少阳减一分。

《灵枢·本输》云："脾出于隐白，隐白者，足大指之端内侧也，为井木；溜于大都，大都，本节之后，下陷者之中也，为荥；注于太白，太白，核骨之下也，为俞；行于商丘，商丘，内踝之下，陷者之中也，为经；入于阴之陵泉，阴之陵泉，辅骨之下，陷者之中也，伸而得之，为合。足太阴也"，此约言足太阴脾经之井荥输经合也。

《勉学堂针灸集成》云："脾属病，舌本强痛，食则呕，胃脘痛，腹胀善噫，得通后与气则快然如衰，身体皆重，不能动摇，食不下，烦心，心痛寒疟，溏瘕泄，水闭，黄疸，不能卧，股膝内肿厥，足大指不用。"

《针灸聚英·十二经脉歌》云："太阴脾起足大指，上循内侧白肉际，核骨之后内踝前，上腨循箭胫膝里，股内前廉入腹中，属脾络胃与膈通，侠喉连舌散舌下，支络从胃注心宫。此经气盛而血衰，是动其病气所为，食入即吐胃脘痛，更兼身体痛难移，腹胀善噫舌本强，得后与气快然衰。所生病者舌亦痛，体重不食亦如之，烦心心下仍急痛，泄水溏瘕寒疟随，不卧强立股膝肿，疸发身黄大指痿。"

《针灸聚英·十四经步穴歌》云："拇指内侧隐白位，大都节后陷中起。太白核骨下陷中，公孙节后一寸至。商丘有穴属经金，踝下微前陷中是。内踝三寸三阴交，漏谷一寸有次第。膝下五寸为地机，阴陵内侧膝辅际。血海分明膝髌上，内廉内际二寸地。箕门血海上六寸，筋间动脉须详谛。冲门五寸大横下，三寸三分寻府舍。腹结横下寸三分，大横挟脐非比假。腹哀寸半去日月，直与食窦相连亚。食窦天溪及胸乡，周荣各一寸六者。大包渊腋下三寸，出九肋间当记也。"

《针灸聚英·井荥输经合主治》云："假令得浮缓脉，病人腹胀满，食不消，体重节痛，怠惰嗜卧，四肢不收，当脐有动气，按之牢若痛，此脾病也。若心下满刺隐白，身热刺大都，体重节痛刺太白，喘咳寒热刺商丘，逆气而泄刺阴陵泉。"

4. 经穴主治概要

（1）隐白

释名　隐，隐蔽也；白，白色。穴居隐蔽之处，其处隐白，故而得名。

位置　在足大指内侧端，去爪甲角如韭叶。（《甲乙经》）

取穴　于拇趾内侧，距爪甲角后 0.1 寸取之。

主治　腹胀，月经过多，崩漏，癫狂，多梦，惊风。

操作　针刺宜斜刺 0.1 寸。艾条灸 3～5 分钟。《铜人》：针三分，留三呼，灸三壮。

文献摘要　《灵枢·根结》云："太阴根于隐白，结于太仓……太阴为开，厥阴为阖，少阴为枢。故开折则仓廪无所输，膈洞，膈洞者，取之太阴，视有余不足。"此言开折，脾气不足而病生膈洞，膈洞指阻隔证和洞泄证，故取其根穴隐白、标穴太仓。太仓，马莳认为即任脉之中脘穴。故隐白伍中脘，今名"《灵枢》足太阴根结刺"。该篇又云："十二经者，盛络皆当取之。"故取足太阴之井穴隐白、原穴太白、经穴昆仑、络穴公孙、胃经颈穴人迎，名曰"足太阴盛络刺"。

《灵枢·热病》云："气满胸中喘息，取足太阴大指之端，去爪甲如薤叶。寒则留之，热则疾之，气下乃止。"外因之病入于三阳经，故取手足之指井并及血络；内因之病，入于三阴之经，经气逆于上则有上述诸证。取足太阴之井穴隐白，使逆气下行而病愈。此即"病在上，下引之"之意。若寒证则久留其针以补之，使之温；若热证则疾去其针，使之寒，使其气下则不喘。今名"《灵枢》隐白喘息方"。

《甲乙经》云："脾在隐白，隐白者，木也，在足大指端内侧，去爪甲角如韭叶。足太阴脉之所出也，为井。刺入一分，留三呼，灸三壮。""气喘，热病，衄不止，烦心善悲，腹胀逆息，热气，足胫中寒，不得卧，气满胸中，热暴泄，仰息，足下寒，中闷，呕吐，不欲食饮，隐白主之。""腹中有寒气，隐白主之。""饮渴身伏多唾，隐白主之。""尸厥，死不知人，脉动如故，隐白及大敦主之。"

《针灸聚英》云："主腹胀，喘满不得安卧，呕吐食不下，胸中热，暴泄，衄血，卒尸厥不治人，足寒不能温，妇人月事过时不止，小儿客忤，慢惊风。"

《玉龙经·六十六穴治证》篇云："隐白，为井木。在大指端内侧，去爪甲如韭叶。治腹胀，喘吐血衄，肠滑，食不化，月经不止，血崩。"

《圣济总录》云："渴饮病，兼身体疼痛，灸隐白二穴，各三壮。""消渴咽喉干，灸胃脘下俞二穴，各百壮。""消渴口干不可忍者，灸小肠俞百壮。""消渴咳逆，灸手厥阴（之井中冲、之荥劳宫、之原大陵），随年壮。""消渴咽喉干，灸胸膛（膻中，或膻中穴旁开一寸处）五十壮，又灸足太阳（井穴至阴、荥穴通谷、原穴京骨）五十壮。"今名"《圣济》隐白消渴灸方"。

《明堂灸经》云：灸隐白三壮，"主腹满，喜呕吐，主腹中寒冷，气胀，喘不得安卧，主饮渴，主胫中寒热，足寒不能温，主卒尸厥，不知人，脉动如故，咽中痛，食不下，暴泄，衄血。"

《窦太师针经》云："针入一分，沿皮向后三分，灸七壮。脾虚不食，先泻后补；本节红肿，泻。妇人经水不调及过时，看证补泻。"

《子午流注说难》云："证治：腹胀喘满，不得安卧，呕吐，食不下，暴泄，衄血，卒尸厥，不识人，足寒不能温。"

按语 隐白为足太阴脉之井穴，又为足太阴经之根穴，有调气血、益脾胃、温阳救逆、启闭开窍、清心定志、升举下陷、收敛止血、滋阴生津之功。若伍脾经之结穴中脘，名曰"《灵枢》足太阴根结刺"，多用于脾胃虚弱之证，或脑瘫而见肢体萎废者。

妇女非周期性子宫出血，称为崩漏，多因冲任损伤、肝脾失调、肾失闭藏所致。主以脾经之井穴隐白，灸之可益脾胃、调气血、举陷敛血；足三阴、冲、任之交会穴关元，可调补冲任，以制约经血妄行；三阴交会穴三阴交，有补血统血之功，此三穴为治疗妇科病之要穴。故隐白伍三阴交、关元，名曰"隐白交关宫血方"，为治疗子宫出血之良方。若因血热妄行而致者，加血海以泄血中之热；若气虚失摄，加足三里、脾俞以培补中气，俾气充而摄血；若阴虚热盛而致者，可加内关、太溪以养心肾而退虚热。隐白伍脾俞、胃俞、足三里、天枢为健脾和胃、理气导滞之伍，名曰"隐白天枢和胃方"，以疗腹胀脘痛。

本穴以其滋阴生津之功，《圣济总录》为消渴必用之穴，且有临证之配伍法。验诸临床，上消隐白伍肺之背俞肺俞、荥穴鱼际、郄穴孔最，以清肺热而养肺阴；中消伍足三里、三阴交以健脾胃、助气血生化之源；下消伍太溪、关元、肾俞，以益肾阴、司气化，则消渴可愈。方名"隐白三消方"。

（2）大都

释名 因脾主人身之肌肉四肢，本穴位于皮肉骨节隆起部，类似都州，故名大都。《子午流注说难》释云："大都乃脾所溜为荥穴，古者，邑有先庙曰都。周礼地官，四县曰都。脾为土脏，乃四象之母，荥为火穴，又土之母，合乎先庙之义。经脉十二之次序，脾居四位，又合乎四县曰都之义。其穴在足大指本节高起之后，赤白肉皆丰满，故名大都。"

位置　在足大指本节后陷者中。（《甲乙经》）

取穴　于足大趾内侧，第 1 跖趾关节前下方，赤白肉际取之。

主治　腹胀，胃痛，食不化，呕逆，泄泻，热病无汗。

操作　直刺 0.1～0.2 寸。艾条灸 3～5 分钟。《铜人》：针三分，留三壮。

文献摘要　《甲乙经》云："大都者，火也，在足大指本节后陷者中。足太阴脉之所溜也，为荥。刺入三分，留七呼，灸一壮。""热病汗不出且厥，手足清，暴泄心痛腹胀，心尤痛甚，此胃心痛也，大都主之。并取隐白，腹满善呕烦闷，此皆主之。""疟不知所苦，大都、主之。""厥心痛，暴泄，腹胀满，心痛尤甚者，胃心痛也，取大都、太白。""风逆暴，四肢肿，湿则唏然寒，饥则烦心，饱则眩，大都主之。"

《针灸聚英》云："主热病汗不出，不得卧，身重骨疼，伤寒手足逆冷，腹满善呕，烦热闷乱，吐逆，目眩，腹痛不可俯仰，绕踝风，胃心痛，腹胀胸满。"

《玉龙经·六十六穴治证》篇云："大都，为荥火。在大指本节内侧白肉际。治热病遗热不解，足心发热，脾胃不和，胸膈痞闷，腹痛吐逆。"

《神灸经纶》云："手足逆冷"，灸大都。

《千金方》云："若下不止者，灸大都七壮。"

《普济方》云："治后闭不通，足大都，灸随年壮。"

《脉经》云："诸下利，皆可灸足大都五壮，商丘、阴陵泉皆三壮。"今名"《脉经》大都下利方"。

《明堂灸经》云：灸大都三壮，"主目眩，暴泄，心痛腹胀，热病汗出，足清厥逆，霍乱，目上插，手足厥冷，腹满善呕，烦热闷乱，吐逆。"

《类经图翼》谓妇女妊娠期及产后百日内慎用不可灸。

《窦太师针经》云："横针入三分，治寒湿脚气，先补后泻；本节红肿，宜泻，三棱针出血尤佳。"

《子午流注说难》云："证治：热病汗不出，伤寒手足逆冷，腹满善呕，烦热闷乱，吐逆目眩。"

按语 大都，足太阴之脉所溜，为荣，具健脾和胃之功，为治疗胃脘痛、泄泻之要穴。《千金方》谓"若下不止者，灸大都七壮"；《普济方》云"治后闭不通，足大都，灸随年壮"；《脉经》云治"诸下利，皆可灸足大都五壮，商丘、阴陵泉皆三壮"。故大都配商丘、阴陵泉、昆仑、中脘等穴，名"大都止泻灸方"，可疗各种腹泻。

（3）太白

释名 太者，甚大也；白者，白色者。穴在大趾赤白鱼际上，且白肉更为宽阔，故名太白。《子午流注说难》释云："太白乃阴俞土穴，土能生金，西方金，其色白，足内侧肉色较足跗足底特白，望其色而名之，故称太白。"

位置 在足内侧核骨下陷者中。（《甲乙经》）

取穴 于第1跖骨小头的后下方，赤白肉际取之。

主治 胃痛，腹胀，身体沉重，痢疾，便秘，吐泻，脚气。

操作 直刺0.3寸。艾条灸3~5分钟。《铜人》：针三分，灸三壮。《集成》：针三分，留七呼，灸三壮。

文献摘要 《素问·刺法论》云："脾为谏议之官，知周出焉，可刺脾之源。"意谓刺脾之原穴，可促进脾之功能，达到有病却病、无病养生的效果。故针或灸太白，有健身之功。今名"《素问》太白脾原方"。

《灵枢·九针十二原》有"阴中之至阴，脾也，其原出于太白……凡此十二原者，主治五脏六腑之有疾者也"的记载。对于脾为"阴中之至阴"，张景岳《类经》注云："脾属土而象地，故为阴中之至阴。"

《灵枢·五乱》云："乱于肠胃则为霍乱。"又云："气在于肠胃者，取之足太阴、阳明，不下者，取之三里。"肠胃脉气逆乱则迅暴吐泻，挥霍撩乱。故取脾经之原、之输太白，以健脾土，助脾阳；取足阳明胃经之原冲阳、之输陷谷，以助腐熟水谷之功。若邪气不下，取足三里。今名"《灵枢》太白霍乱刺方"，现多用于细菌性痢疾及急、慢性肠炎之用方。

《甲乙经》云："太白者，土也，在足内侧核骨下陷者中。足太阴脉之所注也，为俞。刺入三分，留七呼，灸三壮。"又云："热病先头重，额痛，烦闷身热，热争则腰痛不可以俯仰，胸满，两颔痛甚，善泄，饥不欲食，善噫，热中，足清腹胀食不化，善呕泄有脓血，若呕无所出，先取三里，后取太白、章门主之。"今名"《甲乙》太白热利方"。"热病满闷不得卧，太白主之。""胸胁胀，肠鸣切痛，太白主之。""身重骨酸不相知，太白主之。""痿不相知，太白主之。"

《针灸聚英》云："主身热烦满，腹胀食不化，呕吐，泄泻脓血，腰痛，大便难，气逆，霍乱，腹中切痛，肠鸣，膝股胻酸转筋，身重骨痛，胃心痛，腹胀胸满，心痛脉缓。"

《针灸大全》治"脾胃气虚，心腹胀满"，针太白、内关、三里、气海、水分，今名"《大全》和胃除胀方"。

《玉龙经·六十六穴治证》篇云："太白，为输土。在大指内侧，核骨下陷中。治热病无汗，脾胃虚弱，腹胀鸣，呕吐，泻泄，霍乱，不思饮食，身热，腿疼，手足冷，腰尻痛，大便难。"

《窦太师针经》谓太白"横针五分，灸二七壮。治五脏交寒，泄泻呕吐，补；大便虚结，小便滑，先补后泻。"

《明堂灸经》云："主头痛，寒热，汗出不恶寒，胸胁胀涩痛，身热烦满，腹胀食不化，气胀肠鸣，呕吐，泄吐脓血，腰痛不可仰俯，热病头重，项痛烦闷，身热上争，大便难，气逆霍乱，腹痛。"

《神灸经纶》谓"腹胀"，灸"太白、复溜、足三里"，今名"《经纶》腹胀刺方"；对鼓胀，灸取"太白、水分、气海、足三里、天枢、中封"诸穴，并宜"先灸中脘七壮，引胃中生发之气上行阳道"，今名"《经纶》鼓胀刺方"。

《子午流注说难》云："证治：身热烦满，腹胀食不化，呕吐脓血，腰痛，大便难，气逆，霍乱腹中切痛。"

按语 太白为脾之原穴、输穴，具通经活络、调脾和胃之功。今取太白，以健脾土、助脾阳；取足阳明胃经之原冲阳、之输陷谷，以助腐熟水谷之功，故名曰"《灵枢》太白霍乱刺方"。

（4）公孙

释名 公，有"通"之意；孙，孙脉。在此特指络脉，脾经之络脉由此通向胃经，故名公孙。

位置 在足大指本节后一寸。（《甲乙经》）

取穴 在第1跖骨基底之前下缘凹陷处，赤白肉际取之。

主治 胃痛，呕吐，饮食不化，肠鸣，腹痛，泄泻，痢疾。

操作 直刺0.5～0.8寸。艾条3～5分钟。《铜人》：针四分，灸三壮。《集成》：针四分，留七呼，灸三壮。

文献摘要 《灵枢·经脉》云："足太阳之别，名曰公孙，去本节之后一寸，别走阳明……厥气上逆则霍乱，实则肠中切痛，虚则鼓胀，取之所别也"。

《甲乙经》云："公孙，在足大指本节后一寸，别走阳明，太阴络也。刺入四分，留二十呼，灸三壮。""凡好太息，不嗜食，多寒热，汗出，病至则善呕，呕已乃衰，即取公孙及井俞。实则肠中切痛，厥，头面肿起，烦心，狂，多饮，不嗜卧；虚则鼓胀，腹中气大满，热痛不嗜食，霍乱，公孙主之。"

《针灸聚英》云："主寒疟不嗜食，痫气，好太息，多寒热汗出，病至则喜呕，呕已乃衰，头面肿起，烦心狂言，多饮胆虚。厥气上逆则霍乱，实则肠中切痛，泻之；虚则鼓胀，补之。"

《玉龙经》"脾胃虚弱"篇歌云："咽酸口苦脾虚弱，饮食停寒夜不消。更把公孙脾俞刺，自然脾胃得和调。"斯书"六十六穴治证"篇云："公孙，通冲脉，别走阳明，在大指本节后，去大白一寸。治妇人诸疾，产后血晕，胎衣不下，五癫，胸膈不利，胁肋膨胀，痃癖积块，肠鸣泻泄，里急后重，酒疸食黄，翻胃痰涎，肠风，七疝，脱肛。"

《窦太师针经》谓"公孙二穴，在足大拇指本节后内侧一寸。别走阳明，太阴络。横针入五分，灸五壮。治脾虚不食，先泻后补；本节红肿，泻；食积，泻。"

《针灸大全》有"八法交会八脉"论及"八法主治病证"篇，认为"公孙二穴，通冲脉脾之经"，"主治三十六证"。凡治三十六证，"必先取公孙为主，次取各穴应之"。故治"胸中刺痛，隐隐不乐"，当先取公孙，后取"内关二穴，大陵二穴，或中二穴"。今名"《大全》胸痹方"。

《明堂灸经》云：灸公孙三壮，"主头面肿，肿胀，食不化，鼓胀，腹内气大满，寒疟，不嗜食，心烦狂言"之证。

《神灸经纶》云："胸胁痰壅，公孙。""脾虚腹胀，公孙、三里。""黄疸，公孙、至阳、脾俞、胃俞。"今名"《经纶》公孙黄疸方"。

《类经图翼》灸治黄疸，取公孙。

《针经指南·定八穴所在》云："公孙二穴，足太阴脾之经。在足大指内侧本节后，一寸陷中。令病患坐蹉两足底，相对取之。合内关穴。"又云："公孙穴主治二十七证：九种心痛，心、胃；痰膈涎闷，心、胃；脐腹痛并胀，三焦、胃；胁肋疼痛，心、脾；产后血迷，心主；胎衣不下，小肠、胃；泄泻不止，大肠、胃；痃气疼痛，心、胃；里急后重，大肠、三焦；伤寒结胸，小肠、心；水膈酒痰，肝、胃；中满不快，反胃呕吐，胃；腹胁胀满痛，脾、胃；肠风下血，大肠、包络；大人、小儿脱肛不收，大肠、肺；气膈，心、肺；食隔不下，胃、脾；食积疼痛，胃、脾；癖气并小儿食癖，小肠、心主；小枕痛，小肠、三焦；酒癖，胃、三焦；腹鸣，小肠、胃；血刺痛，肝、脾；小儿脾泻，脾、肾；泻腹痛，大肠、胃；胸中刺痛，心；疟疾心痛，心包络。上件病证，公孙悉主之。先取公孙，后取内关。"此即"八脉交会穴配伍法"，即冲脉之公孙，合阴维之内关，今名"《指南》公孙内关方"。为脾、心包、冲、阴维经病之治方。"八脉交会穴配伍法"之用，《针经指南》均"先刺主证之穴，随病左右上下所在取之，仍循扪导引，按法祛除，如病未已，必求合穴，未已，则求之须要停针待气，使上下相接，快然失其所苦，而后出针。"

《八法八穴歌》云："九种心疼涎闷，结胸翻胃难停，酒食积聚胃肠鸣，水食气疾膈病；脐痛腹疼胁胀，肠风疟疾心疼，胎衣不下血迷心，泄泻公孙立应。"

按语 公孙为足太阴之络穴，又为八脉交会穴之一，通于冲脉，具健脾胃、调冲任、行气消胀、疏经活络、解痉止痛之功。《灵枢》对"厥气上逆"之"霍乱""肠中切痛""腹胀"，均取之公孙。《标幽赋》谓"脾冷胃痛，泻公孙，而立愈"；《玉龙经》以其为治"脾胃虚弱"之要穴，并云可治"妇人诸疾"；《神灸经纶》治"黄疸"，以公孙伍至阳、脾俞、胃俞，今名"《经纶》公孙黄疸方"。

盖因公孙具调气机，司升降，扶脾胃，调冲任，理下焦之功；内关有疏包络，利三焦，宽胸理气，宁心安神之用。内关以清泄心胸郁热，使上逆之气下行，专走上焦；公孙调理脾胃，升举消阳，专走下焦，二穴一升一降，直通上下，则理气健脾之功益彰。且内关通于阴维脉，公孙通于冲脉，故公孙伍内关主治心、胸、胃脘部疾病，而为"窦氏八穴"治法之一，今名"《指南》公孙内关方"。辅丰隆、阳辅、跗阳、太冲诸穴，名为"公孙内关胸痹方"，以其有较好的解痉镇痛的作用，为治冠心病之良方。

（5）商丘

释名　商，五音之一，五行属金；丘，丘陵。内踝隆起如丘，穴在前下方，故名。

位置　在足内踝下，微前陷者中。（《甲乙经》）

取穴　于内踝前下方凹陷处，当舟骨结节与内踝尖连线中点取之。

主治　肠鸣，腹胀，舌本强痛，便秘，泄泻，黄疸，食不化，足踝部疼痛。

操作　直刺0.2~0.3寸。艾条灸3~5分钟。《铜人》：灸三壮，针三分。《集成》：针三分，留七呼，灸三壮。

文献摘要　《甲乙经》云："商丘者，金也，在足内踝下，微前陷者中。足太阴脉之所行也，为经。刺入三分，留七呼，灸三壮。""寒热，善呕，商丘主之。""阴股内痛，气痈狐疝，走上下引少腹痛，不可俯仰上下，商丘主之。""厥头痛，面肿起，商丘主之。""脾虚令人病寒不乐，好太息，商丘主之。""腹满向向然不便，心下有寒痛，商丘主之。""痔骨蚀，商丘主之。""骨痹烦满，商丘主之。""癫疾狂，多善食善笑，不发于外，烦心渴，商丘主之。""善厌梦者，商丘主之。""管疽，商丘主之。""绝子，商丘主之，穴在内踝前宛宛中。""小儿咳而泄不欲食者，商丘主之。""小儿痫瘛，手足扰，目昏，口噤，溺黄，商丘主之。"

《针灸聚英》云："主腹胀，肠中鸣不便，脾虚令人不乐，身寒善太息，心悲，骨痹，气逆，痔疾，骨疽蚀，魇梦，痫瘛，寒热好呕，阴股内痛，气痛，狐疝走上下，引小腹痛，不可俯仰，脾积痞气，黄疸，舌本强痛，胃脘痛，腹胀，寒疟，溏瘕泄水下，面黄，善思，善味，食不消，体重节痛，怠惰嗜卧，妇人绝子，小儿慢风。"

《针灸大全》治"脾疟，令人怕寒，腹中痛"，针商丘、脾俞、三里、公孙。

《明堂灸经》云：灸商丘三壮，"主心下有癥，脾痛，脾热，脾虚，令人病寒，不乐，好太息，心悲气逆，腹胀不得息，心烦满，骨痹，癫疾痫病，寒疟，肠中痛，痎疟，主痔血泄后重"，"绝子"，"阴股内痛，气逆狐疝走上，下引小腹痛，不可仰俯，小腹坚痛。"

《玉龙经·六十六穴治证》篇云："商丘，为经金。在内踝下微前陷中。治身体拘急，腿脚内廉疼，腹胀肠鸣，身寒气逆，绝子。"

《窦太师针经》谓商丘"针五分，灸七壮。治足红肿，泻；脚无力，补；脾家受湿，两脚生疮，先补后泻。"

《子午流注说难》云："证治：腹胀腹鸣不便，脾虚人不乐，身寒，太息，心悲气逆，痔疾，骨疽蚀，妇人绝子，小儿慢风。"

按语 商丘为足太阴之脉所行之经穴，具健脾利湿、解痉镇痛、开窍醒神之功。伍天枢、关元、足三里、三阴交，为"商丘天枢理肠方"，为治疗急、慢性肠炎的有效良方。伍三阴交、阴陵泉、足三里，有黄芪桂枝五物汤之效，名"商丘痿痹刺方"，以治下肢痿痹、膝髌肿痛。商丘伍阴陵泉、曲泉、阴谷，名曰"商丘谷泉健脾方"，以治腹部胀满不得息。

（6）三阴交

释名　为足三阴经交会之穴，故名。

位置　在内踝上三寸，骨下陷者中。（《甲乙经》）

取穴　与内踝尖上约3寸，胫骨后缘取之。

主治　脾胃虚弱，肠鸣腹胀，大便溏泄，消化不良，月经不调，崩漏，带下，阴挺，经闭，不孕，难产，遗精，阳痿，阴茎痛，水肿，小便不利，遗尿，疝气，足痿，痹痛，脚气，失眠。

操作　直刺0.8～1.5寸。艾条灸3～5分钟。《甲乙经》：孕妇禁针。《铜人》：针三分，灸三壮。《集成》：针三分，留七呼，灸三壮。

文献摘要　《灵枢·卫气》云："足太阴之本，在中封前上四寸之中，标在背俞与舌本也。"马莳注云：其本穴为三阴交，其标穴为脾俞与廉泉。今名"《灵枢》标本刺方"。

《甲乙经》云："三阴交，在内踝上三寸，骨下陷者中。足太阴、厥阴、少阴之会。刺入三分，留七呼，灸三壮。""足下热痛不能久坐，湿痹不能行，阴交主之。""飧泄，补三阴交，上补阴陵泉，皆久留之，热行乃止。""惊不得眠，善断水气上下五脏游气也，三阴交主之。"

《针灸聚英》谓三阴交"主脾胃虚弱，心腹胀满，不思饮食，脾痛身重，四肢不举，腹胀肠鸣溏泄，食不化，疝癖，腹寒，膝内廉痛，小便不利，阴茎痛，足痿不能行，疝气，小便遗失，胆虚，食后吐水，梦遗失精，霍乱手足厥冷，失欠颊车蹉开，张口不合，男子阴茎痛，元脏发动，脐下痛不可忍，小儿客忤，妇人临经行房羸瘦，癥瘕，漏血不止，月水不止。妊娠胎动，横生，产后恶露不行，去血过多，血崩晕，不省人事。如经脉闭塞不通，泻之立通；经脉虚耗不行者，补之，经脉益盛则通。"

《针灸大全》治"妇人难产，不能分娩"，取三阴交、照海、合谷、独阴（即灸至阴穴），今名"《大全》三阴合谷难产方"。

《窦太师针经》谓"三阴交二穴，在足内踝上三寸，骨下前陷中。足太阴、少阴、厥阴三经交会。横针入二寸半，亦透绝骨穴，灸三七壮。治疝气，偏坠木肾，女人赤白带下，经事不调，看证补泻。小便不通，胎衣不下，难产，泻此穴，补合谷，甚效。水肿，泻；遗精白浊，补。"

《玉龙经》"脚气"篇歌云："寒湿脚气痛难熬，先针三里及阴交。更兼一穴为奇妙，绝骨才针肿便消。"斯书"六十六穴治证"篇云："三阴交，通三阴聚会处，在内踝上三寸，骨下陷中。孕妇勿用。治身重足痿，膝内廉疼，七疝，小肠气，便毒，小便不利，五淋。"斯书"磐石金直刺秘传"篇云："妇人经血不通：三阴交（泻）。"

《千金方》云：霍乱"若手足厥冷，灸三阴交，各七壮，未差更灸如前数。"

《普济方》云："治女子漏下赤白及血，灸三阴交。""治妇人经血过多不止，并崩中者，穴三阴交、行间、通里，用毫针刺后，各灸二七壮，凡灸虚则炷火自灭，实则火吹灭。"今名"《普济》三阴崩中方"。

《类经图翼》云："胎衣不下，三阴交、昆仑"；"子鞠不能下，巨阙、合谷、三阴交、至阴，三棱针出血，横者即转直。"今上述二证之治穴合用，名曰"《类经》三阴难产方"。

《明堂灸经》云：灸三阴交三壮，"主膝内廉痛，小便不利，身重，足痿不能行，疬癖，腹寒气逆，脾病四肢不举，腹胀肠鸣，溏泄，食不化，女子漏下不止。"

《神灸经纶》云："不孕，三阴交、血海、气海、命门、肾俞、中极、关元、阴廉、然谷、照海、胞门、气门。"今名曰"《经纶》三阴助孕方"。"产难横生，三阴交、合谷、中极。""胞衣不下，三阴交，此穴同合谷针之，下胎最速，昆仑。""鹤膝风，发于膝内，股肿疼甚者，见青筋引足心痛，此证系二阴不足，三阴交、膝眼。"

《针灸问对》云："足之三阴，从足走腹，太阴脾经循内踝上直行，厥阴循内踝前交入太阴之后，少阴肾循内踝后交出太阴之前，故谓之三阴交。脾主中，肾、肝主下，中、下焦气，一穴可以尽之。故非危疾急症，与三阴俱有干者，不可轻刺。脾肾气常不足，肝虽有余，亦是宿血之脏，误刺则脱人元气，不可不慎！"

按语 三阴交为足太阴脾经之本穴，本者，经脉血气所出之处也。若伍足太阴之标穴脾俞、廉泉，名曰"《灵枢》足太阴标本刺"，具激发、聚汇、转输足太阴脉气运行之功。本穴尚为足太阴、少阴、厥阴之会，具健脾利湿、调补肝肾、益气养血之功。伍手厥阴心包经之络穴内关，名曰"三阴内关虚损方"。方中三阴交滋下和阴，内关清上和阳，相互为用，则清上安下，平秘阴阳，交通心肾，为疗虚损、清虚烦、止骨蒸汗出之良方，适用于肺痨、失眠、梦遗之阴虚火旺者。三阴交伍足三里，为治疗脘腹疼痛及痿痹诸证之对穴，名曰"三阴三里虚损方"。盖因足三里乃足阳明胃经脉气所入之合穴，又为该经之下合穴，具健脾和胃、化食导滞、行气止痛之功。三阴交以健脾益阴为主，足三里以升阳益胃为要，二穴相伍，一脾一胃，一表一里，一纳一运，阴阳相配，表里相合，共成健脾和胃、消胀止痛之功，则脘腹疼痛可降；又以其共具益气生血、通经活络之力，则痿痹之证得愈。三阴交伍气海，方名"三阴气海虚损方"，多适用于尿浊之属化气失司者，遗尿、遗精、阳痿、带下、早产之属肾气不固者。盖因气海为任脉之腧穴，有益肾元、调冲任、和营血之功；三阴交具调理脾、肝、肾三阴之用。伍中脘、内关、足三里、冲阳、太溪、昆仑，方名"益气养血通栓方"，可疗心肌梗死、脑血栓形成及血栓闭塞性脉管炎等病。伍阴陵泉、膀胱俞、中极，方名"化气通癃方"，以治疗癃闭、小便不利等疾。

现代研究表明该穴对消化、泌尿系肿瘤有一定的辅助治疗作用，可改善机体情况，减低放疗、化疗的毒副作用；针刺三阴交促进输尿管蠕动，有利于排尿。

（7）漏谷

释名 漏者，缺也，经之细络由此漏出；谷者，空也。胻骨内侧下缺处，故名漏谷。

位置 在内踝上六寸，骨下陷者中。（《甲乙经》）

取穴 于三阴交之上约3寸，胫骨后缘取之。

主治 腹胀，肠鸣，偏坠，腿膝厥冷，麻痹不仁，足踝肿痛。

操作 直刺0.3~0.8寸。艾条灸3~5分钟。《铜人》：针三分，灸三壮。《集成》：针三分，留七呼，灸三壮。

文献摘要 《甲乙经》云："漏谷，在内踝上六寸，骨下陷者中。足太阴络。刺入三分，留七呼，灸三壮。"又云："腹中热，若寒腹善鸣，强欠，肘内痛，心悲，气逆，腹满，漏谷主之。""少腹胀急，小便不利，厥气上头巅，漏谷主之。"

《太平圣惠方》用治"足热痛，腿冷痛，不能久立，麻痹不仁"之证。

《针灸资生经》以本穴配曲泉治血瘕。

《针灸聚英》云：漏谷，"主肠鸣，强欠，心悲，逆气，腹胀满急，痃癖冷气，食饮不为肌肤，膝痹足不能行。"

《明堂灸经》云：灸漏谷三壮，"主肠鸣，强欠，心悲气逆，腹胀满急，小便不利，失精，久湿痹不能行，足热痛，腿冷不能久立，麻痹不仁，痃癖冷气，心腹胀满。"

按语　漏谷乃足阳明胃经之腧穴，具理气导滞、和胃除胀之功。故《甲乙经》用治"气逆腹满""肘内痛"；《针灸资生经》用其伍曲泉以治"血瘕"；《针灸聚英》用其治"膝痹足不能行"；《明堂灸经》谓灸漏谷三壮，"主肠鸣，强欠，心悲气逆"等证。

（8）地机

别名　脾舍、地箕。

释名　《会元针灸学》云："地机者，是所居地之中也"。"机者本能也，地机穴居中部，运膝之机关，故名地机。"

位置　在膝下五寸。（《甲乙经》）

取穴　在阴陵泉下约3寸，阴陵泉至内踝尖的连线上取之。

主治　腹胀，食欲不振，痢疾，月经不调，月经痛，小便不利，遗精，水肿。

操作　直刺0.5~0.8寸。艾条灸3~7分钟。《铜人》：灸三壮，针五分。

文献摘要　《甲乙经》云："地机，一名脾舍，足太阴郄，别走上一寸空，在膝下五寸。刺入三分，灸三壮。""溏瘕，腹中痛，脏痹，地机主之。"

《类经图翼》云："主治腰痛不可俯仰，溏泄腹胀，水肿不嗜食，精不足，小便不利，足痹痛，女子癥瘕。"

《针灸聚英》谓地机"主腰痛不可俯仰，溏泄，腹胁胀，水肿腹坚，不嗜食，小便不利，精不足，女子癥瘕。"

《明堂灸经》云："主溏瘕，腹中痛，气胀水肿，腹坚不嗜食，小便不利，脏痹腰痛，不可仰俯，足痹痛，屈伸难。""精不足，女子血瘕。"

按语 地机为足太阴之郄穴，又为运膝之机关，为腰膝痹痛之要穴。《类经图翼》用以"主治腰痛不可俯仰""足痹痛"；《明堂灸经》谓灸地机三壮，以疗"足痹痛，屈伸难"；《针灸聚英》以治"小便不利，精不足，女子癥瘕"。

（9）阴陵泉

释名 阴陵泉乃脾经之合穴，脾为阴中之至阴，陵高于丘也，泉高处之水原也。故《灵枢》曰："疾高而内者，取之阴之陵泉。"盖五输之合穴，为下达于上、内通于外之要穴。治病当求其原，故《会元针灸学》谓"阴陵泉，是阴经陵结甘泉，升润宗筋，上达胸膈"，故名阴陵泉。

位置 在膝下内侧辅骨下陷者中。（《甲乙经》）

取穴 于胫骨内髁下缘，胫骨内侧之陷凹部取之。

主治 腹胀，水肿，黄疸，小便不利，泄泻，阴茎痛，遗精，大便失禁，膝痛。

操作 直刺0.5~0.8寸。艾条灸3~5分钟。《铜人》：针五分。《集成》：针五分，留七呼，灸三壮。《子午流注说难》谓其穴不言灸。

文献摘要 《灵枢·本输》云："疾高而内者，取之阴之陵泉。"张志聪注云："疾高而内者，里阴之病，见于上也。"此即"病在上，下取之"之意。

《灵枢·四时气》云："飧泄，补三阴交，上补阴陵泉，皆久留之，热行乃止。"

《甲乙经》云："阴陵泉者，水也，在膝下内侧辅骨下陷者中，伸足乃得之。足太阴脉之所入也，为合。刺入五分，留七呼，灸三壮。""腹中气盛，腹胀逆不得卧，阴陵泉主之。"

"腹中气胀嗑嗑不嗜食，胁下满，阴陵泉主之。""肾腰痛，不可俯仰，阴陵泉主之。""溏，不化食，寒热不节，阴陵泉主之。""妇人阴中痛，少腹坚急痛，阴陵泉主之。"

《千金方》云："遗溺失禁，出不自知，灸阴陵泉，随年壮。""又灸阳陵泉，随年壮。"

《千金翼方》云："水肿不得卧，灸阴陵泉百壮"。

《外台秘要》云："阴陵泉主女子癥瘕。"

《甲乙经》云："阴陵泉主妇人阴中痛，少腹坚急痛。"

《医宗金鉴》称其"主治胁腹胀满，阴痛，足膝红肿，小便不通，小便失禁不觉"等证。

《针灸聚英》云："主腹中寒，不嗜食，胁下满，水胀腹坚，喘逆不得卧，腰痛不可俯仰，霍乱，疝瘕，遗尿失禁不自知，小便不利，气淋，寒热不节，阴痛，胸中热，暴泄，飧泄。"

《针灸大全》治"小便淋漓不通"，取阴陵泉、照海、三阴交、关冲、合谷，今名"《大全》阴陵通淋方"。

《玉龙经·六十六穴治证》篇云："阴陵泉，为合水。在膝下内侧辅骨下陷中，屈膝伸足取。治霍乱，腹胀喘逆，七疝八瘕，腰落，小便不利。"

《窦太师针经》谓阴陵泉针透阳陵泉，灸二七壮，"治大小便不通，膝盖红肿，泻；筋紧不能开，先补后泻。浑身胀满，伤寒五疸，不灸"。

《明堂灸经》云：灸阴陵泉三壮，"主心下满，寒中，小便不利，腹中胀，不嗜食，胁下满，腹中盛，水胀，喘逆不得卧，足痹痛，霍乱，失禁遗尿，胸中热，暴泄，胀满不得息，气淋，寒热不节，肾病不可仰俯，气癃尿黄，妇人疝瘕，按之如汤沃股膝，飧泄，阴痛，小腹坚急重，下湿，不嗜食，腰痛。"

《杂病穴法歌》云：　"小便不通阴陵泉，三里泻下溺如注。"

《玉龙歌》云："膝盖红肿鹤膝风，阳陵二穴亦堪攻。阴陵针透尤收效，红肿全消见异功。"今名之曰"陵泉蠲痹方"，于膝关节疼痛，不论寒痹、热痹均可应用。证属寒者，针灸并施，证属热者，只针不灸。

《子午流注说难》云："证治：腹中寒，不嗜食，膈下满，水胀腹坚，喘逆不得卧，腰痛不得俯仰，霍乱疝瘕，小便不利，气淋，寒热不节。"又云："其穴不言灸者，以脾为土脏，土中含湿，则万物育焉，如灸之，灼其泉源，则土燥而不能育物也。"

按语　阴陵泉乃足太阴脉所入之合穴，具建运中宫、化气通脉之功。足三里，有受纳腐熟水谷之功。二穴相伍，一脾一胃，一脏一腑，一阴一阳，一表一里，一纳一运，一升一降，相反相成，共成相对性配伍法。故阴陵泉伍足三里，名曰"阴陵三里气化方"，为治疗水肿、小便不利、消化不良、泄泻等证常用之伍。

《窦太师针经》有以阴陵泉针透阳陵泉治"筋紧不能开"之证。盖因阴陵泉位于膝关节内侧，属阴；阳陵泉位于膝关节外侧，属阳。二穴相伍，一内一外，一阴一阳，相互促进，相互制约，则舒筋活络、消肿止痛之功倍增。今名"二陵健膝方"，而适用于鹤膝风及膝关节疼痛者。

（10）血海

别名　血都、百虫窠。

释名　以其能引血归经，似导洪入江河之要路，故名血海。

位置　在膝髌上内廉白肉际二寸半。（《甲乙经》）

取穴　屈膝，与髌骨内上缘上2寸，当股骨内上髁上缘股四头肌内侧头的隆起处。屈膝成直角时，以手掌按其膝盖，大指向膝内侧，其余手指向上，大指端尽处是穴。

主治 月经不调，月经痛，经闭，崩漏，股内侧痛，皮肤湿疹，瘾疹，疮毒。

操作 直刺0.5~1寸。艾条灸3~5分钟。《铜人》：针五分，灸三壮。

文献摘要 《甲乙经》云："血海，在膝髌上内廉白肉际二寸半。足太阴脉气所发。刺入五分，灸五壮。"又云："妇人漏下，若血闭不通，逆气胀，血海主之。"

《针灸大成》云："暴崩不止，血海主之。"

《医宗金鉴》云："主治女子崩中漏下，月信不调，带下及男子肾脏风，两腿疼挛湿痛。"

《针灸聚英》谓血海"主气逆腹胀，女子漏下恶血，月事不调"。

《磐石金直刺秘传》谓妇人经脉不调，"灸血海，"针"补合谷，泻三阴交"。"妇人气痛：灸合谷，泻三阴交。""腰股瘫痪痛，内痛针血海，外疼针风市。"

《明堂灸经》云：灸血海五壮，"主漏下"，"血闭不通，逆气腹胀，肠不调"之证。

《神灸经纶》云："湿痛两腿疮痔，血海。"

《卫生宝鉴》谓血海"主妇漏下恶血，肠不调，逆气腹胀，""可灸三壮。"

按语 血海专走血分，能引血归经，具活血通络、祛风止痛之功，而为治皮肤病、风湿病、月经病之要穴。伍疏经解表、调和营卫之曲池，方名"海池活血方"，以成通营开腠、化瘀通经之效。血海伍风市，方名"《磐石》海市痿痹方"，为治中风、半身不遂、下肢痿痹、浑身瘙痒之穴对。盖因风市为足少阳经腧穴，具调达气机、疏经通络之效，二穴相伍则调和营卫、疏经通络之功益彰。又因风市以行气通络善治风证而命名"风市"，血海专于血分，而称"血海"，具"治风先治血，血行风自灭"之义。

血海伍三阴交、足三里，以血海走血分，三阴交有生血统血之功，足三里有行气血之用，三穴相伍，可调冲任、理气血，方名"《磐石》血海调经方"，为治妇科病之要伍。若血热经早，伍太冲清肝热、太溪益肾水而调经；经迟因血瘀者，伍气海、归来以行气活血；血虚者用补法并加灸，功在温经养血；经乱先后不定期，加肾俞以培本固元、脾俞以补后天气血生化之源。痛经之实证者，伍调冲任脉气之中极、脾经郄穴地机，以成通调冲任、行瘀止痛之效；虚证者，伍督脉经之命门以补真阳，佐肾之背俞肾俞以温补肾阳，加之任脉关元以温养冲任，诸穴相伍，针灸二法并用，则气血得调，冲任得养，肾元得温，为一切痛经之良方。

（11）箕门

别名 太阴、内市。

释名 其穴位于大腿内侧，当两筋间之槽，前大后小，若簸箕之前口，故名箕门。

位置 在鱼腹上越两筋间，动脉应手。（《甲乙经》）

取穴 于血海上6寸，在血海与冲门的连线上，当缝匠肌内侧取之。

主治 小便不通，遗溺，腹股沟肿痛。

操作 直刺0.3~0.5寸。艾条灸3~5分钟。《铜人》：灸三壮。《集成》：针三分，留六呼，灸三壮。

文献摘要 《素问·三部九候论》云："下部人，足太阴（箕门穴）也……人以候脾胃之气。"故足太阴经之箕门穴，为三部九候之下部人脉处，可候脾胃之病变。

《甲乙经》云："箕门，在鱼腹上越两筋间，动脉应手。

太阴内部，足太阴脉气所发。刺入三分，留六呼，灸三壮。"

《千金要方》用治"小便难"。

《外台秘要》以治"淋，遗溺，鼠鼷痛，小便难"。

《针灸资生经》以本穴伍通里、大敦、膀胱俞、太冲、委中、神门治遗溺，今名"《资生》箕门遗弱方"。箕门伍关元、三阴交、肾俞、三焦俞、太溪，名曰"《资生》箕门缩泉方"，而适用于因肾元亏虚，气化失司之尿崩症。

《针灸聚英》谓箕门"主淋，小便不通，遗溺，鼠鼷肿痛。"

《明堂灸经》云：灸箕门，"主小便难，主淋"之证。

（12）冲门

别名　慈宫、上慈宫、前章门。

释名　冲，为冲要，通行如大道。本穴位于耻骨联合上缘，乃足太阴、足厥阴之经气自足向上通行于腹部之要冲、门户，故名冲门。

位置　上去大横五寸，在府舍下，横骨两端约纹中动脉。（《甲乙经》）

取穴　腹股沟外端之上缘，股动脉外侧，平耻骨联合上缘，曲骨（任脉）旁3寸半取之。

主治　腹痛，疝气，痔疮，小便不利，胎气上冲。

操作　直刺0.5~0.7寸。艾条灸3~7分钟。《铜人》：针七分，灸五壮。

文献摘要　《甲乙经》云："冲门，一名慈宫，上去大横五寸，在府舍下，横骨两端约纹中动脉。足太阴、厥阴之会。刺入七分，灸五壮。""寒气腹满，癃，淫泺，身热，腹中积聚疼痛，冲门主之。""阴疝，冲门主之。"

《类经图翼》用以"主治中寒积聚，淫泺阴疝，妊娠冲心，难乳"。

《针灸聚英》谓冲门"主腹寒气满，腹中积聚疼，癃，淫泺，阴疝，妇人乳难，妊娠子冲心，不得息。"

《百症赋》云："带下产崩，冲门、气冲宜审。"

《明堂灸经》云：灸冲门五壮，"主寒气满，腹热痛，癃，淫泺，阴疝，难乳，子上冲心，不得息。"

（13）府舍

释名 府舍者，五脏三阴之气舍此，而应府之濡养，故名府舍。

位置 在腹结下三寸。（《甲乙经》）

取穴 于冲门上0.7寸，任脉旁开4寸取之。

主治 腹痛，疝气，痞块。

操作 直刺0.3~0.8寸。艾条灸3~7分钟。《铜人》：灸五壮，针七分。

文献摘要 《甲乙经》云："府舍，在腹结下三寸。足太阴、阴维、厥阴之会。此脉上下入腹络胸，结心肺，从胁上至肩，比太阴郄，三阴阳明支别。刺入七分，灸五壮。""疝瘕，髀中急痛，循胁，上下抢心，腹痛积聚，府舍主之。""厥逆霍乱，府舍主之。"

《铜人》云："治疝痛，腹中急痛，循胁上下抢心，腹满积聚，厥气霍乱。"

《针灸聚英》云："主疝癖，痹疼，腹满上抢心，积聚，霍乱"。

《明堂灸经》云：灸府舍五壮，"主疝痛，脾中急痛，循胁上下抢心，腹满积聚，厥气霍乱"。

按语 府舍为足太阴、厥阴、阴维之会，五脏三阴之气舍此，具生津液、益气血、补五脏、理气导滞之功，而用于疝痛、积聚、厥气霍乱等证。以本穴伍任脉之关元、足厥阴之大敦、足三阴之交会穴三阴交，方名"府舍寒疝方"，以成疏经通络之功，加灸则增其温经散寒，缓急止痛之用，为治寒疝之良方。府舍伍中脘、公孙、脾俞、胃俞，为治腹痛之要伍，加灸神阙、关元，以温暖下元而有消寒积之良效，方名"府舍暖脐灸方"。

（14）腹结

别名　原作腹屈，又名肠屈、肠结、肠窟、阳窟、腹出。

释名　本穴为六腑之气聚结之所，又主腹内寒邪凝结之疾，故名。

位置　在大横下一寸三分。（《甲乙经》）

取穴　府舍上3寸，当府舍与大横连线上取之。

主治　绕脐腹痛，疝气，腹寒泄泻。

操作　直刺0.5~0.8寸。艾条灸5~10分钟。《铜人》：灸五壮，针七分。

文献摘要　《甲乙经》云："腹屈，一名腹结，在大横下一寸三分。刺入七分，灸五壮。"

《千金要方》用治"绕脐痛抢心"。

《外台秘要》用治"膝寒泄痢"。

《针灸资生经》以本穴"配行间治腹痛抢心"。

《针灸聚英》谓腹结"主咳逆，脐痛，腹寒泻利，心痛"等证。

《明堂灸经》云：腹结"灸五壮，主绕脐痛抢心，腹寒泄利，咳逆"之证。

（15）大横

别名　肾气。

释名　横直脐旁，当大横纹中，故名。

位置　在腹哀下三寸，直脐旁。（《甲乙经》）

取穴　脐中旁开4寸，腹直肌外侧取之。

主治　虚寒泻痢，大便秘结，小腹痛。

操作 直刺 0.5 ~ 0.8 寸。艾条灸 5 ~ 10 分钟。《铜人》：针七分，灸三壮。

文献摘要 《甲乙经》云："大横，在腹哀下三寸，直脐旁。足太阴、阴维之会。刺入七分，灸五壮。"又云："大风逆气，多寒善悲，大横主之。"

《针灸聚英》云："主大风逆气，多寒善悲，四肢不可举动，多汗洞痢。"

《明堂灸经》云：灸大横五壮，"主腹热欲走，太息，四肢不可动，多汗，洞利，大风透气，多寒，善怒。"

《神灸经纶》云："多汗少力，大横。"

《普济方》云："治惊怖，心松少力，穴大横，灸五十壮。""治四肢举，多汗洞痢，穴大横，灸随年壮。"

《类经图翼》用以灸治"虚痨""多汗少力"。

按语 大横为足太阴、阴维之会，具通腑化浊、理气止痛之功。大横伍脾之募、俞章门、脾俞，以健脾益气；伍胃经募穴中脘、合穴足三里、大肠募穴天枢，以成和肠胃、促气化之功；佐灸命门、关元以益命门之火，培补脾肾之阳。诸穴合用，乃治本之伍，方名"大横益元扶本方"，而用于寒性腹痛、腹泻、痛经、疝气等证。大横伍大肠之背俞、之募穴天枢、之下合穴上巨虚，方名"大横通便方"，以通腑气，而用于大便秘结之证。实秘用泻法，虚秘用补法，寒秘加灸法。若因热结而致便秘者，可佐曲池、合谷以泄大肠腑之热气；气滞而致便秘者，可佐支沟以通三焦之气机，佐中脘以通降腑气，泻行间以疏肝理气。"阴维为病苦心痛"，鉴于大横为足太阴脾、阴维之交会穴，故本穴以其理气止痛之功，可疗胸胁、脘腹之痛证，故本穴伍足三里、四缝又为治胆道蛔虫症之要伍。

（16）腹哀

别名 肠哀。

释名　穴在腹部，腹中不适，常于此听见肠鸣音，如腹中哀鸣，故名腹哀。

位置　在日月下一寸五分。（《甲乙经》）

取穴　在大横上 3 寸，建里旁 4 寸处取之。

主治　腹痛，消化不良，便秘，痢疾。

操作　直刺 0.5 ~ 0.8 寸。艾条灸 5 ~ 10 分钟。

文献摘要　《甲乙经》云："腹哀，在日月下一寸五分。足太阴、阴维之会。刺入七分，灸五壮。"又云：治"便脓血，寒中，食不化，腹中痛"。

《针灸资生经》以此穴伍太白治"食不化"。

《针灸聚英》谓腹哀"主寒中，食不化，大便脓血。"

按语　腹哀为足太阴、阴维之会，有健脾和胃、消食化积、缓急止痛之功。又因其位于腹部易肠鸣之处，故为治腹部疾患之穴。《针灸资生经》以此穴伍脾经太白，以治"食不化"，此乃同经上下之伍，临床用于消渴证，降血糖之效明显，今名"《资生》消渴方"。

（17）食窦

别名　命关。

释名　窦者，洞也。饮食入胃，胃之余气出注于肠，谷精入脾养肺，使食谷之精气穿透胸膈，以助肺气，故名食窦。

位置　在天溪下一寸六分陷者中。（《甲乙经》）

取穴　任脉旁开 6 寸，即乳中线外 2 寸，在第 5 肋间隙中取之。

主治　胸胁胀痛。

操作　针刺宜斜刺 0.3 ~ 0.4 寸。艾条灸 5 ~ 10 分钟。《铜人》：针四分，灸五壮。

文献摘要　《甲乙经》云："食窦，在天溪下一寸六分陷者中，足太阴脉气所发。仰而取之，刺入四分，灸五壮。"

"便脓血，寒中，食不化，腹中痛，腹哀主之。绕脐痛抢心，膝寒注利，腹哀主之。"

《扁鹊心书》云：食窦"能接脾脏真气，治三十六八种脾病。凡诸病困重，尚有一毫真气，灸此穴二三百壮，能保固不死。一切大病属脾者并皆治之。盖脾为五脏之母，后天之本，属土，生长万物者也。若脾气在，虽病甚不至死，此法试之极验。"故窦氏又谓该穴为"命关"，所传"黄帝灸法""扁鹊灸法""窦材灸法"中均有"灸命关"条。其"水肿"篇云："此证由脾胃素虚，为饮食冷物所伤，或因病服攻克凉药，损伤脾气，致不能通行水道，故流入四肢百骸，令人遍身浮肿，小便反涩，大便反泄，此病最重。世医皆用利水消肿之药，乃速其毙也。治法：先灸命关（食窦）二百壮。""臌胀"篇云："此病之源，与水肿同，皆因脾气虚衰而致"，"先灸命关百壮，固住脾气……再灸关元三百壮，以保肾气。"

《类经图翼》云："主治胸胁支满，咳唾逆气，饮不下，膈水者"。

《针灸聚英》谓食窦"主胸胁支满，膈间雷鸣，常有水声，膈痛。"

《明堂灸经》谓灸食窦五壮，"主胸胁支满，膈间雷鸣。"

按语　食窦，以其入脾养肺，《扁鹊心法》云其"能接脾脏真气，治三十六八种脾病"，而被窦材以其具保命全真之要而称为"命关"。窦材谓"常灸关元、气海、命关、中脘"，"虽未得长生，亦可保百余年寿"。今名曰"窦材资寿命关方"。

（18）天溪

释名　天者，上部；溪者，小河沟也。穴在胸部乳房肋间隙中，功于宽胸通乳，犹溪水畅流，故名天溪。

位置　在胸乡下一寸六分陷者中。（《甲乙经》）

取穴　食窦上一肋，当第4肋间隙取之。

主治 胸部疼痛，咳嗽，乳痈，乳汁少。

操作 针刺宜斜刺0.4～0.5寸。艾条灸5～10分钟。

文献摘要 《甲乙经》云："天溪，在胸乡下一寸六分陷者中，足太阴脉气所发。仰而取之，刺入四分，灸五壮。"

《针灸聚英》谓天溪"主胸中满痛，咳逆上气，喉中有声，妇人乳肿，溃痈。"

《明堂灸经》谓灸天溪五壮，"主乳痈溃，主胸中满痛，咳逆上气，喉中作声，主乳肿贲膺"。

按语 天溪位于胸胁部，有宽胸理气、消胀导滞之功。本穴配内关、膈俞、肺俞、膻中，以治胸中满痛、咳嗽喘满之证；又以其有通乳之功，伍侠溪以治乳中痈溃。

（19）胸乡

释名 胸，即胸部；乡，指辽阔的原野。凡因三焦开阖失常引起的胸胁支满、胸背疼痛等证，治此穴以宽胸理气，俾胸廓恢复舒畅，空旷如野，故名。

位置 在周荣下一寸六分陷者中。（《甲乙经》）

取穴 天溪上一肋，当第3肋间隙取之。

主治 胸胁胀痛。

操作 针刺宜斜刺0.4～0.5寸。艾条灸5～10分钟。

文献摘要 《甲乙经》云："胸乡，在周荣下一寸六分陷者中，足太阴脉气所发。仰而取之，刺入四分，灸五壮。""胸胁胀满，却引背痛，卧不得转侧，胸乡主之。"

《铜人》云："治胸胁支满，引胸背痛，卧不得转侧。"

《针灸聚英》云："主胸胁支满，引胸背痛不得卧，转侧难。"

《明堂灸经》云：灸胸乡五壮，"主胸胁支满，引胸背痛，卧不得转侧。"

按语 胸乡位于胸部，具透理三焦、宽胸理气之功，为治胸胁支满证之要穴。《明堂灸经》谓灸胸乡，"主胸胁支满，引胸背痛，卧不得转侧"之证。故验诸临床，本穴伍疏通心络之心俞、宽胸强心活络之内关，名"胸乡通痹方"，为治冠心病心绞痛之用方。

（20）周荣

别名　周营。

释名　周，指周身而言；荣，乃营养之义。脾有统血、散精之功，能荣养周身肌肉。本穴位于肺经中府穴下，中府为手、足太阴之交会穴，若脾肺经气不相顺接，引起胸胁支满、饮食不下，针刺本穴，则可通经按气，使脾气散精，上归于肺，周荣全身，故名周荣。

位置　在中府下一寸六分陷者中。（《甲乙经》）

取穴　胸乡上一肋，当第2肋间隙取之。

主治　胸胁胀满，咳嗽气逆，胁痛。

操作　针刺宜斜刺0.4~0.5寸。艾条灸5~10分钟。

文献摘要　《甲乙经》云："周营，在中府下一寸六分陷者中，足太阴脉气所发。仰而取之，刺入四分，灸五壮。"

《铜人》用以"治胸胁支满，不得俯仰，饮食不下，咳唾稠脓"之证。

《针灸聚英》谓周荣"主胸胁满，不得俯仰，食不下，喜饮，咳唾稠脓，咳逆多淫"之证。

《明堂灸经》云：灸周荣五壮，"治胸满支满，不得俯仰，咳唾脓，咳逆上气，呼吸多唾沫脓血，饮食不下。"

按语　周荣具聚汇转输手足太阴之经气、周荣全身营卫气血之功，为治胸胁胀满、胁痛、咳嗽气喘之要穴。远取支沟、阳陵泉以疏泄肝胆之气，可治胁痛；伍肺俞、列缺以疗外感咳嗽；伍太渊、章门、丰隆以治内伤咳嗽之咳痰不爽者；若肝火灼肺而咳者，则伍以阳陵泉、太冲以清泄肝胆二经之邪热，可免肺阴受灼之弊。

（21）大包

释名　因本穴为脾之大络，统络阴阳诸经，故名。

位置　在渊腋下三寸。（《甲乙经》）

取穴　在腋中线上，第6肋间隙，约当腋窝与11肋端之中点取之。

主治　胸胁痛，气喘，全身疼痛，四肢无力。

操作　针刺宜斜刺0.3~0.4寸。艾条灸3~5分钟。

文献摘要　《灵枢·经脉》云："脾之大络，名大包，出渊腋下三寸，布胸胁。实则身尽痛，虚则百节皆纵。此脉若罗络之血者，皆取之脾之大络脉也。"今名"《灵枢》脾之大络刺方"。

《甲乙经》云："大包，在渊腋下三寸，脾之大络，布胸胁中，出九肋间及季胁端，别络诸阴者。刺入三分，灸三壮。""大气不得息，息即胸胁中痛，实则其身尽寒，虚则百节尽纵，大包主之。"

《针灸聚英》云："主胸胁中痛，喘气，实则身尽痛，虚则百节尽皆纵。"

《明堂灸经》云："主腹有大气，气不得息，胸胁中痛，内实则其身尽寒，虚则百筋皆纵。"

《标幽赋》云："上、中、下三部也，大包与天枢地机。"今名"三部刺方"，具调和脾胃、通腑除胀之功。

按语　大包为脾之大络，统络阴阳诸经，故具统血荣经、宽胸止痛之功。常以本穴伍三阳络、郄门、阳辅、足临泣，名"大包统络方"，适用于现代医学之胸膜炎、肋间神经痛等病。

脾经诸穴赋：足太阴，脾中州，二十一穴隐白游。赴大都兮瞻太白，访公孙兮至商丘。越三阴之交而漏谷地机可即，步阴陵之泉而血海箕门是求。入冲门兮府舍轩豁，解腹结兮大横优游。腹哀食窦兮接天溪而同脉，胸乡周荣兮缀大包而如钩。

（五）手少阴心经

1. 经文

心手少阴之脉，起于心中，出属心系[1]，下膈，络小肠；其支者，从心系，上夹咽，系目系[2]；其直者，复从心系却上肺，下出腋下，下循臑内后廉，行手太阴、心主[3]之后，下肘内，循臂内后廉，抵掌后锐骨[4]之端，入掌内后廉，循小指之内出其端。是动则病嗌干[5]，心痛，渴而欲饮，是为臂厥[6]。是主心所生病者，目黄胁痛，臑臂内后廉痛厥，掌中热痛。为此诸病，盛则泻之，虚则补之，热则疾之，寒则留之，陷下则灸之，不盛不虚以经取之。盛者寸口大再倍于人迎，虚者寸口反小于人迎也。(《灵枢·经脉》)

注：

①心系：为由心而至其他脏器的联系脉络。

②目系：眼球内连于脑的脉络。

③手太阴、心主：指太阴经与手厥阴经。

④锐骨：掌后小指侧的高骨。

⑤嗌：即食管。

⑥臂厥：指手太阴、手少阴经经气逆乱的病候。

2. 经脉循行

手少阴心经起于心中，出后属心系，向下过膈肌，络小肠。

分支：从心系分出，夹食道上行，连于目系。

直行者：出心系，退回上行过肺，向下浅出腋下（极泉穴），沿上肢内侧后缘，过肘中，经掌后锐骨端，进入掌中，沿小指桡侧，出小指桡侧端（少冲穴），交于手太阳小肠经。

3. 脏腑经脉生理与病候处方

《素问·灵兰秘典论》云："心者，君主之官，神明出焉。"

《灵枢·口问》云："心者，五脏六腑之主也。"

《素问·六节藏象论》云："心者，生之本，神之变也，其华在面，其充在血脉，为阳中之太阳，通于夏气。"

《灵枢·大惑论》云："心者，神之舍也。"

《素问·调经论》云："心藏神。"

《素问·解精微论》云："夫心者，五脏之专精也"。

《素问·阴阳应象大论》云："心生血"。

《素问·五脏生成》云："诸血者，皆属于心"。

《灵枢·本神》云："心藏脉，脉舍神"。

《灵枢·九针论》云："心主汗"。

《灵枢·五阅五使》云："舌者，心之官也"。

《素问·金匮真言论》云："南方赤色，入通于心，开窍于耳"。

《素问·五脏生成》云："心之合脉也，其荣色也，其主肾也"。

《灵枢·经脉》云："手少阴气绝则脉不通……脉不通则血不流，血不流则色不泽，故其面黑如漆柴者，血先死，壬笃癸死，水胜火也"。马莳注曰：此言心绝之证候死期也。心主脉，又主血，惟心气绝则血脉俱枯，毛色不泽，面色如漆柴然，水所刑也。此则血已先死，水日克火，死可必矣。"

《灵枢·五邪》云："邪在心则病心痛，喜悲，时眩仆。视有余不足而调之其腧也。"对此，马莳注云："此言刺心邪诸病之法也。邪在心，故心必痛，且善悲，时或眩仆，或邪气有余，或正气不足，皆病如是也。当视其有余不足而调之，实则泻而虚则补，皆取其神门之为腧穴者以刺之耳。本经"邪客"篇云：少阴心脉，心者五脏六腑之大主，精神之所舍也，其脏坚固，邪弗能容，容之则心伤，心伤则神去，神去则死矣。故诸邪之在心者，皆在心之包络，包络者，心主之脉，故独无腧焉。其外经病而内不病，故独取其经于掌后锐骨之端。"

《素问·脏气法时论》云："心病者，胸中痛，胁支满，胁下痛，膺背肩胛间痛，两臂内痛；虚则胸腹大，胁下与腰相引而痛，取其经，少阴太阳，舌本下血。其变病，刺郄中血者。"是谓手少阴心脉起心中，上夹咽，出胁下，循臂内后廉。手太阳小肠上手臂，循臑内，出肩解，绕肩胛。二脉实故有痛证。心火气虚，则土衰脾弱，则水浊上乘而胸胁胀满；心火与相火同气相求，故心火衰而命门之火亦衰，故水湿流于肾府，则腰痛。故取手少阴心经之经穴灵道、手太阳小肠经之经穴阳谷治之。心脉上循咽喉，开窍于舌，故并在舌下廉泉穴点刺出血。若有变病，可在少阴心之郄穴阴郄处出血。《素问·刺热》云："心热病者，先不乐，数日乃热。热争则卒心痛，烦闷善呕，头痛面赤无汗。壬癸甚，丙丁大汗，气逆则壬癸死。刺手少阴、太阳。"该文表述了心生热病的早期症状和邪正相争的情况，并根据五行生克规律，壬癸属水，心属火，故逢壬癸日因水克火而病重，丙丁属火，逢丙丁日因心脉旺而汗出鼓邪外出。治疗时当针刺手少阴心经经穴灵道和手太阳小肠经经穴阳谷。

《灵枢·经水》云："手之阴阳，其受气之道近，其气之来疾，其刺深者皆无过二分，其留皆无过一呼。"马莳注云："正以手之六经，在上近于肺，故肺受胃之谷气而行诸经，诸经受肺之大气而行各经，其受气之道近。"故尔手少阴心经经穴之灸刺之数在此例。

《素问·诊要经终论》云："少阴终者，面黑，齿长而垢，腹胀闭，上下不通而终矣。"盖因心之华在面，心肾气终，火气绝而水脱，故面黑；骨失荣，故齿长而垢；心肾之水火并绝，失于上下交通，故腹胀满而上下不通。

《素问·刺疟》云："心疟者，令人烦心甚，欲得清水，反寒多，不甚热，刺手少阴。"心为火脏，心气热，故"人烦心甚，欲得清水"；热极生寒故"反寒多"。神门为手少阴心脉之原之输，故神门主之。

《素问·咳论》云："五脏六腑皆令人咳，非独肺也……人与天地相参，故五脏各以治时感于寒则受病，微则为咳，甚则为泄为痛……乘夏则心先受之"。又云："心咳之状，咳则心痛，喉中介介如梗状，甚则咽肿喉痹。"治之之法，"治脏者治其俞"，"浮肿者治其经"。故心咳取手少阴心经之输穴神门；咳而兼浮肿者，取其经穴灵道。

《素问·痹论》云："风寒湿三气杂至，合而为痹也。"又云："凡痹之客五脏者……心痹者，脉不通，烦则心下鼓，暴上气而喘，嗌干善噫，厥气上则恐。"治之之法，该篇尝有"五脏有俞，六腑有合，循脉之分，各有所发，各治其过，则病瘳也"的记载。意谓心痹取其输穴神门，并随其有过之处而刺之。

《素问·痿论》云："心气热，则下脉厥而上，上则下脉虚，虚则生脉痿，枢折挈，胫纵而不任地也……心热者，色赤而络脉溢"。又云："悲哀太甚，则胞络绝，胞络绝则阳气内动，发则心下崩，数溲血也。故《本病》曰：大经空虚，发为肌痹，传为脉痿……治之奈何？岐伯曰：各补其荥而通其俞，调其虚实，和其逆顺，筋脉骨肉各以其时受月，则病已矣。"意谓心有邪热，造成气血上逆，引起在下的血脉空虚而致脉痿，并使关节如折不能提举，足胫迟缓而不能着地行走；或因悲哀太过，气机郁结而使心包络隔绝不通，继而导致阳气在内妄动，迫心血下崩而屡次尿血。此即《本病》中所说的大脉空虚，可以发生肌痹，进而传变为脉痿。治之之法，调补心经之荥穴少府，疏通心经之输穴神门。因心主血脉，受气于夏，心当旺于夏，故于夏时进行针刺治疗，更有利于痊愈。

《素问·厥论》云："手心主、少阴厥逆，心痛引喉，身热，死不可治。"表述了手厥阴、手少阴经的经气厥逆，心痛连及咽喉，身体发热，是不可治疗的死证。

《勉学堂针灸集成》云："心属病：嗌干，心痛，渴而欲饮，目黄胁痛，谓臂厥证也。臑臂内后廉痛，掌中热。"

《针灸聚英·十二经脉歌》云："手少阴脉起心中，下膈直与小肠通。支者还从肺系走，直上喉咙系目瞳。直者上肺出腋下，臑后肘内少海从，臂内后廉抵掌中，兑骨之端注少冲。多气少血属此经，是动心脾痛难任，渴欲饮水咽干燥，所生胁痛目如金，胁臂之内后廉痛，掌中有热向经寻。"

《针灸聚英·十四经步穴歌》云："少阴心起极泉中，腋下筋间脉入胸。青灵肘节上三寸，少海肘内节后容。灵道掌后一寸半，通理腕后一寸同。阴郄五分取动脉，神门掌后兑骨隆。少府节后劳宫直，小指内侧取少冲。"

《针灸聚英·井荥输经合主治》云："假令得浮洪脉，病人烦心，心痛，掌中热而哕，脐上有动气，此心病也。若心下满刺少冲，身热刺少府，体重节痛刺神门，喘嗽寒热刺灵道，逆气而泄刺少海。"

4. 经穴主治概要

（1）极泉

释名 《会元针灸学》云："极泉者，极者极深，泉是泉水也。心阳化液，由心系通肺出腋下，心火生脾土，而续交之孔窍，相酬以甘液，故名极泉。"

位置 在腋下筋间，动脉入胸中。（《甲乙经》）

取穴 上臂外展，在腋窝正中，腋动脉内侧取之。

主治 胁肋疼痛，心痛，干呕，咽干烦渴，瘰疬，肘臂冷痛。

操作　避开腋动脉，直刺或斜刺 0.3 ~ 0.5 寸。艾条灸3 ~ 5 分钟。《铜人》：针三分，灸七壮。

文献摘要　《甲乙经》云："极泉，在腋下筋间，动脉入胸中。手少阴脉气所发。刺入三分，灸三壮。"

《铜人》用"治心痛干呕，四肢不收，咽干烦渴，胁下满痛，瘰疬，肘臂冷痛"等证。

《针灸聚英》谓极泉"主臂肘厥寒，四肢厥，心痛，干呕烦满，胁痛悲愁"之证。

《明堂灸经》云：灸极泉七壮，"主心痛，干呕，四肢不收，咽干烦渴，臂肘厥寒，目黄，胁下满"之证。

按语　极泉具清心除烦、通阳蠲痹之功，《铜人》主治"四肢不收"，"肘臂冷痛"，"心痛干呕"；《针灸聚英》用治"胁痛悲愁"；《明堂灸经》云灸极泉七壮，主"目黄，胁下满"之证。验诸临床，拿极泉、合谷，揉运肩髃、曲池、外关，名曰"拿极泉方"，为治疗中风肩臂偏废及疼痛的有效之方。

（2）青灵

释名　《医经理解》云："青者，最高之色，心为万物之灵，故谓其通于青玄之表也。"

位置　在肘上三寸。（《铜人》）

取穴　在上臂内侧，少海上 3 寸，肱二头肌的内侧沟中，当少海与极泉之连线上，中 1/3 与下 1/3 接连处取穴。

主治　目黄，头痛振寒，胁痛，肩臂痛。

操作　直刺 0.5 ~ 1 寸。艾条灸 3 ~ 5 分钟。《铜人》：灸七壮，禁不可针。

文献摘要　《铜人》用"治肩臂不举，不能带衣，头痛振寒，目黄胁痛"之证。

《针灸聚英》谓青灵"主目黄，头痛振寒，胁痛，肩臂不举，不能带衣"之证。

按语 青灵具清心利胆、通经活络之功，《铜人》灸"治肩臂不举，不能带衣，头痛振寒，目黄胁痛"之证。后世医家多宗于此，以青灵伍肩髃、肩髎、臑会、曲池，方名"青灵肩凝灸方"，以治肩臂痛或伴肌肉萎缩者。伍支沟、阳陵泉、足三里、太冲，有柴胡疏肝散之效，名"青灵支陵胁痛方"，可疗实证胁痛或闪岔气；伍肝俞、肾俞、行间、三阴交、足三里，有一贯煎之效，方名"青灵行间肝俞方"，可治虚证胁痛。

（3）少海

释名 少，指手少阴经；海，海泽。此穴为手少阴经之合穴，脉气至此，若水流入海，故名。

位置 在肘内廉节后陷者中，动脉应手。（《甲乙经》）

取穴 屈肘成直角，在肘关节内侧横纹头与肱骨内上髁之间凹陷中取之。

主治 心痛，暴喑，健忘，癫狂，痫证，臂麻，手颤，手挛，腋胁痛，瘰疬，颈痛。

操作 直刺0.5～1寸。艾条灸5～10分钟。《甲乙经》：针二分，留三呼，泻五吸，不宜灸。《铜人》：针三分，灸三壮。

文献摘要 《甲乙经》云："少海者，水也，一名曲节，在肘内廉节后陷者中，动脉应手。手少阴脉之所入也，为合。刺入五分，灸三壮。""疟背振寒，项痛引肘腋，腰痛引少腹，四肢不举，少海主之。"

《针灸聚英》谓少海"主寒热，齿龋痛，目眩发狂，呕吐涎沫，项不得回顾，肘挛，腋胁下痛，四肢不得举，脑风头痛，气逆噫哕，瘰疬，心疼，手颤，健忘"之证。

《针灸大全》治"心中惊悸，言语错乱"之证，多取少海、内关、少府、心俞、后溪。今名"《大全》少海惊悸方"。

《窦太师针经》云：少海"针五分，灸七壮。治心胸痛，泻；肘臂无力，补。并一切瘰疬皆治。"

《明堂灸经》云：灸少海三壮，"主头痛，汗出，寒热，不恶汗，主肩臂不举，不能带衣，项强急痛，不可以顾，主龋齿，主气主呼吸噫哕呕，羊癫疾，羊痫吐舌，羊鸣"，"主手臂挛，主疟振寒，项痛引肘腋，痛引少腹中，四肢不举，主目眩发狂，目黄胁痛。"

《玉龙经·六十六穴治证》篇云："少海，为合水。在肘内廉后大骨外，去肘端五分，横纹动脉中，屈肘向头取之。""治头疼，项急，胸满，心烦及肩膊手臂麻木难举。"

《子午流注说难》云："证治：寒热齿龋痛，目眩发狂，呕吐涎沫，项不得回顾，肘挛，腋胁下痛，四肢不得举。"

按语 少海，手少阴心经之合穴，具通心脉、宁神定搐、降逆散结之功。少海伍天井，方名"少海天井化瘰方"，为治瘰疬之良方。盖因少海为手少阴之腧穴，具疏心气、清包络、化痰结之功；天井为手少阳经三焦经之合穴，具疏三焦、散郁热、祛痰滞之效。二穴相伍，乃清热泻火、化痰散结之穴对，尝可用于风热瘀结于皮肤之瘾疹。本穴伍合谷、内庭治牙痛；伍神门、太溪治不寐；伍申脉，照海治痫证。

（4）灵道

释名 《采艾编》云："灵道，言心灵所行之道也。"《会元针灸学》云："灵道者，灵为心灵之毅力，道为经穴之常道。手指相握，仗心意之灵，力到即能握物，故名灵道。"

位置 在掌后一寸五分。（《甲乙经》）

取穴 在掌侧尺侧腕屈肌腱之桡侧，当腕横纹上 1.5 寸处取穴。

主治 心痛，悲恐，暴喑不语，肘臂挛急，瘛疭。

操作 直刺0.3～0.4寸。艾条灸3～5分钟。《铜人》：针三分，灸三分。

文献摘要 《甲乙经》云："灵道者，金也，在掌后一寸五分，或曰一寸。手少阴脉之所行也，为经。刺入三寸，灸三壮。"

《外台秘要》灸以"主心痛悲恐，相引瘛疭，肘臂挛，暴喑不能言"。

《针灸大成》："主心痛，干呕，悲恐，相引瘛疭，肘挛，暴喑不能言。"

《针灸大全》治"心气虚损或歌或哭"之证，多取"灵道二穴，内关二穴，心俞二穴，通里二穴。"今名"《大全》灵道达郁方"。

《窦太师针经》云灵道："针入一分，治皮向后一寸半，灸七壮。治心内呆痴，泻；五痫，先补后泻。又治目昏，手外廉生疮。"

《神灸经纶》云："失音不语，灵道。""瘛疭，灵道、少府。"今名"《经纶》灵道少府定瘛方"。

《明堂灸经》云：灸灵道三壮，"主心痛，悲恐，相引瘛疭，主肘挛"，"主暴喑不能言。"

《玉龙经·六十六穴治证》篇云："灵道，为经金。在掌后一寸。治心疼悲恐，暴喑难言。"

《子午流注说难》云："证治：心痛，悲恐，相引瘛疭，肘挛，暴喑不能言。"

按语 灵道乃手少阴经所行之经穴，而具宁心定搐、利咽通痹之功。《外台秘要》灸用"主心痛悲恐，相引瘛疭，肘臂挛，暴喑不能言"之证。《针灸大全》治"心气虚损"之癫证，多取灵道伍内关、心俞、通里诸穴，今名"《大全》灵道

达郁方"；《神灸经纶》治瘰疬，有灵道伍少府之穴对，今名
"《经纶》灵道少府定瘰方"，今用治小儿多发性抽动症。以灵
道伍人中、委中、行间、后溪、大椎、三阴交，名"灵道行
间定搐方"。

（5）通里

别名 通理。

释名 通里者，以小肠为受盛之官，化物出焉，若井里
然。故《会元针灸学》释云："通里者，由手少阴络，通于手
太阳也，与手厥阴邻里相通。手少阴心之经脉会于此，支走其
络，连络厥阴、太阳，故名通里。"

位置 在腕后一寸。（《甲乙经》）。

取穴 在尺侧腕屈肌腱之桡侧，灵道下0.5寸，腕横纹后
1寸取之。

主治 心悸怔忡，头晕，目眩，咽喉肿痛，暴喑，舌强不
语，腕臂痛。

操作 直刺0.3~0.5寸。艾条灸3~5分钟。《铜人》：针
三分，灸三壮。

文献摘要 《灵枢·经脉》以"手少阴之别名通里……
其实则支膈，虚则不能言，取之掌后一寸，别走太阳也"。

《灵枢·杂病》云："衄而不止，衄血流，取足太阳；衄
血，取手太阳；不已，刺宛骨下；不已，刺腘中出血。"鼻中
出血名衄血。至败恶汇聚，其色赤黑者曰衄。衄血成流不止，
取足太阳经委中穴刺出血。若仍不止，取手太阳小肠经之通里
以刺之。若仍不止，再取委中穴。今名"《灵枢》通里衄血刺
方"。

《甲乙经》云："通里，手少阴经在腕后一寸，别走太阳，
刺入三分，灸三壮。"

《马丹阳天星十二穴主治杂病歌》云："通里腕侧后，去

腕一寸中。欲言声不出，懊恼及怔忡。实则四肢重，头腮面颊红。虚则不能食，暴喑面无容。毫针微微刺，方信有神功。"

《医宗金鉴》云："主治声哑，心烦极甚，怔忡不宁，四肢重痛，头面腮颊红肿，倦言，数见，咽喉肿痛，气息不通，虚损不思食，暴喑，面无润泽。"

《针灸聚英》云："主目眩头痛热病，先不乐数日，懊恼，数欠，频呻悲，面热无汗，头风，暴喑不言，目痛，心悸，肘臂臑痛，苦呕，喉痹，少气，遗溺，妇人经血过多，崩中。实则支满膈肿，泻之；虚则不能言，补之。"

《针灸大全》治"伤风面赤，发热头痛"，取通里、照海、曲池、绝骨、合谷，今名"《大全》通里伤风方"。治"心性呆痴，悲泣不已"，针通里、内关、后溪、神门、大钟，今名"《大全》通里愈痴方"。

《窦太师针经》云："通里二穴，在手侧腕骨上一寸。针入一分，禁灸。治虚烦，头面赤，泻补；手臂酸疼，补泻；心虚怕惊，宜补。"

《玉龙经》"虚烦"篇歌云："连月虚烦面赤妆，心中惊恐亦难当。通里心原真妙穴，神针一刺便安康。"《玉龙经·天星十一穴歌诀》"通里"歌云："通里腕侧后，度量一寸中。善呻并数欠，懊恼及心松。实在四肢肿，喉间气难通。虚则不能语，苦呕痛连胸。肘膊连臑痛，头腮面颊红。针入三分妙，神功甚不穷。"斯书"六十六穴治证"篇有"通里，别走太阳，在腕上后一寸。治心惊怔忡，烦闷，腹胀减食，头面赤，四肢不遂，酸痛，气不和。"

《明堂灸经》云：灸通里三壮，"主头眩痛，目眩，面赤而热，心悸，肘腕酸重，及暴哑不能言，少气，热病烦心，心中懊恼，数欠频伸，心下悸，悲恐，主遗溺，主热病先不乐数日，主臂臑痛，实则肢肿，虚则不能言。"

《神灸经纶》治喉痹，取"通里、然谷、厉兑、窍阴"；"暴喑声哑，通里。"今名"《经纶》通里喉痹方"。

《普济方》"治数欠，穴通里二穴各灸五壮，炷如半枣核大，又灸足外踝上三寸宛宛中，或三寸五分，百壮三报，此三阴交穴也。""治心下悸，灸通里。"

《类经图翼》云："目眩，通里、解溪均灸。"

《子午流注说难》云："证治：热病，卒心中懊侬，数欠频呻，悲恐，目眩，头痛，面赤而热，心悸，肘臂臑痛，实则肢肿，虚则不能言，苦呕喉痹，少气遗溺。"

按语 通里为手少阴心经之络穴，具和营益心、养血通脉之功。《马丹阳天星十二穴主治杂病歌》有"通里并列缺"之穴对，今名"《丹阳》通里列缺方"，可益心宣肺、宣发上焦宗气，用治胸痹、喉痹。本穴伍心经、心包经之背俞心俞、厥阴俞，之募穴膻中、巨阙，共奏通阳散结、宽胸理气之功，而适用于冠心病心绞痛；"阴维为病苦心痛"，佐以心包经之络穴内关，以其通于阴维，行气散瘀，通络止痛，为治疗心绞痛之要穴。诸穴相伍，名曰"通里二心募俞胸痹方"。若病气虚者，伍气海、足三里以补气益元；若血瘀者，伍血会膈俞、血海，以活血化瘀；阴虚者，伍脾经之三阴交、肾经之原太溪，以增益阴养血之功；阳虚者，伍督脉与诸阳之会大椎、任脉与足三阴经交会穴关元，以成补肾益阳之力，加灸"能接脾脏真气"之食窦二三百壮，为治胸痹之良方。

（6）阴郄

别名 少阴郄、手少阴郄、石宫。

释名 郄有空郄、间郄及郄穴之义；阴，指阴经。该穴为手少阴经之郄穴，故名阴郄。

位置 在掌后脉中，去腕五分。（《甲乙经》）

取穴 在尺侧腕屈肌腱之桡侧，通里下0.5寸，腕横纹上

0.5 寸取之。

主治 心痛，惊悸，痫证，骨蒸盗汗，吐血衄血，洒淅畏寒。

操作 直刺0.3~0.5寸。艾条灸3~5分钟。《铜人》：针三分，灸七壮。

文献摘要 《甲乙经》云："手少阴郄，在掌后脉中，去腕五分。刺入三分，灸三壮。""凄凄寒嗽，吐血，逆气惊，心痛，手阴郄主之"。

《外台秘要》云："主十二痫，失音不能言，凄凄寒咳，吐血，气惊心痛。"

《卫生宝鉴》引《气元归类》中风刺法："阴郄，喑不能言；灵道，暴喑不语。"

《针灸聚英》云："主鼻衄，吐血，洒淅畏寒，厥逆气惊，心痛。"

《针灸大全》治"心脏诸虚，心怔惊悸"之证，多取阴郄、内关、心俞、通里。今名"《大全》阴郄宁心方"。

《窦太师针经》云："阴郄二穴，在手掌后去阳谷穴五分，有动脉中。针入五分，灸五壮。治肩臂冷痛，先泻后补；腕痛，泻。余症同腕骨穴。"

《百症赋》云："寒栗恶寒，二间疏通阴郄暗。"

《玉龙经·六十六穴治证》篇云："阴郄，在掌后去腕五分，动脉中。治胸满心痛，气逆，失音难言，衄血，洒淅恶寒，霍乱，惊恐，盗汗，小儿骨蒸。"

《明堂灸经》云：灸阴郄七壮，"主气惊心痛，主失音不能言，洒淅振寒，厥逆霍乱，胸中满，衄血，惊恐。"

《普济方》云："治心腹绞刺，痛不可息，阴郄二穴，灸三百壮。"

按语 阴郄为手少阴心经之郄穴，临床有救急之功。又以其有清心火、潜虚阳、安心神、固表止汗、止痛止血之用，故《标幽赋》有"泻阴郄止盗汗，治小儿骨蒸"之论。《百症赋》有阴郄、二间之伍，以阴郄行气血、清心火以固表；二间散邪热，除寒热，利咽喉。二穴合用，有《伤寒论》桔梗汤之效，今名"《百证》阴郄二间清咽方"。

（7）神门

释名　《素问·八正神明论》云："血气者，人之神"。《灵枢·平人绝谷》云："故神者，水谷之精气也。"《素问·宣明五气》云："心藏神"。《灵枢·大惑论》云："心者，神之舍也。"门者，门户也；神者，经气之本原。该穴为手少阴心经之原穴，具安心宁神之功，故名神门。

位置　在掌后兑骨之端陷者中。（《甲乙经》）

取穴　在阴郄下0.5寸，当尺侧腕屈肌腱之桡侧，腕横纹上尺侧凹陷中取之。

主治　心痛，心烦，癫、狂、痫证，健忘，怔忡，惊悸，失眠，目黄，胁痛，掌中热。

操作　针刺0.3寸~0.5寸。艾条灸3~5分钟。《铜人》：针三分，留七呼，灸七壮。

文献摘要　《灵枢·卫气》云："手少阴之本，在锐骨之端，标在背腧也。"马莳注云：本穴为神门，标穴为心俞。今名"《灵枢》手少阴标本刺"，具激发、输布心经脉气之功。

《灵枢·五乱》云："气乱于心则烦心密嘿，俯首静伏。"此处之"气乱"，实因经气逆行脉中，造成"脉乱"。该篇又云："气在于心者，取之手少阴、心主之俞。"意谓若心经脉行逆乱，则见心烦，喜欢隐匿、沉静、俯首静卧。治宜取手少阴心经之原、之输神门，鼓舞少阴心经之原气上行；同时取手厥阴心包经之原、之输大陵穴，相辅以宁心神。《灵枢·九针十二原》有："阳中之太阳，心也，其原出于大陵"的记载，心包络代心受邪，故不曰神门，而言大陵。

《素问·刺法论》云："心者，君主之官，神明出焉，可刺手少阴之源。"意谓刺心之原穴神门，可促进心之功能，今名"《素问》心原刺方"。

《素问·三部九候论》云："中部人，手少阴也……人以候心"。故手少阴心经之神门穴，为三部九候之中部人之候脉处，此处可候心脏之病变。

《甲乙经》云："神门者，土也，一名兑冲，一名中都，在掌后兑骨之端陷者中。手少阴脉之所注也，为俞。刺入三分，留七呼，灸三壮。""心疟，令人烦心，甚欲得见清水，寒多，灸三壮。""不甚热，刺手少阴，是谓神门。""手及臂挛，神门主之。""呕血上气，神门主之。"

《千金要方》以神门伍阳谷治"笑若狂"；配少海治"手臂挛"。

《针灸资生经》以神门伍蠡沟、巨阙治"惊悸少气"。

《针灸大全》治"心疟令人心内怔忡，"取神门、公孙、心俞、百劳，今名"《大全》宁心方"。

《神应经》治"心烦"，取神门、阳溪、鱼际、腕骨、少商、解溪、公孙、太白、至阴，今名"《神应》宁心除烦方"。治"心痹悲恐"，取神门、大陵、鱼际，今名"《神应》息悲方"。治"心喜笑"，取神门、阳溪、阳谷、大陵、列缺、鱼际、劳宫、复溜、肺俞，今名"《神应》神门息痴方"。

《针灸聚英》云："主疟，心烦甚，欲得冷饮，恶寒则欲处温中，咽干不嗜食，心痛数噫，恐悸，少气不足，手臂寒，面赤喜笑，掌中热而哕，目黄胁痛，喘逆身热，狂悲笑，呕血吐血，振寒上气，遗溺，失音，心性痴呆，健忘，心积伏梁，大小人五痫。东垣曰：胃气下溜，五脏气皆乱，其为病互相出见。气在于心者，取之手少阴之俞神门、大陵同精导气，以复其本位。《灵枢经》曰：少阴无俞，心不病乎？其外经病而脏不病，故独取其经，于掌后锐骨之端。心者五脏六腑之大主，精神之所舍，其脏坚固，邪不能容，容邪则身死。故诸邪皆在心之包络，包络者，心主之脉也。"

《玉龙经》"痴呆"篇歌云："痴呆一症少精神，不识尊卑最苦人。神门独治痴呆病，转手骨开得穴真。"该书"六十六穴治证"篇尝有"神门，为俞土。在掌后兑骨端。治疟寒发热，咽干身热，狂言，胸满腹痛，减食，心惊，少气喘嗽，唾红吐血，遗尿，手臂难举，五痫之疾。"斯书"灸法杂抄切要"篇云："久冷伤惫脏腑，泻利不止，中风不省人事等疾，宜灸神门。"

《明堂灸经》云：灸神门七壮，"主手掣挛，主遗溺，主喉痹，心痛，数噫，恐怖，少气不足，主疟，心烦甚，欲得饮冷，恶寒则欲处温中，咽干不嗜食，手臂寒，喘逆身热，狂，悲哭，大小人五痫。"

《神灸经纶》云："痴呆，神门、心俞。"

《普济方》："治数噫，恐悸少气，灸神门。"

《窦太师针经》云：神门，"一名兑冲，针入一分，向前五分，针透腕骨穴，灸七壮。治心内呆痴，泻；癫痫，先补后泻；发狂等证，泻；治健忘失语，喜怒不常，失笑无则，多言。"

《子午流注说难》云："证治：疟，心烦甚，欲得饮冷，恶寒则欲处温中，咽干不嗜食，心痛数噫，恐悸，少气不足，手臂寒，喘逆身热，狂悲狂笑，呕血，上气遗溺，大小人五痫。"又云："然神门一穴，照子午流注甲巳日卯时针云，治大小人痫证有特效。"

按语　神门为手少阴心经之原穴、输穴，具清心凉营、宁心定擂、通痹益脉之功。本穴尝为手少阴心经之本穴。本者，犹树木之根干，经脉之血气从此而出也。若伍其标穴心俞，名曰"《灵枢》手少阴标本刺"，适用"少阴病脉微细，但欲寐"之证，今多用于脑卒中、脑萎缩及小儿脑病之五迟者。

本穴伍三阴交，一气一血，共奏调补气血、平秘阴阳、交通心肾之功，方名"神门三阴交心方"，适用于心脾两虚、心肾不交之失眠健忘、心悸怔忡诸证。神门为手少阴心经之原，太溪为足少阴肾经之原穴，又为回阳九针穴之一。二穴相伍，乃交通心肾之要伍。以其具滋阴降火、交通心肾、宁心安神之功，方名"神门太溪交泰方"，用于因劳倦过度、耗伤心血或久病耗损、肾阴亏虚之不寐证。神门与复溜相伍，方名"神门复溜宁心方"，乃滋阴降火、交通心肾之对穴，适用于阴虚火旺之不寐证。

(8) 少府

释名　少者，幼小也；府者，处所也。此处为脉气所留之处，故名少府。

位置　在小指本节后陷者中。(《甲乙经》)

取穴　仰掌屈指，于无名指与小指之间，当第 4、5 掌骨间取之。

主治　心悸，胸痛，手小指拘挛，掌中热，阴痒，小便不利，遗尿。

操作　直刺 0.3 ~ 0.5 寸。艾条灸 3 ~ 5 分钟。《铜人》：针二分，灸七壮。

文献摘要　《甲乙经》云："少府者，火也，在小指本节后陷者中，直劳宫。手少阴脉之所溜也，为荥。刺入三分。"

《针灸聚英》云："主烦满少气，悲恐畏人，掌中热，臂酸，肘腋挛急，胸中痛，手拳不伸，疟疾久不愈，振寒阴挺出，阴痛阴痒，遗尿，偏坠，小便不利，太息。"

《窦太师针经》云："横针入五分，灸三壮。治掌中热，五指不能屈伸，并本节疼，舌强难言，心血妄行，上吐下泄，看证补泻。"

《玉龙经·六十六穴治证》篇云："少府，为荥火，在小指本节，直劳宫中。治虚，悲忧少气，心痛；实，癫痫，谵语，臂痛，背疽初发。"

《明堂灸经》云：灸少府十壮，"主嗌中有气，如息肉状。主小便不利，癃。主数噫，恐悸，气不足。主阴痛，实时挺长，寒热，阴暴痛，遗尿，偏虚则暴痒，气逆，及主烦满少气，悲恐畏人，掌中热，肘腋挛急，胸中痛，手卷不能伸。"

《神灸经纶》云："遗尿偏坠，少府。""阴挺痒痛，少府、曲泉。"

《子午流注说难》云："证治：烦满少气，悲恐畏人，掌中热，臂酸，肘腋挛急，胸中痛，手卷不伸。"

按语 少府，手少阴心经之荥穴，具宁心益脉、解痉通痹之功。本穴伍手厥阴心包经之络穴内关、心经之背俞心俞，方名"少府内关心俞方"，为治心悸、心绞痛、心律不齐之用方。本穴配任脉之关元，有培肾固本、益元固脱之功；伍补益气血、强身健体之足三里，方名"少府关里利尿方"，为治无尿之效方。

（9）少冲

别名 经始。

释名 少者，指手少阴经；冲者，安冲也。本穴为心脉冲击之所在，由此交于手太阳，为阴阳两经经气交通之要冲，故名少冲。

位置 在手小指内廉之端，去爪甲角如韭叶。（《甲乙经》）

取穴 在手小指桡侧，距爪甲角后0.1寸许取之。

主治 心悸，心痛，胸胁痛，癫狂，热病，中风昏迷。

操作 针刺宜三棱针点刺出血。艾条灸3~5分钟。

文献摘要 《灵枢·根结》云："十二经者,盛络皆当取之。"故取手少阴经之井穴少冲、原穴神门、经穴灵道、络穴通里,手太阳经之天窗,名"手少阴盛络刺",为通达手少阴心经脉气之伍。

《甲乙经》云:"心出少冲,少冲者,木也,一名经始,在手小指内廉之端,去爪甲角如韭菜。手少阴脉之所出也,为井。刺入一分,留一呼,灸一壮。"

《针灸聚英》:"主热病烦满,上气,嗌干渴,目黄,臑臂内后廉痛,厥心痛,痰冷,少气,悲恐善惊,太息,烦满,掌中热,胁痛胸中痛,口中热,咽中酸,乍寒乍热,手挛不伸,引肘腋痛,悲惊"。

《针灸大全》有少冲、内关、心俞、中脘、十宣诸穴以治"心惊发狂,不识亲疏"之证。今名"《大全》冲关愈狂方"。

《窦太师针经》云:少冲,"针入一分,沿皮向后三分。禁灸。治心虚怕惊,补之;心火上炎,泻;眼目红赤,心血少,先泻后补;指头麻木,补;心中痞满,胸膈痛,三棱针出血。"

《玉龙经》:"上焦热"篇歌云:"少冲穴在手少阴,其穴攻多必可针。心虚胆寒还补泻,上焦热涌手中寻。"斯书"六十六穴治证"篇尝有"少冲,为井木。在手小指内侧,去爪甲如韭叶。治五痫,心痛,热病,胸满气急,手挛臂痛,掌热,虚悲惊,实喜笑"的记载。

《明堂灸经》云:"少冲,又名经始。灸三壮。主胸痛,口热咽酸,乍寒乍热;主太息烦满,痰冷少气,悲惊;主热病烦心,心闷而汗不出,掌中热,主上气,手心痛,悲恐畏人,善惊,手拳不得伸,引肘腋痛;主身热如火,浸淫,烦满,舌本痛;主惊痫,吐舌沫出。"

《神灸经纶》云："心虚胆寒，少冲。"

《普济方》云："治太息烦满，少气悲惊，灸少冲。"

《子午流注说难》云："证治：热病烦满，上气，心痛，痰冷，少气，悲恐善惊，掌中热，胸中痛，口中热，咽中酸，乍寒乍热，手挛不伸，引肘腋痛。"

按语 少冲乃手少阴心经之井穴，又为急救穴之一，有清泄心火、开窍醒神、回阳救逆之功，故《肘后歌》有"心胸有病少府泻"之治。伍足厥阴肝经之行间，少冲以泻心火为主，行间以清肝热为要，二穴相伍，方名"少冲行间阴痒方"，为治前阴臊臭、瘙痒之良方。本穴有安心宁神、宽胸通脉之功，伍中冲、人中、足三里，为治中暑、晕厥之用方。

心经诸穴赋：手少阴，九穴成，极泉青灵少海行。自灵道通里，过阴郄神门。抵于少府，少冲可寻。

（六）手太阳小肠经

1. 经文

小肠手太阳之脉，起于小指之端，循手外侧上腕，出踝①中，直上循臂骨下廉，出肘内侧两筋之间，上循臑外后廉，出肩解②，绕肩胛，交肩上，入缺盆，络心，循咽，下膈，抵胃，属小肠；其支者，从缺盆循颈上颊，至目锐眦，却入耳中；其支者，别颊上䪼③抵鼻，至目内眦，斜络于颧。是动则病嗌痛，颔肿，不可以顾，肩似拔，臑似折。是主液所生病者，耳聋，目黄，颊肿，颈、颔、肩、臑、肘、臂外后廉痛。为此诸病，盛则泻之，虚则补之，热则疾之，寒则留之，陷下则灸之，不盛不虚以经取之。盛者人迎大再倍于寸口，虚者人迎反小于寸口也。（《灵枢·经脉》）

注：

①踝：义与"髁"通。

②肩解：肩后骨缝。

③頔：眼眶下叫頔，在颧骨内连及上牙床的部位。

手太阳脉气所发者三十六穴：目内眦各一①；目外各一②；颧骨下各一③；耳郭上各一④；巨骨穴各一⑤；曲腋上骨穴各一⑥；柱骨上陷者各一⑦；上天窗四寸各一⑧；肩解各一⑨；肩解下三寸各一⑩；肘以下至手小指本各六俞⑪。(《素问·气府论》)

注：

①目内眦各一：即睛明穴。

②目外各一：即瞳子髎穴。

③颧骨下各一：即颧髎穴。

④耳郭上各一：即角孙穴。

⑤巨骨穴各一：即听宫穴。

⑥曲腋上骨穴各一：即臑俞穴。

⑦柱骨上陷者各一：即肩井穴。

⑧上天窗四寸各一：即天窗、窍阴二穴。

⑨肩解各一：即秉风穴。

⑩肩解下三寸各一：即天宗穴。

⑪肘以下至手小指本各六俞：脉起于指端，故曰本。即小海、阳谷、腕骨、后溪、前谷、少泽六穴。

2. 经脉循行

手太阳小肠经，起于小指外侧端，沿手外侧、腕部、上肢外侧后缘，过肘部，到肩关节后面，绕肩胛部，交肩上，前行入缺盆，深入体腔，络心，沿食道，穿过膈肌，到达胃部，下行，络属小肠。

分支：从缺盆出来，沿颈部上行到面颊，至目外眦后，退行进入耳中。

分支：从面颊部分出，经眶下，至鼻根部的内眼角，交于足太阳膀胱经。

3. 脏腑经脉生理与病候处方

《素问·灵兰秘典论》云："小肠者，受盛之官，化物出焉。"对此《类经》有"小肠居胃之下，受盛胃中水谷而分清浊，水液由此而渗入前，糟粕由此而归于后，脾气化而上升，小肠化而下降，故曰化物出焉"的表述。

《素问·诊要经终论》云："太阳之脉，其终也，戴眼反折，瘛疭"。手太阳之脉，循臂上肩，至目外眦，太阳主筋，若太阳经气绝，则筋脉急而见戴眼反折、手足瘛动牵引。

《素问·咳论》云："五脏六腑皆令人咳，非独肺也。"又云："五脏之久咳，乃移于六腑……心咳不已，则小肠受之，小肠咳状，咳而失气……此皆（邪）聚于胃，关于肺，使人多涕唾而面浮肿气逆也。"治之之法："治腑者治其合，浮肿者治其经。"故小肠咳取其合穴小海；咳而兼浮肿者，取小肠经之经穴阳谷。今名"《素问》小肠咳方"。

《素问·厥论》云："手太阳厥逆，耳聋泣出，项不可以顾，腰不可以仰俯，治主病者。"表述了手太阳经气厥逆之见证。治法当取本经主病腧穴治之。灸刺多少之数，如《灵枢·经水》所记："其刺深者，无过二分，其留无过一呼。"

《灵枢·本输》云："手太阳小肠者，上合手太阳，出于少泽，少泽，小指之端也，为井金；溜于前谷，前谷，在手外廉本节前陷者中也，为荥；注于后溪，后溪者，在手外侧本节之后也，为俞；过于腕骨，腕骨，在手外侧腕骨之前，为原；行于阳谷，阳谷，在锐骨之下陷者中也，为经；入于小海，小海，在肘内大骨之外，去肘端半寸陷者中也，伸臂而得之，为合。手太阳经也。"

《勉学堂针灸集成》云："小肠属病，嗌痛颔肿，不能回顾，肩似拔，臑似折，耳聋目黄，颊颔肿，颈、肩、臑、肘外痛，手小指不用。"

《针灸聚英·十二经脉歌》云："手太阳经小肠脉，小指之端起少泽，循手外廉出踝中，循臂骨出肘内侧，上循臑外出后廉，直过肩解绕肩胛，交肩下入缺盆内，向腋络心循咽嗌，下膈抵胃属小肠。一支缺盆贯颈颊，至目锐眦却入耳，复从耳前仍上颊，抵鼻外至目内眦，斜络于颧别络接。此经少气还多血，是动则病痛咽嗌，颔下肿兮不可顾，肩如拔兮臑似折。所生病兮主肩臑，耳聋目黄肿腮颊，肘臂之外后廉痛，部分犹当细分别。"

《针灸聚英·十四经步穴歌》云："手小指端为少泽，前谷外侧节前索。节后陷中寻后溪，腕骨陷前看外侧。腕中骨下阳谷讨，腕上一寸名养老。支正腕后量五寸，小海肘端五分好。肩贞胛下两骨解，臑俞大骨之下保。天宗骨下有陷中，秉风髎后举有空。曲垣肩中曲胛陷，外俞胛后一寸从。肩中二寸大杼旁，天窗颊下动脉详。天容耳下曲颊后，颧髎面頄兑端量。听宫耳端大如菽，此为小肠手太阳。"

《针灸聚英·井荥输经合主治》云："假令得浮洪脉，病人面赤口干喜笑，此小肠病也。若心下满刺小泽，身热刺前谷，体重节痛刺后溪，喘嗽寒热刺阳谷，逆气而泄刺少海，又总刺腕骨。"

4. 经穴主治概要

（1）少泽

别名 小吉。

释名 少，幼小；泽，沼泽。穴在小指旁，为本经之井穴，脉气初生之处，故名少泽。本穴为急救穴之一。

位置 在手小指之端，去爪甲下一分陷者中。（《甲乙经》）

取穴 手小指尺侧，距爪甲 0.1 寸许取之。

主治 热病，汗不出，中风昏迷，胸膈痛闷，肩臂外后侧痛，乳汁少，咽喉肿痛，耳鸣，耳聋，舌强，鼻衄，目翳。

操作 斜刺 0.1 寸。艾炷灸 3~5 壮。《铜人》：灸一壮，针一分，留二呼。

文献摘要 《灵枢·根结》云："手太阳根于少泽，溜于阳谷，注入少海，入于天窗、支正也。"今名"《灵枢》手太阳盛络刺"，具激发、输布太阳经气之功。

《甲乙经》云："小肠上合手太阳，出于少泽，少泽者，金也，一名小吉，在手小指之端，去爪甲下一分陷者中。手太阳脉之所出也，为井。刺入一分，留二呼，灸一壮。"又云："振寒小指不用，寒热汗不出，头痛喉痹，舌卷，小指之间热，口中热，烦心心痛，臂内廉及胁痛，聋咳，瘛疭，口干，头痛不可顾，少泽主之。"

《针灸聚英》："主疟寒热汗不出，喉痹舌强，口干心烦，臂痛瘛疭，咳嗽口中涎唾，颈项急，不可顾，目生肤翳覆瞳子，头痛。"

《针灸大全》治"鼻衄不止"，取少泽、外关、心俞、膈俞、涌泉；治"胸前两乳红肿"，取少泽、照海、大陵、膻中；治"妇人血沥，乳汁不通"，取照海、少泽、大陵、膻中、关冲。

《针灸大成》云："妇人无乳，少泽、合谷、膻中。"

《明堂灸经》云：灸少泽一壮，"主口热口干，口中干，咽中干，口中热，唾如胶，虚寒，汗不出；主振寒，小指不用，头痛，喉痹舌强，欬逆膈，瘛疭，咳逆呕，项急不可顾，生肤翳覆瞳子。"

《玉龙经》"吹乳"篇歌云："妇人吹乳痛难熬，吐得风痰疾可调。少泽穴中明补泻，金针下了肿全消。"该书"六十六治证"篇尝有"少泽，为井金。在小指端，去爪甲一分。治项急，咳嗽，喉痹，舌疮，目赤，妇人无乳并乳痈"的记载。

《神灸经纶》云："乳肿，少泽、临泣。"

《千金要方》云："少泽、前谷、后溪、阳谷、完骨、昆仑、小海、攒竹，主项强急痛、不可以顾。"

《窦太师针经》云："治目肿疼，泻；妇人无乳及乳痈，补，吐痰亦效；乳汁不通，先补后泻。专治鼻出血，左出灸左，右出灸右，两边出俱灸之，五壮或三壮。"

《磐石金直刺秘传》云："乳痈，刺少泽泻之、委中出血。"今名"《磐石》少泽乳痈方"。"喉闭，少泽、中冲、委中。"今名"《磐石》少泽喉闭方"。

《子午流注说难》云："证治：疟寒热，汗不出，喉痹，舌强，口干，心烦，臂痛，瘰疬，咳嗽，颈项急不可顾，目生肤翳覆瞳子。"

按语 少泽，手太阳小肠经之井穴，具清热利咽、镇咳止血、明目聪耳、利尿通淋、通乳消肿、缓急止痛之功。本穴尝为手太阳之根穴，若伍天窗，名曰"手太阳根结刺"。鼻衄多因脏腑蕴热，血热上冲，致血溢于鼻窍所致。《针灸大全》以少泽、外关、心俞、膈俞、涌泉治之，今名"《大全》泽泉鼻衄方"。乳痛，《针灸大全》取少泽、照海、大陵、膻中；《神灸经纶》取少泽、临泣；《磐石金直刺秘传》取少泽、委中。验诸临床以《针灸大全》方加临泣、委中二穴，名"少泽通乳消痈方"。"妇人无乳"，《针灸大成》取少泽、合谷、膻中，今名"《大成》催乳方"。"项强急痛"，《千金要方》取少泽、前谷、后溪、阳谷、完骨、昆仑、小海、攒竹等穴，今名"《千金》泽昆项强方"以治颈椎病。

（2）前谷

释名 《会元针灸学》释云："前谷者，前是手小指本节之前也；谷者，谷之空洞也。为手小指本节前骨之空处，通于经孔"，"故名前谷"。

位置 在手小指外侧，本节前陷者中。（《甲乙经》）

取穴 于第5掌指关节前尺侧，握拳时，当掌指关节前之横纹头赤白肉际取之。

主治　咳而胸满，劳瘅溲赤，目痛流泪，热病无汗，产后无乳汁，手指麻木。

操作　直刺0.3~0.5寸。艾条灸3~7分钟。《铜人》：针一分，留三呼，灸一壮。

文献摘要　《甲乙经》云："前谷者，水也，在手小指外侧，本节前陷者中。手太阳脉之所溜也，为荥。刺入一分，留三呼，灸三壮。""咳而胸满，前谷主之。""肘臂腕中痛，颈肿不可以顾，头项急痛，眩，淫泺，肩胛、小指痛，前谷主之。""劳瘅，小便赤难，前谷主之。""热病汗不出，狂互引癫疾，前谷主之。""臂不可举，头项痛，咽肿不可咽，前谷主之。""目中白翳，目痛泣出，甚者如脱，前谷主之。""鼻不利，前谷主之。"

《铜人》用治"热病汗不出，疟疾癫疾，耳鸣，颔肿，喉痹，咳嗽，衄血，颈项痛，鼻塞不利，目中白翳，臂不得举"等证。

《针灸聚英》"主热病汗不出，疟疾，癫疾，耳鸣，颈项肿，喉痹，颊肿引耳后，鼻塞不利，咳嗽吐衄，臂痛不得举，妇人产后无乳。"

《明堂灸经》云：灸前谷三壮，"主目泣出，目急痛，耳鸣，偏肿不可以咽，臂中痛，肘肿痛酸，汗不出，目翳，臂不举，疟疾热，目上插，小便赤，咳嗽，衄血，颈项痛，鼻塞"之证。

《玉龙经·六十六治证》篇云："前谷，为荥水。在手小指外侧，本节前陷中。治伤风，发热无汗，项急背强，颔肿，咽干口渴，目赤，五指热痛。"

《神灸经纶》云："颈项颊肿引耳痛，前谷、阳谷。"今名"《经纶》二谷耳痛方"。

《窦太师针经》云：前谷，"横针入三分，灸三壮。治五指痛，手掌中热，泻之。"

《子午流注说难》云："证治：热病汗不出，痎疟，癫疾，耳鸣，颔肿喉痹，咳嗽衄血，颈项痛，鼻塞不利，目中白翳，臂不举。"

（3）后溪

释名　《会元针灸学》释云："后溪者，后是小指本节后也；溪者，小沟也。手小指外侧握拳肉起如山峰，按之似小溪之曲，故名后溪。"

位置　在手小指外侧，本节后陷者中。（《甲乙经》）

取穴　于第5掌指关节后横纹头，当第5掌骨小头后之尺侧赤白肉际陷中，握拳取之。

主治　头项强痛，目赤，耳聋，肘臂及手指挛急，热病，癫痫，疟疾。

操作　直刺0.5~1寸。艾条灸3~7分钟。《铜人》：针一分，留二呼，灸一壮。

文献摘要　《甲乙经》云："后溪者，木也，在手小指外侧，本节后陷者中。手太阳脉之所注也，为俞。刺入二分，留二呼，灸一壮。"又云："振寒寒热，肩臑肘臂痛，鼽衄，发聋，臂重痛，肘挛痂疥，胸中引臑，泣出而惊，颈项强，身寒，头不可以顾，后溪主之。""寒热颈颔肿，后溪主之。""狂互癫疾数发，后溪主之。"

《针灸大全》尤重此穴的应用，而有"八法交会八脉"及"八法主治病证"等篇。称后溪"通督脉、小肠之经"，"主治三十二证"。治"疟疾，寒后热"，取后溪、公孙、曲池、劳宫，今名"《大全》疟病刺方"。治"五痫等证，口中吐沫"，针后溪、内关、神门、心俞、鬼眼，今名"《大全》痫病刺方"。

《针灸聚英》："主疟寒热，目赤生翳，鼻衄耳聋，胸满，头项强，不得回顾，癫疾，臂肘挛急，痂疥。"

《明堂灸经》云：灸后溪一壮，"主目泣出，主眦烂有翳，耳聋耳鸣，鼻衄窒，喘息不通，肩臑痛，臂肘挛急风，身寒，泣出，喘，惊，热病不出汗，身热恶寒，胸满，颈项强，不得回顾，癫疾。"

《玉龙经》"时疫疟疾"篇歌云："时疫疟疾最难禁，穴法由来用得明。后溪一穴如寻得，艾火多加疾便轻。"该书"六十六穴治证"篇尝有"后溪，为输木，通督脉。在手小指外侧，本节后，外腕起骨前，拳尖上。治伤寒头痛，身浮肿，中风身体不遂，腰脚沉重，项急膊痛，疟疾寒热，胸满腹胀，盗汗难卧，耳聋目痛，喉痹，五痫，五淋"的记载。

《神灸经纶》云："心积……后溪、神门、巨阙。"

《窦太师针经》云：后溪，"横针入五分，灸二七壮。治五痫病，癫狂不识尊卑，泻。专治脾寒，灸二七壮。"

《针经指南》云："后溪二穴，手太阳小肠之经，在手小指外侧本节后陷中。令病人稳坐，覆手取之。合申脉。"又云："后溪二穴，主治二十四证：手足挛急，肝；手足颤掉，肝、三焦；头风痛，三焦、膀胱；伤寒不解，膀胱；盗汗不止，肺、心；中风不语，包络、肝；牙齿痛，胃、大肠；癫痫吐沫，胃；腰背强痛，肾；筋骨痛，肝胃；咽喉闭塞，肾、肺、胃；腮颊肿痛，胃、小肠；伤寒项强或痛，膀胱；膝胫肿痛，肾；手足麻，胃；眼赤肿，肝、心；伤寒头痛，膀胱；表汗不出，肺、胃；冲风泪下，肝、胆；破伤风搐，肝；产后汗出恶风，肺；喉痹，肾、肝；脚膝腿痛，胃；手麻痹，大肠。上件病证，后溪悉主之。先取后溪，后取申脉。"此即"八脉交会穴配伍法"，即督脉之后溪与阳跷之申脉相伍，为小肠、膀胱、督脉、阳跷脉诸经病之治方。

《八法八穴歌》云："手足急挛战掉，中风不语痫癫，头疼眼肿泪涟涟，腿膝背腰痛遍；项强伤寒不解，牙齿腮肿喉咽，手麻足麻破伤牵，盗汗后溪先砭。"

《子午流注说难》云："证治：疟寒热，目赤，生翳，鼻衄，耳聋，胸满，头项强不得回顾，癫疾，臂肘挛急。"又云："内通督脉，乃灵龟八穴之一。"

按语 后溪，手太阳小肠经之输穴，又为八脉交会穴之一，通于督脉，具荣督通阳、活络通经之功。故《通玄指要赋》有"头项痛，拟后溪以安然"之验；《肘后歌》有"胁肋腿痛后溪妙"之治。以后溪伍足太阳经之束骨，方名"后溪束骨愈痉方"，此乃手足太阳经之上下配伍法。二穴一上一下，一手一足，同经相应，同气相求，俾太阳经气疏通，以成祛风散邪、通络解痉止痛之功，为落枕之良方。后溪伍手阳明大肠经输穴三间以消肿止痛，方名"后溪三间除痹方"，共奏缓急止痛之功，常用于风湿、类风湿性关节炎之指、腕关节挛急疼痛变形者。

《窦太师针经》以后溪为治"五痫病""癫狂"之要穴，盖因后溪宣通太阳经气，而具通督脉、定搐搦之功。伍督脉之人中、百会，方名"后溪人中愈痫方"，为痫证发作时之良方。临证可伍任脉之鸠尾、诸阳脉交会穴之大椎、心包经之间使，俾阴阳之气相顺接；取丰隆理脾胃促运化，以杜生痰之源。诸穴相伍，为痫证间歇期取穴之要伍。癫者，以开郁化痰、安神定志之法为要，以后溪伍豁痰之丰隆、宁神之神门、养心血之心俞、敛肝阴之肝俞、杜生痰之源之脾俞，方名"后溪益智息癫方"；狂者，以清心泻热醒神为要法，以后溪佐大陵、曲池泻心包及阳明之邪热，水沟、少商、隐白、风府醒脑开窍，丰隆豁痰化浊，名曰"后溪清心止狂方"。

（4）腕骨

释名 穴居小指侧腕骨旁，故名。

位置 在手外侧腕前，起骨下陷者中。(《甲乙经》)

取穴 握拳，于第5掌骨之基底与三角骨之间赤白肉际的凹陷取之。

主治 头项强痛，耳鸣，目翳，指挛臂痛，黄疸，热病汗不出。

操作 直刺0.3～0.5寸。艾条灸3～7分钟。《铜人》：针三分，留三呼，灸三壮。

文献摘要 《甲乙经》云："腕骨，在手外侧腕前，起骨下陷者中。手太阳脉之所过也，为原。刺入二分，留三呼，灸三壮。""痓互引，腕骨主之。""小便黄赤，腕骨主之。""偏枯臂腕发痛，肘屈不得伸手，又风颈痛，涕出，肩臂颈痛，项急烦满，惊，五指掣不可屈伸，战怵，腕骨主之。""消渴，腕骨主之。""衄，腕骨主之。"

《卫生宝鉴》引《气元归类》之中风针法"手太阳腕骨，偏枯狂惕。"

《针灸聚英》云："主热病汗不出，胁下痛不得息，颈颔肿，寒热耳鸣，目冷泪生翳，狂惕，偏枯，肘不得屈伸，痎疟头痛，烦闷惊风，瘛疭，五指掣，头痛。"

《针灸大全》治"食癥不散，人渐羸瘦"，针腕骨、内关、脾俞、公孙。今名"《大全》腕骨食癥方"。

《神应经》治"中风肘不能屈"，"风眩"，取腕骨、申脉、阳谷。今名"《神应》腕骨申阳方"。

《明堂灸经》云：灸腕骨三壮，"主颈项痛不可顾，目泣出生翳，颔痛引耳，嘈嘈耳鸣无所闻，肘筋痹，臂酸重，腋急，臂腕急，外侧痛，目如脱，烦满，惊，热病汗不出，五指掣不可屈伸，乍寒乍热，疟，狂言，臂肩疼，头痛烦闷，惊风瘛疭。"

《玉龙经》"脾疾反胃"篇歌云："脾家之疾有多般，反胃

多因吐食餐。黄疸亦须腕骨灸，金针中脘必痊安。"今名
"《玉龙》腕骨和胃利胆方"。斯书"六十六穴治证"篇尝有
"腕骨，为原。在手外侧，腕前起骨下陷中。治热病无汗，偏
枯臂痛，失饥伤饱，浑身黄肿，饮食无味，目翳冷泪。"

《神灸经纶》云："臂腕五指疼痛，腕骨、支正。"今名
"《经纶》腕骨通痹方"。

《普济方》"治烦满、惊，灸腕骨。"

《窦太师针经》云：腕骨"横针入三分，灸七壮。治浑发
热，肩臂冷痛，先泻后补；腕骨痛，泻之。"

《子午流注说难》云："证治：热病汗不出，胁下痛，不
得息，颈颔肿，寒热，耳鸣，目冷泪生翳，狂惕偏枯，臂肘不
得屈伸，痎疟，头痛烦闷，惊风瘛疭，五指掣。"

按语　腕骨为手太阳小肠经之原穴。以其具疏经通络之
功，《针灸聚英》用治"偏枯，肘不得屈伸"之证；而《神应
经》对此证，有腕骨与申脉、阳谷之伍。治身体羸瘦、心下
痞满之证，《针灸大全》有腕骨、内关、公孙之伍。治黄疸，
《玉龙经》有"黄疸亦须腕骨灸，金针中脘必痊安"句。盖因
腕骨乃手太阳小肠经之原穴，为小肠原气作用于体表的部位，
可疏通太阳经气，清小肠湿热；中脘乃胃之募穴，六腑之会
穴，有和胃气、化湿滞、理中焦之效。今以二穴伍内关、脾
俞、肝俞、胆俞、公孙诸穴，立"加味《玉龙》退黄方"，以
其清利湿热、利胆退黄之功而治黄疸。

（5）阳谷

释名　《会元针灸学》释云："阳谷者，手太阳经锁骨下
空处如洞，故名阳谷。"《子午流注说难》释云："与腕上手少
阳阳池及大次指两筋间之阳溪成一横线，然此穴不如阳溪、阳
池之宽深，故名阳谷。"

位置　在手外侧腕中，兑骨下陷中。（《甲乙经》）

取穴　腕关节之尺侧，腕豆骨与尺骨茎突之间凹陷处，屈腕取之。

主治　项颔肿，臂外侧痛，手腕痛，热病无汗，头眩目痛。

操作　直刺0.3～0.5寸。艾条灸5～10分钟。《甲乙经》：留二呼。

文献摘要　《素问·刺法论》云："小肠者，受盛之官，化物出焉，可刺小肠之源。"意谓刺手太阳小肠经原穴阳谷，可治疗或防治小肠经疾病，今名"《素问》小肠原穴方"。

《甲乙经》云："阳谷者，火也，在手外侧腕中，兑骨下陷者中。手太阳脉之所行也，为经。刺入二分，留二呼，灸三壮。"又云："热病汗不出，胸痛不可息，颔肿寒热，耳鸣，聋无所闻，阳谷主之。泄风汗出，腰项急，不可以左右顾及俯仰，肩弛肘废，目痛，痂疥生疣，瘛疭，头眩目痛，阳谷主之。""胸满不得息，头颔肿，阳谷主之。""风眩惊，手腕痛，泄风，汗出至腰，阳谷主之。""肩痛不可自带衣，臂腕外侧痛不举，阳谷主之。""狂，癫疾，阳谷及筑宾、通谷主之""上牙龋痛，阳谷主之。""狂癫疾，阳谷及筑宾、通谷主之"今名"《甲乙》谷宾愈狂方"。阳谷、正营，主上牙齿痛，今名"《甲乙》阳谷上牙痛方"；阳谷、液门、商阳、二间、四渎，主下齿痛，今名"《甲乙》阳谷下牙痛方"。

《针灸聚英》："主癫疾狂走，热病汗不出，胁痛，颈颔肿，寒热，耳聋耳鸣，齿龋痛，臂外侧痛不举，吐舌，戾颈，妄言，左右顾，目眩，小儿瘛疭，舌强不嗍乳。"

《针灸大全》治"手指节痛，不能伸屈"，取阳谷、外关、五处、腕骨、合谷，今名"《大全》阳谷伸指方"。

《明堂灸经》云：灸腕骨三壮，"主颈项痛不可以顾，目痛赤，颔痛引耳，嘈嘈耳无所闻；主自啮唇，上牙齿痛，下牙齿痛,身痛不得息,肘痛时寒,热病振栗鼓颔,腹满,阴痿色不变,乍寒乍热,疟;主笑若狂,吐舌,戾颈,妄言,痔痛,腋下肿,热病汗不出,臂腕外侧痛不举,妄言左右顾,瘛疭,目眩。"

《玉龙经·六十六穴治证》篇云:"阳谷,为经火。在外侧腕中,兑骨下陷中。治热病过时无汗,颠狂乱语,耳聋,齿痛,目眩红肿,内障。"

《普济方》:"治风眩惊倦,灸阳谷。"

《窦太师针经》云:阳谷"针入三分,灸七壮……治手腕红肿,泻;耳内重鸣,或痒,或痛,或清清水出,先补后泻;臂膊外痛,泻。"

《子午流注说难》云:"证治:癫疾狂走,热病汗不出,胁痛,颈颔肿,寒热,耳聋耳鸣,齿龋痛,臂腕外侧痛不举,妄言左右顾,瘛疭目眩。"

按语 阳谷乃手太阳小肠经之经穴,具疏通太阳经气、清热泻火、消肿止痛之功。《甲乙经》治"狂癫疾",阳谷伍足少阴肾经之筑宾,以滋阴降火;伍足太阳经之通谷,俾手足太阳经气通畅,则上扰之痰火得降,逆乱之气机得平,而"狂癫疾"可瘥。今名之曰"《甲乙》谷宾愈狂方"。《百症赋》以阳谷伍侠溪治"颔肿口噤"之法,而有黄连上清丸之功,今名之曰"《百症》阳谷上清方",用治目赤肿痛、颔肿口噤、耳聋耳痛等证。

(6)养老

释名 《甲乙经》用治"肩痛欲折,臑如拔,手不能自上下"之证,乃老年人肝肾亏虚、筋骨失养之证。取此穴有益肾肝、养筋骨之功,故名养老。

位置 在手踝骨上一空,腕后一寸陷者中。(《甲乙经》)

取穴 位于尺骨小头上方。取穴时,屈肘掌心向胸,当尺骨茎突之桡侧骨缝中。

主治　目视不明，肩、背、肘、臂酸疼。

操作　直刺或斜刺0.5～0.8寸。艾条灸5～10分钟。《铜人》：针三分，灸三壮。

文献摘要　《灵枢·卫气》云："手太阳之本，在外踝之后，标在命门之上一寸也。"马莳注云：其本为养老穴，标穴为督脉之悬枢。今名"《灵枢》手太阳标本刺"，具通达太阳经气之功。

《甲乙经》云："养老，手太阳郄，在手踝骨上一空，腕后一寸陷者中。刺入三分，灸三壮。""肩痛欲折，臑如拔，手不能自上下，养老主之。"

《千金要方》以养老伍天柱，治"肩痛欲绝"。今名"《千金》养老舒筋方"。

《类经图翼》以养老配环跳、阳陵泉、申脉、昆仑，治"腰膝酸痛"。

《针灸聚英》："主肩臂酸疼，肩欲折，臂如拔，手不能自上下，目视不明。"

《明堂灸经》云：养老灸三壮，"主手不得上下，肩痛欲折，目视不明"之证。

《玉龙经·六十六治证》篇云："治肩背强急，眼痛。"

按语　养老为手太阳小肠经之郄穴，有缓急镇痛之功；又为手太阳之本穴，经脉之血气从此而出也。以本穴伍悬枢，即"《灵枢》手太阳标本刺"方，为荣督治痿通痹之穴对，适用于中风偏瘫、小儿脑瘫及腰、颈椎病。本穴有益气血、养肝肾、强筋骨之功，为强身健体、抗衰老之要穴。《类经图翼》以养老伍足少阳之环跳，筋会阳陵泉，足太阳经之申脉、昆仑，以治"腰膝疼痛"。今以此方加骨会大杼、髓会绝骨、足太阳经腧穴委中，立"养老强筋健骨方"，而用于腰椎病、坐骨神经痛及退行性膝关节炎等病。

《千金方》以养老伍天柱治"肩痛欲绝"。盖因养老有强筋健骨、舒筋通络之功；天柱乃足太阳膀胱经腧穴，具舒筋通络、调和营卫、镇静止痛之功。二穴相伍，又可用于落枕、闪腰岔气等病，今以此伍佐支沟、阳陵泉，有柴胡四物汤之效，立"新加《千金》舒筋方"，为疗颈、肩、腰、腿痛之有效处方。

(7) 支正

释名 支，支别；正，正经。小肠经之络脉由此别离正经行走向心经，故名支正。《子午流注说难》释云："支正乃小肠别络，内注手少阴心，心为五脏六腑之大主，故曰正；支者离也，离小肠经脉而入络于心之正主位，故其别络穴，曰支正。"

位置 在肘后五寸。(《甲乙经》)

取穴 在阳谷上5寸，当阳谷与小海的连线上取之。

主治 项强，肘挛，手指痛，热病，癫狂，头痛目眩。

操作 直刺0.3～0.5寸。艾条灸5～10分钟。《素注》：针二分，留七呼，灸三壮。

文献摘要 《灵枢·经脉》："手太阳之别，名曰支正，上腕五寸，内注少阴；其别者，上走肘，络肩髃。实则节弛肘废，虚则生肬，小者如指痂疥，取之所别也。"

《甲乙经》云："支正，手太阳络，在肘后五寸，别走少阴者。刺入三分，留七呼，灸三壮。"又云："振寒热，颈项肿，实则肘挛，头项痛，狂易，虚则生疣，小者痂疥，支正主之。""风疟，支正主之。"

《针灸聚英》："主风虚，惊恐悲愁，癫狂，五劳，四肢虚弱，肘臂挛难曲伸，手不握，十指尽痛，热病先腰颈酸，喜渴，强项，疣目。实则节弛肘废，泻之；虚则生疣，小如指痂疥，补之。"

《明堂灸经》云：灸支正三壮，"主颈肿项痛不可顾，头痛目眩，风虚惊恐，狂言，热病先腰胫酸，喜渴，数饮食，身热，项痛而强，振寒寒热。"

《玉龙经·六十六穴治证》篇云："支正，别走太阳，在腕后五寸，去养老穴四寸。治五劳七伤，四肢虚乏，惊恐，肘挛指痛。"

按语 支正为手太阳小肠经之络穴，具清热解痉、益心宁神之功。支正伍飞扬治外感发热、头痛、体痛之证，取其解表清热、疏经通络之功；治扭挫受伤、经筋受损、痛在四肢太阳经脉所过部位，乃取其舒筋通络、解痉止痛之力。支正伍神门，治心痛、咽干、臂痛、肋痛。伍鱼际、合谷、少海、曲池、腕骨，可治狂言。

（8）小海

释名 小海为手太阳小肠经之合穴，犹江河之水入海，故名小海。

位置 在肘内大骨外，去肘端五分陷者中，屈肘乃得之。（《甲乙经》）

取穴 在肘关节后，屈肘当尺骨鹰嘴与肱骨内上髁之间取之。

主治 颊肿，颈项、肩、臂外后侧痛，癫痫，风眩头痛，耳鸣耳聋。

操作 直刺0.3~0.5寸。艾条灸5~10分钟。

文献摘要 《甲乙经》云："小海者，土也，在肘内大骨外，去肘端五分陷者中，屈肘乃得之。手太阳脉之所入也，为合。刺入二分，留七呼，灸七壮。"又云："风眩头痛，少海主之。"

《千金要方》用治"风疟，头痛寒热，项强急痛，痫证瘈疭"等证。

《针灸聚英》:"主颈、颌、肩、臑、肘、臂外后廉痛,寒热齿根肿,风眩颈项痛,疡肿振寒,肘腋痛肿,小腹痛,痫发羊鸣,戾颈,瘛疭狂走,颌肿不可回顾,肩似拔,臑似折,耳聋目黄,颊肿。"

《明堂灸经》云:灸少海五壮,"主头项强急不可以顾","四肢不举,痫发瘛疭,狂走,不得卧,心中烦,癫疾","吐舌羊鸣,戾颈,疟,背振寒,及风疟,头痛,寒热,汗不出,恶寒,肘腋肿,少腹痛,风眩,疡肿。"

《玉龙经·六十六穴治证》篇云:"治头痛项急,四肢无力,手臂外廉肿痛,小肠气,妇人经脉不行。"

《子午流注说难》云:"证治:肩、臑、肘、臂外后廉痛,寒热,齿龈肿,风眩,颈项痛,疡肿,振寒,肘腋痛肿,小腹痛,四肢不举。"

按语 小海,手太阳之脉所入为合,具清利头目、聪耳定搐、解痉通络之功。小海伍合谷、大陵、神门、行间、心俞等穴,方名"小海宁心方",可疗神志方面的疾病。

(9) 肩贞

释名 贞,正也。穴处肩胛骨与肱骨之间,肩髎穴后下方凹陷处,恰是肩之正处,故名肩贞。

位置 在肩曲胛下,两骨解间,肩髃后陷者中。(《甲乙经》)

取穴 在肩关节后下方,当上臂内收时从腋后纹头上 1 寸处取之。

主治 肩胛痛,手臂痛不能举,缺盆中痛,瘰疬。

操作 直刺 1 ~ 1.5 寸。艾条灸 5 ~ 10 分钟。《铜人》:针五分。

文献摘要 《甲乙经》云:"肩贞,在肩曲胛下,两骨解间，肩髃后陷者中。手太阳脉气所发。刺入八分，灸三壮。"
"寒热项疬适，耳无闻，引缺盆肩中热痛，麻痹不举，肩贞主之。"

《针灸大成》："主伤寒寒热，耳鸣耳聋，缺盆中热痛，风痹手足麻木不举"。

《明堂灸经》云：灸肩贞三壮，"主颔痛引面，嘈嘈耳鸣无所闻，肩中热，头不可以顾，风痹，手臂不举。"

按语 肩贞乃手太阳经之腧穴，具通阳蠲痹、化痰开结之功，多用于手少阳经脉行于上臂处之痹痛。本穴伍通络止痛之手阳明经合谷、善治筋病之筋会阳陵泉、行气止痛之支沟，名曰"肩贞沟谷解凝方"，为治肩周炎之良方。此方又以其具调营卫、和气血、通阳和阴之功，适用于中风之上肢偏废者。

（10）臑俞

释名 俞，腧穴之谓；穴在臑部，为经气输注之处，故名臑俞。

位置 在肩臑后，大骨下胛上廉陷者中。（《甲乙经》）

取穴 正坐，上臂内收，从肩贞直上，当肩胛骨肩峰突起之后下际凹陷中取之。

主治 肩臂疼痛无力，肩肿，颈项瘰疬。

操作 直刺或斜刺0.5～1.5寸。艾条灸5～10分钟。《铜人》：针八分，灸三壮。

文献摘要 《甲乙经》云："臑腧，在肩臑后，大骨下胛上廉陷者中。手太阳、阳维、蹻脉之会，举臂取之。刺入八分，灸三壮。""寒热，颈疬，适肩臂不可举，臑臑俞主之"

《针灸聚英》："主臂酸无力，肩痛引胛，寒热气肿，颈痛"。

《明堂灸经》：灸臑俞三壮，"主寒热肩肿，引胛中痛，臂酸无力"之证。

按语 臑俞为手太阳、阳维、跷脉的交会穴，故本穴具活络通痹、消肿散结之功。伍肩髃、天宗、曲池，方名"臑会曲池肩凝方"，为治肩周炎之有效处方。

(11) 天宗

释名 天，上部；宗，尊重。意为人体上部重要的腧穴，故名天宗。

位置 在秉风后大骨下陷者中。(《甲乙经》)

取穴 天宗位于肩胛岗下窝的中央，约与臑俞、肩贞呈三角形处取之。

主治 肩胛疼痛，肘臂外后侧痛，颊颌肿痛，气喘。

操作 直刺或斜刺0.5～1寸。艾条灸5～7分钟。《铜人》：灸三壮，针五分，留六呼。

文献摘要 《甲乙经》云："天宗，在秉风后大骨下陷者中。手太阳脉气所发。刺入五分，留六呼，灸三壮。""寒热肩肿，引胛中痛，肩臂酸，臑俞主之。""肩重肘臂痛不可举，天宗主之。"

《针灸聚英》云："主肩臂酸痛，肘外后廉痛，颊颌肿"。

《明堂灸经》云：灸天宗，"主肩至臂痛，肘后廉痛，颊颌痛。"

按语 天宗具通经活络，消肿定喘之功。天宗伍肩髃、肩髎、臑俞，四穴成一线，方名"天宗平肩方"，治为上肢运动障碍之佳伍。本方配曲池，又为治臂痛之良方。天宗与臑俞、肩贞于肩胛部呈三角之形，故灸此三穴乃治肩胛痛之良方。

(12) 秉风

释名 秉，有掌握、主持之义。本穴为治肩背风邪疾患之要穴，又能主疗诸风之用，故名秉风。

位置 侠天窌，在外肩上小髃骨后，举臂有空。(《甲乙经》)

取穴 在肩胛岗上窝之中点，当天宗直上，举臂有凹陷处取之。

主治 肩胛疼痛，不能举手，上肢酸麻。

操作 直刺或斜刺 0.5 ~ 1 寸。艾条灸 5 ~ 7 分钟。《铜人》：灸五壮，针五分。

文献摘要 《甲乙经》云：“秉风，侠天窌在外肩上小髃骨后，举臂有空。手阳明、太阳、手足少阳之会。举臂取之，刺入五分，灸五壮。”

《针灸聚英》谓秉风“主肩痛不能举”之证。

《明堂灸经》云：灸秉风三壮，“主肩痛不能举”。

按语 秉风为手阳明、太阳、手足少阳经之交会穴，以其有主疗诸风之用，而具疏风通络、缓急止痛之功而名秉风。《甲乙经》以秉风伍天容治“肩痛不可举”之证，亦可用于落枕之颈肩痛不可转侧者。

（13）曲垣

释名 《医经理解》释名：“曲垣，在肩中央曲胛陷中，其四旁骨纪如垣”，故名。

位置 在肩中央曲胛陷者中。（《甲乙经》）

取穴 在肩胛岗上窝之内侧端，约当臑俞与第 2 胸椎棘突连线的中央取之。

主治 肩胛拘挛疼痛，肘痹。

操作 直刺或斜刺 0.5 ~ 1 寸。艾条灸 5 ~ 7 分钟。《铜人》：针五分，灸三壮。

文献摘要 《甲乙经》云：“曲垣，在肩中央曲胛陷者中，按之动脉应手。刺入八九分，灸十壮。”

《铜人》云：“治肩痛周痹气注，肩膊拘急疼闷。”

《甲乙经》云：“主肩痹热痛。”

《明堂灸经》云：“主肩中周痹”，“肩膊拘急，疼闷。”

按语　曲垣乃手太阳经气布于肩胛岗上窝的部位，具舒筋和络之功。以此穴伍手阳明经肩髃、曲池、合谷，足太阳经承山、昆仑，手少阳经中渚、支沟则阳气散布，营卫得和，气血得调，络脉得通，而肩痹痛以除。方名"曲垣通痹舒肩方"，此乃三阳并调之伍。

（14）肩外俞

别名　肩外。

释名　《会元针灸学》云："肩胛上肩中偏外，小肠脉所过俞穴，故名肩外俞。"

位置　在肩胛上廉，去脊三寸陷者中。（《甲乙经》）

取穴　在第一胸椎棘突下陶道（督脉）旁开3寸，当肩胛骨脊柱缘的垂直线上取之。

主治　肩背酸痛，颈项强急，上肢冷痛。

操作　宜斜刺0.3～0.6寸。艾条灸5～7分钟。

文献摘要　《甲乙经》云："肩外俞，在肩胛上廉，去脊三寸陷者中。刺入六分，灸三壮。""肩胛甲痛，而寒至肘，肩外俞主之。"

《类经图翼》云："主治肩胛痛，发寒热，引项挛急，周痹寒至肘。"

《针灸聚英》云："主肩胛痛，周痹寒至肘。"

《明堂灸经》云："主肩胛痛而寒至肘，寒热引项急强，左右不顾。"

按语　肩外俞主敷布手太阳经脉气，具调和营卫、缓急解痛之功，多用于颈、肩痹痛之证。

（15）肩中俞

别名　肩中。

释名　《会元针灸学》释云："肩臂胛相直于肩中，手太阳所过之俞，故名肩中俞。"

位置　在肩胛内廉，去脊二寸陷者中。(《甲乙经》)

取穴　在第 7 颈椎棘突下大椎（督脉）旁开 2 寸取之。

主治　咳嗽，气喘，肩背疼痛，唾血，寒热，目视不明。

操作　宜斜刺 0.3 ~ 0.6 寸。艾条灸 5 ~ 10 分钟。《铜人》：针三分，留七呼，灸十壮。

文献摘要　《甲乙经》云："肩中俞，在肩胛内廉，去脊二寸陷者中。刺入三分，留七呼，灸三壮。""寒热疬，目不明，咳上气，唾血，肩中俞主之。"

《类经图翼》云：　"主治咳嗽上气，唾血寒热，目视不明。"

《针灸聚英》云："主咳嗽上气，唾血寒热。"

《明堂灸经》云：灸肩中俞三壮，治"目不明，寒热，目视不明，咳嗽上气，唾血。"

《神灸经纶》云："龟背，肩中俞、肾俞、膏肓、曲池、合谷。"

《普济方》云：　"治小儿奶癖目不明，灸肩中俞各二十壮。"

按语　肩中俞主输布手太阳经脉气，具活络止痛、清利头目之功。本穴伍肺经络穴列缺宣肺止咳，伍风池疏解表邪，以治外感风寒之咳嗽及伴肩背、胸胁疼痛者。

今宗《神灸经纶》治"龟背"之法，灸肩中俞、肾俞、膏肓、曲池、合谷，方名"肩中愈痹强脊方"，以治强直性脊柱炎。

（16）天窗

别名　窗笼、天笼。

释名　天，指上部；窗，指窗户。穴在上部，主治目病，具通目窍之功，功若开天窗，故名天窗。

位置　在曲颊下扶突后，动脉应手陷者中。(《甲乙经》)

取穴 在胸锁乳突肌之后缘，当扶突后方取穴。

主治 耳聋，耳鸣，咽喉肿痛，颈项强痛，暴喑不能言。

操作 直刺0.5~1寸。艾条灸3~5分钟。《铜人》：针三分，灸三壮。

文献摘要 《甲乙经》云："天窗，一名窗笼，在曲颊下扶突后，动脉应手陷者中。手太阳脉气所发。刺入六分，灸三壮。""颊肿痛，天窗主之。""瘿，天窗及臑会主之。"

《千金方》云："中风失音，不能言语，缓纵不随，先灸天窗五十壮，息火乃移灸百会十壮毕，还灸天窗五十壮。始发先灸百会则风气不得泣，内攻五脏，喜闭伏仍失音也，所以先灸天窗，次百会佳。"

《卫生宝鉴》引《气元归类》中风刺法："手太阳天窗，暴喑不能言。"

《针灸聚英》云："主痔瘘，颈痛，肩胛引项不得回顾，耳聋颊肿，齿噤中风。"

《明堂灸经》云："主耳鸣聋无所闻，颊肿，喉中痛，暴喑不能言，主肩臂痛引项，不得回顾，耳痛。"

《普济方》云："治头痛癫疹，穴天窗，灸七壮。"

按语 天窗乃手太阳经之腧穴。《千金方》用治中风不语之证；《针灸聚英》用治颈肩痛之候；《明堂灸经》用治耳聋、耳鸣及喉中痛等证，乃取其通达阳气、聪耳明目、消肿利咽、解痉止痛之功。

（17）天容

释名 天者，上也；容者，隆盛貌也。穴位颈上，为经气隆盛之处，故名天容。

位置 在耳曲颊后。（《甲乙经》）

取穴 在下颌角后方，胸锁乳突肌的前缘凹陷中取之。

主治 耳聋，耳鸣，咽喉肿痛，咽中如梗，颊肿，瘿气，胸满喘逆。

操作　直刺 0.5~1 寸。艾条灸 3~5 分钟。

文献摘要　《甲乙经》云："天容，在耳曲颊后。手少阳脉气所发。刺入一寸，灸三壮。""疝积胸中痛不得穷屈，天容主之。""上满于胸中，愤䐜肩息，大气逆上，喘喝坐伏病，咽噎不得息，取之天容。""耳聋，嘈嘈无所闻，天容主之。""头项痈肿，不能言，天容主之。"又云："咳逆上气唾沫，天容及行间主之。"今名"《甲乙》天容行间咳逆方"。"肩痛不可举，天容及秉风主之。"今名"《甲乙》天容秉风肩痛方"。

《针灸聚英》云："主瘿颈项痛，不可回顾，不能言，胸痛胸满不得息，呕逆吐沫，齿噤，耳聋耳鸣。"

《明堂灸经》云："主颈项瘿，不能言，颈肿项痛，不可顾，耳嘈嘈若蝉鸣，咳逆吐沫，主气喘息，齿噤，喉痹寒热，咽如梗。"

按语　天容具通达阳气、聪耳利咽之功，临证多用于耳聋耳鸣、咽喉肿痛等证。又以其具有宽胸定喘之效，而用于咳喘之证。因其具消瘿散结之功，而于治瘿气有效。

（18）颧髎

别名　兑骨、兑端。

释名　颧者，颧部也；髎者，骨隙也。穴在颧部骨隙处，故名颧髎。

位置　在面顺骨下廉陷者中。（《甲乙经》）

取穴　目外眦角直下，当颧骨下缘中央凹陷中取之。

主治　口眼㖞斜，眼睑𥆧动，齿痛，颊肿，目黄。

操作　直刺 0.3~0.5 寸，斜刺、平刺宜 0.5~1 寸。《铜人》：针二分。《类经图翼》：禁灸。

文献摘要　《甲乙经》云："颧窌，一名兑骨，在面顺骨下廉陷者中。手少阳、太阳之会。刺入三分。""口僻，颧窌及龈交、下关主之。""颊肿唇痈，颧窌主之。""目赤黄，颧窌主之。""齿痛，颧窌及二间主之。"

《针灸聚英》："主口㖞面赤，眼睭动不止，颊肿齿痛。"

《明堂灸经》云：灸颧髎，"主目赤黄，口㖞僻不能言，及口僻痛，恶风寒，不可以嚼，齿痛恶寒"，"目睭动不止，颊肿。"

按语 颧髎，手太阳、少阳经交会穴。以其具解痉镇痛之功，伍手阳明经合谷、手少阳经中渚、足太阳经昆仑、足少阴肾经太溪、足厥阴经行间，名"颧髎解痉镇痛方"，为治三叉神经痛之用方。颧髎伍足阳明经之合谷、下关、地仓、颊车、内庭，用治面瘫，乃"治痿独取阳明"之谓。佐足太阳经之攒竹以通阳行痹，佐手少阳之丝竹空、足少阳之侠溪以调达开合之机，加之经外奇穴太阳，共成调枢机、司开合、和营卫、舒经筋之功，方名"颧髎强筋愈瘫方"，亦乃治面神经麻痹之良方。

（19）听宫

别名 多所闻。

释名 本穴为治疗听觉障碍之要穴，在耳屏前张口呈凹陷处，深居耳轮之内，犹王之居处，故名听宫。故《医经理解》释云："听宫，又名多所闻，耳为听宫，穴当耳中珠子，故名也。"《窦太师针经》云："足少阳、太阳之会，谓听宫者，宫苑之名，苑在内也；耳轮之内，故名宫也。"

位置 在耳中，珠子大，明如赤小豆。（《甲乙经》）

取穴 在耳屏与下颌关节之间，微张口呈凹陷处取之。

主治 耳聋耳鸣，聤耳，失音，癫疾，齿痛。

操作 直刺0.3~0.5寸。艾条灸3~5分钟。

文献摘要 《灵枢·厥病》云："耳聋无闻，取耳中。"即取手太阳小肠经之听宫穴。

《灵枢·刺节真邪》云:"发蒙者,耳无所闻,目无所见,夫子乃言刺腑输……必于日中刺其听宫"。大凡七窍不通,独取手太阳以通心神之气。心为阳中之阳,故必于日中取之。

《甲乙经》云:"听宫,在耳中,珠子大,明如赤小豆。手足少阳、手太阳之会。刺入三分,灸三壮。""癫疾狂瘛疭,眩仆癫疾,喑不能言,羊鸣沫出,听宫主之。""耳聋填填如无闻,恢恢嘈嘈若蝉鸣,颇颊鸣,听宫主之。下颊取之,譬如破声,刺此。"

《类经图翼》云:"主治失语,癫疾,心腹满,耳内蝉鸣,耳聋。"

《明堂灸经》云:"主耳嘈嘈若蝉鸣,骨酸,眩狂,瘛疭口噤,喉鸣,耳聋如物填塞,心腹痛满,臂痛,失声"。

《神灸经纶》云:"聤耳,听宫、颊车、合谷。"

按语 听宫乃手太阳经位于耳屏前之穴,以其为治疗听觉障碍之要穴,又因其具利咽解痉定志之功,而用于治疗瘛疭口噤之证。本穴伍听会、翳风、中渚、太冲,名曰"听宫耳鸣刺方",为治耳鸣之良方。盖因中渚、翳风为手少阳之穴,听会为足少阳之穴,诸穴合用,调达阳明、少阳气机,则耳窍得通;太冲为肝经原穴,具滋肝阴,降肝火之效。若肾虚,水不滋木,虚火犯上,经气闭阻,精气不能上充于耳而见证者,可伍肾俞、肝俞、太冲、太溪以补益肝肾,俾精气上充于耳而愈病。

小肠经诸穴赋:小肠穴,十九中。路从少泽,步前谷后溪之隆;道遵腕骨,观阳谷养老之崇。得支正于小海,遂肩贞以相从。值臑俞兮遇天宗,乘秉风兮曲坦通。肩外俞兮肩中俞,遍天窗兮见天容。匪由颧髎,曷造听宫?

(七) 足太阳膀胱经

1. 经文

膀胱足太阳之脉,起于目内眦,上额交巅;其支者,从巅至耳上角；其直者，从巅入络脑，还出别下项，循肩髆内，夹脊抵腰中，入循膂，络肾，属膀胱；其支者，从腰中下夹脊，贯臀，入腘中；其支者，从髆内左右，别下贯胛，夹脊内，过髀枢①，循髀外，从后廉下合腘中，以下贯踹内，出外踝之后，循京骨②至小指外侧。是动则病冲头痛，目似脱，项如拔，脊痛，腰似折，髀不可以曲，腘如结，踹如裂，是为踝厥③。是主筋所生病者，痔，疟，狂，癫疾，头囟、项痛，目黄泪出，鼽衄，项、背、腰、尻④、腘、踹、脚皆痛，小指不用。为此诸病，盛则泻之，虚则补之，热则疾之，寒则留之，陷下则灸之，不盛不虚以经取之。盛者人迎大再倍于寸口，虚者人迎反小于寸口也。（《灵枢·经脉》）

注：

①髀枢：即股骨大转子的部位。

②京骨：一为足小趾本节后外侧突出的半圆骨，一为穴名。

③踝厥：病名，其症"腘如结，踹如裂"。

④尻：自尾骶骨上至腰下的部分称尻。

足太阳脉气所发①者，七十八穴：两眉头各一②；入发至顶三寸半旁五，相去三寸③；其浮气④在皮中者，凡五行⑤、行五，五五二十五；项中大筋两旁各一⑥；风府两旁各一⑦；夹脊以下至尻尾二十一节⑧十五间各一⑨；五脏之俞各五；六腑之俞各六⑩；委中以下至足小指旁各六俞⑪。（《素问·气府论》）

注：

①脉气所发：所发，指与此经有密切关系的穴位，并不局限于本经的穴位。脉气所发，经脉之气通达的穴位。

②两眉头各一：即攒竹穴。

③入发至顶三寸半旁五，相去三寸：自攒竹入发际，至前顶，其中有神庭、上星、囟会，故长三寸半。前顶在中行，次两行，外两行，故旁五，言自中及旁，有五行也。

④浮气：指浮于头部的经脉之气。

⑤凡五行、行五，五五二十五：指行于头部的五行经脉。中行为囟会、前顶、百会、后顶、强间五穴；次夹旁两行为五处、承光、通天、络却、玉枕五穴；又次旁两行为临泣、目窗、正营、承灵、脑空五穴。

⑥项中大筋两旁各一：即天柱穴。

⑦风府两旁各一：即风池穴。

⑧夹脊以下至尻尾二十一节：从大椎至尾骶，共二十一节。

⑨十五间各一：上述二十一节，其中有十五椎间左右各有一穴，它们分别是：附分、魄户、膏肓、神堂、譩譆、膈关、魂门、阳纲、意舍、胃仓、肓门、志室、胞肓、秩边、承扶，左右共三十穴。

⑩五脏之俞各五；六腑之俞各六：肺俞、心俞、肝俞、脾俞、肾俞，谓五脏之俞，左右共十穴；胃俞、三焦俞、胆俞、大肠俞、小肠俞、膀胱俞，谓六腑之俞，左右共十二穴。

⑪委中以下至足小指旁各六俞：指委中、昆仑、京骨、束骨、通谷、至阴六穴，左右共十二穴。

2. 经脉循行

足太阳膀胱经，起于目内眦，向上到达额部，左右交会于头顶部。

分支：从头顶部分出，到耳上角部。

直行者：从头顶部分别向后行至枕骨处，进入颅腔，络脑，回出分别下行到项部（天柱穴），下行交会于大椎穴，再分左右沿肩胛内侧、脊柱两旁，到达腰部（肾俞穴），进入脊柱两旁的肌肉，深入体腔，络肾，属膀胱。

分支：从腰部分出，沿脊柱两旁下行，穿过臀部，从大腿后侧外缘下行至腘窝中。

分支：从项分出下行，经肩胛内侧，从附分穴挟脊下行至髀枢，经大腿后侧至腘窝中与前一支脉会合，然后下行穿过腓肠肌，出走于足外踝后，沿足背外侧缘至小趾外侧端，交于足少阴肾经。

3. 脏腑经脉生理与病候处方

《素问·灵兰秘典论》云："膀胱者，州都之官，津液藏焉，气化则能出矣。"《灵枢·本输》云："膀胱者，津液之府也"。说明了膀胱有贮尿与排尿的功能，然此功能全赖肾的气化作用。

《素问·诊要经终论》云："太阳之脉其终也，戴眼反折瘛疭，其色白，绝汗乃出，出则死。"意谓足太阳之脉，起于目内眦、夹脊抵腰中。太阳主诸阳之气，阳气足则筋柔，太阳经气绝而则筋脉挛急而目上视，手足牵引；膀胱主津液所藏，经气绝，则绝汗而出；汗血同源，津液外出，则亡血而肤色白。

《素问·阴阳别论》云："三阳为病，发寒热，下为痈肿，乃为痿厥腨痟，其传为索泽，其传为癫疝。"三阳，指手太阳小肠经与足太阳膀胱经。太阳之气主表，邪之中人，始及皮毛，邪正相搏而发寒热之病；太阳主开，邪入太阳，则开合失司，邪气逆于肉理则生痈肿；太阳为诸阳之气而主筋，邪入津液失布而筋伤为痿，气伤为厥；腨，腨股也，痟，酸疼也，此皆太阳筋脉之为病。太阳之经气生于膀胱，膀胱主藏津液司气化，病热于表而传之于里，故皮肤干燥而不润泽，津亏筋脉失濡而发癫疝。

《素问·经脉别论》云："太阳脏独至，厥喘虚气逆，是阴不足阳有余也，表里当俱泻，取之下俞。"是谓太阳经脉偏盛，太阳之脉独盛而发生厥逆、喘息、虚气上逆等证。这是因阴不足阳有余之由，当表里俱用泻法。"下俞"，指足经之输穴。取足太阳膀胱经之输穴京骨和足少阴肾之输穴太溪。

《素问·刺疟》云："足太阳之疟，令人腰痛头重，寒从背起，先寒后热，熇熇喝喝然，热止汗出，难已，刺郄中出血。"意谓疟邪侵入人体，伏于半表半里，内搏五脏，横连募原，由于疟邪与正气相争，虚实更作，阴阳相移，而发生疟疾的一系列症状。太阳标阳而本寒，故先寒后热；背为阳，故寒从背起；因太阳为日中之阳，热势炽盛，热止汗出。此类疟疾不易痊愈，刺足太阳经合穴委中出血。又因疟邪伏于半表半里，故又可取足太阳经之输穴束骨。今名"《素问》足太阳疟刺方"。

《素问·咳论》云："五脏之久咳，乃移于六腑……肾咳不已，则膀胱受之。膀胱咳状，咳而遗溺……此皆聚于胃，关于肺，使人多涕唾而面浮肿气逆也。""治府者治其合，浮肿者治其经。"故膀胱咳，刺其合穴委中，咳而浮肿者取其经穴昆仑。今名"《素问》膀胱咳方"。

《素问·痹论》云："胞痹者，少腹膀胱按之内痛，若沃以汤，涩于小便，上为清涕。"又云："五脏有俞，六腑有合，循脉之分，各有所发，各治其过则病瘳也。"胞痹，即膀胱痹。张景岳云："胞，膀胱之脬也"。故治疗胞痹，当取膀胱经之合穴委中，并随其有过之处而刺之。今名"《素问》胞痹刺方"。

《素问·厥论》云："巨阳之厥，则肿首头重，足不能行，发为眴仆……盛则泻之，虚则补之，不盛不虚以经取之。"眴，通眩，眼花之意。又云："太阳厥逆，僵仆，呕血善衄，治主病者。"巨阳，太阳也。太阳主诸阳之气，阳气厥逆而见诸证。故取足太阳膀胱经主病的腧穴进行治疗，或取其输穴束骨。今名"《素问》太阳厥刺方"。

《素问·脉解》云："太阳所谓肿腰脽痛者，正月太阳寅，寅，太阳也，正月阳气出在上而阴气盛，阳未得自次也，故肿腰脽痛也。病偏虚为跛者，正月阳气冻解地气而出也，所谓偏虚者，冬寒颇有不足者，故偏虚为跛也。所谓强上引背者，阳气大上而争，故强上也。所谓耳鸣者，阳气万物盛上而跃，故耳鸣也。所谓甚则狂癫疾者，阳尽在上而阴气从下，下虚上实，故狂癫疾也。所谓浮为聋者，皆在气也。所谓入中为喑者，阳盛已衰，故为喑也。内夺而厥，则为喑俳，此肾虚也，少阴不至者，厥也。"上文表述了"太阳所谓肿腰脽痛"的病证及其病因病机。盖因三阴三阳之气，各主六十日，六六三百六十日以终一岁之周。阴阳六气各自盛衰，能为经脉作病，故篇名曰"脉解"。太阳为诸阳主气，生于膀胱水中，故以太阳之气为岁首。正月阳气虽出于上，而阴寒之气尚盛，阳气为阴寒之气所郁，故有上述诸证。正月三阳生，主建寅，三阳谓之太阳，故谓"正月太阳寅"。《灵枢·本输》云："六腑皆出足之三阳，上合于手也。"故六气之合于足六经而不及于手经。由此可知，腰臀肿痛、跛行等证皆足太阳膀胱经之病也。

《素问·缪刺论》云："邪客于足太阳之络，令人头项肩痛，刺足小指爪甲上与肉交者各一痏，立已；不已，刺外踝下三痏，左取右，右取左，如食顷已。"今名"《素问》膀胱络脉缪刺方"。意谓邪气侵袭足太阳经的络脉，使人头、项、肩部疼痛，针刺至阴穴，各刺一针，立刻就缓解；如若不缓解，再刺外踝下的金门穴三针，左病则刺右边，右病则刺左边，大约一顿饭的工夫也就好了。该篇又云："邪客于足太阳之络，令人拘挛背急，引胁而痛，刺之从项始数脊椎夹脊，疾按之应手如痛，刺之旁三痏，立已。"意谓邪气侵入足太阳经的络脉，使人背部拘急，牵引胁肋部疼痛，针刺应从项部开始沿着脊骨两旁向下按压，如果按压较重即应手而痛的，就在痛处周围针刺三针，病立刻就好。

《素问·刺腰痛》云："足太阳脉令人腰痛，引项脊尻背如重状，刺其郄中太阳正经出血，春无见血。"意谓足太阳经脉发生病变使人腰痛时，痛引颈项、脊背和臀部，背部如负重物，当刺太阳经正经上的委中穴或足太阳经郄穴金门，使其出血，今名"《素问》委中刺腰痛方"。但在春季勿刺出血，盖因太阳合肾，肾壬于冬，水衰于春，故"春无见血"。该篇又云："会阴之脉令人腰痛，痛上漯漯然汗出，汗干令人欲饮，饮已欲走。刺直阳之脉上三痏，在跻上郄下五寸横居，视其盛者出血。""会阴之脉"，王冰注云："足太阳之中经也，其脉循腰下会于后阴，故曰会阴之脉。""直阳之脉"，张志聪云其"督脉也，督脉总督一身之阳，贯脊直上，故曰直阳之脉。"若会阴之脉发生病变使人腰痛，疼痛发作时则不断地出汗，汗止则口渴欲饮水，饮水后又坐卧不安，应刺承筋、承山、飞扬穴部位，视血络充盈者则刺之使其出血。今名"《素问》会阴之脉三痏刺"。该篇又云："解脉令人腰痛，痛引肩，目䀮䀮然，时遗溲，刺解脉，在膝筋肉分间郄外廉之横脉出血，血变而止。解脉令人腰痛如引带，常如折腰状，善恐，刺解脉，在郄中结络如黍米，刺之血射以黑，见赤血而已。"解脉，指足太阳经分支。足太阳经自头下行到项后，分成两支夹脊而行，若绳分解成两股，故称解脉。解脉发生病变使人腰痛时，疼痛牵引到肩部，眼睛视物不清，有时遗尿，应当刺解脉在膝弯筋肉分界处、委中穴外侧横见的血脉，使其出血，俟血色由紫黑变红才停止。解脉发生病变使人腰痛时，痛势如同牵挽腰带一样，常有折断腰样的感觉，心中常有恐惧感，应当刺解脉，在委中穴部位寻找有黍米样结滞的血络刺之，刺后有黑色血液射出，使血色变赤为止。今名"《素问》解脉腰痛刺"。

《灵枢·本输》云："膀胱出于至阴，至阴者，足小指之端也，为井金；溜于通谷，通谷，本节之前外侧也，为荥；注于束骨，束骨，本节之后陷者中也，为俞；过于京骨，京骨，足外侧大骨之下，为原；行于昆仑，昆仑，在外踝之后，跟骨之上，为经；入于委中，委中，腘中央，为合，委而取之。足太阳也。"此约言足太阳膀胱经之井荥输原经合也。

《灵枢·经水》云："足太阳深五分，留七呼。"盖因足太阳经多血少气，故刺者深五分，较足阳明减一分。

《勉学堂针灸集成》云："膀胱属病：冲头痛，目似脱，项似拔，脊痛腰似折，髀不能曲，腘如结，腨如裂，谓踝厥证也。主筋，痔，疟，狂癫疾，目黄泪出，衄血，项、背、腰、尻、腘、腨、脚皆痛，足小指不用。"

《针灸聚英·十二经脉歌》云："足太阳经膀胱脉，目内眦上起额尖。支者巅上至耳角，直者从巅脑后悬，络脑还出别下项，仍循肩膊侠脊边，抵腰膂肾膀胱内。一支下与后阴连，贯臀斜入委中穴。一支膊内左右别，贯胛夹脊过髀枢，臀内后廉腘中合。下贯腨内外踝后，京骨之下指外侧。是经血多气少也，是动头疼不可当，项如拔兮腰似折，髀枢痛彻脊中央，腘如结兮腨如裂，是为踝厥筋乃伤。所生疟痔小指废，头囟项痛目色黄，腰尻腘脚疼连背，泪流鼻衄及癫狂。"

《针灸聚英·十四经步穴歌》云："足太阳兮膀胱经，目眦内角始睛明。眉头陷中攒竹名，曲差二穴神庭伴。五处挨排夹上星，承光五处后寸半。通天络却亦停匀，玉枕横夹于脑户。尺寸当准《铜人》经，天柱夹项后发际。大筋外廉陷中是，夹脊相去寸五分。大杼大椎二风门，肺俞三椎厥阴四。心俞五椎之下论，更有膈俞相梯级。第七椎下隐然立，第八椎下穴无有。肝俞数椎当第九，十椎胆俞脾十一。十二椎下胃俞取，三焦肾俞次第下，十三十四两椎主，大肠俞在十六椎。小肠十八椎下止，十九椎下寻膀胱。中膂内俞椎二十，白环二十一椎当。上髎次髎中与下，一空二空夹腰胯。并同夹脊四个髎，载在《千金》君勿讶。会阳阴尾两旁分，尺寸须看督脉分。第二椎下外附分，夹脊相去古法云。先从脊后量三寸，不是灸狭能伤筋。魄户三椎膏肓四，四五三分分明是。第五椎下索神堂，第六谚谆两穴出。膈关第七魂门九，阳纲意舍十十一。胃仓肓门屈指弹，椎看十二与十三。志室次之为十四，胞肓十九合详参。秩边二十椎下详，承扶臀阴纹中央。殷门承扶六寸直，浮郄一寸上委阳。委阳却与殷门并，腘中外廉两筋乡。委中膝腘约纹里，此下三寸寻合阳。承筋腨肠中央是，承山腨下分肉旁。飞扬外踝上七寸，附阳踝上三寸量。金门正在外踝下，昆仑踝后跟骨中。仆参跟骨下陷是，申脉分明踝下容。京骨外侧大骨下，束骨本节后陷中。通谷本节前陷是，至阴小指外侧逢。"

《针灸聚英·脏腑井荥输经合主治》云："假令得沉迟脉，病人面黑，善恐欠，此膀胱病也。若心下满刺至阴，身热刺通谷，体重节痛刺束骨，喘嗽寒热刺昆仑，逆气而泄刺委中，又通刺京骨。"

4. 经穴主治概要

（1）睛明

别名 泪孔、精名、精明、目内眦、泪腔、内眦外。

释名 诸阳上行而达目，明者五脏六腑之精华，人之双睛能明者，赖五脏六腑之精华，故名睛明。"

位置 在目内眦处。（《甲乙经》）

取穴 鼻根之两旁，在目内眦之内上方陷中取之。

主治 目赤肿痛，流泪眦痒，夜盲色盲，目眩，喷嚏。

操作 针刺宜沿眼眶边缘，刺入 0.3 ~ 0.4 寸，不捻转。《铜人》：针一寸半，留三呼，禁灸。

文献摘要 《灵枢·根结》云："太阳根于至阴，结于命门。"命门者，睛明穴也。根者，经气相合而始生；结者，经气相搏而结，本穴为足太阳膀胱经之结。

《灵枢·卫气》云："足太阳之本，在跟以上五寸中（跗阳穴），标在两络命门，命门者，目也（睛明）。"本穴又为足太阳经之标。根者、本者，部位多在下，结者、标者，部位多在上，皆经气生发及归结之处，针刺这些穴位，能激发经气，调节脏腑功能。

《甲乙经》云："睛明，一名泪孔，在目内眦处。手足太阳、足阳明之会。刺入六分，留六呼，灸三壮。""目不明，恶风日，泪出憎寒，目痛目眩，内眦赤痛，目恍恍无所见，眦淫痛，淫肤白翳，睛明主之。"

《针灸聚英》云："主目远视不明，恶风泪出，憎寒头痛，目眩，内眦赤痛。"

《针灸大成》以此穴配合谷、四白，治目生翳膜。

《医宗金鉴》以此穴伍攒竹治目痛、视不明等诸目疾。

《针灸大全》治"目生翳膜，隐涩难开"，取"外关二穴，睛明二穴，合谷二穴，肝俞二穴，鱼尾二穴"。

《明堂灸经》谓睛明不灸。

《玉龙经》"赤目"篇歌云："眼睛红肿痛难熬，怕日羞明心自焦。但刺睛明鱼尾穴，太阳出血病全消。"（鱼尾即瞳子髎。）

《窦太师针经》谓"睛明二穴，在目内眦泪孔中。一名泪孔。手太阳、阳明之会。宜针入一寸半，禁灸。治胬肉扳睛，青盲，失明，翳膜，迎风冷泪，一切眼目内翳，补泻"。

按语　本穴为手足太阳、足阳明、阴跷、阳跷五脉之会，又为足太阳经脉之结与标，故本穴为"《灵枢》标本刺""《灵枢》根结刺"方之要穴。又因睛明乃五脏六腑精华之所集之处，具疏经清热、消肿止痛、通络明目之功，而为治目赤肿痛、迎风流泪、内外翳障、目内眦痒痛，及现代医学之视网膜炎、视神经萎缩、近视、弱视等病必用之穴。

行间乃足厥阴肝经之荥穴，有疏肝泻火、疏经通络、理气止痛之功。睛明伍行间，以其一上一下，相互为用，方名"睛明行间明目方"，适用目疾属肝经实热证者。

（2）攒竹

别名 始光、夜光、明光、员在、眉头、眉本、光明。

释名 攒者，簇聚也；竹者，竹子。穴在眉头，眉毛丛生，若竹子簇聚，故名攒竹。

位置 在眉头陷者中。（《甲乙经》）

取穴 在睛明上方，眉毛内侧端处取之。

主治 头痛，目眩，眉棱骨痛，视物不明，流泪，目赤肿痛，眼睑瞤动，喷嚏。

操作 针刺宜沿皮刺，向下或向外针 0.3~0.4 寸，或三棱针点刺出血。《铜人》：禁灸，针一分，留三呼，泻三吸。

文献摘要 《灵枢·口问》云："寒气客于胃，厥逆从下上，散复出于胃，故为噫。补足太阴、阳明，一曰补眉本。"眉本，攒竹穴也。张志聪注云："寒气客于胃，乃太阳寒水之气也。一曰补太阳之阳气于上，而客中之寒气可散矣。"该篇又云："阳气和利满于心，出于鼻，故为嚏。补足太阳荣眉本，一曰眉上也。"张志聪注云："阳气和利，则上满于心，出鼻而为嚏。鼻乃肺之窍，肺乃心之盖也。太阳之气生于膀胱，膀胱乃津液之府，阳气和利上满于心，则阳气盛也。故当取太阳之荣于眉本，使津液上资，则阴阳平和矣。"

《甲乙经》云："攒竹，一名员在，一名始光，一名夜光，又名明光。在眉头陷者中，足太阳脉气所发。刺入三分，留六呼，灸三壮。"又云："头风痛，鼻鼽衄，眉头痛，善嚏，目如欲脱，汗出寒热，面赤颊中痛，项椎不可左右顾，目系急，瘛疭，攒竹主之。""痔痛，攒竹主之。""小儿痫发，目上插，攒竹主之。"

《神应经》治外感身热头痛，取攒竹，伍大陵、神门、合谷、鱼际、中渚、液门、少泽、委中、太白。今名"《神应》攒竹解热镇痛方"。

《针灸大全》治“风沿烂眼，迎风冷泪”，取“攒竹二穴，丝竹空二穴，二间二穴，小骨空穴”；“治目暴赤肿及疼痛”，取外关二穴，伍“攒竹二穴，合谷二穴，迎香二穴”；治“眼赤痛肿，风泪下不已”，取“后溪二穴，攒竹二穴，合谷二穴，小骨空穴，临泣二穴”。今名“《大全》攒竹眼疾刺方”。

《针灸聚英》谓攒竹“主目䀮䀮，视物不明，泪出目眩，瞳子痒，目瞢，眼中赤痛，双睑瞤动不得卧，颊痛面痛，尸厥癫邪，神狂鬼魅，风眩嚏”之证。

《玉龙经》“眉目间痛”歌云：“眉目疼痛不能当，攒竹沿皮刺不防。若是目疼亦同治，刺入头维疾自康。”

《窦太师针经》谓“攒竹二穴，一名光明，一名始光，一名圆柱。在两眉头内尖陷中，足太阳脉气所发。针入一分，沿皮向鱼腰穴。治目失明，睛昏，先补后泻；目赤肿疼，宜泻，用三棱针出血，三次妙”。

《磐石金直刺秘传》云：“凡一切头风，眉棱骨痛，眼昏目赤：泻攒竹，次泻丰隆”。“眼肉赤肿，睫溃烂连脑昏：泻攒竹，刺大敦泻之”。“口风头晕面赤，不欲人言，攒竹（泻）、三里（泻）。未愈泻合谷、风池”。

《明堂灸经》云：攒竹穴不灸。

按语 攒竹具宣泄太阳经热气、活络明目之功，故本穴伍风池、太阳、睛明、丝竹空、合谷，方名“攒竹目疾刺方”，用于治疗急性结膜炎、电旋光性眼炎；伍肝俞、肾俞、风池、太阳、光明、角孙，方名“攒竹肾俞益睛方”，以治视神经萎缩、视网膜出血；配曲差、阳白、翳风、下关、丝竹空，方名“攒竹下关面痉方”，用治三叉神经痛。

（3）眉冲

别名 小竹。

释名 《会元针灸学》释云：“眉冲者，经气从眉直冲入发际，故名眉冲"。

位置 直眉头上，神庭、曲差之间。(《医学入门》)

取穴 从眉头直上入发际，当神庭（督脉）与曲差之间取之。

主治 痫证，眩晕，头痛，鼻塞。

操作 针刺宜沿皮刺，针尖向上，刺入0.3～0.5寸。

文献摘要 《太平圣惠方》用以"理目"，治"五般痫，头痛鼻塞"等证。

（4）曲差

释名 曲者，弯曲、不直也；差者，斜也。穴位于神庭之旁、发际弯曲倾斜处，故名曲差。

位置 侠神庭两旁各一寸五分，在发际。(《甲乙经》)

取穴 在神庭（督脉）旁1.5寸，即当神庭与头维之间的中1/3与内1/3交点取穴。

主治 头前顶痛，目眩痛，鼻塞，鼻衄。

操作 针刺时宜针尖向上方沿皮刺0.3～0.5寸。艾条灸3～5分钟。

文献摘要 《甲乙经》云："曲差，一名鼻冲，侠神庭两旁各一寸五分，在发际。足太阳脉气所发，正头取之。刺入三分，灸五壮。"又云："头痛身热，鼻窒，喘息不利，烦满汗不出，曲差主之。"

《类经图翼》云："目不明，头痛鼻塞，鼽衄臭涕，顶巅痛，身心烦热，汗不出。"

《针灸聚英》云："主目不明，鼽衄鼻塞，鼻疮，心烦满，汗不出，头顶痛，项痛，身体烦热。"

《针灸大全》云："鼻流浊涕臭，名曰鼻渊。"取曲差、照海、上星、风门。今名"《大全》曲差鼻渊方"。

《窦太师针经》云："曲差二穴，在头上神庭穴两旁各开一寸半，入发际。足太阳脉气所发。针入一分，沿皮向外透临泣穴，灸七壮。治头痛，泻；眼睛不转，补泻；口眼喝斜，并治之。"

《明堂灸经》云：灸曲差七壮，"主心中膜满，汗不出，头项痛，身热，目视不明。"

按语　曲差乃太阳经气上达清窍之地，具透达阳气、宣通鼻窍、明目定眩、缓急止痛之功，而用于目眩头痛、鼻塞项强。《窦太师针经》以曲差透临泣治头痛、口眼喝斜等证，今名"窦太师头痛面瘫方"。《针灸大全》治鼻渊以曲差、上星、风门、照海，今名"《大全》曲差鼻渊方"。

（5）五处

释名　处，指处所。因穴居足太阳经起始的第五处穴位，故名五处。

位置　在督脉旁，去上星一寸五分。（《甲乙经》）

取穴　从曲差直上，入发际1寸取之。

主治　头痛，目眩，癫痫，瘛疭。

操作　针刺宜沿皮刺0.3寸。艾条灸3~5分钟。《铜人》：针三分，留七呼，灸三壮。

文献摘要　《甲乙经》云："五处，在督脉旁，去上星一寸五分。足太阳脉气所发。刺入三分，不可灸。""痉脊强，反折瘛疭，癫疾，头重，五处主之。""寒热取五处及天池、风池、腰俞、长强、大杼、中膂内俞、上窌、龈交、上关、关元、天牖、天容、合谷、阳溪、关冲、中渚、阳池、消泺、少泽、前谷、腕骨、阳谷、少海、然谷、至阴、昆仑主之。"

《针灸聚英》云："主脊强反折，瘛疭癫疾，头风热，目眩，目不明，目上戴不识人。"

《窦太师针经》云："五处二穴，在头上星穴两旁各开一寸半是。太阳脉气所发。针入一分，沿皮透率谷穴，灸七壮。

治头风，鼻塞，目晕，头生疮，补泻。又宜三棱针出血，妙。"

《明堂灸经》云："灸五壮止，主目不明，头风目眩，脊强反折，瘛疭，癫疾，头痛。"

按语　五处穴居足太阳经起始第五处，有宣发太阳脉气之用，而具清头目、定痫制搐之功，多用于头痛目眩、癫痫、瘛疭等证。本穴伍百会、上星、风池、合谷、后溪，可治头痛；配心俞、巨阙、合谷、太冲，可疗癫痫。

（6）承光

释名　承，有迎接、承担之义。因本穴能治目疾，使之迎接光明，故名承光。

位置　在五处后一寸五分。(《千金方》)

取穴　在五处与通天之间取之。

主治　头痛目眩，涕多鼻塞，热病无汗。

操作　针刺宜沿皮刺0.3寸。《铜人》：针三分，禁灸。

文献摘要　《甲乙经》云："承光，在五处后二寸，足太阳脉气所发。刺入三分，禁不可灸。"又云："热病汗不出而苦呕烦心，承光主之。""青盲远视不明，承光主之。目瞑远视晾晾，目窗主之。"

《铜人》云："鼻塞不闻香臭，口㖞鼻多清涕，风眩头痛，恶吐心烦，目生白翳。"

《针灸聚英》云："主风眩头风，呕吐心烦，鼻塞不利，目生白翳。"

《明堂灸经》云：承光"不灸"。

按语　承光乃承接太阳经气，有通窍驱风解痛之功，用于头部七窍之疾，为治鼻渊、面瘫、眩晕、目翳之穴。

（7）通天

别名　天白、天臼、天旧、天伯。

释名 通者，通达之义；天者，高位也。本穴位于承光之后寸半处，足太阳经气自此通达人之高位巅顶会于百会；又治鼻疾，鼻司呼吸，亦通于天，故名通天。

位置 承光后一寸五分。(《甲乙经》)

取穴 在承光与络却之间取之。

主治 头痛，眩晕，鼻塞，鼻衄，鼻渊。

操作 针刺宜沿皮刺 0.2～0.3 寸。艾条灸 3～7 分钟。《铜人》：针三分，留七呼，灸三壮。

文献摘要 《甲乙经》云："通天，一名天臼，在承光后一寸五分。足太阳脉气所发。刺入三分，留七呼，灸三壮。"又云："头项痛重，暂起僵仆，鼻窒鼽衄，喘息不得通，通天主之。""头项痛重"，"鼻窒鼽衄，喘息不得卧，通天主之。"今名"《甲乙》通天鼻渊方"。

《针灸聚英》云："主瘿气，鼻衄鼻疮，鼻窒，鼻多清涕，头旋，尸厥，口㖞，喘息，项痛重，暂起僵仆，瘿瘤。"

《明堂灸经》云："灸三壮，主项痛重，暂起仆地，鼻塞，喘息不利，口㖞僻，多涕，鼽衄有疮。"

《普济方》云："治瘿，穴通天，灸五十壮，胸堂羊矢灸百壮"；"治瘿气面肿，穴通天，灸五十壮"。

按语 通天乃太阳经气自此通达人之高位巅顶，具宣通达太阳经气之功，为通鼻窍、疗鼻疾之要穴。伍肺经络穴列缺以宣肺气祛风邪，佐手太阳经之合谷、迎香以疏通手阳明经气，成清泄肺热之功。诸穴合用，方名"通天宣肺利窍方"，以宣肺利窍之功而愈疾。

(8) 络却

别名 络郄、强阳、脑盖。

释名 络者，联络，网络之义；却者，退也。本穴位于通天之后，百会两侧之后下方，太阳经气朝百会而循此穴，下循项背，故名络却。

位置 通天后一寸半。（《千金方》）

取穴 入前发际 5.5 寸，督脉旁 1.5 寸取之。

主治 头眩，耳鸣，癫狂，项肿瘿瘤，目视不明。

操作 针刺宜沿皮刺 0.3 寸。《素注》：刺三分，留五呼。《铜人》：灸三壮。

文献摘要 《甲乙经》云："络却，一名强阳，一名脑盖，在通天后一寸三分。足太阳脉气所发。刺入三分，留五呼，灸三壮。"又云："癫疾僵仆，目妄见，恍惚不乐，狂走瘛疭，络却主之。"

《千金要方》云："配听会、身柱治狂走瘛疭。"今名"《千金》听会身柱定瘛方"。

《针灸大成》云："主头旋耳鸣，狂走瘛疭，恍惚不休，腹胀，青盲内障，目无所见。"

《针灸聚英》云："主头旋耳鸣，狂走瘛疭，恍惚不乐，腹胀，青盲内障，目无所见。"

《明堂灸经》云："络却又名脑盖。主癫疾，呕，狂走，瘛疭恍惚不乐，目盲内障无所见，腹胀满不得息；主暂起僵仆，头旋耳鸣。"

按语 络却乃太阳脉气上达巅顶而朝百会之处，具通上窍、止搐定痛之功，而用于眩晕耳鸣、青盲内障、癫狂瘛疭等疾。

(9) 玉枕

释名 玉，玉石；枕，枕头。古称枕骨为玉枕骨，穴在其上，故得名。

位置 在络却后一寸五分，挟脑户旁一寸三分。（《铜人》）

取穴 脑户（督脉）旁 1.3 寸，当枕外粗隆上缘之外侧取之。

主治 头痛，目痛，鼻塞，厥逆，头重眩仆。

操作 针刺宜针尖向下沿皮刺0.3寸。艾条灸3~5分钟。《铜人》：灸三壮，针三分，留三呼。

文献摘要 《灵枢·寒热病》云："足太阳有通项入于脑者，正属目本，名曰眼系，头目苦痛取之，在项中两筋间，入脑乃别。阴跷、阳跷，阴阳相交，阳入阴，阴出阳，交于目锐眦，阳气盛则瞋目，阴气盛则瞑目。"马莳注云："此言头目痛者，当取玉枕。"

《甲乙经》云："玉枕，在络却后七分，侠脑户旁一寸三分，起肉枕骨，入发际三寸。足太阳脉气所发。刺入三分，留三呼，灸三壮。"又云："头项恶风，汗不出，凄厥恶寒，呕吐，目系急，痛引颊，头重项痛，玉枕主之。""寒热骨痛，玉枕主之。""头眩目痛，头半寒，玉枕主之。"

《针灸聚英》云："主目痛如脱，不能远视，内连系急，失枕，头项痛，风眩，头寒多汗，鼻塞不闻。"

《明堂灸经》云：玉枕灸三壮，"主目内目系急痛，失枕，头重项痛，风眩，目痛不能视，头寒多汗，耳聋，鼻塞，头半寒痛，项如拔，不可左右顾，目上插，卒起僵仆，恶见风寒，汗不出，凄厥恶寒，脑风不可忍。"

《普济方》云："治多汗寒热，穴玉枕，五十壮。""治头风摇动，灸脑后玉枕中间，七壮。"

按语 玉枕为足太阳膀胱经通项入脑之处，"属目本，名曰眼系，头目苦痛取之。"故本穴具清头目之功。本穴配风池、百会、太阳、合谷，方名"玉枕风池清脑方"，治头痛有良效；伍风池、睛明、攒竹、太阳、太冲，方名"玉枕太冲目赤方"，治目赤肿痛。

（10）天柱

释名　天，天空也；柱，支柱也。天柱，古代神话中如天之柱，人体以头为天，颈项成擎天之柱。古称颈椎为天柱骨。此乃膀胱经在颈项部"通天"之穴，位于项双侧若柱，故名。

位置　在侠项后发际，大筋外廉陷者中。（《甲乙经》）

取穴　在哑门（督脉）旁1.3寸，当项后发际内斜方肌之外侧取之。

主治　头痛，项强，鼻塞，泣涕，肩背痛。

操作　直刺或斜刺0.5~0.8寸，不可向内上方深刺，以免伤及延髓。《铜人》：针五分，日灸七壮至百壮。《明堂》：针二分，留三呼，泻五吸，灸不及针。

文献摘要　《灵枢·寒热病》云："暴挛痫眩，足不任身，取天柱。"挛，拘挛也；痫，癫痫也；眩，眩晕也。合三证而足不任身，故当取天柱穴以治之。

《灵枢·五乱》云："乱于头则为厥逆，头重眩仆。"脉气与四时之气相合，是谓顺，逆则乱。脉气乱于头则阴阳气不相顺接而发厥逆，头重眩仆。治之之法，诚如该篇所云："徐入徐出，谓之导气。"此言治五乱者，惟以导气，不与补泻有余不足者同法。故"气在于头者，取之天柱、大杼。"天柱乃足太阳经"通天"之穴，而大杼为手足太阳经之交会穴，辅以足部之通谷、束骨，则天、地、人三气贯通，厥悉除。今名"《灵枢》天柱眩厥方"。

《灵枢·癫狂》云："脉癫疾者，暴仆，四肢之脉皆胀而纵。脉满，尽刺之出血；不满，灸之夹项太阳，灸带脉于腰相去三寸，诸分肉本腧。"今多取十宣穴，刺之出血。"灸之夹项太阳"，即灸天柱穴，辅以足少阳胆经之带脉穴，今名"《灵枢》天柱带脉定癫方"。

《灵枢·口问》云："心者，五脏六腑之主也。目者，宗脉之所聚也，上液之道也。口鼻者，气之门户也。故悲哀愁忧则心动，心动则五脏六腑皆摇，摇则宗脉感，宗脉感则液道开，液道开故泣涕出焉。液者，所以灌精濡空窍者也。故上液之道开则泣，泣不止则液竭，液竭则精不灌，精不灌则目无所见矣，故命曰夺精。补天柱经夹颈。"马莳注云："此言人之所以泣涕而有刺之之法也。"盖因五脏之液，内濡百脉；膀胱之津，外濡空窍。故液通开而泣不止则液竭，而濡空窍之精不能灌于目，而目不明，故命曰夺精，即夺外濡空窍之精也，当补膀胱经之天柱穴，以资津液上灌，以濡口鼻耳目空窍而目盲愈。故补天柱穴可疗目不明。

《甲乙经》云："天柱，在侠项后发际，大筋外廉陷者中。足太阳脉气所发。刺入二分，留六呼，灸三壮。"又云："眩，头痛重，目如脱，项似拔，狂见鬼，目上反，项直不可以顾，暴挛，足不任身，痛欲折，天柱主之。""暴拘挛，痫眩，足不任身，取天柱主之。""癫疾互引，天柱主之。""咽肿难言，天柱主之。""目䀮䀮赤痛，天柱主之。"又云："热病汗不出，天柱及风池、商阳、关冲、液门主之。"今名"《甲乙》天柱热病发汗方"。

《针灸聚英》云："主头旋脑痛头风，鼻不知香臭，脑重如脱，项如拔，项强不可回顾"之证。

《明堂灸经》云：灸天柱"七壮至百五十壮止，主头痛，目不明，目如脱，目泪出，鼻不知香臭，风眩，卒暴痫眩，狂言不休，目上，及项如拔，项疼急，烦满汗不出，足不仁，身、肩、背痛欲折，头旋脑痛"之证。

按语 《灵枢·根结》有"足太阳根于至阴，溜于京骨，注入天柱飞扬也"之论，并继云："盛络皆当取之"。即刺足太阳膀胱经之井穴、根穴至阴，原穴京骨，经穴昆仑，络穴飞扬，颈部穴天柱，今名曰"足太阳盛络刺"，为刺足太阳经疾病之要刺。

足太阳经气从井穴至阴而入脉中，流入京骨之原，流入昆仑之经，入于颈项部之天柱，上出于头面，而络于下肢之飞扬。故对天柱、天容、人迎、天窗、天牖、扶突、通天、昆仑等穴施术，曰"通天地大法"，又名"通天贯地方"，可和营卫以驱邪外出，而主治头项强痛、肩背酸痛、鼻塞流涕之疾。验诸临床，按摩此穴有增强记忆之功。本穴伍后溪、悬钟治落枕；伍风池、百会、太阳、合谷可疗头痛、颈项强痛。故玉柱伍风池、百会、太阳、合谷、后溪、悬钟，方名"天柱痉病方"，为治疗颈椎病之效方。

（11）大杼

别名 本神、百劳。

释名 交本穴位于脊柱上部两侧，其棘突形似古代织机的织杼，故名大杼。以其补肾健骨，为疗虚损之要穴，《针灸大全》又名"百劳"。

位置 在项第一椎下两旁各一寸五分陷者中。（《甲乙经》）

取穴 俯伏，在第1胸椎棘突下陶道（督脉）旁1.5寸处取之。

主治 咳嗽，发热，头痛，厥逆，头重眩仆，肩胛酸痛，颈项强急。

操作 针刺宜向下斜刺0.5寸。艾条灸5～10分钟。《铜人》：针五分，灸七壮。《素注》：针三分，留七呼，灸三壮。

文献摘要 《素问·水热穴论》云："大杼、膺俞、缺盆、背俞，此八者，以泻胸中之热也。"今名"《素问》大杼泻胸热方"。

《灵枢·癫狂》云："筋癫疾者，身倦挛，急大，刺项大经之大杼。"马莳注云："筋癫疾者，癫病成于筋也。其身倦怠拘挛，其脉急大，当刺足太阳膀胱经之大杼穴。"

《灵枢·海论》云："冲脉者，为十二经之海，其腧上在于大杼，下出于巨虚之上下廉。"今名"《灵枢》大杼血海刺"，又名"《灵枢》十二经之海刺"。

《甲乙经》云："大杼，在项第一椎下两旁各一寸五分陷者中。足太阳、手太阳之会。刺入三分，留七呼，灸七壮。"又云："颈项痛不可以俯仰，头痛，振寒，瘛疭，气实则胁满，侠脊有并气，热汗不出，腰背痛，大杼主之。"

《针灸聚英》谓大杼"主膝痛不可屈伸，伤寒汗不出，腰脊痛，胸中郁郁，热甚不已，头风振寒，项强不可俯仰，痎疟头旋，劳气咳嗽，身热目眩，腹痛，僵仆不能久立，烦满里急，身不安，筋挛癫疾，身蜷急。东垣曰：五脏气乱，在于头，取之天柱、大杼，不补不泻，以导气而已"之证。

《明堂灸经》谓大杼又名本神，"不灸"。

《神灸经纶》云："牛痫，善惊反折，手掣手摇，大杼、鸠尾（灸三壮，不可多）。"

《普济方》云："治小儿斑疮入眼，灸大杼二穴各壮，炷如小麦大。"

《采艾编翼》云："治项强，大杼、列缺、京骨、大迎、曲泽。热，肝俞、脾俞、膀胱俞三穴择用；寒，谚语、京门、长强；寒热，中膂俞；张口摇头，金门；反折，飞扬；昼发，申脉；夜发，照海"。今名"《采艾》大杼灸痫方"。

按语 大杼为手、足太阳经交会穴，又为八会穴之骨会。本穴具有较强的解表清热、止咳寒肺的功效。《素问·水热穴论》有大杼、肾俞、缺盆、背俞（风门）相伍，今名"《素问》大杼泻胸热方"。

《灵枢·海论》有大杼、上下巨虚之伍，具通达十二经脉之功。今名曰"《灵枢》大杼血海刺方"或称"十二经之海刺方"。

治外感多与风池、风门、肺俞相伍。现代研究表明，针刺大杼、天突、肺俞三穴，可明显改善呼吸功能，名曰"大杼刺肺解热方"，用于上呼吸道感染。治肩、颈、腰、背风湿证，大杼与身柱、肩中俞、肩外俞、膈俞、肺俞、至阳、腰阳关、委中、昆仑相伍，方名"大杼祛风胜湿方"。

（12）风门

别名　热府。

释名　风，风邪；门，门户。本穴居易为风邪侵入之处，并能治风邪之为病，故名风门。

位置　在第二椎下两旁各一寸五分。（《甲乙经》）

取穴　俯伏，在第2胸椎棘突下，督脉旁1.5寸取之。

主治　伤风咳嗽，发热头痛，项强，腰背痛。

操作　针刺宜向下斜刺0.5寸。艾条灸3～5分钟。《铜人》：针五分，灸七壮。《素注》：针三分，留七呼，灸三壮。

文献摘要　《甲乙经》云："风门热府，在第二椎下两旁各一寸五分。督脉、足太阳之会。刺入五分，留五呼，灸三壮。"又云："风眩头痛，鼻不利，时嚏，清涕自出，风门主之。"

《针灸聚英》云："主发背痈疽，身热，上气短气，咳逆胸背痛，风劳呕吐，伤寒头项强，目瞑，胸中热。"

《行针指要歌》云："或针嗽，肺俞风门须用灸。"

《针灸大全》治"风壅气滞，心腹刺痛"，针"风门、内关、膻中、劳宫、三里"；治"久咳不愈，咳唾血虚"，取风门、照海、太渊、膻中。

《窦太师针经》云："风门二穴，一名热府，在背部第二椎骨下两旁各开一寸半。督脉、足太阳之会。针入一分，沿皮向外一寸半。治腠理不密，时或伤寒咳嗽，喷涕不已，鼻流清水，灸五十壮。热嗽泻，寒嗽补。疟证，泻左风门、右风府。"

《玉龙经》"咳嗽鼻流清涕"篇歌云："腠理不密咳嗽频，鼻流清涕气昏沉。喷嚏须针风门穴，咳嗽还当艾火深。"

《神灸经纶》云："偏头痛，风门、通里、列缺、脑空。""胸背切痛，风门、期门、少府。""疮疖，风门、间使、合谷、大陵。"

《采艾编翼》灸治"诸痛"："在上偏风，风门、合谷、曲池；在下属湿，太冲、三阴交、阳陵泉"。

《明堂灸经》云：灸风门五壮，"主伤寒项强，目瞑，鼻塞，风劳，呕逆上气，胸痛背痛，气短不安，风眩头痛，鼻清涕出，时时嚏不已，鼻鼽窒，喘息不通，欬逆。"

按语 风门伍肺俞，名"《指要》风门肺俞方"，为治疗感冒、咳嗽、哮喘、肺痨之良方，本法源自《行针指要歌》。凡属风寒者，针、灸合用，并加取列缺、风池；风热者，加取曲池、合谷，只针不灸。哮喘、肺痨者，在无热象时，唯可重灸。咳痰不爽者，佐足阳明经络穴丰隆健脾胃、促气化，则痰湿得除；肾气亏虚者，佐灸肾俞、膏肓、气海、太渊、涌泉。风门伍身柱，为治疗感冒而致咳嗽、气喘之要伍。风门为疏散风邪、宣肺止咳之要穴，伍退热祛邪、补肺清营之身柱，则祛风解表、宣肺止咳、下气平喘之功益彰。本穴伍大椎、肺俞、中府、孔最、外关治外感发热、咳嗽、胸痛等证；伍曲池、外关、环跳、风市、血海、足三里、三阴交可治荨麻疹；伍通里、列缺、脑空可治偏头痛；伍期门、少府可治心绞痛之胸背彻痛。

(13) 肺俞

释名 肺脏经气输注于背部的腧穴，为治肺疾之要穴，故名。

位置 在第三椎下两旁各一寸五分。(《甲乙经》)

取穴 俯伏，于第3胸椎棘突下，身柱（督脉）旁1.5寸取之。

主治 咳嗽，气喘，吐血，骨蒸，潮热，盗汗。

操作 针刺宜向下斜刺0.5寸。艾柱灸5～15壮，艾条灸5～15分钟。《内经》：禁刺。《甲乙经》：针三分，留七呼。

文献摘要 《素问·水热穴论》云："五脏俞（肺俞、心俞、肝俞、脾俞、肾俞）旁五，此十者，以泻五脏之热也。"今名"《素问》五俞脏热刺方"。

《甲乙经》云："肺俞，在第三椎下两旁各一寸五分。刺入三分，留七呼，灸三壮。""癫疾憎风，时振寒，不得言，得寒益甚，身热狂走，欲自杀，目反妄见，瘛疭泣出，死不知人，肺俞主之。""痉反折互引，腹胀掖挛，背中怏怏，引胁痛，内引心中膂内，肺俞主之。又刺阳明，从项而数背椎，侠脊膂而痛，按之应手者，刺之尺泽，三痏，立已。""肺气热，呼吸不得卧，上气呕沫，喘，气相追逐，胸满胁膺急，息难振栗，脉鼓，气膈，胸中有热，支满不嗜食，汗不出，腰脊痛，肺俞主之。""肺胀者，肺俞主之，亦取太渊。"

《千金方》治"肺中风者，其人偃卧而胸满，气冒闷汗出，急灸肺俞百壮，若为急风邪所中，便迷漠恍惚，狂言妄语，或少气惙惙，不能复言……灸肺俞及膈俞、肝俞数十壮"。"治肺寒，灸肺俞百壮"。"吐血唾血、上气咳逆，灸肺俞随年壮"。"瘿上气短，灸肺俞百壮"。

《世医得效方》云："上气咳逆，短气，胸满多唾，唾恶冷疾，灸肺俞五十壮"；治"喘急"，灸肺俞各十一壮，灸天突穴七壮，今名"《得效》肺俞天突方"。"治肺痈正作，吐脓血不已，肺俞灸二七壮"，"及灸谚谆二穴二七壮"。

《普济方》云："治盗汗，寒热恶寒，穴肺俞，随年壮，针五分，阴都百壮。""治肺气痿绝，四肢满胀，喘逆胸满，灸肺俞各百壮。""治积聚，穴肺俞，或三焦俞。"

《针灸聚英》谓肺俞，"主瘿气，黄疸，劳瘵，口舌干，劳热上气，腰脊强痛，寒热喘满，虚烦，传尸骨蒸，肺痿咳嗽，肉痛皮痒，呕吐，支满不嗜食，狂走欲自杀，背偻，肺中风，腹卧，胸满短气，瞀闷汗出，百毒病，食后吐水，小儿龟背。"

《玉龙经》"伤风"篇歌云："伤风不解咳频频，久不医之劳病终。咳嗽须针肺俞穴，疾多必用刺丰隆。"

《窦太师针经》云："肺俞二穴，在背部第三椎骨下两旁各开一寸半。足太阳脉气所发。针入一分，沿皮向外一寸半，灸五十壮。治一切痰饮嗽喘，泻；冷喘，补。治五劳七伤，一切虚损，咳嗽盗汗，久嗽虚，并贼汗不愈，看证补泻。"

《明堂灸经》云：灸肺俞，"主癫痛，瘿气，吐逆上气，汗不出，支满，脊强寒热，不食，肉痛皮痒，传尸骨蒸，肺嗽，喘欬少气，胃中痛，胃中气满，背偻如鬼。"

《神灸经纶》云："上气胸背满痛，肺俞、肝俞、云门、乳根、巨阙、期门、梁门、内关、尺泽。"今名"《经纶》肺俞宽胸方"。"盗汗，肺俞、复溜、谚谆。"今名"《经纶》肺俞盗汗方"。"怒气伤肝吐血，肺俞、肝俞、脾俞、肾俞、间使、足三里。"今名"《经纶》肺俞平肝止血方"。"寒嗽，肺俞、膏肓、灵台、至阳、合谷、列缺、天突、三里。"今名"《经纶》肺俞寒嗽方"。"热嗽，肺俞、膻中、尺泽、太溪。"今名"《经纶》肺俞热嗽方"。

按语　肺俞为肺的背俞穴，具调肺气、止咳喘、和营血、实腠理之功，为治疗肺脏疾患之要穴。天突通于天气，具宣肺止咳、化痰利咽之功。《世医得效方》治"喘急"，灸肺俞、天突；《百症赋》有"咳嗽连声，肺俞须应天突穴"之验。

验诸临床，肺俞伍天突，为治疗急慢性咳嗽及哮喘之良方。肺俞伍中府，乃俞募配穴法，方名"肺经募俞方"，可治疗各种原因引起的咳喘病。属寒者，针灸并用；属热者，只针不灸。

肺俞伍孔最，取肺之背俞以宣发肺气；孔最乃肺之郄穴，为肺气深集之处，且有救急之功。故二穴相伍，为治疗急性咳嗽之要伍和基础方。佐列缺、膏肓、至阳、合谷、三里，方名"肺俞孔最寒咳方"，以治寒嗽；肺俞佐膻中、尺泽、太溪，方名"肺俞太溪热咳方"，以治热嗽。

（14）厥阴俞

释名　手厥阴心包经气输布于背部的腧穴，为治心包经疾病之要穴，故名。

位置　在第四椎下两旁各一寸五分。（《千金方》）

取穴　俯伏，于第4胸椎棘突下，旁开1.5寸取之。

主治　咳嗽，心痛，胸闷，呕吐。

操作　针刺宜向下斜刺0.3寸。艾炷灸5~7壮。艾条灸5~7分钟。《铜人》：针三分，灸七壮。

文献摘要　《千金方》云："胸中膈气聚痛好吐，灸厥阴俞，随年壮"。

《普济方》云："治胸中痛，气聚痛好吐，穴厥阴俞，灸随年壮"。

《针灸聚英》云："主咳逆，牙痛心痛，胸满呕吐，留结烦闷。"

按语　厥阴俞为心包之背俞穴，以其具通阳散结、宽胸理气之功，而为主治胸痹、咳喘之要穴，适用于心律不齐、心绞痛、肺炎、气管炎等病。

厥阴俞伍心俞、膻中、巨阙，方名"少厥募俞胸痹方"，为治疗冠心病之良方。盖因心俞、厥阴俞分别为心经、心包经之背俞穴，膻中、巨阙又分别为二经之募穴，四穴相伍乃募俞配穴法，可通达二经脉气。若心绞痛发作，可佐心包经之络穴内关，以其通于阴维，具行气散瘀、通经止痛之功，而治"苦心痛"。若血瘀显著者，可佐血会膈俞、足太阴脾经之血海，其成养血通脉之功。阴虚者，辅以脾经三阴交、肾之原穴太溪；阳虚者，辅以督脉与诸阳之会大椎；阴阳俱虚者，取任脉与足三阴之交会穴关元，此乃从阴引阳之法也；气虚者，佐任脉之气海、足阳明经之足三里，乃益气培元之法。

(15) 心俞

释名 此穴为心脏之经气输注之处，为治心疾的重要穴位，故名心俞。

位置 在第五椎下两旁各一寸五分。(《甲乙经》)

取穴 俯伏，于第5胸椎棘突下，神道旁开1.5寸取之。

主治 癫痫，惊悸，健忘，心烦，咳嗽，吐血，梦遗。

操作 针刺宜向下斜刺0.3寸。艾条灸5~15分钟。《内经》：禁刺。《铜人》：针三分，留七呼，得气即泻，不可灸。《明堂》：灸三壮。

文献摘要 《甲乙经》云："心俞，在第五椎下两旁各一寸五分。针入三分，留七呼，禁灸。""寒热心痛，循循然与背相引而痛，胸中恒恒不得息，咳唾血，多涎，烦中善饐，食不下，欬逆，汗不出如疟状，目眩眩，泪出悲伤，心俞主之。""心胀者，心俞主之，亦取列缺。"

《千金方》云："不能食，肠中满气闷热，灸心俞二七壮，小儿减之"。

《针灸聚英》谓心俞"主偏风半身不遂，心气乱恍惚，心中风，偃卧不得倾侧，闷乱冒绝，汗出唇赤，狂走发痫，语悲泣。胸闷乱，咳吐血，黄疸，鼻衄，目瞤目昏，呕吐不下食，丹毒，遗精白浊，健忘，小儿心气不足，数岁不语"之证。

《针灸大全》治"健忘易失，言语不记"之证，取心俞、内关、通里、少冲，今名"《大全》心俞健忘刺方"。治"诸虚百损，四肢无力"，取心俞、百劳、三里、关元、膏肓俞，今名"《大全》心俞虚损方"。

《玉龙经》"胆寒心惊鬼交白浊"篇歌云："胆寒先是怕心惊，白浊遗精苦莫禁。夜梦鬼交心俞泻，白环俞穴一般针。"

《普济方》云："治心懊怅微痛，烦逆，穴心俞，灸百壮。""治呕吐气逆，不得下食，穴心俞，灸百壮。"

《窦太师针经》云："心俞二穴，在背部第五椎骨下两旁各开一寸半。针入一分，沿皮向外一寸半，灸七壮。治虚惊夜梦，失精盗汗，此穴不可多灸"。

《明堂灸经》云：心俞"不灸"。

《神灸经纶》云："善悲，心俞、大陵、大敦、玉英（即玉堂）、膻中"。

按语 心俞为背俞穴，又为手少阴心经之标穴，具通达心脉、调理心血、安神定志之功。伍心包经之络穴内关，有强心定志、理气止痛之功，为治冠心病之要伍，方名"俞关厥心痛方"。加灸气会膻中、血会膈俞、脉会太渊、脏会章门、腑会中脘及被窦材称为"命关"的食窦穴，为治疗和预防冠心病心绞痛之效方。心俞伍肾俞，为治心肾不交、水火失济而致之心悸怔忡、心烦失眠、多梦、梦遗早泄等证。此伍源自《玉龙赋》，今名"《玉龙》既济方"。《玉龙经》有心俞伍白环俞之治，今名"《玉龙》心俞白环方"，以其具交通心肾、固经止带、宁心定志之功，治疗心肾不交之失眠多梦、白浊遗精、心惊胆寒之证。他如心俞伍通谷、巨阙、中脘、膻中、神府，方名"心俞通谷冠心方"，可治心绞痛；伍肝俞、缺盆、巨阙、鸠尾，方名"心俞缺盆咳血方"，可治疗咳血；配肾俞、关元俞治梦遗；伍胃俞、中脘、神门、丰隆，方名"心俞中脘和胃安眠方"，可治不寐；伍神门、内关、阳陵泉、太溪，方名"心俞太溪齐律方"，可治心律不齐；伍肝俞、脾俞、神门、丰隆，方名"三俞门隆愈癫方"，以治癫狂。

（16）督俞

别名 高盖、商盖。

释名 督俞者，督脉之连系也，因心生血注于膈，血合真阳从督俞贯脊而补脑。督起诸阳，统阳气于足太阳经之所过，通督脉之要，故名督俞。

位置 在第六椎下两旁相去脊一寸五分。（《太平圣惠方》）

取穴 俯伏，于第6胸椎棘突下，灵台旁1.5寸取之。

主治 寒热心痛，腹痛肠鸣，胸膈气逆。

操作 针刺宜向下斜刺0.3寸。艾条灸3~5分钟。

文献摘要 《明堂灸经》云："许灸，主寒热，腹中痛雷鸣，气逆心痛。"

《罗遗编》云："督俞、气海俞、关元俞，主治泻痢、虚胀、小便难、妇人瘕聚诸疾"。今名"《罗遗》三俞灸方"。

按语 督俞乃督脉经气敷布于背部之处，为通督脉之要关，而有统阳气之功。"督脉为病，脊强反折"，故督俞有解痉定搐之功，而适用于瘛疭、振掉、颈项强痛、角弓反张之候。本穴伍大椎、筋缩、风府以通督脉，缓筋急；伍昆仑、申脉以通达太阳经气，缓项背强直、角弓反张之证；佐下关、颊车、昆仑、曲池疏通阳明，以疗牙关紧闭之候；辅太冲、合谷，为息风定搐之要伍。诸穴合用，方名"督俞解痉定搐方"，乃疗破伤风及小儿脑瘫之良方。

（17）膈俞

别名 七焦之间。

释名 因横膈之所系于背，足太阳经于此处，故名膈俞。

位置　在第七椎下两旁各一寸五分。(《甲乙经》)

取穴　俯伏，于第 7 胸椎棘突下，至阳旁 1.5 寸取之。

主治　呕吐，噎嗝，饮食不下，气喘，咳嗽，吐血，潮热，盗汗。

操作　针刺宜向下斜刺 0.5 寸。艾炷灸 5 ~ 15 壮，艾条灸 5 ~ 15 分钟。《铜人》：针三分，留七呼，灸三壮。

文献摘要　《甲乙经》云："膈俞，在第七椎下两旁各一寸五分。针入三分，留七呼，灸三壮。""癫疾多言，耳鸣口僻，颊肿。实则聋龋，喉痹不能言，齿痛，鼻鼽衄，虚则痹，膈俞、偏历主之。"又云："凄凄振寒，数欠伸，膈俞主之。""背痛恶寒，脊强俯仰难，食不顾，呕吐多涎，膈俞主之。""大风汗出，膈俞主之，又谵语主之。"

《千金方》云："心痛如锥刀刺，气结，灸膈俞百壮。"又云："吐逆呕不得食，今日食明日吐者，灸膈俞百壮。"

《针灸聚英》云："主心痛周痹，吐食翻胃，骨蒸，四肢怠惰，嗜卧，痃癖，咳逆，呕吐，膈胃寒痰，食饮不下，热病汗不出，身重常温，不能食，食则心痛，身痛胪胀，胁腹满，自汗盗汗。"

《针灸大全》治"五积气块，血积血癖"，针膈俞、内关、肝俞、大敦、照海。今名"《大全》膈俞化积方"。

《针灸资生经》伍经渠治喉痹。

《明堂灸经》云："主胸胁相引不得倾侧，肩背寒痉，心痛，痰饮吐逆，汗出寒热骨痛，虚胀支满，痰疟痃癖，气块，膈上痛，喉痹，身常湿，不食，切痛，喉痹哽噎，咽肿不得消，食饮不下，主吐食。"

《神灸经纶》有"胸胁痛"，灸"膈俞、支沟、丘墟"，今名"《经纶》胁痛灸方"；"胁肋胀痛，膈俞、章门、阳陵泉、丘墟"，今名"《经纶》胁胀灸方"；"虚怯饮食不化，膈俞、脾俞、肾俞、中脘、梁门、内关、天枢、足三里"，今名"《经纶》化食灸方"；"尿血，膈俞、脾俞、三焦俞、肾俞、列缺、章门、大敦"，今名"《经纶》血尿灸方"；"血鼓，膈俞、脾俞、肾俞、间使、足三里、复溜、行间"，今名"《经纶》血鼓灸方"；"胃脘痛，膈俞、脾俞、胃俞、内关、阳辅、商丘"，今名"《经纶》腹痛灸方"；"腹中胀痛，膈俞、脾俞、胃俞、肾俞、大肠俞、中脘、水分、天枢、石门、内关、足三里、商丘"，今名"《经纶》腹胀灸方"；"呕吐不下食，膈俞、三焦俞、巨阙"，今名"《经纶》止呕灸方"；"血崩不止，膈俞、肝俞、肾俞、命门、气海、中极、间使、血海、复溜、行间、阴谷、通里"，今名"《经纶》血崩灸方"。

《普济方》云："治心痛如锥刀刺，气结，穴膈俞，灸七壮。""治腹胀胸腹满，穴膈俞，灸百壮。""治吐逆不能下食，今日食，明日吐，穴膈俞，灸百壮。"

《类经图翼》云："怒气伤肝吐血：膈俞、肝俞、脾俞、肾俞、间使、足三里"，今名"《图翼》平肝止血灸方"。"尿血：膈俞、脾俞、三焦俞、肾俞、列缺、章门、大敦"，今名"《图翼》尿血灸方"。"五淋：膈俞、肝俞、脾俞、肾俞、气海、石门、关元、间使、血海、三阴交、复溜、然谷、大敦"，"今名《图翼》五淋灸方。"

《窦太师针经》云："膈俞二穴，在背部第七椎骨下两旁各开一寸半。针入一分，沿皮向外一寸半，灸七壮。治血妄行，鼻衄，便血，吐血，泻多补少。余证同窍阴穴治病。"

按语 血会膈俞，其内应胸膈，具清营凉血、宽胸利膈、和胃降逆之功。伍胃经之合穴足三里，以增健脾和胃、行气和血、通经活络之用，多用于血证之属脾气虚者。若气滞血瘀而致癥瘕积聚者，多以二穴伍肝俞、大敦及八脉交会穴照海、内关，方名"膈俞消癥化积方"，以成养血通脉、理气散结之功。

（18）肝俞

释名　本穴内应肝脏，为肝气在背部输注、转输之处，是治疗肝病的要穴，故名肝俞。

位置　在第九椎下两旁各一寸五分。（《甲乙经》）

取穴　俯卧，于第9胸椎棘突下，筋缩旁1.5寸取之。

主治　黄疸胁痛，吐血鼻衄，目赤目眩，夜盲，脊背痛，癫狂痫证。

操作　针刺宜向下斜刺0.5寸。艾条灸5~15分钟。《内经》：禁针。《铜人》：针三分，留六呼，灸三壮。

文献摘要　《甲乙经》云："肝俞，在第九椎下两旁各一寸五分。针入三分，留六吸，灸三壮。""痉筋痛急互引，肝俞主之。""咳而胁满急，不得息，不得反侧，腋胁下与脐相引，筋急而痛，反折，目上视，眩，目中循循然，肩项痛，惊狂，衄，少腹满，目䀮䀮生白翳，咳引胸痛，筋寒热，唾血短气，鼻酸，肝俞主之。""肝胀者，肝俞主之，亦取太冲。""癫疾，膈俞及肝俞主之。"

《千金方》云："咳引两胁，急痛不得息，转侧难，橛胁下与脊相引而反折，目上视，目眩，眉头痛，惊狂，鼽衄起则目䀮䀮，生白翳，咳引胸中痛，寒疝小腹痛，唾血短气，热病差后食五辛，目暗，肝中风，踞坐不得低头，绕两目连额上色微青，积聚痞痛。"又云："肝中风者，其人但踞坐不得低头，绕两目连额上，色微有青者，肝风之证也，若唇色青，面黄尚可治，急灸肝俞百壮。""吐血酸削，灸肝俞百壮。""胸满，心腹积聚痞满，灸肝俞百壮。"

《针灸聚英》云："主多怒，黄疸，鼻酸，热病后目暗泪出，目眩，气短咳血，目上视，咳逆，口干，寒疝，筋寒，热痉，筋急相引，转筋入腹将死"。

《针灸大成》治"吐血昏晕"，取"肝俞、外关、膈俞、通里、大敦"；治"妇人血积痛，败血不止"，取"肝俞、照海、肾俞、膈俞、三阴交"；治"咳嗽寒痰，胸膈背痛"，取"肝俞、照海、膻中、足三里"。

《类经图翼》云："主治气短咳血，多怒，胁肋满闷，咳引两胁，背脊急痛，不得息，转侧难，反折上视，惊狂衄衊，眩晕，痛循眉头，黄疸鼻酸，热病后目中出泪，眼目诸疾，热痛生翳，或热病瘥后因食五辛患目，呕血，或疝气筋挛相引转，筋入腹。"

《玉龙经》云："肝家血少目昏花，肝俞之中补更佳。三里泻来肝血益，双瞳朗朗净无瑕。"

《世医得效方》云："胸满，心腹积聚，痞痛，灸肝俞百壮"。

《普济方》云："治心腹痞满痛，穴肝俞，灸百壮，三报。""治心腹积聚，灸肝俞。""治小儿目不明，穴肝俞，可灸一二七壮。"

《窦太师针经》云："肝俞二穴，在背部第九椎骨下两旁各开一寸半。针入一分，沿皮向外一寸半，灸二七壮。治目失明，补；红肿疼，泻；怒气触心，七情所感，中风不省人事，看证补泻。"

《明堂灸经》云："主口干，中风，支满短气，不食，食不消，吐血，目不明，闭塞，腰痛肩疼，寒疝；主热病瘥后食五辛多，患眼开如雀目，鼻中酸，两肋急痛，唾血呕，筋急，手相引筋，寒热痉。"

《神灸经纶》云："青盲眼，肝俞、胆俞、肾俞、养老、商阳、光明。"今名"《经纶》肝俞青盲方"。"风烂眼，肝俞、胆俞、肾俞、绝骨、光明。"今名"《经纶》肝俞烂眼方"。"左胁积痛，肝俞，此穴若同命门一并灸，两目昏暗者，可使复明。""单鼓胀，肝俞、脾俞、三焦俞、水分、公孙、大敦。"今名《经纶》肝俞鼓胀方"。"肝积，名肥气，在左胁下，肝俞、章门。"今名"《经纶》肝俞肝积方"。

按语 本穴为肝的背俞穴，又为足厥阴肝经之标穴，具清泄肝胆经湿热、平肝息风、养血消瘀之功，尤为治肝病之要穴。《千金方》《普济方》《世医得效方》均云"治心腹积聚痞满"；《标幽赋》有"取肝俞与命门，使瞽士视秋毫之末"之验；《玉龙经》以肝俞伍足三里，治"肝家血少目昏花"之候。

（19）胆俞

释名 本穴内应胆腑，为胆之经气输注于脊背之处，并为治疗胆病之要穴，故名胆俞。

位置 在第十椎下两旁各一寸五分。（《甲乙经》）

取穴 俯卧，于第 10 胸椎棘突下，中枢（督脉）旁 1.5 寸取之。

主治 黄疸，口苦，胸胁痛，肺痨，潮热。

操作 针刺宜向下斜刺 0.5 寸。艾条灸 5～15 分钟。《铜人》：针三分，留七呼，灸三壮。

文献摘要 《甲乙经》云：胆俞，在第十椎下两旁各一寸五分，足太阳脉气所发。正坐取之，刺入五分，灸三壮。"又云："胸满，呕无所出，口苦舌干，饮食不下，胆俞主之。"

《千金要方》云："配商阳、小肠俞治口舌干，饮食不下。"

《医宗金鉴》云："两胁胀满，干呕，惊悸，睡卧不安，及酒疸，目睛发黄，面发赤斑。"

《针灸大全》治"酒疸，耳目俱黄，心中俱痛，面发赤斑，小便赤黄"，取胆俞、公孙、至阳、委中、腕骨。今名"《大全》胆俞酒疸方"。

《针灸聚英》云："主头痛，振寒汗不出，腋下肿，心腹胀，口苦舌干咽痛，干呕吐，骨蒸劳热，食不下，目黄。"

《窦太师针经》云："胆俞二穴，在背部第十椎骨下两旁各开一寸半。针入一分，沿皮向外一寸半，禁灸。治胆热多睡，泻；胆寒不寝，眼中冷泪交流，补。"

《明堂灸经》云："理心胀满，吐逆短气，痰闷，食难下不消，舌干，食饮不下，目黄，胸胁不能转侧，头痛振寒，汗不出，腋下肿。"

《神灸经纶》云："两胁胀满，胆俞、意舍、阴陵泉。"今名"《经纶》胆俞舒胁方"。"干呕，胆俞、至阴、间使。"今名"《经纶》胆俞干呕方"。"酒疸目黄，面发赤斑，胆俞。"今名"《经纶》胆俞酒疸方"。"惊悸，胆俞、解溪。"今名"《经纶》胆俞惊悸方"。

按语　胆俞为胆的背俞穴，具调达枢机、疏泄肝胆之功。阳纲位于胆俞之旁，持胆阳之纲经，亦具疏泄肝胆之能。二穴合用，今名"胆俞阳纲枢机方"，用于以黄疸见症之肝胆疾病。《千金要方》以胆俞"配商阳、小肠俞治口舌干，饮食不下"，今名"《千金》消食布津方"。

（20）脾俞

释名　本穴内应脾脏，为脾之经气输注于脊背之处，并为治疗脾经疾病之要穴，故名脾俞。

位置　在第十一椎下两旁各一寸五分。（《甲乙经》）

取穴　俯卧，于第 11 胸椎棘突下，脊中旁 1.5 寸取之。

主治　腹胀，黄疸，呕吐，泄泻，痢疾，便血，水肿，背痛，脾胃虚弱。

操作　针刺宜向下斜刺 0.5 寸。艾条灸 5 ~ 10 钟。《内经》谓不可针。《铜人》：针三分，留七呼，灸三壮。

文献摘要　《甲乙经》云："脾俞，在第十一椎下两旁各一寸五分。刺入三分，留七呼，灸三壮。""热痓，脾俞及肾俞主之。""脾胀者，脾俞主之，亦取太白。""欬而呕膈寒，食不下，寒热，皮肉肤痛，少气不得卧，胃满支两胁，膈上竞竞胁痛，腹䐜胃脘暴痛，上气，肩背寒痛，汗不出，喉痹，腹中痛，积聚，默然嗜卧，怠惰不欲动，身常湿湿，心痛无可摇者，脾俞主之。""大肠转气，按之如覆杯，热引胃痛，脾气寒，四肢急，烦不嗜食，脾俞主之。""黄疸善欠，胁下满欲吐，脾俞主之"。

《针灸聚英》云："主多食身疲瘦，吐咸汁，痃癖积聚，胁下满，泄利，痎疟寒热，水肿气胀引脊痛，黄疸，善欠，不嗜食。"

《针灸大全》治"黄疸遍身皮肤黄，及面目、小便俱黄"，取脾俞、公孙、隐白、百劳、至阳、三里、腕骨、阴谷。今名"《大全》脾俞黄疸方"。

《玉龙经》"灸法杂抄切要"篇云："食多而身瘦者，名食晦，宜灸脾俞"。

《千金方》云："脾中风者，其人但踞坐而腹满，身通黄，吐咸汗出者，尚可治，急灸脾俞百壮。""泄痢食不消，不作肌肤，灸脾俞随年壮。""胀满水肿，灸脾俞，随年壮。"又云："虚劳尿白浊，灸脾俞一百壮，又灸三焦俞百壮，又灸肾俞百壮，又灸章门百壮。"今名"《千金》三俞章门虚劳灸方"。

《世医得效方》云："胀满水肿，灸脾俞随年壮。"

《普济方》云："治胀满水肿，穴脾俞，灸随年壮。""治虚劳白浊泄精，穴脾俞、三焦俞、肾俞、章门百壮。"又云："治小便出血，穴脾俞、三焦俞、肾俞、章门各百壮，丹田、复溜随年壮。一云：灸五十壮。"今名"《普济》脾俞溺血灸方"。

《类经图翼》治"白浊"，灸"脾俞、小肠俞、章门、气海、关元、中极、中封"。今名"《图翼》脾俞白浊灸方"。

《窦太师针经》云："脾俞二穴，在背部第十一椎骨下两旁各开一寸半。针入一分，沿皮向外一寸半，灸五十壮。治翻胃吐食，先泻后补，补多；食不消、腹胀、黄疸等证，五噎，心脾疼，一切痢疾，看证补泻。"

《明堂灸经》云：灸脾俞三壮，"主腰身黄胀满，腹肚泄痢，身重，四肢不收，黄疸，邪气疟癖积聚，腹痛，寒热，腹中气胀，引脊痛，食饮多而身羸瘦，腰脊强急，热痉引骨痛，黄疸，喜欠，不下食，胁下满欲吐，身重不欲动，泻痢不食，食不生肌肤，痰疟寒热。"

《神灸经纶》云："癫冷，此肾与膀胱虚寒也，多灸愈妙，脾俞、神阙、关元、气海。""腹中气胀，此证饮食反多，身形消瘦，脾俞、章门。""脾积，名痞气，横在脐上二寸，脾俞、胃俞、肾俞、通谷、章门、足三里。""气块，脾俞、胃俞、肾俞、梁门、天枢、气海。长桑君针积块癥瘕，先于块上针之，甚者又于块首一针，块尾一针，针讫灸之效。""白浊，脾俞、小肠俞、气海、章门、关元、中极。""食积肚大，脾俞、胃俞、肾俞。"

按语　脾俞为脾的背俞穴，又与廉泉同为足太阴脾经之标穴，具补脾阳、助运化、益营血、化湿浊之功，适用于慢性胃炎、胃痉挛、胃下垂、消化不良、肝炎、细菌性痢疾、肾炎、慢性出血性疾病。脾俞配伍胃俞，二穴一阴一阳，一表一里，一运一纳，一升一降，俾脾健胃和，为治疗消化道疾病之穴对。《百症赋》有脾俞、膀胱俞之伍，治食谷不化、水湿内停之证。盖因脾俞健脾阳、助运化，膀胱俞司气化、利水湿，二穴一运一利，俾食物得化，水湿得利，而食积泄泻之证可除。他如脾虚失统而致"虚劳尿白浊"者，《千金方》《普济方》均有脾俞伍三焦俞、肾俞、章门各灸百壮之记载。验诸临床，对气淋、膏淋有较好的疗效，并佐以关元、三阴交，名"《千金》三俞章门虚劳灸方"。

（21）胃俞

释名 本穴内应胃腑，为胃之经气转输、输注于背部之处，并为治疗胃经病变之要穴，故名胃俞。

位置 在第十二椎下两旁各一寸五分。（《甲乙经》）

取穴 俯卧，于第12胸椎棘突下，督脉旁1.5寸取之。

主治 胸胁痛，胃脘痛，腹胀，翻胃，呕吐，肠鸣，脾胃虚弱。

操作 针刺宜向下斜刺0.5寸。艾条灸5～15分钟。《铜人》：针三分，留七呼，灸随年壮。《明堂》：灸三壮。

文献摘要 《甲乙经》云："胃俞，在第十二椎下两旁各一寸五分。刺入三分，留七呼，灸三壮。""胃中寒胀，食多身体羸瘦，腹中满而鸣，腹䐜风厥，胸胁榰满，呕吐，脊急痛，筋挛，食不下，胃俞主之。"又云："胃中寒胀，食多身体羸瘦，食饮少，腹䐜"；胸胁支满，呕吐，脊急痛，筋挛，食不下。"

《太平圣惠方》云："小儿羸瘦，食饮少，不生肌肤。"

《针灸聚英》云："主霍乱，胃寒腹胀而鸣，翻胃呕吐，不嗜食，食羸瘦，目不明，腹痛，胸胁支满，脊痛筋挛，小儿羸瘦，不生肌肤。"

《针灸大全》治"食积血瘕，腹中隐痛"，针胃俞、内关、行间、气海。今名"《大全》胃俞积瘕方"。治"谷疸，食毕则头眩，心中怫郁，遍体发黄"，取公孙、胃俞、内庭、至阳、三里、腕骨、阴谷。今名"《大全》胃俞谷疸方"。

《明堂灸经》云：灸胃俞三壮，"主烦满吐食，腹胀不能食，腹满而鸣，胃中寒胀，食多呕吐，筋挛急，食不下，胸胁满，羸瘦，肠鸣腹痛，脊痛。"

《神灸经纶》云："食积血瘕，胃俞、气海、行间。""癥瘕，胃俞、脾俞、气海、天枢、行间、三焦俞、肾俞、子宫、子户、中极、气阴、复溜。""泄泻，胃俞、水分、天枢、神阙。"

《窦太师针经》云："胃俞二穴，在背部第十二椎骨下两旁各开一寸半。针入一分，沿皮向外一寸半，灸三七壮至五十壮。治胃口受寒，不进食，补；胃口热，结胸心疼，泻。余证同脾俞穴治之。"

按语 本穴为胃的背俞穴，具调中和胃、消胀除满之功，为治胃病之要穴。若肝气犯胃而致胃脘痛者，可本穴伍和胃降逆之中脘、足三里，开郁通结之内关，具四逆散之效，方名"胃俞腑会三里方"。脾胃虚弱之胃脘痛者，以本穴伍脾之募俞穴脾俞、章门，腑会中脘，心包经络穴内关，阳明经下合穴足三里，以成和胃健脾、缓急止痛之效。本穴配水分、天枢、神阙，艾灸可治疗小儿腹泻。

（22）三焦俞

释名 本穴为三焦之气转输于腰脊之处，是治疗三焦疾病的重要穴位，故名三焦俞。

位置 在第十三椎下两旁各一寸五分。(《甲乙经》)

取穴 俯卧，于第1腰椎棘突下，悬枢旁1.5寸取之。

主治 腹胀，肠鸣，水谷不化，呕吐，泄泻，痢疾，水肿，腰背强痛。

操作 针刺宜向下斜刺0.5寸。艾条灸5~15分钟。《铜人》：针五分，留七呼，灸三壮。

文献摘要 《甲乙经》云："三焦俞，在第十三椎下两旁各一寸五分。足太阳脉气所发。刺入五分，灸三壮。""头痛食不下，肠鸣，腹胀，欲呕时泄，三焦俞主之。"

《千金方》用以治疗"五脏六腑心腹满，腰背疼，饮食吐逆，寒热往来，小便不利，羸瘦少气"，"少腹积聚"，"胃胀食不消"。

《针灸聚英》谓三焦俞"主脏腑积聚，胀满，羸瘦，不能饮食，伤寒头痛，饮食吐逆，肩背急，腰脊强，不得俯仰，水谷不化，泄注下利，腹胀肠鸣，目眩头痛"之证。

《窦太师针经》云："三焦俞二穴，在背部第十三椎骨下两旁各开一寸半。针入一分，沿皮向外一寸半，禁灸。治三焦邪热，口苦，舌干唇裂，泻；三焦闭塞吐涎，补"。

《普济方》云："治脏腑积聚，心腹满，腰脊痛，饮食不消，吐逆，寒热往来，小便不利，羸瘦少气，穴三焦俞，随年壮。又胃脘穴灸百壮，乃灸至千壮止。"今名"《普济》三焦中脘灸方"。

《类经图翼》云："小便不利不通，三焦俞、小肠俞、阴交、中极、中封、太冲、至阴。"今名"《图翼》焦俞利尿方"。

《明堂灸经》云：灸三焦俞三壮，"主水谷不消，腹胀腰痛，吐逆，目眩头痛，食不下，肠鸣腹胀，腹中痛欲泄注；主腹积聚如石，肩背拘急，腰脊强。"

《神灸经纶》云："小腹胀痛，三焦俞、章门、三阴交、足三里、丘墟、太白、行间、气海。"今名"《经纶》焦俞腹痛灸方"。又云："小便不通利，三焦俞、小肠俞、三阴交、中极、中封、至阴。"今名"《经纶》焦俞利尿灸方"。

按语 本穴为三焦背俞穴，具调达枢机、通利三焦、化气通脉、健脾利水之功，多用于脘腹胀满、不能饮食、小便不利、大便溏薄等证。如慢性泄泻，立"火旺土健九穴方"，以三焦俞伍脾经募穴章门、俞穴脾俞、命关食窦，以调和阴阳、健脾益气；佐大肠募天枢、胃经下合穴足三里，以调和胃肠；佐肾俞、命门、关元以壮肾阳，俾火旺土健，促其生发之机，成其温补脾肾之效。

（23）肾俞

释名　本穴内应肾脏，为肾气在背部输注、转输之处，又是治疗肾病之要穴，故名肾俞。

位置　在第十四椎下两旁各一寸五分。（《甲乙经》）

取穴　俯卧，于第2腰椎棘突下，命门旁1.5寸取之。

主治　遗精阳痿，遗尿，月经不调，白带，肾虚腰痛，目昏，耳鸣耳聋，水肿。

操作　针刺宜直刺0.5～1寸。艾条灸5～15分钟。《内经》：禁针。《铜人》：针三分，留七呼，灸以年为壮。《明堂》：灸三壮。

文献摘要　《甲乙经》云："肾俞，在第十四椎下两旁各一寸五分。刺入三分，留七呼，灸三壮。""寒热食多，身羸瘦，两胁引痛，心下贲痛，心如悬，下引脐，少腹急痛，热，面急，目䀮䀮，久喘咳，少气，溺浊赤，肾俞主之。骨寒热溲难，肾俞主之。""肾胀者，肾俞主之，亦取太溪。"

《医宗金鉴》用以"主治下元诸虚，精冷无子及耳聋吐血，腰痛，女劳疸，妇人赤白带下。"

《针灸聚英》云："主虚劳羸瘦，耳聋肾虚，水脏久冷，心腹䐜满胀急，两胁满引小腹急痛，胀热，小便淋，目视䀮䀮，少气溺血，小便浊，出精梦泄，肾中风，踞坐而腰痛，消渴，五劳七伤，虚惫，脚膝拘急，腰寒如水，头重身热，振栗，食多羸瘦，面黄黑，肠鸣，膝中四肢淫泺，洞泄食不化，身肿如水，女人积冷气成劳，乘经交接羸瘦，寒热往来。"

《卫生宝鉴》传"灸腰痛法"，取肾俞二穴，中膂俞二穴，腰俞一穴。今名"《宝鉴》腰痛灸方"。

《针灸大全》治"肾虚头痛，头重不举"，取肾俞、外关、百会、太溪、列缺。今名"《大全》肾俞头痛方"。治"腰脊项背疼痛"，取肾俞、申脉、人中、肩井、委中，今名"《大全》肾俞荣督腰脊痛方"。治"室女月水不调，淋漓不断，腰腹痛"，取肾俞、照海、关元、三阴交，今名"《大全》肾俞室女漏下方"。

《玉龙经》"肾虚腰痛"篇歌云："肾虚腰痛最难当，起坐艰难步失常。肾俞穴中针一下，多加艾火灸无妨。"

《磐石金直刺秘传》云："耳聋气闭，肾家虚败，邪气攻上，肾俞（灸）、听会（泻）。"今名"《磐石》肾俞耳聋方"。

《卫生宝鉴》记有"灸腰痛法"，取肾俞二穴，灸五壮，"主腰痛不可俯仰，转侧难，身寒热，食倍多，身羸瘦，面黄黑，目䀮䀮。又主丈夫、妇人冷积气劳病。"

《世医得效方》云："肾与膀胱俱虚，灸肾俞百壮。""兼治便浊失精，五脏虚劳癫冷，小腹弦急。"

《普济方》云："治梦遗失精，小便浊难，穴肾俞，灸百壮。"

《类经图翼》灸治"虚痨"，"下元癫冷"，取肾俞、神阙、关元、气海、三阴交诸穴，今名"《图翼》肾俞虚劳方"。治"消渴"，取肾俞、小肠俞，今名"《图翼》肾俞消渴方"。

《窦太师针经》谓"肾俞二穴，在背部第十四椎骨下两旁各开一寸半。针入一分，沿皮向外一寸半，灸百壮。治肾虚腰疼，遗精白浊，补；妇人赤白带下，泻；月经不调，补；妇人五劳七伤，下元虚损，子宫户寒，看证补泻"。

《明堂灸经》云：灸肾俞三壮，"主虚劳耳聋，肾虚水脏胀，挛急腰痛，小便浊，阴中疼，血精出，五劳七伤，冷呕，脚膝拘急，好独卧，身肿如水，小腹痛；主呕吐，寒中洞泄不化，小便难，赤浊，骨寒热，两胁引满，目䀮䀮不明，恶风寒，面赤热，心痛如悬。"

《神灸经纶》云："耳聋，灸肾俞、偏历、听会。"今名

"《经纶》肾俞耳聋灸方"。尝可灸"肾俞，窍阴，上星，医风，听宫，外关，偏历，合谷，阳维"。

按语　腰为肾之府，肾俞为肾的背俞穴，而具有益肾强腰之功，故《通玄指要赋》有"肾俞把腰痛而泻尽"之验。肾开窍于耳，故《神灸经纶》治耳聋，有灸肾俞，偏历，听会之治。

本穴伍心俞，成交通心肾之穴对，用于心悸、不寐、梦遗等证；伍委中，具和表里、通经络、利腰脊、止痛之效，用于腰腿痛、风肿、小便不利等证；伍手阳明经之输穴二间，具滋阴降火、消肿止痛之功，可治肩背、腰脊痛和阴虚火旺之牙痛；伍膀胱经之膏肓，具补肺益肾、回阳救逆之功，为虚损、五劳七伤之要伍，用于虚喘、心悸、健忘、遗精、遗尿、带下、膏淋等证；伍任脉之关元，具培补先天、温养后天、纳气定喘、涩精缩尿之功，而广验于虚喘久咳、月经不调、慢性泻泄、尿频、无尿、遗尿、眩晕耳鸣等疾。肾俞伍委中、腰阳关、人中、申脉、肩井、昆仑，今名"肾俞二中强腰方"，为颈、肩、腰、脊痛之良方；肾俞伍关元、三阴交、照海、百会、太溪，今名"肾俞固崩止漏方"，为治崩漏兼腰痛之效方。

（24）气海俞

释名　气海，元气之海；俞，输注。前应气海，是元气转输于后背体表的部位，故名气海俞。

位置　第十五椎下两旁，相去脊各一寸五分。（《大成》）

取穴　俯卧，于第3腰椎棘突下，督脉旁1.5寸取之。

主治　腰痛，痛经，痔疮。

操作　针刺宜直刺0.5~1寸。艾条灸5~15分钟。

文献摘要　《明堂灸经》云：灸气海俞，"主腰痛，痔病"。

《针灸大成》云："气海俞，十五椎下两旁，相去脊各一寸五分。主腰痛，痔漏。针三分，灸五壮。"

按语　气海俞为元气转输背部体表的经穴，具益肾元、温下焦、和营卫、调冲任、固精涩带之功。《明堂灸经》《针灸大成》均谓气海俞主腰痛、痔疾，故多用于治疗腰痛、痛经、痔疮等病。验诸临床，本穴尝适用于现代医学之功能性子宫出血、腰骶神经根炎、下肢麻痹瘫痪等病，多以气海俞伍肾俞、关元、照海、三阴交诸穴，方名"益元荣冲任灸方"。

（25）大肠俞

释名　本穴内应大肠之腑，为大肠经气转输于腰部之处，并为治疗大肠经疾病的重要穴位，故名大肠俞。

位置　在第十六椎下两旁各一寸五分。（《甲乙经》）

取穴　俯卧，于第4腰椎棘突下，腰阳关旁1.5寸取之，约当与髂嵴高度相平。

主治　腹痛，腹胀，肠鸣，泄泻，便秘，腰痛。

释名　直刺0.5～1寸。艾条灸5～15分钟。《铜人》：针三分，留六呼，灸三壮。

文献摘要　《甲乙经》云："大肠俞，在第十六椎下两旁各一寸五分。刺入三分，留六呼，灸三壮。"

《千金方》云："大肠中风者，卧而肠鸣不止，灸大肠俞百壮。"又云："大肠俞治风，腹中雷鸣，肠澼泄利，食不消化，小腹绞痛，腰脊疼僵，或大便难，不能饮食，灸百壮。"

《圣济总录》云："胀满雷鸣，灸大肠俞百壮。"

《世医得效方》云："肠中膨胀不消，灸大肠俞四九壮"。

《普济方》云："治胀满雷鸣酒沸，穴大肠俞，灸百壮。"

《针灸聚英》云："主脊强不得俯仰，腰痛，腹中气胀，绕脐切痛，肠鸣引脊痛，多食身瘦，腹中雷鸣，大肠中风而鸣，大肠灌沸，肠癖，泄利白痢，食不化，小腹绞痛，大小便难。"

《窦太师针经》云："大肠俞二穴，在背部第十六椎骨下两旁各开一寸半。针入一分，沿皮向外一寸半，灸三七壮。大便结不通，泻；大便泄不止，补。腰痛胁疼，腹胀疼者，看证补泻。余证同天枢穴治之。"

《明堂灸经》云：灸大肠俞三壮，"主腰痛，肠鸣胀满，连脐中痛，大小便不利，或泄痢食不化，脊骨强；主大小便利，肠鸣，腹䐃肿暴泄，食不下。"

《神灸经纶》云："大小便不通，大肠俞、膀胱俞"。

按语 本穴为大肠背俞穴，为大肠经气敷布于腰部之处，具疏通大肠腑气之功，故为治疗大肠经疾病之要穴。以本穴伍大肠之募穴天枢，下合穴下巨虚，腑会中脘，方名"大肠募俞通便方"，以其共成疏通调三焦气化之机，布津润肠之要，为治大便秘结之良方。因热结者，佐合谷、曲池，导大肠经气以泄其热；气滞者，佐肝经之行间以疏肝气；气血虚弱者，佐脾胃之背俞健中气以成后天生化之源；阳虚寒秘者，可灸大肠俞、神阙、气海，以温通下焦阳气，俾阳气和煦而阴结可散。

大肠俞以其通腑气而司传化物之功，伍大肠之募穴天枢、下合穴下巨虚，方名"大肠募俞下合方"，为治便血之要伍。实证针刺用泻法；虚证针刺用补法并灸。

大肠俞调理肠胃，理气导滞；阴陵泉乃足太阴经之合穴，健中宫、主运化而具利水之效。二穴相伍，其奏消胀除满、利水消肿、止泻止痢之功，适用于急性腹泻、痢疾、水肿及寒湿腰痛等证。

大肠俞伍百会、长强，方名"百强大肠俞灸方"，可治下元虚损、中气下陷之脱肛。盖因大肠俞通调大肠腑气；百会乃督脉与三阳经气交会之穴，有温阳通脉、益气举陷之功；长强位于肛门部，为督脉之络穴，又为督脉与足少阴之交会穴，具束肛举陷之用。三穴相伍，为治脱肛之要方。本方配合谷、内关、足三里可用于蛔虫性肠绞痛；伍八髎治疗大小便不利等证。

（26）关元俞

释名 本穴与任脉经之关元相应，乃人体元阳之气在背部聚汇、转输之部位，为治疗元阳虚衰之要穴，故名关元俞。

位置 在第十七椎下两旁，相去脊各一寸五分。（《大成》）

取穴 俯卧，于第5腰椎棘突下，督脉旁1.5寸取之。

主治 腹胀，泄泻，腰痛，遗尿，消渴，小便频数或小便难。

操作 直刺0.5~1寸。艾条灸5~15分钟。

文献摘要 《针灸大成》用以"主风劳腰痛，泄利，虚胀小便难，妇人瘕聚诸疾。"

《针灸资生经》云："关元俞、膀胱俞疗风劳腰痛。"

《明堂灸经》云：灸关元俞，"主风劳腰痛泄痢，虚胀，小便难，妇人瘕聚诸疾。"

按语 关元俞乃人体元阳之气转输、敷布于背部之穴，具培元温阳之功，为治疗肾元亏损、命门火衰之要穴。如阳痿遗精，多以关元、关元俞伍肾俞、命门、三阴交治之，俾真元得充，肾气作强，则病臻痊可。诸穴加灸，并为益寿强身之良法。

（27）小肠俞

释名 本穴内应小肠之腑，为小肠经气聚汇、转输于腰背处之腧穴，又为治疗小肠疾病之要穴，故名小肠俞。

位置 在第十八椎下两旁各一寸五分。（《甲乙经》）

取穴 平第1骶后孔，督脉旁1.5寸，当髂后上棘内缘与骶骨间凹陷中，俯卧取之。

主治 遗精，尿血，遗溺，白带，小腹胀痛，痢疾。

操作 直刺 0.5～1 寸。艾条灸 5～15 分钟。《铜人》：针三分，留六呼，灸三壮。

文献摘要 《甲乙经》云："小肠俞，在第十八椎下两旁各一寸五分。刺入三分，留六呼，灸三壮。""小腹痛，控睾引腰脊，疝痛，上行心，腰脊强，溺黄赤，口干，小肠俞主之。"

《千金方》云："消渴口干不可忍者，身热，赤白痢，腰痛，小便不利，妇人带下，大小便难，淋癃，泄注五痢。"

《针灸聚英》云："主膀胱、三焦津液少，大小肠寒热，小便赤不利，淋沥遗溺，小腹胀满，疠痛，泄痢脓血，五色赤痢下重，肿痛，脚肿，五痔，头痛，虚乏消渴，口干不可忍，妇人带下"之证。

《普济方》云："治膀胱、三焦津液少，大小肠寒热，或三焦寒热，穴小肠俞，灸五十壮。""治腰脊痛，灸小肠俞五十壮。""治赤白洞利，腰脊痛，穴小肠俞，五十壮。"

《窦太师针经》云："小肠俞二穴，在背部第十八椎骨下两旁各开一寸半。针入一分，沿皮向外一寸半，灸三七壮。小肠疝气，小便红，泻；小便滑数，先泻后补。余证同三阴交穴"。

《明堂灸经》云：灸小肠俞三壮，"主大便脓血出，五痔疼痛，妇人带下，大小便难，淋癃，小便黄赤，泄痢脓血，五色重下，肿痛，腰脊疝痛，腰脊急强。"

按语 本穴为小肠背俞穴，乃小肠经气转注、敷布于腰背处之穴，具秘清别浊、化气布津之功，而为治疗小肠疾病之要穴。

（28）膀胱俞

释名 本穴内应膀胱之腑，为膀胱经气聚汇、转输于腰背处的部位，并为主治膀胱经疾病之要穴，故名膀胱俞。

位置　在第十九椎下两旁各一寸五分。(《甲乙经》)

取穴　平第 2 骶后孔，当髂后上棘内缘下与骶骨之间凹陷中，俯卧取之。

主治　小便不通，遗尿，泄泻，便秘，腰脊强痛。

操作　直刺 0.5～1 寸。艾条灸 5～15 分钟。《铜人》：针三分，留六呼，灸三壮。

文献摘要　《甲乙经》云："膀胱俞，在第十九椎下两旁各一寸五分。刺入三分，留六呼，灸三壮。""热痉互引，汗不出反折，尻臀内痛似痹疟状，膀胱俞主之。"又云："腰脊痛强引背、少腹，俯仰难不得仰息，脚痿重，尻不举，溺赤，腰以下至足清不仁，不可以久坐，膀胱俞主之。"

《类经图翼》云："小便赤涩，遗尿，泄利，腰脊腹痛，阴疮，脚膝寒冷无力，女子瘕瘕。"

《针灸聚英》云："主风劳脊急强，小便赤黄，遗溺，阴生疮，少气，胫寒拘急，不得屈伸，腹满，大便难，泄利腹痛，脚膝无力，女子瘕聚。"

《针灸资生经》以膀胱俞伍太溪、次髎，治"足清不仁"。

《窦太师针经》云："膀胱俞二穴，在背部第十九椎骨下，两旁各开一寸半陷中。足太阳脉。针入一分，沿皮向外一寸半，灸三七壮。治大便不通，泻；木肾偏坠，补；妇人月事不调、五淋等证，看虚实补泻。"

《明堂灸经》云：灸膀胱俞三壮，"主风劳腰痛，泄痢肠痛，大小便难，尿赤，阴生疮，少气，足胫冷，拘急不得屈伸，女人瘕聚，烦满汗不出，小便赤黄，腰脊急强，坚结积饮。"

按语　本穴为膀胱经气转注、敷布于腰背部之处，具司气化、布津液之功，为治疗小便疾病之要穴。本穴伍肾俞、三焦俞、中极、三阴交，方名"州都三俞气化方"。五穴相伍，俾肾气充盈，三焦协调，膀胱职守，为疗遗尿之良方。又以本方伍足太阴合穴阴陵泉、足三阴之交会穴三阴交，以疏通脾经经气；伍膀胱经之募穴中极，乃募俞配穴法，以疏调下焦之气而利湿热。诸穴合用，为治湿热下注之无尿、淋证之良方。

（29）中膂俞

别名　中膂、中膂内俞、脊内俞。

释名　中者，中间也；膂者，夹脊之肌肉；俞，输注也。穴居人身之中部，是经气夹脊肌转输于后背体表的部位，故名中膂俞。

位置　在第二十椎下两旁各一寸五分。（《甲乙经》）

取穴　平第3骶后孔，督脉旁1.5寸，俯卧取之。

主治　痢疾，疝气，消渴，腰脊强痛。

操作　直刺1~1.5寸。艾条灸5~10分钟。《铜人》：针三分，留十呼，灸三壮。

文献摘要　《灵枢·刺节真邪》云："是阳气有余而阴气不足，阴气不足则内热，阳气有余则外热，两热相持，热于怀炭，外畏绵帛，衣不可近身，又不可近席。腠理闭塞，则汗不出，舌焦唇槁，腊干嗌燥，饮食不让美恶……取之于其天府、大杼三痏，又刺中膂以去其热，补足手太阴以去其汗，热去汗稀，疾于彻衣。"此即"《灵枢》彻衣刺方"。

《甲乙经》云："中膂俞，在第二十椎下两旁各一寸五分，侠脊胂而起。刺入三分，留六呼，灸三壮。"又云："腰痛不可以俯仰，中膂俞主之。""痢疾，疝气，消渴，腰脊强痛不得俯仰。"

《针灸聚英》云："主肾虚消渴，腰脊强不得俯仰，肠冷赤白痢，疝痛，汗不出，腹胀胁痛。"

《明堂灸经》云："又名脊内俞，灸三壮。主赤白痢，虚渴汗出，腰不得俯仰，腹胀，胁痛腰疝，寒热，痉反折。"

《卫生宝鉴》"灸腰痛法"云："中膂俞二穴"，"灸五壮，主腰痛不可俯仰，夹脊膂痛上下按之可应者，从项后始至此穴，痛皆灸之，立愈也。"

按语 中膂俞穴居人体中部，为太阳经脉气夹脊转输于背部体表的穴位。《灵枢·刺节真邪》主以中膂俞调太阳经气，伍大杼清热解表、天府宣通肺气，诸穴合用，为治疗发热无汗之良方。《卫生宝鉴》谓"从项后始至此穴，痛皆灸之，立愈。"本穴伍肾俞、上髎、环跳、委中，方名"中膂环委刺方"，为治坐骨神经痛及股骨头缺血性坏死之用方。

（30）白环俞

别名 玉环俞、玉房俞。

释名 白，白色；环，玉环；俞，输注。本穴内应精室，为人体精气输注之处，以主治妇女白带过多，男子遗精白浊，故名。

位置 在第二十一椎下两旁各一寸五分。（《甲乙经》）

取穴 平第4骶后孔，督脉旁1.5寸，俯卧取之。

主治 遗精，月经不调，白带，疝痛，腰髋痛。

操作 直刺0.7~1寸。

文献摘要 《甲乙经》云："白环俞，在第二十一椎下两旁各一寸五分，足太阳脉气所发。伏而取之，刺入八分，得气则泻，泻讫多补之，不宜灸。"

《针灸聚英》谓白环俞"主手足不仁，腰脊痛，疝痛，大小便不利，腰髋疼，脚膝不遂，温疟，腰脊冷疼，不得久卧，劳损虚风，腰背不便，筋挛痹缩，虚热闭塞。"

《窦太师针经》云："白环俞二穴，在背部第二十一椎骨下两旁各开一寸半。针入一寸半，灸三七壮。治夜梦鬼交，遗精，及妇人赤白带下，经事不调，绝嗣等证，穷明补泻。余证同肾俞穴治之"。

《玉龙歌》云："胆寒由是怕惊心，遗精白浊实难禁。夜梦鬼交心俞治，白环俞治一般针。"今名"《玉龙》白环心俞方"。

《明堂灸经》云：白环俞"不宜灸"。

（31）上髎

释名　髎，指骶骨后孔。因本穴居八髎之第一位，故称上髎。

位置　在第一空腰髁下一寸，侠脊陷者中。（《甲乙经》）

取穴　俯卧，于第1骶后孔中取之，约当髂后上棘与督脉之中点。

主治　腰痛，月经不调，阴挺，带下，大小便不利。

操作　直刺1~1.5寸。艾条灸5~15分钟。《铜人》：针三分，灸七壮。

文献摘要　《素问·骨空论》云："腰痛不可以转摇，急引阴卵，刺八髎与痛上"。

《甲乙经》云："上窌，在第一空腰髁下一寸，侠脊陷者中。足太阳、少阳之络。刺入三分，留七呼，灸三壮。""腰足痛而清，善偃，睾跳拳，上窌主之。""筋急身热，少腹坚肿，时满，小便难，尻股寒，髀枢痛引季胁内控，八窌、委中主之。""女子绝子，阴挺出不禁白沥，上窌主之。"

《千金方》云："大小便不利，灸八髎百壮。"

《针灸聚英》谓上髎"主大小便不利，呕逆，膝冷痛，鼻衄，寒热疟，阴挺出，妇人白沥绝嗣。大理赵卿患偏风，不能起跪，甄权针上髎、环跳、阳陵泉、巨虚下廉，即能起跪。八髎总治腰痛。"

《明堂灸经》云：灸上髎三壮，"主呕逆，寒热腰痛，妇人绝子，疟寒热，阴挺出，不禁白淋，痉反折，小便大便利，主鼻衄。"

按语　八髎穴伍长强、关元、三阴交、承山、内关、合谷、足三里，方名"八髎长强承山方"，治疗宫颈癌放疗后的放射性直肠炎、慢性肠炎效果较好，同时亦多用于男女生殖系统疾患，如输卵管炎、盆腔炎、睾丸炎等。

（32）次髎

释名　本穴在上髎之下，居其次，故名次髎。

位置　在第二空侠脊陷者中。（《甲乙经》）

取穴　俯卧，于第2骶后孔中取之，约当髂后上棘下与督脉之中点。

主治　腰痛，月经不调，带下，痛经，疝气，下肢痿痹。

操作　直刺1～1.5寸。艾条灸5～15分钟。《铜人》：针三分，灸七壮。

文献摘要　《甲乙经》云："次窌，在第二空侠脊陷者中。刺入三分，留七呼，灸三壮。""女子赤白沥，心下积胀，次窌主之。"

《针灸大成》云："主小便赤淋，腰痛不得转摇，急引阴器不可忍，腰以下至足不仁，背膝寒，小便赤，心下坚胀，疝气下坠，足清气痛，肠鸣注泻，偏风，妇人赤白带下。"

《明堂灸经》云：灸次髎三壮，"主腰下至足不仁，主腰足痛恶寒，妇人赤白淋下，心下积胀，腰痛不可俯仰，足清不仁，大小便利，疝气下坠。"

（33）中髎

释名　中者，中间也；髎者，骨空也。本穴位于次髎之下、下髎之上，故名中髎。

位置　在第三空侠脊陷者中。（《甲乙经》）

取穴　俯卧，于第3骶后孔中取之，当中膂俞与督脉之间。

主治 月经不调，带下，腰痛，小便不利，便秘。

操作 直刺1~1.5寸。艾条灸5~15分钟。《铜人》：针三分，留十呼，灸三壮。

文献摘要 《甲乙经》云："中窌，在第三空侠脊陷者中。刺入二寸，留十呼，灸三壮。""小肠胀者，中窌主之。""癃，中窌主之。""腰痛大便难，飧泄，腰尻中寒，中窌主之。""女子赤淫时，白气癃，月事少，中窌主之。"

《针灸聚英》云："主大小便不利，腹胀下利，五劳、七伤、六极，大便难，小便淋沥，飧食，妇人带下，月事不调。"

《明堂灸经》云：灸中髎三壮，"主妇人赤淫下白，气癃，月事少，大便难，大小便利，腹胀飧泄，丈夫五劳七伤，六极腰痛。"

按语 中髎属八髎之一，功于益肾培元、舒经通络，今多用于泌尿系统、消化系统疾病。本穴伍大肠俞、天枢、关元、中极、足三里、三阴交治腹胀、下痢；配肾俞、膀胱俞、关元、中极、三阴交治月经不调、带下。

（34）下髎

释名 因本穴位于骶骨后孔，处于八髎之最下者，故称下髎。

位置 在第四空侠脊陷者中。（《甲乙经》）

取穴 俯卧，于第4骶后孔中取之，当白环俞与督脉之间。

主治 小腹痛，便秘，小便不利，腰痛。

操作 直刺1~1.5寸。艾条灸5~15分钟。《铜人》：针二分，留十呼，灸三壮。

文献摘要 《甲乙经》云："下窌，在第四空侠脊陷者中。刺入二寸，留十呼，灸三壮。"又云："腰痛怏怏不可以俯仰，腰以下至足不仁，入脊，腰背寒，次窌主之。先取缺盆，后取尾骶与八窌。""腰痛少腹痛，下窌主之。""腹鸣濯泄，下窌主之。""女子下苍汁不禁，赤沥，阴中痒痛，少腹控䏚，不可俯仰，下窌主之。""肠鸣泄注，下窌主之。"

《针灸聚英》云："主大小便不利，肠鸣注泻，寒湿内伤，大便下血，腰不得转，痛引卵，女子下苍汁不禁，中痛引小肠急痛。"

《明堂灸经》云：灸下髎三壮，"主腰痛，妇人下苍汁不禁，赤淋阴中痒痛，引小腹控䏚不可以俯仰，大小便利，肠鸣虚胀欲泄注。"

《普济方》云："治肠鸣泄注，刺下髎入二寸，留七呼，灸三壮。"

按语　下髎为八髎之一，具清热化湿、利尿通淋之功，为泌尿生殖系统疾病之要穴，临床多用于女性盆腔炎、子宫内膜炎、输卵管炎及男性睾丸炎等。

（35）会阳

别名　利机、屏翳。

释名　本穴位于尾骨尖旁，为督脉气所发，是阳脉之气相会之处，故名。

位置　在阴毛骨两旁。（《甲乙经》）

取穴　在尾骨下端之两旁，督脉旁0.5寸取之。

主治　带下，阳痿，痢疾，便血，痔疾，泄泻。

操作　直刺1~1.5寸。艾条灸5~15分钟。《铜人》：针八分，灸五壮。

文献摘要　《甲乙经》云："会阳，一名利机。在阴毛骨两旁，督脉气所发。刺入八分，灸五壮。"又云："会阳，在阴尾骨两旁，督脉气所发。""阳中有寒热泄注，阳澼便血，会阳主之。"

《针灸聚英》云："主腹寒，热气冷气，泄泻，久痔，肠癖下血，阳气虚乏，阴汗湿。"

《明堂灸经》云：会阳，"又名利机，主腹中有寒泄泻，肠澼便血久痔，肠气虚乏，阴汗淫。"

按语 会阳乃阳脉之气相会之处，故有益督通阳之功，主治阳痿、带下、泄泻、诸阳虚阴寒之证。

（36）承扶

别名 肉郄、阴关、皮郄、扶承、皮部。

释名 《会元针灸学》云："承扶者，承上下而至于下也，扶护臀下。足太阳筋挟于骨，承上而辅之下，故名承扶"。

位置 尻臀下横纹中。（《千金方》）

取穴 臀下横纹正中，伏卧取之。

主治 痔疾，腰、骶、臀、股部痛。

操作 直刺 1 ~ 1.5 寸。艾条灸 5 ~ 15 分钟。《铜人》：针七分，灸三壮。

文献摘要 《甲乙经》云："承扶，一名肉郄，一名阴关，一名皮部。在尻臀下、股阴上约纹中。刺入二寸，留七呼，灸三壮。""腰痛得俯不得仰，仰则恐仆得之，举重恶血归之，殷门主之。""腰脊痛，尻、脊、股、臀阴寒大痛，虚则血动，实则并热痛，痔痛，尻脽中肿，大便直出，承扶主之。""阴胞有寒，小便不利，承扶主之。"

《针灸大成》云："主腰脊相引如解，久痔，尻臀肿，大便难，阴胞有寒，小便不利。"

《明堂灸经》云：灸承扶，"主小便不利，失精，腰、脊、尻、臀、股阴寒痛痒，腋下肿，尻下肿，大便直出，阴胞有寒，腰脊相引如解，尻脽肿，大便难。"

（37）殷门

释名　殷，有居中丰厚之义。本穴位于股后肌肉丰满之处正中，具有化瘀、散结、通泄之能，故名。《医经理解》释云："殷门，在承扶下六寸腘上两筋之间，殷盛也，其地最广，其气最深也"。

位置　在肉郄下六寸。（《甲乙经》）

取穴　当承扶与委中之连线上，承扶下 6 寸，俯卧取之。

主治　腰脊强直而痛，不可俯仰，大腿部疼痛。

操作　直刺 1～1.5 寸。艾条灸 5～15 分钟。《铜人》：针七分。《集成》：针五分，留七呼，禁不可灸。

文献摘要　《甲乙经》云："殷门，在肉郄下六寸。刺入五分，留七呼，灸三壮。

《铜人》云：　"治腰脊不可俯仰，举重恶血注之，股外肿。"

《明堂灸经》云：灸殷门，"主腰脊不可俯仰，举重恶血注之，股外肿。"

按语　殷门乃太阳经气散布于腰脊之处，具通阳化气、化瘀散结之功。《铜人》用"治腰脊不可俯仰，举重恶血注之，股外肿"之证，后世针灸医籍多宗此，为治腰脊强直而痛之用穴。

（38）浮郄

释名　浮，浅也；郄，指空间。本穴主治邪气客于经络浮浅之处，穴居股二头肌内侧间隙，故名浮郄。

位置　在委阳上一寸。（《甲乙经》）

取穴　微屈膝，在股二头肌腱内侧，委阳穴上方 1 寸取之。

主治　臀股麻木，腘筋挛急。

操作　直刺 1～1.5 寸。艾条灸 5～7 分钟。《铜人》：针五分，灸三壮。

文献摘要 《甲乙经》云："浮郄，在委阳上一寸，屈膝得之。刺入五分，灸三壮。""不得卧，浮郄主之。"

《类经图翼》云："主治霍乱转筋，小腹、膀胱热，大便结，股外筋急，髀枢不仁。"

《针灸聚英》云："主霍乱转筋，小肠热，大肠结，胫外经筋急，髀枢不仁，小便热，大便坚。"

《明堂灸经》云：灸浮郄三壮，"主小腹热，大便坚，太阳膀胱经热，大肠结，股外经筋急，髀枢不仁。"

按语 浮郄为足太阳经气转输于腘上浅浮之处，具舒筋通络、清热解毒、凉血活血之功。《类经图翼》用以主治"霍乱转筋，小腹、膀胱热，大便结，股外筋急，髀枢不仁"等证。后世医家多宗于此，用以主治臀股麻木、腘筋挛急之证。

（39）委阳

别名 郄阳。

释名 委者，曲也。当屈曲膝关节时，本穴位于委中穴外侧少许，外侧为阳，故名委阳。

位置 腘中外廉两筋间，承扶下六寸。（《甲乙经》）

取穴 当腘窝外侧，股二头肌腱内缘，与委中相平。

主治 腰脊强痛，小腹胀满，小便不利，腿足拘挛疼痛。

操作 直刺1~1.5寸。艾条灸3~7分钟。《素注》：针七分，留五呼，灸三壮。

文献摘要 《灵枢·邪气脏腑病形》云："三焦病者，腹气满，小腹尤坚，不得小便，窘急，溢则水留为胀，候在足太阳之外大络，大络在太阳、少阳之间，亦见于脉，取委阳。"清·张志聪注云："此言六腑之气，皆从足三阳之别络而通于经脉也。"

《素问·刺腰痛》云："衡络之脉令人腰痛，不可以俯仰，仰则恐仆，得之举重伤腰，衡络绝，恶血归之，刺之在郄阳、筋之间，上郄数寸，衡居为二痏出血。"此论带脉为病而令人腰痛也。衡，通"横"，谓带脉横络于腰间，故曰"衡络之脉"。郄阳，王冰注："谓浮郄穴上侧委阳穴也"。筋之间，王冰注云："谓膝后腘上两筋之间，殷门穴也"。盖因足之三阴三阳及奇经之脉，皆循腰而上，病则上下不通，阴阳间阻，而见上述腰痛诸证。带脉横束于其间，不能上下相贯，故必因举重伤腰，瘀血阻络，令人"不可以俯仰"。而横居二穴，即委阳、殷门，刺之而疗劳损伤腰。今名"《灵枢》委阳腰痛刺方。"

《甲乙经》云："委阳，三焦下辅俞也，在足太阳之前、少阳之后，出于腘中外廉两筋间，承扶下六寸。此足太阳之别络也。刺入七分，留五呼，灸三壮，屈身而取之。""胸满膨膨然，实则癃闭，腋下肿，虚则遗溺，脚急，兢兢然筋急痛，不得大小便，腰痛引腹，不得俯仰，委阳主之。"

《针灸聚英》云："主腰脊痛不可俯仰，引阴中不得小便，瘛疭癫疾，小腹坚，伤寒热甚。"

《明堂灸经》云：灸委阳三壮，"主阴跳之，小便难，小腹坚痛引阴中，不得小便，淋沥，腰痛不可俯仰，脊强反折，瘛疭，癫疾，头痛，筋急，腋下肿痛，胸满膨胀，身热，飞尸遁注，痿厥不仁。"

《子午流注说难》云："证治：腋下肿痛，胸满膨膨，筋急，身热，飞尸遁注，痿厥不仁，小便淋涩。"

按语　委阳为三焦经下合穴，有疏通三焦气机、通调水道、清利膀胱之功，主治膀胱、三焦腑病及足太阳经脉所过部位的病变，多用于腰脊疼痛、小腹胀满、小便不利、下肢拘挛疼痛等证。《百症赋》记有"委阳天池，腋肿针而速散"之言。盖因委阳具通达三焦气机之功，天池乃手厥阴、足少阳之交会穴，具调达枢机、理气宽胸之功。二穴相伍，以成理气行滞、消肿止痛之穴对，今名"委阳天池胁痛方"，用于胁下肿痛、胸胁痛之证。

（40）委中

别名　血郄、郄中、中郄、委中央、腿凹。

释名　《子午流注说难》释云："委中乃足太阳膀胱经所入之合穴。穴在腘中央，委而取之，故名委中。"

位置　在腘中央约纹中动脉。（《甲乙经》）

取穴　当腘窝横纹中央，于股二头肌腱与半腱肌肌腱的中间，屈膝或俯卧取之。《灵枢·邪气脏腑病形》云："委中者，屈而取之。"马莳注云："取委中者，则屈其足而不伸也，在腘中央约纹陷中，必屈足而取之。"

主治　腰痛，髋关节屈伸不利，腘筋挛急，风痉，衄血，下肢痿、痹，半身不遂，热喘，腹痛，吐泻，丹毒。

操作　直刺1~1.5寸，或三棱针点刺出血。《铜人》：针八分，留三呼，泻七呼。

文献摘要　《灵枢·邪气脏腑病形》云："膀胱病者，小腹偏肿而痛，以手按之，即欲小便而不得，肩上热，若脉陷，及足小指外廉及胫踝后皆热，若脉陷，取委中央。"清·张志聪注云："膀胱者，津液之府，气化则出，府气病，故小腹肿痛而不得小便也。肩上、足小指外廉及胫踝后，乃足太阳经脉之所循，若热则脉陷，此病腑而及于经矣，故当取委中之中央。"故委中主治小腹肿痛，今名"《灵枢》气化失司刺方"，为治泌尿系感染之良方。

《灵枢·热病》云："风痉身反折，先取足太阳之腘中及血络出血。中有寒，取三里。"此言刺风痉之法也。感风而体强者曰风痉，其身反折而不能伸，此乃足太阳膀胱经证也，故取足太阳膀胱经之委中穴及其血络刺出血，有寒则加取足三里。

　　《灵枢·杂病》云："厥，夹脊而痛至顶，头沉沉然，目眈眈然，腰脊强。取足太阳腘中血络。"客气始伤太阳，则经气厥逆而为头目项脊之病，故当取足太阳腘中委中之血络以泻其邪。该篇又云："衄而不止，血不血流，取足太阳"。鼻中出血曰衄，其色赤黑者曰衃。手、足太阳之脉，交络于鼻，络伤则出血，故刺腘中委中穴。该篇又云："中热而喘，取足少阴、腘中血络。"此乃言刺热喘之法。足少阴之脉上行者，贯膈注胸中，入肺络心；下行者，循阴股内廉，斜入腘中。中热而喘者，厥逆于下，不得上交于心，多取腘中之委中穴。

　　《素问·刺腰痛》云："足太阳脉令人腰痛，引项脊尻背如重状，刺其郄中太阳正经出血，春无见血。"盖因足太阳之脉，从巅别下项，夹脊抵腰中，经脉阻滞于其间则腰痛。王冰认以委中即郄中。足太阳合肾，肾旺于冬，水衰于春，故春不宜出血。该篇又云："解脉令人腰痛，痛引肩，目眈眈然，时遗溲，刺解脉，在膝筋肉分间郄外廉之横脉出血，血变而止。解脉令人腰痛如引带，常如折腰状，善恐，刺解脉，在郄中结络如黍米，刺之血射以黑，见赤血而已。"解脉，为足太阳经循行于体表的分支，从头部下行至项后，分成两支夹脊而行，均交于委中，故刺委中出血，且"四总穴歌"有"腰背委中求"句。

　　《甲乙经》云："委中者，土也。在腘中央约纹中动脉。足太阳脉气之所入也，为合。刺入五分，留七呼，灸三壮。""热病侠脊痛，委中主之。""疟头重寒背起，先寒后热，渴不止，汗乃出，委中主之。""腰痛侠脊至头，几几然目眈眈，委中主之。""膀胱病在少腹偏肿而痛以手按之，则欲小便而不得，眉上热，若脉陷及足小指外侧及胫踝后皆热者，取委中。"

《马丹阳天星十二穴主治杂病歌》云："委中曲腘里，横纹脉中央。腰痛不能举，沉沉引脊梁。酸痛筋莫展，风痹复无常。膝头难伸屈，针入即安康。"

《医宗金鉴》云："主治腰侠脊沉坠疼痛，瘙疾癫疾及两腿肚转筋，疼痛难动，风痹疼痛，流注不定，热病难愈，两足膝疼痛难伸屈"等证。

《针灸聚英》云："主膝痛及拇指，腰侠脊沉沉然，遗溺，腰重不能举体，小腹坚满，风痹，髀枢痛，可出血，痫疹皆愈。伤寒四肢热，热病汗不出，取其经血立愈。委中者，血郄也，大风发眉坠落，刺之出血。"

《针灸大全》治"冒暑大热，霍乱吐泻"，取"委中二穴，百劳二穴，中脘二穴，曲池二穴，十宣二穴，三里二穴，合谷二穴"。今名"《大全》委中霍乱泻方"。

《窦太师针经》云："委中二穴，土也，在膝后腘纹中两筋骨之间动脉处，立地取之。足太阳脉所入为合。针入二寸半，禁灸，四畔紫脉上宜锋针出血，大络不可。治腰疼，足筋紧急，膝头红肿，半身瘫痪，痈疽发背，便毒等证，并宜出血。若针，不宜补，脚弱不宜出血。此穴最能出血太多，不宜轻用。"

《明堂灸经》云："凡风痹，腰脚重痛，于此刺血，久痼宿疹亦皆立已。主小腹热而偏痛，阴跳，遗溺，小便难，尿赤难，衄血虚不止，腰痛夹脊至头皆痛，筋急，身热，痔痛，腋下痛肿，脚弱无力，腰尻重不能举，曲蹤中筋急，半身不遂，少腹坚肿，脊强反折，瘙疾癫疾，头痛，热病汗不出，足热厥逆满，膝不得屈伸。"

《玉龙经·天星十一穴歌诀》"委中"歌云："委中曲腘里，动脉偃中央。腰重不能举，沉沉压脊梁。风痹髀枢痛，病热不能凉。两膝难伸屈，针下必安康。""斯书"六十六穴治证"篇云："委中，为合土。在腘中央，踘内筋骨约纹中动脉。治身重腰痛，膝劳髀疼，四肢无力，失尿。"

《磐石金直刺秘传》云："口舌生疮，委中（泻）"；"肾虚腰疼，肾俞、委中。""气攻腰背脊疼，肩井、委中。""浑身发黄，至阳（灸）、委中（出血）。""脚背红肿，疼入风，委中"；"乳疽，委中（泻）。"

《子午流注说难》云："证治：膝痛，腰侠脊沉沉然，遗尿，腰重不能举体，风痹，髀枢痛可出血，瘑疹皆愈。凡伤寒汗不出，取其经血立愈。委中者，血郄也。大风发眉堕落，可刺之出血。"又云："凡太阳经脉所过，腰髀膝关重痛，大风眉落，风邪深入阳跷奇经，乃足太阳之别脉，均可刺委中出血。以上所言皆邪实宜泻之证。正虚者，则不可妄刺。"

按语　委中为足太阳脉之合穴，为治腰背痛之要穴，故《四总穴歌》有"腰背委中求"之验，《通玄指要赋》有"腰脚痛，在委中而已矣"之治。《马丹阳天星十二穴主治杂病歌》有委中配承山之穴对，具激发、承接足太阳经气之用，今名"《丹阳》委中承山刺方"。《天元太乙歌》有"委中穴主腰痛，足膝肿时寻至阴"，及"腰膝疼痛委中宜，更兼挛急锋针施。阴陵泉穴如有寻，轻行健步疾如飞"之验。今分别名"《太乙》委中至阴刺方""《太乙》委中阴陵刺方"。

《玉龙赋》有"人中委中，除腰脊痛闪之难制"之验，今名"《玉龙》二中刺方"。以委中敷布阳气于人身之上下，人中荣督通阳、醒神苏厥，又为急救醒神、缓急止痛之良方，用于中暑、热病休克、中风半身不遂、腰背拘急痛等病。他如委中伍膈俞，名"委中膈俞解毒方"，以治丹毒。乃取委中舒太阳经气凉血活血，清热解毒；膈俞乃血会，以清热凉血，益气止血通络。二穴相伍，则清热解毒、消肿止痛之功益彰，则风火湿热得消，热毒得化，而丹毒之证痊可。又如委中伍血海，名"委中血海止痒方"，取委中舒一身之阳而通经活络，伍脾血归聚之海，以养血祛风、润燥止痒，治丘疹、瘾疹、顽癣等证。

（41）附分

释名　附即附属，分为分界之处。足太阳经气自大杼分布旁支，背部第二行各穴均为第一行之附属，本穴为第二行的首穴，故名。

位置　在第二椎下，附项内廉两旁各三寸。（《甲乙经》）

取穴　平第2胸椎棘突下，督脉旁开3寸，于肩胛骨脊柱缘，俯伏取之。

主治　肩背拘急，颈项强痛，肘臂麻木。

操作　针刺宜向下斜刺0.3~0.5寸。艾条灸3~15分钟。《铜人》：针三分。

文献摘要　《甲乙经》云："附分，在第二椎下，附项内廉两旁各三寸。足太阳之会。刺入八分，灸五壮。"

《针灸大成》云："主肘不仁，肩背拘急，风冷客于腠理，颈痛不得回顾。"

《明堂灸经》云：灸附分五壮，"主背痛引颈引头，肩背拘急，风冷客于腠，颈项强痛，不得回顾，风劳臂肘不仁。"

按语　附分为手、足太阳经交会穴，具敷布太阳经气、和营卫、开腠理、舒筋通络、缓急止痛之功，为治腕踝、颈肩腰腿痛之要穴。颈肩痛项强，伍肩髃、肩髎、臑俞，方名"附分二肩解凝方"；肘臂痛，伍曲池、天井、尺泽、合谷，方名"附分池井泽肘方"；腕部痛，伍阳池、阳溪、阳谷、外关、腕骨，方名"附分三阳关腕方"；腰背痛，伍水沟、身柱、腰阳关，方名"附分水柱腰关方"；髀部痛，伍环跳、居髎、悬钟，方名"附分环居舒髀方"；股部痛，伍秩边、承扶、阳陵泉，名"附分秩承舒股方"；膝部痛，伍犊鼻、梁丘、阴陵泉、膝阳关，名"附分丘陵膝关方"；踝部痛，伍申脉、照海、昆仑、丘墟，名"附分申照昆丘方"。若为虚寒证，则针后加灸。

(42)　魄户

释名　肺藏魄，本穴在肺俞之旁，为肺脏的阳热之气外传之门户，故名魄户。

位置　在第三椎下两旁各三寸。(《甲乙经》)

取穴　平第 3 胸椎棘突下，身柱（督脉）旁开 3 寸，于肩胛骨脊柱缘，俯卧取之。

主治　肺痨，咳嗽，气喘，项强，肩背痛。

操作　针刺宜向下斜刺 0.3~0.5 寸。艾条灸 5~15 分钟。《铜人》：针五分，得气即泻，又宜久留针。

文献摘要　《甲乙经》云："魄户，在第三椎下两旁各三寸。足太阳脉气所发。刺入三分，灸五壮。"又云："肩髆间急凄厥恶寒，魄户主之。""项背痛引颈，魄户主之。""呕吐烦满，魄户主之。"

《千金要方》以魄户伍中府治"肺寒热，呼吸不得卧，欬逆上气"。

《太平圣惠方》用以治"背胛满闷，项急强不得顾，劳损虚乏。"

《针灸聚英》云："主背膊痛，虚劳肺痿，三尸走疰，项强急不得回顾，喘息咳逆，，呕吐烦满。"

《明堂灸经》云：灸魄户七壮，"主欬逆上气，肺寒热，呼吸不得卧，呕沫喘气相追逐，背胛闷无力，劳损痿黄，五尸走疰，项强不得回顾。"

《窦太师针经》云："魄户二穴，在背部第三椎骨下，两旁各开三寸，正坐取之。足太阳脉气所发。针入一分，沿皮向外一寸半，灸二七壮。治浑身百节疼痛，泻；夜梦鬼交，补。

不可久留针。"

按语 魄户为肺脏的阳热之气外传之门户，可泻肺热，为治肺热咳喘之要穴，故《标幽赋》有"体热劳嗽而泻魄户"之论。伍肺之背俞肺俞，则清热止咳、定喘之功益彰。《千金要方》以魄门伍中府，治"肺寒热，呼吸不能卧，欬逆上气"之证，今名"《千金》魄户欬逆方"。

(43) 膏肓俞

释名 古称心下为膏，心下膈上曰肓，穴当心膈之间，故名膏肓。

位置 在第四椎下两旁各三寸。(《千金方》)

取穴 平第4胸椎棘突下，督脉旁开3寸，于肩胛骨脊柱缘，两手抱肘，俯伏取之。

主治 肺痨、咳嗽，气喘，吐血，盗汗，健忘，遗精，脾胃虚弱。

操作 针刺宜向肩胛骨下斜刺0.3~0.5寸。艾条灸5~15分钟。《铜人》：灸百壮，多至五百壮。

文献摘要 《千金要方》云："膏肓俞无所不治。""主赢瘦虚损，梦中失精，上气咳逆，狂惑妄误。"

《针灸聚英》云："如病人已困，不能正坐，当令侧卧，挽上臂，令取穴灸之。又当灸脐下气海、丹田、关元、中极四穴中取一穴，又灸足三里以引火气，实下。主无所不疗，赢瘦虚损，传尸骨蒸，梦中失精，上气咳逆，发狂健忘，痰病。"今名"《聚英》膏肓灸方"。

《针灸大全》治"虚损气逆，吐血不止"，取膏肓、外关、膈俞、丹田、肝俞，今名"《大全》膏肓吐血方"。

《玉龙经》"虚"篇歌云："虚赢有穴是膏肓，此法从来要度量。禁穴不针宜灼艾，灸之千壮亦无妨。"

《神灸经纶》云："自汗，膏肓、大椎、复溜。"今名

"《经纶》膏肓自汗方"。

《世医得效方》云："诸虚极，灸膏肓、气海穴，壮数愈多愈妙"。今名"《得效》膏肓气海虚损方"。

《类经图翼》云："骨蒸寒热夜热，百劳、膏肓、肺俞、魄户、肾俞、四花（即胆俞、膈俞左右共四穴）、间使、足三里。"今名"《图翼》膏肓骨蒸方"。

《采艾编翼》灸治"久病膈食"，取膏肓、膻中、气海、肩井、足三里。今名"《采艾》膏肓膈食灸方"。

《本草纲目》"露水"条云："八月朔日收取，摩墨……点膏肓穴，治痨瘵，谓之天灸。"

《明堂灸经》云：灸膏肓"无不取效"，"无所不治"，"灸讫后，令人阳气康强"。又云："灸六百壮，多至一千壮，主羸瘦虚损、梦中失精、上气欬逆、狂惑"之证。

按语 《千金要方》云："膏肓俞无所不治"；《明堂灸经》谓灸膏肓"无不取效"；《行针指要歌》有"或针劳，须向膏肓及百劳（百劳即大椎穴）"之验。膏肓俞治因虚损而致诸证甚效。本穴配足三里、关元，常灸为强壮身体之穴对。盖因膏肓俞具益气补虚、扶正祛邪、调和气血、宁心安神之功；足三里为胃经之合穴，有健脾和胃、理气消胀、强身健体之功；关元为任脉之腧穴、小肠之募穴、足三阴与任脉之交会穴，又为三焦之气生发之处，具培肾固本、回阳固脱、暖宫散寒、固精止带之功。三穴相伍方名"膏肓无所不疗灸方"，验诸临床，则诸虚损得调。

（44）神堂

释名 心为君主之官，神明出于心。本穴居心俞之两旁，经气朝令于堂，故名神堂。

位置 在第五椎下两旁各三寸陷者中。（《甲乙经》）

取穴 平第5胸椎棘突下，神道旁开3寸，于肩胛骨脊柱缘，俯伏取之。

主治 气喘，咳嗽，胸腹满，脊背强急或疼痛。

操作 针刺宜向下斜刺 0.5 寸。艾条灸 5~15 分钟。《铜人》：针三分，灸五壮。

文献摘要 《素问·水热穴论》云："五脏俞旁五，此十者，以泻五脏之热也。"意谓五脏俞旁之穴，可泻五脏之热。心俞旁为神堂，肺俞旁为魄户，肝俞旁为魂门，脾俞旁为意舍，肾俞旁为志室。故神堂五穴，今名"五脏俞旁泻热方"，以泻五脏之热。

《甲乙经》云："神堂，在第五椎下两旁各三寸陷者中。足太阳脉气所发。刺入三分，灸五壮。"

《针灸聚英》用以"主腰背脊强急，不可俯仰，洒淅寒热，胸腹满，气逆上攻，时噎"之证。

《明堂灸经》云：灸神堂五壮，"主肩痛，胸腹满，洒淅，反脊强急，寒热。"

按语 神堂伍心俞，方名"神堂心俞胸痹灸方"，可疗冠心病"心与胸相控而痛"；伍肺俞，方名"神堂肺俞咳喘方"，以成止咳定喘之功，而愈咳喘；伍委中舒筋通络，方名"神堂委中强脊方"，以治腰脊项背挛痛等证。

(45) 譩譆

释名 譩譆，痛叹声。用指按揉该穴处，病人感觉疼痛而呼出"譩譆"之声，故名譩譆。

位置 在肩髆内廉，侠第六椎下两旁各三寸。（《甲乙经》）

取穴 平第6胸椎棘突下，灵台旁开3寸，于肩胛骨脊柱缘，俯伏取之。

主治 咳嗽，气喘，肩背痛，目眩，疟疾，热病汗不出。

操作 针刺宜向下斜刺 0.5 寸。艾条灸 5~10 分钟。《铜人》：针六分，留三呼，灸二七壮至百壮止。

文献摘要 《素问·骨空论》云："大风汗出，灸谚语。"

《甲乙经》云："谚语，在肩髆内廉，侠第六椎下两旁各三寸，以手痛按之，病者言谚语是穴。足太阳脉气所发。刺入六分，灸五壮。"又云："喘逆鼽衄，肩胛内廉痛，不可俯仰……引少腹而痛胀，谚语主之。""痉互引身热，然谷、谚语主之。""咳逆上气，谚语主之。""腋拘挛，暴脉急，引胁而痛，内引心肺，谚语主之。""小儿食晦头痛，谚语主之。"

《普济方》云："治多汗疟病，穴谚语，灸五十壮。"

《类经图翼》云："虚痨盗汗，取谚语、复溜、肺俞。"今名"《图翼》谚语盗汗灸方"。

《明堂灸经》云：灸谚语二七壮，至一百止，"主温疟寒疟，病痛痹骨痛，闷气满腹胀，气疬，肩背寒痉，肩胛内廉痛，腋拘挛，暴脉急，胁痛，热病汗不出，目眩鼻衄，喘逆不得俯仰，风疟，小儿食晦头痛，及五心热，疟久不愈，胸中气咽，劳损虚乏，不得睡，欬逆上气。"

《针灸聚英》谓谚语"主大风汗不出，劳损不得卧，温疟寒疟，背闷气满，腹胀气眩，胸中痛引腰背，腋拘胁痛，目眩目痛，鼻衄喘逆，臂膊内廉痛，不得俯仰，小儿食晦头痛，五心热。"

按语 谚语位于督俞之旁，有通达阳气、敛汗固津、舒筋通络、缓急止痛之功。其治胸中痛引腰背，伍内关理气强心，佐心之募穴巨阙理气宽胸，心之背俞心俞疏通心络，四穴相伍，方名"谚语募俞心病方"，为冠心病心绞痛之要伍。治阳虚自汗，取谚语以益阳卫外固汗，伍足少阴肾经之复溜以培补肾阳助脾阳，气血交则腠理固密；佐疗诸虚百损之膏肓，扶阳益阴而固表，名"谚语复溜自汗灸方"。

（46）膈关

释名　穴位于背部膈俞之旁，是气血出入之关，故名膈关。

位置　在第七椎下两旁各三寸陷者中。（《甲乙经》）

取穴　平第 7 胸椎棘突下，至阳旁 3 寸，于肩胛骨脊柱缘，俯伏取之。

主治　饮食不下，呕吐，嗳气，脊背强痛。

操作　针刺宜向下斜刺 0.5 寸。艾条灸 5～10 分钟。《铜人》：针五分，灸三壮。

文献摘要　《甲乙经》云："膈关，在第七椎下两旁各三寸陷者中，足太阳脉气所发。正坐开肩取之，刺入五分，灸三壮。"

《千金方》以膈关伍秩边、束骨治背痛恶寒，脊强，难以俯仰之证。今名"《千金》膈关脊强刺方"，为强直性脊柱炎之用方。

《外治秘要》云："主背痛恶寒，脊强俯仰难，食不下，呕哕，多涎唾。"

《针灸聚英》云："主背痛恶寒，脊强俯仰难，食饮不下，呕哕多涎唾，胸中噎闷，大便不节，小便黄。"

《明堂灸经》云：灸膈关五壮，"主背痛恶寒，脊强俯仰难，食不下，唾哕多涎唾"之证。

按语　膈关位于膈俞之旁，为气血出入之关，故有理气导滞、活血通络之功，为治疗心下痞、脊背胸胁痛之要穴。伍内关宣通三焦气机、宽胸降逆止呕，佐胃募中脘以和胃除腹胀，三穴共成宽胸理气、消胀除满之功，方名"二关中脘和胃方"，而为治急、慢性胃炎之良方。膈关伍心之俞穴心俞、募穴巨阙，心包之募穴膻中，乃宽胸利膈之伍；心包络之络穴内关，通于阴维，为治"苦心痛"之要穴。诸穴合用，共成行气散瘀、通脉止痛之功，方名"二关二募心俞方"，为冠心病心绞痛之要伍。

（47）魂门

释名　本穴位于肝俞之旁，内应肝，为肝魂出入之门户，故名魂门。

位置　在第九椎下两旁各三寸陷者中。（《甲乙经》）

取穴　平第9胸椎棘突下，筋缩旁开3寸，俯卧取之。

主治　胸胁痛，背痛，呕吐，泄泻。

操作　针刺宜向下斜刺0.5寸。艾条灸3~7分钟。《铜人》：针五分，灸三壮。

文献摘要　《素问·水热穴论》云："五脏俞旁五，此十者，以泻五脏之热也。"肝俞旁为魂门，可泻肝之热。

《甲乙经》云："魂门，在第九椎下两旁各三寸陷者中，足太阳脉气所发。正坐取之，刺入五分，灸五壮。"又云："胸胁胀满，背痛恶风寒，饮食不下，呕吐不留住，魂门主之。"

《外治秘要》云："主胸胁胀满，背痛，恶风寒，饮食不下，呕吐不留住。"

《千金要方》以魂门配膝阳关治"呕吐不住，多涎"之证，今名"《千金》魂门阳关和胃方"。

《太平圣惠方》用以治疗"腹中雷鸣，大便不节，小便赤黄"等证。

《针灸聚英》云："主尸厥走疰，胸背连心痛，食饮不下，腹中雷鸣，大便不节，小便赤黄。"

《明堂灸经》云：灸魂门，"主食饮不下，腹中雷鸣，大便不节，赤黄，呕吐不住，多涎。"

《窦太师针经》云："魂门二穴，在背部第九椎骨下两旁各开三寸，正坐取之。足太阳脉气所发。针入一分，沿皮向外一寸半，灸二七壮。治浑身百节疼痛，体热或劳嗽，泻；气不升降，补。"

（48）阳纲

释名　本穴在胆俞之旁，持胆阳之纲纪，行疏泄之职，故《会元针灸学》释云："阳纲者，肝之阳为胆，胆又为中正之官，决断出焉，肝为将军之官，谋虑出焉。持胆阳之纲纪，故名阳纲。"

位置　在第十椎下两旁各三寸陷者中。（《甲乙经》）

取穴　平第10胸椎棘突下，中枢旁开3寸，俯卧取之。

主治　肠鸣，腹痛，泄泻，黄疸，消渴。

操作　针刺宜向下斜刺0.5寸。艾条灸3～7分钟。《铜人》：针五分，灸三壮。

文献摘要　《甲乙经》云："阳纲，在第十椎下两旁各三寸陷者中，足太阳脉气所发。正坐取之，刺入五分，灸三壮。""食饮不下，腹中雷鸣，大肠不节，小便赤黄，阳纲主之。"

《类经图翼》云："主治肠鸣腹痛，食不下，小便涩，身热，消渴目黄，腹胀泄痢。"

《针灸聚英》云："肠鸣腹痛，饮食不下，小便赤涩，腹胀身热，大便不节，泄泻赤黄，不嗜食，怠惰。"

《明堂灸经》云：灸阳纲三壮，"主食不下，腹中雷鸣，大小便不节，黄水，小便黄，肠鸣泻注，消渴，身热面黄，怠惰，目黄，不嗜食。"

《普济方》云："治小儿饮水不歇，面目黄者，灸阳纲各一壮"。

按语　阳纲住于胆俞之旁，持胆阳之纲纪，行疏泄之职司，而具调达少阳枢机、和解少阳、透理三焦之功。伍脾俞、胃俞、中脘、食窦、内关，方名"阳纲柴胡证方"，适用于肝胆、胃肠疾病而具柴平汤证者。

（49）意舍

释名　《灵枢·本神》云："脾藏荣，荣舍意"。本穴位居脾俞两旁，为脾之舍，故名意舍。

位置　在第十一椎下两旁各三寸陷者中。（《甲乙经》）

取穴　平第11胸椎棘突下，脊中旁开3寸，俯卧取之。

主治　腹胀，肠鸣，泄泻，呕吐，饮食不下，消渴。

操作　针刺宜向下斜刺0.5寸。艾条灸3~7分钟。《铜人》：针五分，灸五十壮至百壮。

文献摘要　《素问·水热穴论》云："五脏俞旁五，此十者，以泻五脏之热也。"意谓脾脏之俞为脾俞，其旁为意舍，可泻脾经之热。

《甲乙经》云："意舍，在第十一椎下两旁各三寸陷者中。足太阳脉气所发。刺入五分，灸三壮。"又云："腹满胪胀，大便泄，意舍主之。""消渴身热，面赤黄，意舍主之。"

《针灸资生经》伍中脊俞治"肾虚消渴，汗不出，腰脊不得俯仰，腹胀胁痛"之证。

《针灸聚英》云："主腹满虚胀，大便滑泄，小便赤黄，背痛恶风寒，食饮不下，呕吐，消渴，身热目黄。"

《明堂灸经》云：灸意舍三壮，五十壮至一百壮止，"主腹满虚胀，大便泄滑，消渴，面黄，嗜饮，目赤。"

《普济方》云："主治大肠泄痢脓血，穴意舍，灸一百壮（小儿减之），又灸小肠俞七壮。"今名"《普济》意舍灸痢方"。

按语　意舍位于脾俞之旁，为脾之营舍，而具健脾渗湿、除满消胀之功。合脾俞、胃俞、食窦、梁丘，方名"意舍食窦健胃方"，为治脾胃虚弱之要伍。伍三焦俞、脾俞、肾俞、肺俞、阳纲、关元，益气育阴，生津止渴，方名"意舍四俞阳关消渴方"，为治疗消渴证之良方。

(50) 胃仓

释名　《会元针灸学》释云："胃仓者，胃为仓廪之官，五味出焉，在胃俞之旁，故名胃仓。"

位置　在第十二椎下两旁各三寸陷者中。(《甲乙经》)

取穴　平第12胸椎棘突下，督脉旁开3寸，俯卧取之。

主治　腹胀，胃脘痛，脊背痛，水肿，小儿食积。

操作　针刺宜向下斜刺0.5寸。艾条灸3~7分钟。《铜人》：针五分，灸五十壮。

文献摘要　《甲乙经》云："胃仓，在第十二椎下两旁各三寸陷者中。足太阳脉气所发。刺入五分，灸三壮。"又云："腹胀水肿，食饮不下，多寒，胃仓主之。"

《针灸大成》云："背脊痛不得俯仰。"

《针灸资生经》用此穴配意舍、膈关治"食饮不下"之证，今名"《资生》胃仓舍关方"，为腹胀脘痛、食积水肿之用方。

《针灸聚英》云："腹满虚胀，水肿，食饮不下，恶寒，背脊痛，不得俯仰。"

《明堂灸经》云：灸胃仓三壮，"主腹内虚胀，水食不消，恶寒，不能俯仰，水肿肤胀，食饮不下。"

(51) 肓门

释名　《会元针灸学》云："肓门者，膈之门也，是精气生育之根源，三焦之所属。上通膏肓，下通胞肓，皆精气发源、阴阳朝会之处，邪弗能伤。因先天不足，六气七情而乘之，渐为劳形，证入膏肓，不可为也。心出为膏，肾出为肓，心肾相交而通于背，故名肓门。"

位置　在第十三椎下两旁各三寸，入肘间。(《甲乙经》)

取穴　平第1腰椎棘突下，悬枢旁开3寸，俯卧取之。

主治 上腹痛，痞块，便秘，妇人乳疾，心下大坚。

操作 刺宜直刺0.5寸。艾条灸5～10分钟。《铜人》：灸三十壮，针五分。

文献摘要 《甲乙经》云："肓门，在第十三椎下两旁各三寸，入肘间。足太阳脉气所发。刺入五分，灸三壮。""妇人乳余疾，肓门主之。"

《针灸聚英》云："主心下痛，大便坚，妇人乳疾。"

《明堂灸经》云：灸肓门三十壮，"主心下肓大坚，妇人乳有余疾。"

按语 肓门位于三焦俞之旁，为肾元朝会之处，具通理三焦、养肝肾、调冲任、交通心肾之功。伍脾俞、胃俞、大肠俞、食窦，名"肓门三俞食窦方"，可疗痞块、便秘之证。伍肝俞、期门、太冲、侠溪，名"肓门消癖化癥方"，可舒肝理气，调冲任，化痰软坚，而治乳癖、妇科癥瘕。乳癖可加天宗，癥瘕加三阴交。

（52）志室

别名 精宫。

释名 志室，别名精宫，位居肾俞之两旁。《会元针灸学》释云："志室者，肾为作强之官，伎巧出焉。肾为藏志之室，与肾俞相通，故名"。

位置 在第十四椎下两旁各三寸陷者中。（《甲乙经》）

取穴 平第2腰椎棘突下，命门旁开3寸，俯卧取之。

主治 遗精，阳痿，小便不利，水肿，腰脊强痛。

操作 针刺宜直刺0.5～1寸。艾条灸5～10分钟。《铜人》：针五分，灸三壮。

文献摘要 《素问·水热穴论》云："五脏俞旁五，此十者，以泻五脏之热也。"肾俞之旁为志室，可泻肾经之热。

《甲乙经》云："志室，在第十四椎下两旁各三寸陷者中，足太阳脉气所发。正坐取之，刺入五分，灸三壮。""腰痛脊急，胁中满，小腹坚急，志室主之。"

《铜人》云："治腰脊强痛，食饮不消，腹中坚急，阴痛下肿，失精，小便淋漓。"

《针灸聚英》云："主阴肿阴痛，背痛腰脊强直，俯仰不得，饮食不消，腹强直，梦遗失精，淋沥，吐逆，两胁急痛，霍乱。"

《明堂灸经》云：灸志室三壮，"主腰脊痛急，食不消，腹中坚急，阴痛下肿，并疗之脊强，两脊急痛，失精，小便淋漓。"

按语 志室与肾俞之气通，有益肾元、强腰脊、促气化之功，而用于阳痿遗精、水肿、小便不利、腰脊强痛之证。志室伍三阴交，其奏补肝肾、强腰膝、固精关之功，为治阳痿、遗精、水肿、阴中痛、腰脊强痛之穴对。治阳痿，伍肾俞补肾元、壮命门，伍次髎泻精室虚火而存阴，取肾之原穴太溪通经气、补肾元，足三里补脾胃以培后天之本，关元益气壮阳兴宗筋，七穴共用，方名"志室益肾壮阳方"，俾肾元足、命门壮、宗筋兴，则阳痿可愈。

(53) 胞肓

释名 胞有二义，一胞中，二溲脬也。"肾藏精，肾者水脏，主津液"，"膀胱者，津液之府也"。肾与膀胱相表里，该穴在膀胱俞之旁"，为精津转输于背部之处，故名胞肓。

位置 在第十九椎下两旁各三寸陷者中。(《甲乙经》)

取穴 平第2骶后孔，督脉旁开3寸，俯卧取之。

主治 肠鸣，腹胀，腰脊痛，癃闭，大便难，阴肿。

操作 直刺1～1.5寸。艾条灸5～10分钟。《铜人》：针五分，灸五七壮。

文献摘要 《甲乙经》云："胞肓，在第十九椎下两旁各三寸陷者中，足太阳脉气所发。伏而取之，刺入五分，灸三壮。"又云："腰脊痛，恶风，少腹满坚，癃闭下垂，不得小便，胞肓主之。"

《千金方》以胞肓伍秩边，治"癃闭下垂，不得小便"之证。今名"《千金》胞肓癃闭灸方"。

《太平圣惠方》云："食不消，腹中坚急。"

《针灸聚英》云："主腰脊急痛，食不食，腹坚急，肠鸣，淋漓，不得大小便，癃闭下肿。"

《明堂灸经》云：灸胞肓三壮，"主腰脊痛急，食不消，腹内坚急，阴痛下肿，并疗之恶气，腰背卒痛。"

按语　胞肓位于膀胱俞之旁，具通阳化气、强筋活络、通利小便之功。《千金方》以胞肓伍秩边治小便不利之证；《明堂灸经》谓灸胞肓三壮，"主腰脊痛，阴肿"之证。

（54）秩边

释名　秩，序次也；边，有旁、远之义。太阳经背部诸穴按秩序排列，本穴位于下边际处，故名秩边。

位置　在第二十一椎下两旁各三寸陷者中。（《甲乙经》）

取穴　胞肓直下方，督脉旁3寸，当骶骨裂孔旁开四横指处，俯卧取之。

主治　腰骶痛，下肢痿痹，小便不利，阴痛，痔疾，大便难。

操作　直刺1.5~2寸。艾条灸5~10分钟。《铜人》：针五分。《明堂》：灸三壮，针三分。

文献摘要　《甲乙经》云："秩边，在第二十一椎下两旁各三寸陷者中，足太阳脉气所发。伏而取之，刺入五分，灸三壮。"又云："腰痛骶寒，俯仰急难，阴痛下垂，不得小便，秩边主之。"

《针灸聚英》云："主五痔发肿，小便赤，腰痛。"

《明堂灸经》云：灸秩边三壮，"主腰痛不能俯仰，小便赤黄，尻重不能举，五痔发肿。"

按语 秩边位于腰骶部腰俞之旁，有舒筋通络、缓急止痛、通腑润肠之功。《甲乙经》用治"腰痛骶寒，俯仰急难，阴痛下垂，不得小便"之证；《针灸聚英》用以"主五痔发肿，小便赤，腰痛。"风寒湿痹，或腰椎病伴大腿疼痛者，有秩边、环跳、承扶、阳陵泉之伍，方名"秩边环承阳陵方"。秩边、次髎、合阳、承山均属足太阳膀胱经之穴，膀胱经其别行经脉于肛，故针刺四穴能舒达太阳经气而散瘀消肿；又长强乃督脉经穴，且为本经之络穴，别走任脉，居于肛门后方，有疏理局部经气、消热除湿、消肿止痛之功。故五穴相配，其散瘀消肿之功益彰，而痔疮可痊，方名"秩边承山长强方"。

(55) 合阳

释名 阳者，足太阳也；合者，合并、汇合之义。本穴为足太阳膀胱经"入腘中"之支脉与"下合腘中"之支脉相会合之处，故名合阳。

位置 在膝约纹中央下二寸。(《甲乙经》)

取穴 在委中直下 2 寸，腓肠肌二头之间，当委中与承山连线上取之。

主治 腰脊痛，下肢酸痛，麻痹，崩漏，疝痛。

操作 直刺 1 ~ 2 寸。艾条灸 5 ~ 10 分钟。《铜人》：针六分，灸五壮。

文献摘要 《甲乙经》云："合阳，在膝约纹中央下二寸，刺入六分，灸五壮。

《铜人》云："治腰脊强引腹痛，阴股热，膝胻酸肿，履步难，寒疝阴偏痛，女子崩中。"

《针灸聚英》云："主腰脊强引腹痛，阴股热，胻酸肿，步履难，寒疝阴偏痛，女子崩中带下。"

《针灸大全》治"五种痔疾，攻痛不已"，针合阳、内关、长强、承山。今名"《大全》合阳承强五痔方"。

《窦太师针经》云："合阳二穴，在足委中穴下二寸。针入二寸半，灸三七壮。治痔漏证。"

《明堂灸经》云：灸合阳五壮，"主腰脊强痛引腹，膝股热，胻酸重，癞疝，女子崩中，腹中下痛，肠癖，阴偏暴败痛。"

按语 合阳为治腰脊痛，下肢痿痹之要穴。腰脊痛，以合阳伍太阳经肾俞、委中，督脉经之腰阳关；下肢痿痹，以合阳伍阴陵泉、阳陵泉、膝阳关。故七穴相伍，立"合阳陵关通痹方"，为治腰腿病之良方。治痔疮，《窦太师针经》以合阳伍委中，《针灸大全》以合阳伍内关、长强、承山，故以此五穴立方，名"合阳五穴消痔方"，以其通腑气、散瘀肿而愈病。

(56) 承筋

别名 腨肠、直肠、直阳。

释名 穴位于腓肠肌肌腹中央，正当太阳经筋之所在，是其分支所结之处，具承受腰背筋脉之力，故名承筋。

位置 在腨肠中央陷者中。(《甲乙经》)

取穴 于合阳与承山连线的中点，当腓肠肌肌腹中央取之。

主治 小腿痛，膝酸重，痔疾，腰背拘急，霍乱转筋。

操作 不宜针刺，宜艾条灸 5~10 分钟。《铜人》：灸三壮，禁针。《千金方》：禁针。

文献摘要 《素问·刺腰痛》云："会阴之脉令人腰痛，痛上漯漯然汗出，汗干令人欲饮，饮已欲走。刺直阳之脉上三痏，在跷上郄下五寸横居，视其盛者出血。"会阴之脉，为足太阳之中经，其脉循腰会于后阴，故云会阴之脉。直阳之脉，乃足太阳经脉在下肢直行的一段经脉。"踹上郄下五寸横居"即承筋穴，视血络充盈者刺之使其出血。

《甲乙经》云："承筋，一名腨肠，一名直肠，在腨肠中央陷者中。足太阳脉气所发。禁不可刺，灸三壮。""寒热篡后出，瘛疭，脚腨酸重，战栗不能久立，脚急肿，跗痛筋足挛，少腹引喉嗌，大便难，承筋主之。""大肠实，则腰背痛，痹寒转筋，头眩痛，虚则鼻衄癫疾，腰痛溅溅然汗出，令人欲食而走，承筋主之。""痔篡痛，承筋主之。""霍乱胫痹不仁，承筋主之。"

《铜人》云："治寒痹转筋，支肿，大便难，脚腨酸重，引少腹痛，鼻鼽衄，腰背拘急，霍乱。"

《针灸聚英》云："主腰背拘急，大便秘，腋肿，痔疮，胫痹不仁，腨酸，脚急跟痛，腰痛，鼻鼽衄，霍乱转筋。"

《千金方》云："霍乱已死有暖气者，灸承筋七壮。起死人，又以盐内脐中，灸二七壮。"

《普济方》云："治大便难，灸七椎旁各一寸七壮，又承筋三壮。"

《明堂灸经》云："头痛，寒热汗不出，恶寒，支肿，大便难，脚挛，脚足酸，脚急跟痛，脚筋急痛兢兢，足下热，不能久立，胫痹不仁，转筋霍乱，瘛疭，脚酸，腰痛如折，脚腨酸痛重，引小腹及腰脊痛，恶寒，痔痛，指下肿，鼻鼽衄。"

按语 承筋当足太阳经筋之所在，承受腰背筋脉之力，具有疏经通络、强筋濡脉之功。《素问·刺腰痛》有刺承筋以治腰痛的记载，故此穴为治腰痛之要穴。后世医家发展应用，如《铜人》用治"寒痹转筋""大便难""霍乱"之证；《千金方》治"霍乱"灸承筋七壮；《普济方》"治大便难，灸七椎旁各一寸七壮，又承筋三壮。"

（57）承山

别名　鱼腹、肉柱、肠山、伤山。

释名　以其可承受全身如山之重，当挺身用力时，穴处分肉特征尤为明显，故名承山。

位置　在兑腨肠下分肉间陷者中。(《甲乙经》)

取穴　于腓肠肌肌腹下，伸小腿时，当肌腹下出现交角处取之。

主治　腰痛，腿痛转筋，痔疾，便秘，脚气。

操作　直刺 0.5 ~ 0.8 寸。艾条灸 5 ~ 10 分钟。《铜人》：灸一壮，针七分。

文献摘要　《甲乙经》云："承山，一名鱼腹，一名肉柱，在兑腨肠下分肉间陷者中。刺入七分，灸三壮。""虮䘌，腰脊脚腨酸重，战栗不能久立，腨如裂，脚跟急痛，足挛引少腹痛，喉咽痛，大便难䐜胀，承山主之。""寒热篡反出，承山主之。"

《铜人》云："治腰背痛，脚腨重战栗不能立，脚气膝下肿，霍乱转筋，大便难。"

《马丹阳天星十二穴主治杂病歌》云："承山名鱼腹，腨肠分肉间。善治腰疼痛，痔疾大便难。脚气并膝肿，辗转战疼酸。霍乱及转筋，穴中刺便安。"

《针灸聚英》云："主大便不通，转筋，痔肿，战栗不能立，脚气，膝肿，胫酸脚跟痛，筋急痛，脚气膝下肿，霍乱，急食不通，伤寒水结。"

《针灸大全》治"脏毒肿痛，便血不止"，针承山、内关、肝俞、膈俞、长强，今名"《大全》承山便血方"；"治老人虚损，手足转筋，不能举动"，取承山、照海、阳陵泉、临泣、太冲、尺泽、合谷，今名"《大全》承山虚损方"。

《玉龙经》"痔瘘"篇歌云："九般痔疾最伤人，穴在承山妙如神。纵饶大痛呻吟者，一刺长强绝病根"。斯书"六十六穴治证"篇云："承山，在兑端腨肠腿肚下，分肉间，离足跟上八寸。治腰脊腿足拘挛，寒湿脚膝肿痛，大便难，痔疮、肠风，脏毒，便痛，霍乱，转筋。"

《窦太师针经》云："承山二穴，又名玉柱，又名鱼腰。在足兑腨肠下分肉间陷中，挺腹取之。平针入二寸半，灸三七壮。治痔漏便血，脏毒，霍乱转筋，看证补泻。"

《明堂灸经》云承山："又名鱼腹、伤山、肉柱。灸五壮。主头项痛，鼻衄，大便难，脚挛，脚胫酸，脚急跟痛，脚筋急痛兢兢，足下热，不能久立，寒热，癫疾，脚腨酸痛，膝腰腨重，起坐难，小腹疝气游行五脏，腹中切痛，转筋霍乱，久痔肿痛。"

按语 承山乃足太阳膀胱经穴，具敷布阳气、舒筋通络、调理肠腑、凉血疗痔之功，为治疗腰腿痛、痔疮、便秘、脚气病之要穴，故《肘后歌》有"五痔原因热血作，承山须下病无踪"之验。《席弘赋》有"阴陵泉治心胸满，针到承山饮食思"之治。阴陵泉为脾经之合穴，有健运中宫、司运化、调水液、利水湿之功。二穴相伍，方名"承山阴陵刺方"，具升清降浊、消食化饮、利水渗湿之功，为治痰饮食积而致心胸痞满证之良方，故适用于胃及十二指肠溃疡、冠心病心绞痛等病。

（58）飞扬

别名 飞阳、厥阳。

释名 《灵枢·经脉》名飞阳；《甲乙经》名飞扬，又名厥阳。因足太阳循行由承山穴至本穴为斜行之势而得名。

位置 在足外踝上七寸。（《甲乙经》）

取穴 于承山外侧下方，当昆仑上7寸处取之。

主治 头痛，肌肤寒热，目眩，鼻塞，鼻衄，腰痛，腿软无力，小便不通。

操作　直刺 0.7～1 寸。艾条灸 5～10 分钟。《铜人》：针三分，灸三壮。

文献摘要　《灵枢·经脉》云："足太阳之别名曰飞阳，去踝七寸，别走少阴。实则鼽窒头背痛，虚则鼽衄，取之所别也。"

《灵枢·根结》云："足太阳根于至阴，溜于京骨，注于昆仑，入于天柱、飞扬也。"此言手足六阳之经，皆自井而入于络也。足太阳膀胱经，根于至阴之井，流于京骨之原，注于昆仑之经，入于天柱之在头者，络于飞扬之在足者。"此所谓十二经者，盛络皆当取之"，故为"《灵枢》足太阳盛络刺"之要穴。

《灵枢·四时气》云："小腹痛肿，不得小便，邪在三焦约，取之太阳大络"。马莳认为："此言刺邪在三焦之法也。"又云："足太阳大络而刺之，即飞扬穴。"三焦者，决渎之官，水道出焉，失司则见小便不通。且三焦分属胸腹，是水谷出入之道路，故三焦气化失司，必导致膀胱气化失序，而致小便不通，故取膀胱之络穴飞扬治之。

《灵枢·寒热病》云："皮寒热者，不可附席，毛发焦，鼻槁腊，不得汗。取三阳之络，以补手太阴。肌寒热者，肌痛毛发焦而唇槁腊，不得汗。取三阳于下以去其血者，补足太阴以出其汗。"盖太阳为三阳也，太阳主表，肺主皮毛，故宣泻其邪，取膀胱经之络穴飞扬；又当取手太阴之络穴列缺以补之。脾主肌肉，主唇。脉外之血气，充肤热肉生毫毛。寒热在肌肤，故"肌痛，毛发焦而唇槁腊，不得汗。"治之当取足太阳之络飞扬以去其血中寒热，又取足太阴之络公孙以资水谷之汗。今名"《灵枢》飞扬公孙寒热方"。

《素问·刺腰痛》云："飞阳之脉令人腰痛，痛上怫怫然，甚则悲以恐，刺飞阳之脉，在内踝上五寸，少阴之前与阴维之会。"《灵枢·经脉》："足太阳之别，名曰飞扬。"故飞阳之脉，指足太阳经之别络，即飞扬也。该处尝为足少阴与阴维交会处，腰为肾之外府，意不乐、悲恐，均之肾病也，故刺之可疗上述诸证。

《甲乙经》云："飞扬，一名厥阳，在足外踝上七寸，足太阳络别走少阴者。刺入三分，灸三壮。"又云："身懈寒，少气，热甚恶人，心惕惕然，取飞扬及绝骨、跗下临泣，立已，淫泺胫酸，热病汗不出，皆主之。""痔，篡痛，飞扬、委中及扶承主之。""下部寒，热病汗不出，体重，逆气头眩，飞扬主之。""疟，实则腰背痛，虚则鼽衄，飞扬主之。""腰痛，颈项痛，历节汗出而步履寒，复不仁，腨中痛，飞扬主之。""癫狂疾，体痛，飞扬主之。""痉互折，飞扬主之。"

《普济方》云："治疟，实则腰背痛，虚则鼽衄，穴飞扬，灸七壮。"

《明堂灸经》云："又名厥阳，灸三壮，主颈项疼，历节风，足指不得屈伸，汗出，腰痛如折，腨中痛，寒疟，癫疾，吐舌，下部寒热汗不出，体重，狂疟，头目眩痛，痉，体反折，脊暴伤痛，野雉痔，逆气头热，鼻鼽衄，足痿失履不收"之证。

《针灸聚英》云："主痔肿痛，体重，起坐不能，步履不收，脚腨酸肿，战栗，不能久立久坐，足指不能屈伸，目眩目痛，历节风，逆气，癫疾，寒疟。实鼽室，头背痛，泻之；虚则鼽衄，补之。"

《玉龙经·六十六穴治证》云："飞扬，别走少阴，在踝上九寸。治诸癫，头目昏沉，颈项强痛，腰腿、手足历节风，鼻鼽衄血，疟寒热，痔疮。"

《子午流注说难》云："足少阴络，别走少阴。"又云：

"证治：血痔，历节风，足指不得屈伸，头目眩，逆气虬衄，癫疾寒疟。"

按语 飞扬为足太阳之络穴，别走足少阴肾，具宣发太阳经气、舒筋通络、清热利湿、消肿止痛之功。《内经》用以治鼻渊，鼻衄，小腹痛肿，不得小便，皮寒热不得汗，腰痛，悲恐等证。临床多用于治疗头痛，坐骨神经痛，精神分裂症，痔疮，肾炎，膀胱炎等病。

（59）跗阳

释名 跗，同"趺"，即足背部。《甲乙经》云："跗阳，阳跷之郄，在足外踝上三寸，太阳前，少阳后，筋骨间"，故名。

位置 在足外踝上三寸。（《甲乙经》）

取穴 足外踝后昆仑直上 3 寸取之。

主治 头重，头痛，腰骶痛，外踝红肿，瘫痪。

操作 直刺 0.5～寸。艾条灸 5～10 分钟。《素注》：针六分，留七呼，灸三壮。《明堂》：灸五壮。

文献摘要 《灵枢·卫气》云："足太阳之本，在跟以上五寸中，标在两络命门，命门者，目也。"马莳认为足太阳之本穴为跗阳，标穴为睛明穴。二穴相伍，今名"《灵枢》足太阳标本刺"，具通达太阳经气之功。

《卫生宝鉴》云："足太阳，跗阳，风痹不仁，四肢不举。"

《甲乙经》云："跗阳，阳跷之郄，在足外踝上三寸，太阳前，少阳后，筋骨间。刺入六分，留七呼，灸三壮。""痿厥风头重，颈痛，枢股腨外廉骨痛，瘛疭，痹不仁，振寒，时有热，四肢不举，跗阳主之。"

《针灸聚英》谓跗阳"主霍乱转筋，腰痛不能久立，坐不能起，髀枢股腨痛，痿厥风痹不仁，头重颏痛，时有寒热，四肢不举"之证。

《明堂灸经》云：灸跗阳，"主痿厥风痹，头重痛，腨外廉骨痛，四肢不举，瘈疭，风痹不仁，时有寒热"之证。

《玉龙经·六十六穴治证》云："跗阳，在外踝上三寸，阳跷郄，太阳后，少阳前，筋骨间。治腰腿胯胫急，酸痛，四肢不举"。

按语 跗阳为足太阳经之本穴。本者，经脉血气由此而出也。故本穴具敷布太阳经气、强筋濡脉、疏经通络之功，而用于头痛、瘫痪、腰骶痛之证。《明堂灸经》谓灸跗阳以治瘈疭，盖因跗阳乃阳跷脉之郄穴，主治"阴缓而阳急"之证。

（60）昆仑

别名 内昆仑、下昆仑。

释名 《子午流注说难》释云："昆仑乃足太阳所行之经穴。膀胱为水府，此穴居踝后，较井、荥、输、原各穴皆高，昆仑乃水之高原，故以此名其穴。"

位置 在足外踝后，跟骨上陷中，细脉动应手。（《甲乙经》）

取穴 在外踝与跟腱之中央凹陷部取之。

主治 头痛，项强，目眩，鼻衄，肩臂拘急，痹证，脚跟痛，小儿痫证，难产，及《灵枢·口问》中欠、哕、唏、振寒寒栗、噫、嚏、嚲、泣涕出、太息、涎下、耳鸣、啮舌十二邪诸证。

操作 直刺0.5寸。艾条灸3~5分钟。孕妇禁针。《素注》：针五分，留十呼。《铜人》：针三分，灸三壮。

文献摘要 《灵枢·寒热病》云："骨痹，举节不用而痛，汗注烦心，取三阳之经补之。"马莳注云："此言刺骨痹之法也。骨痹已成，节不能举而痛，汗注于外，心烦于内，正以肾主骨。又其脉之支者，从肺出络心注胸中，故病如是也。

当取足太阳膀胱之经穴昆仑以补之，盖膀胱与肾相表里也。"

《灵枢·口问》云："凡此十二邪者，皆奇邪之走空窍者也。故邪之所在，皆为不足。故上气不足，脑为之不满，耳为之苦鸣，头为之苦倾，目为之眩；中气不足，溲便为之变，肠为之苦鸣；下气不足，则乃为痿厥心悗。补足外踝下留之。""补外踝下留之"，即取足太阳之昆仑穴也。盖膀胱者，津液之腑，受脏腑之津而藏之。昆仑乃膀胱之经穴，导膀胱之津水，上通于天，上、中、下之气并，则诸疾悉除。在推拿中多以双手拿昆仑对太溪，揉运之以作收功。

《甲乙经》云："昆仑，火也，在足外踝后，跟骨上陷中，细脉动应手。足太阳脉之所行也，为经。刺入五分，留十呼，灸三壮。""痓脊强，头眩痛，脚如结，腨如裂，昆仑主之。""疟多汗，腰痛不能俯仰，目如脱，项如拔，昆仑主之。""疟不渴，间日作，昆仑主之。""大风，头多汗，腰尻腹痛，腨跟肿，上齿痛，脊背尻重，不欲起，闻食臭，恶闻人音，泄风从头至足，昆仑主之。""癫疾目𥆧𥆧，鼽衄，昆仑主之。""风从头至足，痫瘈，口闭不能开，每大便腹暴满，按之不下，嚏，悲喘，昆仑主之。"

《马丹阳天星十二穴主治杂病歌》云："昆仑足外踝，跟骨上边寻。转筋腰尻痛，暴喘满冲心。举步行不得，一动即呻吟。若欲求安乐，须于此穴针。"

《针灸聚英》云："主腰尻脚气，足腨肿不得履地，衄，腘如结，踝如裂，头痛，肩背拘急，咳喘满，腰脊内引痛伛偻，阴肿痛，目眩，目痛如脱，疟多汗，心痛与背相接，妇人字难，胞衣不出，小儿发痫瘛疭。"

《针灸大全》治"足外踝红肿，名穿踝风"，取昆仑、足临泣、丘墟、照海。今名"《大全》外踝肿刺方"。

《玉龙经》"脚肿"篇歌云："脚跟红肿草鞋风，宜向昆仑穴上攻。再取太溪共申脉，此针三穴病相同。"今名"《玉龙》足跟肿刺方"。"昆仑"歌云："昆仑足外踝，后向足跟寻。腨肿腰尻痛，脚胯痛难禁。头痛肩背急，气喘上冲心。双足难行履，动作即呻吟。要得求安乐，须将穴下针"。斯书"六十六穴治证"篇云："昆仑，为经火。在外踝后腿骨上，大筋后五分，细脉应手。治腰尻膝足风寒湿痹，肿痛，暴喘上气，诸痫，便毒。"

《神灸经纶》云："足腨肿不得履地，昆仑。"

《窦太师针经》云："昆仑二穴，火也。在足外踝骨后，后跟骨上陷中。足太阳脉所行为经。横针透吕细穴，灸三七壮或五十壮。治腰尻胁肋疼，泻；左瘫右痪，半身不遂，四肢拘挛，外踝红肿，寒湿脚气，两足生疮，看证补泻。此穴有动脉应手是穴。余证同阴陵泉穴。"

《明堂灸经》谓：灸昆仑十壮，"主目眩不明……恶风寒，目急痛赤肿，头热，鼻衄衄，腹痛满，暴喘，腹胀满不得息，不得大便，洞泄，体痛，霍乱，尻腰肿，腨跟肿，脚如结，踝如裂，不得履地，狂易，大风痫瘛，口闭不得开，疟多汗，疟逆，小儿阴肿，头眩痛，脚痿，转筋，尸厥，中恶吐逆，欬喘为胀痛"之证。

《子午流注说难》云："证治：腰尻痛，足腨肿，不得履地，衄衄，腘如结，踝如裂，头痛，肩背拘急，喘咳暴满，阴肿痛，小儿发痫瘛疭。"

按语　昆仑乃足太阳脉所行为经之穴，具敷布太阳经气、疏通经络、舒筋缓节、理胞宫之功。《内经》以肾与膀胱相表里，取昆仑转输阳气、敷布清津之功，而治骨痹；又以其具导膀胱之津水敷布于上，而治十二邪，乃"病在上，取之下"之义。治外踝及足跟红肿，《玉龙经》有伍太溪、申脉之用；治外踝肿痛，《肘后歌》有"脚膝经年痛不休，内外踝边用意求。穴号昆仑并吕细，应时消散即时瘳"之验，《针灸大全》有昆仑、足临泣、丘墟、照海之伍。一穴昆仑，分别辅以原、络、俞、募、八会穴、郄穴及八脉交会穴，验诸临床，每收卓功。如昆仑伍髓会绝骨，名曰"昆仑髓会刺"，俾其气上达巅顶，下贯足指，共奏调达枢机、密髓健骨、舒筋活络、理气止痛之功，用于头项强痛、腰脊及足踝肿痛之证。在临床施行推拿手法时，又多以昆仑对拿太溪为收功之法。盖因昆仑以敷布津液，通达身之阳；太溪乃足少阴肾之原穴、输穴，以补肾滋阴而益精。二穴乃互为表里脏腑之相伍，共奏培补肾元、敷布阳气、荣督濡冲、强筋健骨之功，为强身祛疾必用之方。

（61）仆参

别名 安邪。

释名 仆，仆人；参，参拜。穴位于足跟外侧，昔时仆人参拜主人时常行屈膝礼，此时足跟向上显露，此穴正当最容易暴露之处，故名仆参。

位置 在跟骨下陷者中。（《甲乙经》）

取穴 外踝后下方，昆仑直下，当跟骨凹陷中之赤白肉际取之。

主治 下肢痿弱，足跟痛，霍乱转筋，癫痫，脚气膝肿。

操作 直刺0.3~0.5寸。艾条灸3~5分钟。《铜人》：针三分，灸七壮。

文献摘要 《素问·刺腰痛》云："同阴之脉令人腰痛，痛如小锤居其中，怫然肿。刺同阴之脉，在外踝上绝骨之端，为三痏。"此乃论阳跷之脉令人腰痛。阴、阳跷脉均起自足踝下，阴阳交并，故称同阴之脉。其脉行健，故名曰跷。络脉运行受阻，不能上行则痛。阳跷脉起于外踝下足太阳之申脉，为阳跷所生，仆参为阳跷之本，跗阳为阳跷之郄穴，故刺三穴治之。今名"《素问》同阴三痏方"。

《甲乙经》云："仆参，一名安邪，在跟骨下陷者中，拱足得之。足太阳脉之所行也，为经。刺入五分，留十呼，灸三壮。""腰痛不可举，足跟中踝后痛，脚痿，仆参主之。""癫疾僵仆，转筋，仆参主之。""暴霍乱，仆参主之。""小儿马痫，仆参及金门主之。"

《针灸聚英》云："主足痿失履不收，足跟痛不得履地，霍乱转筋，吐逆，尸厥，癫痫，狂言见鬼，脚气膝肿。"

《窦太师针经》云："仆参二穴，在足后踝骨下陷中，拱足取之。平针三分，灸七壮。治足跟红肿，冻疮，痰壅盛，头重如石，看证补泻。"

《明堂灸经》云：仆参又名安邪，灸七壮，"主足跟下踝后痛，足痿失履不收，癫疾马痫，吐舌鼓颔，狂言见鬼，恍惚，尸厥，烦痛，转筋霍乱，小儿马痫，张口摇头，身反折，马鸣"之证。

按语 仆参为阳跷之本，阳跷起于申脉，跗阳为阳跷之郄穴，故今名为"《素问》同阴三痛方"而主治腰痛。本穴伍承山、太溪、昆仑，方名"仆参足跟痛方"，以治足跟痛。方中仆参、承山、昆仑乃膀胱经穴，以敷布津液，转输太阳经气；足少阴经输穴太溪滋肾阴，濡筋脉，二穴相伍，有芍药甘草汤之效。

（62）申脉

别名 阳跷、鬼路。

释名 申，通"伸"，伸展之义；脉，经脉。穴居膀胱经，又是阳跷脉的起点，由此而向阳跷伸展，故名申脉。

位置 在足外踝下陷者中容爪甲许。（《甲乙经》）

取穴 于外踝正下方凹陷中取之。

主治 痫证，癫狂，头痛，眩晕，腰腿酸痛。

操作 直刺0.3寸。艾条灸3~5分钟。《铜人》：针三分。

《素注》：留七呼，灸三壮。

　　文献摘要　《甲乙经》云："申脉，阳跷所生也，在足外踝下陷者中容爪甲许。刺入三分，留六呼，灸三壮。""寒热颈腋下肿，申脉主之。""腰痛不能举足，少坐，若下车踬地，胫中燆燆然，申脉主之。""癫狂，互引僵仆，申脉主之。"

　　《针灸聚英》云："主风眩，腰脚痛，胻酸不能久立，如在舟中，劳极，冷气逆气，腰髋冷痹，脚膝屈伸难，妇人血气痛，洁古曰：痫病昼发，灸阳跷。"

　　《针灸大全》治"女子大便不通"，取申脉、照海、阳陵泉、三阴交、太溪。今名"《大全》照海益坤通便方"。

　　《玉龙经·六十六穴治证》篇云："申脉，通阳跷。在外踝下容爪甲，白肉际。治一身四肢拘挛痛肿，麻痹疼痛，历节风，头风，眉棱疼痛，目赤，鼻衄，耳聋，女人吹乳。"

　　《窦太师针经》云："申脉二穴，在外踝骨下赤白肉际，容爪甲陷中，垂脚取之，或侧卧取之。阳跷脉所发，针入五分，灸二七壮。治一切寒湿脚气痛，看证补泻。太师云：阳跷脉，通阳维穴也。"

　　《明堂灸经》云：灸申脉，"主目反，主视若赤痛，从内眦始，腰痛不能举，胫中寒热，不能久立，坐若下舟车中，癫疾，脚气，鼻衄血不止"之证。

　　《神灸经纶》云："鸡痫，张手前仆，提住即醒，申脉。"

　　《针经指南》云："申脉二穴，足太阳膀胱经，在足外踝下赤白肉陷中。令病人垂脚坐取之，侧卧取亦得。合于后溪穴。"又云："申脉二穴，主治二十五证：腰背强痛，膀胱；手足不遂，胃、胆；身体肿满，胃；肢节烦痛，肾、肝；伤寒头痛，膀胱；头面自汗，胃；癫痫，肝；伤风自汗，胃；眉棱痛，膀胱；手臂痛，大肠；产后自汗，肾；破伤风，肝；腿膝肿痛，胃；手足麻，胆；洗头风，膀胱；产后恶风，肾；目赤肿痛，膀胱；头风痒痛，胆；雷头风，胆；臂冷，三焦；鼻衄，肺；肢节肿疼，肾、肝；耳聋，肾；吹奶，胃；手足挛，肝、肾。上件病证，申脉悉主之。先取申脉，后取后溪。"此申脉、后溪之伍，今名"《指南》申脉后溪方"，为上述病之治方。

《八法八穴歌》云："腰背强痛腿肿，恶风自汗头疼，雷头赤目痛眉棱，手足麻挛臂冷；吹乳耳聋鼻衄，痫癫肢节烦憎，遍身肿满汗头淋，申脉先针有应。"

《八脉交会八穴主治歌》云："申脉坎一阳跷，腰背屈强腿痛，恶风自汗头疼，雷头赤目痛眉棱，手足麻攀臂冷，吹乳耳聋鼻衄，痫癫肢节烦憎，遍身肿满汗头淋，申脉先针有应。"

按语 申脉为八脉交会穴之一，为阳跷所生而通于阳跷脉，故又名阳跷。痫证昼发灸阳跷而有卓功。《灵光赋》有"阴跷阳跷两踝边，脚气四穴先寻取"之治；《标幽赋》有"头风头痛，刺申脉与金门"之验。《灵枢·寒热病》云："阴跷、阳跷，阴阳相交，阳入阴，阴出阳，交于目锐眦，阳气盛则瞋目，阴气盛则瞑目。"故今用其治疗不寐、多梦、癫狂痫郁诸神志疾患，方名"申脉照海交泰方"。盖因申脉通达阳气，以升为主；照海顾护阴气，以降为要。申脉为膀胱腧穴，照海为肾经腧穴，前为阳跷脉之起点，后为阴跷脉之起点。二者一脏一腑，一阴一阳，一升一降，一表一里，相须为用，则平秘阴阳、定志宁神之功益彰。

(63) 金门

释名 申脉为阳跷脉之起点，并由此而向阳跷伸展，本穴位于申脉之前下方，犹申脉之门户，故名金门。

位置 在足外踝下。(《甲乙经》)

取穴 在申脉前下方，当骰骨外侧凹陷处取之。

主治 癫痫，小儿惊风，腰痛，外踝疼，下肢痹痛。

操作 直刺0.5寸。艾条灸3~5分钟。《铜人》：针一分，灸三壮。

文献摘要 《素问·刺腰痛》云："阳维之脉令人腰痛，痛上怫然肿，刺阳维之太阳合腨下间，去地一尺所。"此论阳维脉受阻而致腰痛诸证。阳维，总维一身之阳，其脉发于足太阳之郄穴金门，故刺以疗之。

《甲乙经》云："金门，在足太阳郄，一空在足外踝下，一名关梁，阳维所别属也。刺入三分，灸三壮。""尸厥暴死，金门主之。""霍乱转筋，金门、仆参、承山、承筋主之。"

《铜人》云："治霍乱转筋，胻酸身战不能立，癫痫尸厥，暴疝，小儿发痫，张口摇头身反折。"

《针灸聚英》云："主霍乱转筋，尸厥癫痫，暴疝，膝胻酸，身战不能久立，小儿张口摇头，身反折"之证。

《玉龙经》歌云："金门申脉治头胸，重痛虚寒候不同。呕吐更兼眩晕苦，停针呼吸在其中。"

《窦太师针经》云："金门二穴，在足外踝下陷中。足太阳郄，阳维别也。横针入三分，灸七壮或三壮。治齿痛，泻；脚红肿，泻，宜三棱针出血。"

《明堂灸经》云：灸金门三壮，"主癫疾，马痫，尸厥暴死，转筋霍乱，脚胻酸，身战不能久立，小儿发痫，张口摇头，身反折。"

《神灸经纶》云："惊痫如狂，灸炷如小麦大，三壮，金门、仆参、昆仑、神门、解溪。"今名"《经纶》金门定志方"。

《普济方》云："治一切慢惊风，厥尸病证……两足外踝下，赤白肉际陷中，金门穴，灸七壮，至七七壮。"

按语 金门为足太阳之郄穴，又为阳维所别属。《素问》

因其通阳气、和菅卫之功，而为治腰痛之要穴。《铜人》以其平秘阳阴、宁神定志之功，用治癫痫、厥逆、转筋诸证。《玉龙经》以金门伍申脉，治疗头胸痛、呕吐、眩晕等证。《神灸经纶》治"惊痫如狂"，灸金门、仆参、昆仑、神门、解溪诸穴。验诸临床，以金门伍委中，方名"阳维金门腰痛方"；以金门伍神门、仆参，方名"金神二门愈狂方"。

（64）京骨

别名 大骨。

释名 《子午流注说难》释云："京骨乃足太阳所过之原穴。京，大也。其穴在足外侧大骨之下，此大骨本名京骨，因其与穴同名，别其名曰大骨。与手腕骨别称起骨，同一义也。"

位置 在足外侧大骨下，赤白肉际陷者中。（《甲乙经》）

取穴 于足跗外侧，第5跖骨粗隆下，赤白肉际取之。

主治 癫痫，头痛，目翳，项强，腰髀痛，膝痛脚挛。

操作 直刺0.3~0.5寸。艾条灸3~5分钟。《铜人》：针三分，留七呼，灸七壮。

文献摘要 《素问·刺法论》云："膀胱者，州都之官，津液藏焉，气化则能出矣，刺膀胱之源。"今名"《素问》膀胱原穴刺方"，意谓针刺膀胱经原穴京骨，可疗该经之病。

《甲乙经》云："京骨，在足外侧大骨下，赤白肉际陷者中，按而得之。足太阳脉之所过也，为原。刺入三分，留七呼，灸三壮。""衄血不止，淫泺头痛，目白翳，跟尻瘦，头顶肿痛，泄注，上抢心，目赤眦烂，无所见，痛从内眦始，腹满，颈项强，腰脊不可俯仰，眩，心痛肩背相引，如从后触之状，身寒从胫起，京骨主之。""痓目反白多，鼻不通利，涕黄更衣，京骨主之。""寒热善唏，头重足寒，不欲食，脚挛，京骨主之。""厥心痛，与背相引善瘛，如从后触其心，身伛偻者，肾心痛也，先取京骨、昆仑，发针立已，不已，取然谷。""痿厥，身体不仁，手足偏小，先取京骨，后取中封、绝骨，皆泻之。""癫疾狂，妄行，振寒，京骨主之。""善自啮颊，偏枯，腰髀枢痛，善摇头，京骨主之。"

《类经图翼》云："主治腰脊痛如折，髀不可曲，项强不能回顾，筋挛善惊，疟疾寒热，目眩，内眦赤烂，头痛鼽衄，癫病狂起。"

《针灸聚英》云："主头痛如破，腰痛不可屈伸，身后痛，身侧痛，目内眦赤烂，白翳侠内眦起，目反白，目眩，发疟寒热，喜惊，不欲食，筋挛，足胕痛，髀枢痛，颈项强，腰背不可俯仰，伛偻，鼻衄不止，心痛。"

《针灸大全》治"霍乱吐泻，手足转筋"，取京骨、照海、三里、承山、曲池、腕骨、尺泽、阳陵泉诸穴。今名"《大全》京骨吐泻方"。

《明堂灸经》云：灸京骨三壮，"主目中白翳，目反白从内眦始，目眩；主头热，鼻衄，鼻不利涕黄，鼻中衄血不止，淋渫，自啮唇，背恶寒痛，脊颈项强，难以俯仰，脚挛足寒，脊痉反折，狂仆，疟寒热，善惊悸，不欲食，癫病狂走，痰，髀枢痛。"

《针灸资生经》云："京骨、大杼治颈项强，不可俯仰；魄户、肩井治颈项不得顾；天牖、后溪治颈项不得顾；天柱治颈项筋急不得顾；天井疗颈项及肩背痛。"

《窦太师针经》云："足太阳脉所过为原，横针入五分，灸七壮。治一切寒湿脚气，红肿痛，两脚燥裂生疮，足心热。又太师云：血妄行者，鼻衄不止，灸之，宜泻立效。"

《子午流注说难》云："证治：膝痛不可屈伸，目内眦赤烂，疟寒热，善惊，不欲食，筋挛，足胕酸，髀枢痛，颈项强，腰背不可仰俯，衄血不止，目眩。"

按语 京骨，足太阳之脉所过为原，可通达三焦之气于上下，敷布膀胱之津于全身，以调五脏六腑的功能活动，适用于癫痫等诸神志疾患，以及膀胱经所过部位诸痛。《针灸大全》治霍乱转筋，以京骨、照海、足三里、承山、曲池、腕骨、尺泽、阳陵泉诸穴相伍，今名"《大全》京骨吐泻方"，以此方伍胃与大肠募穴中脘、天枢，可治急性肠胃炎及食物中毒等病。

（65）束骨

别名 刺骨。

释名 束，捆住、控制之义。本穴位于足小趾外侧本节后，有约束第五趾骨之用，故以骨取名束骨。对此，《子午流注说难》释云："束骨乃足太阳所注之输穴。前有足小指本节骨，后有京骨上之大骨，此穴居外侧赤白肉际陷者中，前本节骨、后大骨，如受约束之形，故名束骨。"

位置 在足小指外侧，本节后陷者中。（《甲乙经》）

取穴 于第5跖骨小头后下方，赤白肉际取之。

主治 癫狂，头痛，项强，目眩，腰背及下肢后侧痛。

操作 直刺0.3～0.5寸。艾条灸3～5分钟。《铜人》：灸三壮，针三分，留三呼。

文献摘要 《甲乙经》云："束骨者，木也，在足小指外侧，本节后陷者中。足太阳脉之所注也，为输。刺入三分，灸三壮。""暴病头痛，身热痛，肌肉动，耳聋恶风，目眦烂赤，项不可以顾，髀枢痛，泄，肠澼，束骨主之。""惊互引，脚如结，腨如裂，束骨主之。""疟从胻起，束骨主之。""寒热腰痛如折，束骨主之。""身痛狂，善行，癫疾，束骨主之。"

《类经图翼》云："主治肠澼泄泻，疟痔，癫痫，发背痈疔，头痛目眩，耳聋，腰膝痛，项强不可回顾。"

《针灸聚英》云："主腰脊痛如折，髀不可曲，腘如结，腨如裂，耳聋，恶风寒，头囟项痛，目眩身热，目黄泪出，肌肉动，项强不可回顾，目内眦赤烂，肠澼，泻，痔，疟，癫狂，发背痈疽，背生疔疮。"

《明堂灸经》云：灸束骨三壮，"主肠澼泄，癫疾互引，善惊，羊鸣；主癫，大便头痛，狂易多言不休，疟从脚胻起，髀枢中痛不可举，腰痛如折，腨如结，寒热，目眩，目风赤，内眦赤烂，耳聋，恶风寒，项不可回顾。"

《玉龙经·六十六穴治证》篇云："束骨，为输木，在小指外侧，本节后陷中。治头痛项急，目昏烂眩，小儿诸痫。"

《普济方》云："治胸中痰病，穴束骨，灸随年壮。"

《窦太师针经》云："束骨二穴，木也。在足小指外侧，本节后陷中。足太阳脉所注，为输。横针入三分或五分，灸七壮。治脚背红肿，泻；本节疼，足底心热，五指拘挛，看证补泻。"

《天元太乙歌》云："项强肿痛屈伸难，更兼体重腰背瘫。宜向束骨三里取，教君顷刻便开颜。"今名"《太乙》束骨项痛方。"

《子午流注说难》云："证治：腰脊如折，髀不可曲，腘如结，腨如裂，耳聋，恶风寒，目眩，项强不可回顾，目内眦赤烂。"

按语 束骨，足太阳之脉所注为输，具敷布太阳经气、疏通经络之功。《普济方》治"胸中痰病，穴束骨，灸随年壮"。今用治外感咳嗽，伍列缺、丰隆、肺俞，名"束骨止嗽方"。治痰瘀交阻型冠心病，以束骨伍脾俞、丰隆，名"束骨冠心方"。束骨伍同经之天柱，一上一下相呼应，宣通、转输足太阳之经气于全身，共成调和营卫、解表清热之功，名"束骨解表清热方"，适用于外感头项强痛、腰脊酸痛。

（66）通谷

释名 通者，通达、相通也；谷者，若山之谷也。本穴为足太阳经气所出，微流若荥行于谷，故曰通谷。

位置 足小指外侧，本节前陷者中。（《甲乙经》）

取穴 于第5跖趾关节前下方凹陷处取之。

主治 头痛，项痛，目眩，鼻衄，癫狂。

操作 直刺0.3～0.5寸。艾条灸3～5分钟。《铜人》：针二分，留五呼，灸三壮。

文献摘要 《甲乙经》云："通谷者，水也，在足小指外侧，本节前陷者中。足太阳脉之所溜也，为荥。刺入二分，留五呼。""身疼痛，善惊，互引鼻衄，通谷主之。""寒热目晌晌，善欬，喘逆，通谷主之。""食饮善呕，不能言，通谷主之。""舌下肿，难言，舌纵唌戾不端，通谷主之。"

《针灸聚英》云："主头重目眩，善惊，引鼽衄，项痛，目晌晌，留引胸满，食不化，失欠。东垣曰：胃气下滞，五脏气乱，在于头，取天柱、大杼。不知，深取通谷、束骨。"

《玉龙经·六十六穴治证》篇云："通谷，为荥水。在小指外侧，本节前陷中。治头疼目赤，鼻衄，腹胀减食。"

《普济方》云："治心痛，恶气上胁急痛，穴通谷，灸五十壮。"

《窦太师针经》云："通谷二穴，水也。在足小指外侧，本节前陷中。足太阳脉所流，为荥。横针入三分，灸七壮。治本节肿，心发热，五指疼，弹针出血；脚背红肿，锋针出血。余证同前。"

《明堂灸经》云：灸通谷三壮，"主头重头痛，寒热汗出，不恶寒，项如拔，不可左右顾，目眩，目晌晌不明，恶风寒，胸胁支满，心中愦愦，数欠，癫，心下悸，咽中澹澹恐；主结积留饮，澼囊胸满饮，心痛，鼻衄，清涕出，善惊引，鼽衄，项痛，胸满，食不化。"

《神灸经纶》云："结积留饮，通谷、上脘、中脘。"

《子午流注说难》云："证治：头重目眩，善惊引，衄䶃，颈项痛，目晄晄。"

按语　通谷，足太阳脉之荥穴，乃太阳经脉气由上引下、由下返上之处。故头项强痛、目眩、鼻衄、癫狂等证，以通谷伍天柱、大杼，名"通谷天柱大杼方"，有"病在上，下取之"之义。

（67）至阴

释名　本穴为足太阳经之井穴，而交于足少阴经，为阳尽阴至之处，故名至阴。《子午流注说难》释云："考太阳终于此穴，交足少阴肾之经，盖太阳经穴至此已交于阴经，故曰至阴。"

位置　在足小指外侧，去爪甲角如韭叶。（《甲乙经》）

取穴　足小趾外侧，距爪甲角后 0.1 寸许取之。

主治　头痛，鼻塞，鼻衄，目痛，足下热，胞衣不下，难产。

操作　针刺宜斜刺 0.1 寸。孕妇禁针。艾条灸 3~5 分钟。《铜人》：针二分，灸三壮。《素注》：针一分，留五呼。

文献摘要　《灵枢·根结》云："九针之玄，要在终始，故能知终始，一言而毕，不知终始，针道咸绝。"马莳注云："九针元妙之法，其要在终始篇中，人有知否，乃针道之所以明暗也。"脉气所起为根，所归为结。该篇又云："太阳根于至阴，结于命门，命门者，目也。"目者，晴明穴。今名"《灵枢》足太阳根结刺"，具激发、输布太阳经气之功。又云："足太阳根于至阴，溜于京骨，注于昆仑，入于天柱、飞扬也。"诸穴相伍，今名"《灵枢》足太阳盛络刺"。

《甲乙经》云："膀胱出于至阴，至阴者金也，在足小指外侧，去爪甲角如韭叶。足太阳脉之所出也，为井。刺入三分，留五呼，灸五壮。""头重鼻衄及癫疾，汗不出，烦心，足下热，不欲近衣，项痛，目翳，鼻及小便皆不利，至阴主之。""疟，四肢淫泺，身闷，至阴主之。""风寒从足小指起，脉痹上下带胸胁，痛无常处，至阴主之。"

《类经图翼》云："主治风寒头重鼻塞，目痛生翳。"

《医宗金鉴》以疗"妇人横产子手先出"之证。

《针灸聚英》云："主目生翳，鼻塞头重，风寒从足小指起，脉痹上下带胸胁，痛无常处，转筋，寒疟，汗不出，烦心，足下热，小便不利，失精，目痛，大眦痛。"

《明堂灸经》云：灸至阴三壮，"主鼻衄，清涕出。西方子：主耳聋鸣，胸胁痛无常处，腰胁相引急痛，小便不利，失精，风寒从足小指起，脉痹上下，目生翳，头风鼻塞，转筋，寒疟，汗不出，足下热。"

《玉龙经·六十六穴治证》篇云："至阴，为井金。在小指外侧，去爪甲角如韭叶。治头风，目眩晕，鼻衄，腹胀减食，胸满，小便难。"

《窦太师针经》云："至阴二穴，水也。在足小指外侧，去爪甲如韭叶大。足太阳脉所出，为井。针入一分，沿皮向后三寸。治眼红痛，泻；脚无力，补；难产，灸二七壮。"

《磐石金直刺秘传》云："膀胱发热，风攻两眼红肿，胬肉攀睛，眼毛倒睫，泻至阴，刺委中出血。"今名"《磐石》至阴眼疾刺方"。

《子午流注说难》云："证治：目生翳，鼻塞头重，风寒从足小指起，脉痹上下带胸胁，痛无常处，转筋，寒疟，汗不出，烦心，足下热，小便不利。"

按语 至阴，足太阳膀胱经终于此而交足少阴肾经，具温经脉、补益气血、敷布阳气、导上引下之功，故《肘后歌》

有"头面之疾针至阴"之验。伍晴明，名曰"《灵枢》足太阳根结刺"，俾足太阳经脉气得以激发、聚汇、转输。若伍本经原穴京骨、经穴昆仑、络穴飞扬、颈穴天柱，名曰"《灵枢》足太阳盛络刺方"，则功效倍增。

《卫生宝鉴》传云岐子"中风刺法"，又名"大接经刺方"，有"大接经从阳引阴治中风偏枯"法，即先从足太阳膀胱经起，依次取足太阳之至阴、足少阴之涌泉、手厥阴之中冲、手少阳之关冲、足少阳之足窍阴、足厥阴之大敦、手太阴之少商、手阳明之商阳、足阳明之厉兑、足太阴之隐白、手少阴之少冲、手太阳之少泽；有"大接经从阴引阳治中风偏枯"法，则先从手太阴肺经起，依次取手太阴之少商、手阳明之商阳、足太阴之隐白、手少阴之少冲、手太阳之少泽、足太阳之至阴、足少阴之涌泉、手厥阴之中冲、手少阳之关冲、足阳明之厉兑、足少阳之窍阴、足厥阴之大敦。此法通过十二经之井穴沟通了十二经脉中相表里两条经脉的联系，故为中风偏枯、痿痹之良方；又以其加强了十二经脉与头面部的联系，即《灵枢》之"十二经脉，三百六十五络，其血气皆上于面而走空窍"之理，为治神志不清之良法。

膀胱经诸穴赋：足太阳，六十三。晴明攒竹，诣曲差五处之乡；承光通天，见络却玉枕之行。天柱高分大杼抵，风门开分肺俞当。厥阴心膈之俞，肝胆脾胃之脏。三焦肾分大肠小肠，膀胱俞分中膂白环。自从大杼至此，去脊中寸半之旁。又有上次中下四髎，在腰四空以相将。会阳居尻尾之侧，始了背中二行。仍上肩胛而下，附分二椎之旁。三椎魄户，四椎膏肓。神堂譩譆分膈关，魂门分阳纲，意舍分胃仓。肓门志室，秩边胞肓。承扶浮郄与委阳，殷门委中而合阳。承筋承山到飞扬，跗阳昆仑至仆参。申脉金门，探京骨之场；束骨通谷，抵至阴小趾之旁。

（八）足少阴肾经

1. 经文

肾足少阴之脉，起于小指之下，邪①趋足心，出于然谷之下，循内踝之后，别入跟中，以上踹内，出腘内廉，上股内后廉，贯脊，属肾，络膀胱；其直者，从肾上贯肝膈，入肺中，循喉咙，夹舌本；其支者，从肺出络心，注胸中。是动则病饥不欲食，面如漆柴②，咳唾则有血，喝喝③而喘，坐而欲起，目䀮䀮如无所见，心如悬，若饥状，气不足则善恐，心惕惕如人将捕之，是为骨厥④。是主肾所生病者，口热舌干，咽肿上气，嗌干及痛，烦心心痛，黄疸，肠澼⑤，脊股内后廉痛，痿厥嗜卧，足下热而痛。为此诸病，盛则泻之，虚则补之，热则疾之，寒则留之，陷下则灸之，不盛不虚以经取之。灸则强食生肉⑥，缓带披发，大杖重履⑦而步。盛者寸口大再倍于人迎，虚者寸口反小于人迎也。（《灵枢·经脉》）

注：

①邪：音、义均同"斜"。

②漆柴：《辞源》："物之黑者曰漆。"故"漆柴"犹言烧焦的柴，是形容面色憔悴，黯黑无光。

③喝喝：嘶哑的声音，形容喘声。

④骨厥：病名，多见骨枯爪痛。

⑤肠澼：即痢疾。

⑥强食生肉：即食欲增强可以生长肌肉。

⑦大杖重履：大杖，指结实的拐杖。重履，指穿两双鞋子。因古人睡觉多另换睡鞋，体弱的人起床不脱换，再加上一双鞋子所以叫"重履"，意谓让体弱的人在家静养时，也要从事轻微的活动。

足少阴舌下①。（《素问·气府论》）

注：

①足少阴舌下：指廉泉穴。张志聪："谓肾脉之上通于心，循喉咙，夹舌本，而舌下有肾经之穴窍也。"

2. 经脉循行

足少阴肾经，起于足小趾下，斜行于足心（涌泉穴），出行于舟骨粗隆之下，沿内踝后，分出进入足跟，向上沿小腿内侧后缘，至腘内侧，上股内侧后缘入脊内（长强穴），穿过脊柱，属肾，络膀胱。

直行者：从肾上行，穿过肝和膈肌，进入肺，沿喉咙，到舌根两旁。

分支：从肺中分出，络心，注于胸中，交于手厥阴心包经。

3. 脏腑经脉生理与病候处方

《素问·灵兰秘典论》云：　"肾者，作强之官，伎巧出焉。"

《素问·六节藏象论》云："肾者，主蛰，封藏之本，精之处也，其华在发，其充在骨，为阴中之少阴，通于冬气。"

《素问·逆调论》云：　"肾者水脏，主津液，主卧与喘也。"

《素问·水热穴论》云："肾者，胃之关也"。又云："肾者，至阴也"。

《灵枢·五阅五使》云："耳者，肾之官也"。

《素问·调经论》云："肾藏志"。

《素问·痿论》云："肾主身之骨髓"。

《灵枢·九针论》云："肾主唾"。

《素问·金匮真言论》云："北方黑色，入通于肾，开窍于二阴"。

《灵枢·经脉》云："足少阴气绝则骨枯。少阴者，冬脉也，伏行而濡骨髓者也，故骨不濡则肉不能著也，骨肉不相亲则肉软却，肉软却故齿长而垢，发无泽，发无泽者骨先死，戊笃己死，土胜水也。"马莳注云："此言肾绝之证候死期也。

肾主骨，其脉行于冬而濡骨髓，惟肾绝则骨枯肉脱，齿槁发焦，其骨已死。土日克木，死可必矣。"

《灵枢·寒热病》云："舌纵涎下，烦悗，取足少阴。"此乃足少阴肾元虚衰之象，故当取肾经穴以补之。

《灵枢·五邪》云："邪在肾，则病骨痛阴痹。阴痹者，按之而不得，腹胀腰痛，大便难，肩背颈项痛，时眩。取之涌泉、昆仑，视有血者尽取之。"马莳注云："此言刺肾邪诸病之法也。邪在于肾则病骨痛，以肾主骨，而阴痹当在阴分也。其小腹胀，以肾脉入小腹也。其腰痛，以腰为肾之府也。其大便难，以肾通窍于二便也。其肩背项痛，此皆膀胱经脉所行，以肾与膀胱为表里也。且时时眩晕，亦兼膀胱与肾邪也。当取肾经之涌泉穴，又取膀胱经之昆仑穴，视有血者，则二经尽取之可也。"今名"《灵枢》邪在肾刺方"。

《灵枢·终始》云："少阴终者，面黑，齿长而垢。"足少阴脉从肾上贯膈入肺中。足少阴气绝则骨硬则折，齿长而积垢，面色如漆。

《素问·脏气法时论》云："肾病者，腹大胫肿，喘咳身重，寝汗出，憎风；虚则胸中痛，大腹小腹痛，清厥，意不乐。取其经，少阴、太阳血者。"盖因肾少阴脉，起于足而上循腨，夹脐，循腹上行入肺，病在经络，故见诸证。肾气虚，不能上交于心，故胸中痛，意不乐；肾气虚，脾阳不振，故大腹、小腹痛；阳气虚，故手足逆冷。足少阴肾与足太阳膀胱互为表里，故治取足少阴之经穴复溜、足太阳之经穴昆仑，刺之出血。《灵枢》多处有此治法，此乃治肾经病之穴对，今名"《灵枢》肾病复昆方"。

《素问·刺热》云："肾热病者，先腰痛骱酸，苦渴数饮，身热。热争则项痛而强，骱寒且酸，足下热，不欲言，其逆则项痛员员澹澹然。戊己甚，壬癸大汗，气逆则戊己死。刺足少阴、太阳。诸汗者，至其所胜日汗出也。"该文表述了肾热病的早期症状和邪正相争的情况。根据五行生克关系，肾热病戊己日重，而壬癸日可汗出而热退。治法可刺足少阴肾经经穴复溜和足太阳膀胱经经穴昆仑。

《素问·刺疟》云："足少阴之疟，令人呕吐甚，多寒热，热多寒少，欲闭户牖而处，其病难已。"足少阴脉，贯肝膈入肺中，循喉咙，疟邪犯足少阴肾经而见上述诸证。当取足少阴之络穴大钟，又可取其输穴、原穴太溪。该篇又云："肾疟者，令人洒洒然，腰脊痛宛转，大便难，目眴眴然，手足寒，刺足太阳、少阴。"腰者，肾之外府。故疟邪犯肾而见腰脊痛；肾开窍于二阴，故大便难；肾为生气之原，手足为诸阳之本，邪伤生气之原故手足寒。盖因十二经别中，足太阳与足少阴相合，"足太阳之正，别入腘中"，"别入于肛"，"散入肾"，故宜取足太阳经之合穴委中及少阴肾经之络穴大钟、之原太溪。今名"《素问》肾疟刺方"。

《素问·咳论》云："五脏六腑皆令人咳，非独肺也……人与天地相参，故五脏各以其治时感于寒则受病，微则为咳，甚者为泄为痛……乘冬则肾先受之。"又云："肾咳之状，咳则腰背相引而痛，甚则咳涎。"治之之法，"治脏者治其俞"，故取肾经输穴太溪；"浮肿者治其经"，故取肾经经穴复溜。今名"《素问》肾病溪溜方"。

《素问·痹论》云："肾痹者，善胀，尻以代踵，脊以代头。"又云："五脏有俞，六腑有合，循脉之分，各有所发，各随其过则病瘳也。"意谓治疗肾痹取其输穴太溪，并随其有过之处而刺之。今名"《素问》太溪肾痹方"。

《素问·痿论》云："肾气热，则腰脊不举，骨枯而髓减，发为骨痿……肾热者，色黑而齿槁。"又云："有远行劳倦，逢大热而渴，渴则阳气内伐，内伐则热舍于肾，肾者水脏也，今水不胜火，则骨枯而髓虚，故足不任身，发为骨痿。故《下经》曰：骨痿者，生于大热也……治之奈何？岐伯曰：各补其荥，而通其俞，调其虚实，和其逆顺，筋脉骨肉，各以其时受月，则病已矣。"意谓肾有邪热，热灼精枯，致髓减骨枯，腰脊不能举动而生骨痿；或因长途跋涉劳累太甚，又逢炎热天气而口渴，导致阳气化热内扰肾脏，水不胜火灼精耗液，而致骨枯髓空不能支持身体而发骨痿。治之之法，当调补肾经荥穴然谷，疏通肾经输穴太溪。肾主骨生髓，气旺于冬季，故于冬月治疗而利于痊愈。今名"《素问》然骨太溪骨痿方"。

《素问·厥论》云："少阴之厥，则口干溺赤，腹满心痛。"又云："少阴厥逆，虚满呕变，下泄清，治主病者。"此乃足少阴经气厥之临床见症。其治法，当取足少阴经主病的腧穴，或取其输穴太溪。根据病之虚实，采用补泻手法。今名"《素问》太溪肾厥方"。

《素问·脉解》云："少阴所谓腰痛者，少阴者申也，七月万物阳气皆伤，故腰痛也。所谓呕吐上气喘者，阴气在下，阳气在上，诸阳气浮，无所依从，故呕咳上气喘也。所谓邑邑不能久立，久坐起则目䀮䀮无所见者，万物阴阳不定未有主也。秋气始至，微霜始下，而方杀万物，阴阳内夺，故目䀮䀮无所见也。所谓少气善怒者，阳气不治，阳气不治则阳气不得出，肝气当治而未得，故善怒，善怒者名曰煎厥。所谓恐如人将捕之者，秋气万物未有毕去，阴气少，阳气入，阴阳相薄，故恐也。所谓恶闻食臭者，胃无气，故恶闻食臭也。所谓面黑如地色者，秋气内夺，故变于色也。所谓咳则有血者，阳脉伤也，阳气未盛于上而脉满，满则咳，故血见于鼻也。"少阴应于十月，月建在申，在十二辟卦中为否卦。三阳爻在上，三阴爻在下，此时万物阳气开始下降，因人与天地相应，故阳气始衰，阴气始盛，肾府痹阻而腰痛。阴气盛肾阳虚衰，故阳气浮越上逆，夹冲脉之气、胃气上逆而呕吐、咳喘。

　　《素问·缪刺论》云："邪客于足少阴之络，令人嗌痛，不可内食，无故善怒，气上走贲上，刺足下中央之脉各三痏，凡六刺，立已。左刺右，右刺左。嗌中肿，不能内唾，时不能出唾者，缪刺然骨之前，出血立已，左刺右，右刺左。"意谓邪气侵入足少阴经的络脉，使人咽喉疼痛，不能进饮食，往往无故发怒，气上逆直至贲门之上，针刺足心的涌泉穴，左右各三刺，共六刺，可立刻缓解。左病则刺右边，右病则刺左边。如果咽喉肿起而疼痛，不能进饮食，想咯吐痰涎时不能咯出来，针刺然谷穴使之出血，很快就好。左病则刺右边，右病则刺左边。今名"《素问》邪客咽痛方"。该篇又云："邪客于足少阴之络，令人卒心痛，暴胀，胸胁支满无积者，刺然骨之前出血，如食顷而已；不已，左取右，右取左。病新发者，取五日已。"意谓邪气侵入足少阴经的络脉，使人突然发生心痛，腹胀大，胸胁部胀满但并无积聚，针刺然谷穴出些血，大约过一顿饭的工夫，病情就可缓解；如尚未好，左病则刺右边，右病则刺左边。这种病时新近发生的，针刺五天就可痊愈。今名"《素问》卒心痛缪刺方"。

　　《素问·刺腰痛》又云："昌阳之脉令人腰痛，痛引膺，目䀮䀮然，甚则反折，舌卷不能言，刺内筋为二痏，在内踝上大筋前、太阴后上踝二寸所。"昌阳之脉，马莳注云："昌阳，系足少阴肾经穴名，又名复溜。"故昌阳之脉，当为足少阴肾经之别称。昌阳之脉发生病变使人腰痛时，疼痛牵引胸膺，眼睛视物昏花，严重的腰背向后反折，不能前屈，舌头卷缩，不能言语，应当刺位于筋内侧的复溜、交信二穴。今名"《素问》腰痛昌阳刺方"。该篇又云："足少阴令人腰痛，痛引脊内廉，刺少阴于内踝上二痏，春无见血。出血太多，不可复也。"意谓足少阴经脉发生病变使人腰痛时，痛引脊内侧，应当刺少阴经在足踝之上的太溪、复溜穴两穴，但在春季勿刺血。盖因春时木旺水亏，故"春无见血"。今名"《素问》肾病溪溜方"。

《灵枢·本输》云："肾出于涌泉，涌泉者，足心也，为井木。溜于然谷，然谷，然骨之下者也，为荥。注于太溪，太溪，内踝之后，跟骨之上陷者中也，为俞。行于复溜，复溜，上内踝二寸，动而不休，为经。入于阴谷，阴谷，辅骨之后，大筋之下，小筋之上也，按之应手，屈膝而得之，为合。足少阴经也。"此约言足少阴肾经之井、荥、输、经、合也。

《灵枢·经水》云："足少阴深二分，留三呼。"足少阴经，少血多气，刺深二分，较足太阴经减一分。

《伤寒论》云："少阴病，吐利，手足不逆冷，反发热者不死。脉不至者，灸少阴七壮。"此乃吐利暴作，阳虽虚而未甚，脉一时不能续接，故用灸法。临证多灸太溪、复溜。

《勉学堂针灸集成》云："肾属病：饥不欲食，面黑如炭色，咳唾有血，喉鸣而喘，坐而欲起，目䀮䀮如无所见，心如悬若饥状，气不足则善恐，心惕惕若人将捕之，是谓骨厥证也。口热舌干，咽肿上气，嗌干及痛，烦心心痛，黄疸肠澼，脊、臀、股内后廉痛，痿厥嗜卧，足下热而痛。"

《针灸聚英·十二经脉歌》云："足经肾脉属少阴，小指斜趋涌泉心，然谷之下内踝后，别入跟中腨内侵，出腘内廉上股内，贯脊属肾膀胱临。直者属肾贯肝膈，入肺循喉舌本寻，支者从肺络心内，仍至胸中部分深。此经多气而少血，是动病饥不欲食，喘嗽唾血喉中鸣，坐而欲起面如垢，目视䀮䀮气不足，心悬如饥常惕惕。所生病者为舌干，口热咽痛气贲逼，股内后廉并脊疼，心胸烦痛疸而澼，痿厥嗜卧体怠惰，足下热痛皆肾厥。"

《针灸聚英·十四经步穴歌》云："肾经起处有其所，涌泉屈足卷指取。然谷踝前大骨下，踝后跟上太溪府。溪下五分寻大钟，照海踝下阴跷生。踝上二寸复溜名，溜前筋骨取交信，亦曰踝上二寸行，筑宾六寸腨分处。阴谷膝内著骨辅，横骨有陷如仰月。大赫气穴四满据，中注肓俞正夹脐。六穴五寸各一数，商曲石关上阴都。通谷幽门一寸居，幽门半寸夹巨关。步廊神封过灵墟，神藏彧中至俞府，各一寸六不差殊。欲知俞府居何分，璇玑之旁各二寸。"

《针灸聚英·脏腑井荥输经合主治》云："假令得沉迟脉，病人逆气，小腹急痛，泄如下重，足胫寒而逆，此肾病也。若心下满刺涌泉，身热刺然谷，体重节痛刺太溪，喘嗽寒热刺复溜，逆气而泄刺阴谷。"今名"《聚英》肾病方"。

4. 经穴主治概要

（1）涌泉

别名 地冲、厥心、地衢。

释名 《灵枢·本输》云："肾出涌泉，涌泉者，足心也。"由此可知，本穴位于足底，居人身最低位。属足少阴经"所出井"，如水之源头，经气犹泉水涌出于下，故名。《子午流注说难》释云："涌泉乃肾所出之井穴，藏真下于肾，肾者主水，故穴在足心，名曰涌泉。"

位置 在足心陷者中，屈足卷指宛宛中。（《甲乙经》）

取穴 于足底（去趾）前1/3处，蜷足时呈凹陷处取之。

主治 头顶痛，头眩，目昏花，咽喉痛，舌干，失音，小便不利，大便难，小儿惊风，足心热，癫疾，霍乱转筋。

操作 直刺0.1寸。艾条灸3~7分钟。《铜人》：针五分，无令出血，灸三壮。《素注》：刺三分，留三呼。《明堂》：灸不及针。

文献摘要 《灵枢·根结》云："少阴根于涌泉，结于廉泉。"又云："太阴为开，厥阴为阖，少阴为枢。""枢折则脉有所结而不通，不通者，取之少阴，视有余不足"。对此，马莳认为："太阴为三阴，为阴之表，故为关之开；厥阴为一阴，居阴之里，故为关之阖；少阴为二阴，居阴之中，故为关之枢……开关之枢折，则肾脉有所结，而下焦不通。"当取涌泉、廉泉二穴，而主治肾经诸病候。今名"《灵枢》足少阴根结刺"。宗《灵枢·根结》盛络刺法，可取足少阴经之井穴涌泉、原穴太溪、经穴复溜、络穴大钟、胸穴俞府，可名曰"足少阴盛络刺"，则功倍于"根结刺"。

《灵枢·热病》云："热病夹脐急痛，胸胁满，取之涌泉与阴陵泉，取以第四针，针嗌里。"此乃热病在肾、脾二经，而有上述诸证。取足少阴经之涌泉、脾经之阴陵泉以泻之。第四针曰锋针，针其嗌咽之里舌下也。今名"《灵枢》涌泉阴陵刺热方"，现多用于胃肠型感冒或过敏性紫癜而见腹症者。该篇又云："男子如蛊，女子如阻，身体腰脊如解，不欲饮食，先取涌泉见血，视跗上盛者，尽见血也。"马莳注云："此言刺男女成胀郁证之法也。"盖因外感热病邪犯太阴与少阴而见腹胀、纳呆证，此脾胃病也，取冲阳穴；腰乃肾之外府，故腰脊如解，取涌泉穴。今名"《灵枢》刺胀郁证方"。

《甲乙经》云："肾出涌泉，涌泉者，水也，一名地冲。在足心陷者中，屈足卷指宛宛中。足少阴脉之所出也，为井。刺入三分，留三呼，灸三壮。"又云："热中少气厥阳寒，灸之热去，烦心不嗜食，咳而短气，善喘，喉痹，身热，脊胁相引，忽忽善忘，涌泉主之。""腰痛不便难，涌泉主之。""少腹中满，小便不利，涌泉主之。""丈夫癫疝，阴跳，痛引篡中，不得溺，腹中支胁下榰满，闭癃，阴痿，后时泄，四肢不收，实则身疼痛，汗不出，目䀮䀮然无所见，怒欲杀人，暴痛引髌，下节时有热气，筋挛膝痛不可屈伸，狂如新发，衄，不食，喘呼，少腹痛引噫，足厥痛，涌泉主之。""肩背头痛时眩，涌泉主之。""咽中痛不可内食，涌泉主之。""妇人无子，涌泉主之。"

《铜人》用以"治腰痛大便难，心中结热，风疹风痫，心痛不嗜食，妇人无子，咳嗽，身热喉痹，胸胁满目眩，男子如蛊，女子如妊娠，五指端尽痛，足不得践地"等证。

《千金要方》云："霍乱，转筋，灸涌泉六七壮。"

《千金翼方》云："主喜喘，脊胁相引，忽忽喜忘，阴痹，腹胀，腰痛不欲食，喘逆，足下清至膝，咽中痛不可纳食，暗不能言，小便不利，小腹痛，风入肠中，癫病，夹脐痛急，衄不止，五疝，热病先腰痛，喜渴数引饮，身项痛而寒且酸，足热不欲言，头痛癫癫然，少气寒厥，霍乱转筋，肾积贲豚。"

《针灸聚英》云："主尸厥，面黑如炭色，咳吐有血，喝而喘，坐欲起，目晥晥无所见，善恐，惕惕如人将捕之，舌干咽肿，上气嗌干，烦心心痛，黄疸肠澼，股内后廉痛，痿厥，嗜卧，善悲欠，小腹急痛，泄而下重，足胫寒而逆，腰痛，大便难，心中结热，风疹，风痫，心病饥不嗜食，咳嗽身热，喉闭，舌急失音，卒心痛，喉痹，胸胁满闷，头痛目眩，五指端尽痛，足不践地，足下热，男子如蛊，女子如娠，妇人无子，转胞不得尿。"

《针灸大全》治"足底下发热，名曰湿热"，取涌泉、足临泣、京骨、合谷，今名"《大全》涌泉足底热刺方"。治舌吐不收，名曰阳强，取涌泉、外关、兑端、少冲、神门，今名"《大全》涌泉舌吐不收方"。

《玉龙经·六十六穴治证》云："涌泉，为井木。在足心近大指大筋白肉际，屈足卷指取。治男子如蛊，女子如狂，身热头痛，气喘足寒，大便闭结。"

《神灸经纶》云："霍乱转筋，涌泉灸三七壮，夹脊穴。""足发热，涌泉、然谷。""痿证，涌泉、阴谷、阳辅。"

《明堂灸经》云：涌泉"灸三壮，主腰痛，大便难，心中结热，风疹，风痫，不嗜食，妇人无子，短气，咳嗽，喉痹，胸胁满，目眩，男子如蛊，女子如妊娠，五指端尽痛，足不得履地，引入腹中痛，喉痹哽噎，寒热，咽中痛不可食。"

《普济方》云："治热病，先取涌泉及太阳井、荥（至阴、通谷），热中少气厥寒，灸之热去，灸涌泉三壮；烦心不嗜食，灸涌泉热去。""治石淋，脐下三十六疾，不得小便，灸足太阳，又灸涌泉三十壮。"

《窦太师针经》云："涌泉二穴，水也，一名地冲。""治脚气红肿，泻；传尸痨，针，无血不可治。伤寒足底麻木及无汗，补；足底心热，补泻，禁灸。"

《标幽赋》云："天地人三才也，涌泉同璇玑百会。"今名"三才刺方"，具调气机之功。

《子午流注说难》云："证治：腰疼痛，大便难，心中结热，风疹风痫，心痛不嗜食，妇人无子，咳嗽身热，喉痹胸胁满，目眩，男子如蛊，女子如妊娠，五指端尽痛，足不得践地。"又云："肾为生气之脏，去命之根，故刺之不可见血。如妄刺之而血出不止则死矣。慎之慎之。"

按语 涌泉为足少阴肾经之井穴，具补肾益元、纳气定喘、温阳健脾、柔肝定搐、宽胸通痹之功。涌泉又为回阳九针穴之一，以其通关开窍、醒脑苏厥之功而用于厥逆、癫、狂、痫、郁诸证。如厥证伍肝俞、脾俞、丰隆，以疏肝郁、运脾气、化痰浊治其本，佐神门、心俞宁心气养神明，方名"涌泉平厥愈癫方"；治狂证，伍大陵、曲池消心火除热邪，佐人中、隐白、少商醒神开窍，辅丰隆和胃化痰降浊，方名"涌泉省神愈狂方"；治痫证，佐丰隆以杜生痰之源，伍神门、间使以开窍醒神，取筋缩以缓筋松节而定搐，方名"涌泉定搐愈痫方"。昼发者辅申脉，夜发者辅照海。治小儿急惊风，伍人中、大椎、合谷、十宣、太冲、阳陵泉，以平肝熄风，清热开窍，镇惊安神，方名"涌泉急惊方"；治慢惊风，佐中脘、京门、食窦、天枢、足三里、行间，以温补脾肾，培元息风，名"涌泉慢惊风方"。

《标幽赋》有天地人"三才之刺"，即"涌泉璇机百会刺"：百会一穴在头，以应天；璇机一穴在胸，以应人；涌泉二穴在足心，以应地，是谓三才。"大包天枢地机刺"：大包二穴在乳后，为上部；天枢二穴在脐旁，为中部；地机二穴在胻，为下部。此法贯穿上下，沟通内外，内联脏腑，外络肢节，针灸亦施，为虚损、中风偏枯、小儿脑瘫之良法，又为祛病健身常用之法。

（2）然谷

别名　然骨、龙渊。

释名　《子午流注说难》释云："然谷乃肾所溜之荥穴，阴荥为火穴，坎中有一阳无根之少火能生气。其穴亦名龙渊，潜龙在渊之义也。男女精溢不孕者皆取之。此火能然于深谷之中不受水克，故名然谷。"

位置　在足内踝前，起大骨下陷者中。（《甲乙经》）

取穴　在舟骨粗隆下缘凹陷中取之。

主治　阴痒，阴挺，月经不调，遗精，咳血，黄疸，泄泻，消渴，足跗肿痛，小儿脐风口噤。

操作　直刺0.3~0.7寸。艾条灸3~7分钟。《灵枢》：针三分，留三呼，不宜见血，可灸三壮。《铜人》：针三分，留三呼，灸三壮。

文献摘要　《甲乙经》云："然谷者，火也，一名龙渊，在足内踝前，起大骨下陷者中。足少阴脉之所溜也，为荥。刺入三分，留三呼，灸三壮。刺之多见血，使人立饥欲食"。又云："热痛烦心，足寒清多汗，先取然谷，后取太溪，大指间动脉皆先补之。""心如悬，哀而乱，善恐，嗌内肿，心惕惕恐如人将捕之，多漾出，喘，少气，吸吸不足以息，然谷主之。""痿厥，癫疾，洞泄，然谷主之。""癃疝，然谷主之。""消渴黄疸，足一寒一热，舌纵烦满，然谷主之。""胸中寒脉代时至，上重下轻，足不能地，少腹胀，上抢心，胸楂满，咳唾有血，然谷主之。""女子不字，阴暴出，经水漏，然谷主之。""小儿脐风口不开，善惊，然谷主之。"

《针灸聚英》用以"主咽内肿不能内唾，时不能出唾，心恐惧，如人将捕，涎出，喘呼少气，足跗肿，不得履地，寒疝，小腹胀，上抢胸胁，咳唾血，喉痹，淋沥白浊，跗酸不能久立，足一寒一热，舌纵，烦满消渴，自汗盗汗出，痿厥，洞泄，心痛如锥刺坠堕，恶血留内腹中，男子精泄，妇人无子，阴挺出，月事不调，阴痒，初生小儿脐风口噤"之证。

《针灸大全》治"腰痛起止艰难"，取然骨、申脉、膏肓、委中、肾俞。今名"《大全》腰痛然谷方"。

《玉龙经·六十六穴治证》篇云："然谷，为荥火。在内踝前起，直下一寸，大骨下陷中。勿见血。治寒湿脚气，疮疥癣痛，小儿脐风口噤。"

《神灸经纶》云："石水"，灸然谷、章门二穴。今名"《经纶》石水然谷方"。

《明堂灸经》云："灸三壮，主咽内肿，心恐惧如人将捕，涎出，喘呼少气，足跗肿不得履地，寒疝，小腹胀，上抢胸胁，咳唾血，喉痹，淋漓，女子不孕，男子精溢，跗酸不能久立，一足寒，一足热，舌纵，烦满，消渴，初生小儿脐风，口噤，痿厥，洞泄，胸中寒，脉代，时不至，温疟，汗出，阴上缩内肿，气走咽喉而不能言，舌下肿难言，舌纵涎出，不嗜食。"

《千金方》云："妇人绝子，灸然谷五十壮。"

《世医得效方》云："妇人绝子，灸然谷五十壮"，"灸关元三十壮。"今名"《得效》然谷关元助孕方"。

《普济方》云："治心中悚惕，恐人将捕之，灸然谷。"

《窦太师针经》云："然谷二穴，火也，名龙渊。在足内踝前，起大骨下陷中。足少阴之脉所流，为荥。横针入五分，灸二七壮。治寒湿脚气，脚腕红肿痛，看证补泻。"

《子午流注说难》云："证治：咽内肿，心恐惧如人将捕之，涎出，喘呼，少气，足跗肿不得履地，寒疝少腹满，上抢胸胁，咳唾血，喉痹，淋漓，女子不孕，男子溢精，胻酸不能久立，足一寒一热，舌纵烦满消渴，初生小儿脐风，口噤，痿厥，洞泄。"本穴伍关元，为不孕证之用方。

按语 然谷为足少阴肾经之荥穴，具补肾荣冲、通调三焦之功。荥治身热，故然谷以其"壮水之主以制阳光"之能，泻虚火，退肾热，而主治咽肿、消渴、淋证。

（3）太溪

别名 吕细、内昆仑。

释名 太者，大也；溪者，指山间流水。本穴为足少阴之原穴，气血所流之处，足少阴经脉气出于涌泉，流经然谷，至此聚留成大溪，故名太溪。

位置 在足内踝后跟骨上，动脉陷者中。（《甲乙经》）

取穴 在内踝与跟腱之间凹陷中，平对内踝尖取之。

主治 热厥，咽喉痛，齿痛，耳聋，咳血，气喘，消渴，月经不调，失眠，遗精，阳痿，小便频数，腰脊痛。

操作 直刺0.3寸。艾条灸3~7分钟。《素注》：针三分，留七呼，灸三壮。

文献摘要 《灵枢·九针十二原》云："阴中之太阴，肾也，其原出于太溪。"明·张景岳《类经》注云："肝、脾、肾居于膈下，皆为阴脏。""肾在下而属水，故为阴中之太阴。"

《素问·刺法论》云："肾者，作强之官，伎巧出焉，刺其肾之源。"意谓刺肾经原穴太溪，可疗肾经疾病，今名"《素问》肾经原穴方"。

《灵枢·寒热病》云："热厥，取足太阴、少阳，皆留之。"热厥症见四肢厥逆，身热面赤，唇燥口干，舌苦，目闭或不闭，小便短涩，大便燥结，或不省人事，脉或见滑数。盖因阴气衰于下，致足三阳气胜而成热厥证，故马莳认为"少阳"当为"少阴"。余多取足少阴肾之太溪、足太阴脾三阴交而补之，灸之。今名"《灵枢》太溪三阴热厥方"。

《灵枢·五乱》云："乱于肺，则俯仰喘喝，接手以呼。"又云："气在于肺者，取之手太阴荥、足少阴输。"即手太阴肺经之荥穴鱼际、足少阴肾经输穴太溪。太溪又为肾经之原穴，乃肾经原气经过和留止的穴位，故取之导肾气以益元纳气定喘。今名"《灵枢》鱼际太溪喘咳方"。

《素问·三部九候论》云："下部地，足少阴（太溪穴）也……地以候肾。"故足少阴肾经之太溪穴，为三部九候诊法"下部地"之处，可诊肾脏之病变。

《甲乙经》云："太溪者，土也。在足内踝后跟骨上，动脉陷者中。足少阴脉之所注也，为俞。刺入三分，留七呼，灸三壮。"又云"热病汗不出，默默嗜卧，溺黄，少腹热，嗌中痛，腹胀内肿涎，心痛如锥针刺，太溪主之。""痉，先取太溪，后取太仓之原主之。""疟，咳逆心闷，不得卧，呕吐，热多汗少，欲闭户牖而处，寒厥足热，太溪主之。""厥心痛，如锥刺其心，心痛甚者，脾心痛也，取然谷、太溪。""胸胁楮满不得俯仰，痎疟，咳逆上气，咽喉喝有声，太溪主之。""霍乱，泄出不自知，先取太溪，后取太仓之原。""消瘅，善喘，气走喉咽而不能言，手足清，溺黄，大便难，嗌中肿痛，唾血，口中热，唾如胶，太溪主之。"

《针灸聚英》云："主久疟咳逆，心痛如锥刺心，脉沉，手足寒至节，喘息呕吐，痰实，口中如胶，善噫，寒疝，热病汗不出，默默嗜卧，溺黄，消瘅，大便难，咽肿唾血，痃癖寒热，咳嗽不嗜食，腹胁痛，瘦瘠，伤寒手足厥冷。"

《针灸大全》治"足内踝骨红肿痛，名绕踝风"，取太溪、外关、丘墟、临泣、昆仑。今名"《大全》内踝肿刺方"。

《玉龙经·六十六穴治证》篇云："太溪，为输土。在内踝后，跟骨下，动脉陷中。治疟寒热，咳逆心烦，鼻衄吐血，牙疼，胫寒，小便黄赤。"

《伤寒论》云："少阴病，吐利，手足不逆冷，反发热者，不死，脉不知者，灸少阴七壮。"意谓少阴病，阳气已微，令吐利发作，阴液又伤，终因经气未绝，可灸之以通其阳。庞安时、常器之均主张灸太溪。如庞安时尝云："肾之原出于太溪，存力尚缓，惟急灸其原，以温其脏尤可挽其危。"而柯韵伯主张灸复溜，章虚谷主张灸太溪、涌泉。综众家之注，今名"《伤寒》少阴病灸方"。

《普济方》云："治泻热厥心痛，太溪灸三壮，或五七壮"。

《窦太师针经》云："太溪二穴，一名吕细，土也。在足内踝后踝骨上动脉陷中。足少阴脉所注，为输。直透针昆仑穴，灸五十壮。治牙痛红肿，泻；股内湿痒生疮，便毒，先补后泻；又治疝气木肾，先泻后补；经事不调，气血闭结，又通利小便。"

《明堂灸经》云："灸三壮，主久嗽咳逆，心痛如锥刺其心，手足寒至节，喘息者死，呕吐，口中如胶，善噫，寒疝，热病汗不出，默默嗜卧，溺黄，消渴，大便难，咽肿，唾血，痃癖，寒热咳嗽，不嗜食，腹胁痛，瘦弱，手足逆冷，大疝瘕积聚与阴相通，及足清不仁，热病多汗，黄疸，多热少汗，腹中肿胀。"

《子午流注说难》云："证治：久疟咳逆，心痛如锥刺，手足寒至节，喘息者死，呕痰实口中如胶，善噫寒疝，热病汗不出，默默嗜卧，溺黄消瘅，大便难咽肿，唾血若痃癖，寒热咳嗽，不嗜食，腹胁痛，瘦脊，手足厥冷。"又云："太溪穴，肾脉所注，为输土，乃九针十二原之要穴。久病重病欲知脏气之强弱者，必诊此脉。金匮中脉法，有寸口、跌阳、少阴之分。跌阳即胃原冲阳，少阴即太溪也。仙曾于途中救治倒地昏迷急痧证，寸口无脉，太溪有脉，用开十宣法，救之而痊。如太溪脉已绝，不可救也。"

按语 太溪为足少阴经肾经之输穴，又为肾经之原穴，导肾间动气而输布于全身，故太溪具滋肾阴、退虚热、壮元阳、利三焦、补命火、理胞宫、强腰膝之功。

太溪伍宣肺止咳之鱼际，为治咳喘病之穴对。此伍源自《灵枢》"气在于肺，取手太阴荥、足少阴输"之论。太溪佐培中固本之膏肓、促生化之源足三里，方名"太溪膏肓三里方"，共奏清热养肺、祛痰止咳之功，而为治咳喘肺痨之用方。以太溪伍照海、手太阴荥穴鱼际，共成滋肾利咽、清退虚火之功，方名"太溪鱼际清咽方"，而用于阴虚火旺之咽炎者。伍疏通少阳气机、解三焦邪热之中渚、听会、侠溪，方名"太溪中渚耳疾方"，主治耳聋耳鸣等证。目疾伍太冲导厥阴经气下行而降肝火，佐睛明导太阳经气以泄风热，方名"太溪太冲泻肝明目方"，共成滋阴降火、清肝明目之功。太溪伍神门、三阴交，既济水火，交泰心肾，方名"太溪神门三阴交心方"，为治神经衰弱之良方。

在中风偏枯、小儿脑瘫的治疗中，对肢体偏废者，宗《内经》"善用针者，从阴引阳，从阳引阴"之法，而立"脑瘫太极刺法"。先取阳经八穴：上肢肩髃、曲池、外关、合谷，下肢环跳、阳陵泉、悬钟、昆仑，意在扶阳气以通经气。续取阴经六穴：上肢极泉、曲泽、内关，下肢血海、三阴交、太溪，意在益阴血而接阳气。此法可变针法为摩法，为防病健身之功法。

本穴又为针刺麻醉手术常用穴之一，伍内庭、肾俞，名"太溪内庭针麻方"，曾用于针麻臂部肿瘤切除术，今多为治肩周炎、网球肘之用方。

（4）大钟

释名 钟，为聚汇之意；大，指多与盛之意。本穴位于足跟部，足少阴精气至此大汇并转注于膀胱经，故名大钟。

位置 在足跟后冲中。（《甲乙经》）

取穴 于内踝后下方，当跟腱附着部的内侧凹陷中取之。

主治 咳血，气喘，腰脊强痛，痴呆，嗜卧，足跟痛。

操作 直刺0.3寸。艾条灸3~7分钟。《铜人》：针二分，留七呼，灸三壮。

文献摘要 《灵枢·经脉》云："足少阴之别，名曰大钟，当踝后绕骨别走太阳；其别者，并经上走于心包，下外贯腰脊。其病气逆则烦闷，实则闭癃，虚则腰痛，取之所别也。"

《灵枢·寒热病》云："骨寒热者，病无所安，汗注不休。齿未槁，取其少阴于阴股之络，齿已槁，死不治。骨厥亦然。"对此，马莳注云："寒热在于骨既不安，汗亦不休，如齿未槁，当取足少阴肾经络穴大钟以刺之。"

《甲乙经》云："大钟，在足跟后冲中，别走太阳足少阴络。刺入二分，留七呼，灸三壮。""疟，多寒少热，大钟主之。""咳喉中鸣，咳唾血，大钟主之。""喘，少气不足以息，腹满，大便难，时上走胸中鸣，胀满，口舌中吸吸，善惊，咽中痛，不可纳食，善怒，恐不乐，大钟主之。""大便难，大钟主之。"

《针灸聚英》云："主呕吐腹胀，喘息腹满，便难，腰脊痛，少气，淋沥，洒淅，腰脊强，嗜卧，口中热，多寒，欲闭户而处，少气不足，舌干，咽中食噎不得下，善惊恐不乐，喉中鸣，咳唾气逆烦闷，实则闭癃，泻之，虚则腰痛，补之。"

《针灸大全》治"肾疟，大热不退"，当针大钟、公孙、肾俞、申脉。

《窦太师针经》云："大钟二穴，在足后跟冲中是穴。足太阳、少阴络。针入三分，灸七壮。治脚冻疮，泻；脚后跟肿，宜三棱针出血；寒湿脚气，补泻。"

《玉龙经·六十六穴治证》篇云："大钟，走太阳，在足跟冲中，当踝后，绕跟取。治胸腹喘逆少气，惊恐，口燥咽干，咳吐，喉中鸣，食噎烦闷，呕，腰痛，大便秘，嗜卧，口中热，小便不利。"

《普济方》云："治惊恐畏人，神气不足，灸大钟、郄门。"今名"《普济》大钟守神方"。

《明堂灸经》云："灸三壮，主实则小便淋闭，洒洒腰脊强痛，大便秘涩，嗜卧，口中热；虚则呕逆，多怒，欲闭户而处，少气不足，胸胀喘息，舌干，咽中食噎不得下，善惊恐不乐，喉中鸣，咳唾血，腹满，便难，多寒少热。"

《子午流注说难》云："足少阴络，别走太阳。"又云："飞扬、大钟乃足太阳、足少阴经从阳入阴、从阴出阳之两别络。""证治：实则小便淋闭，洒洒，腰脊强痛，大便秘涩，嗜卧，口中热；虚则呕逆多寒，欲闭户而处，少气不足，胸胀喘息，舌干咽中食噎不得下，善惊恐不乐，喉中鸣，咳唾血。"

按语 大钟为足少阴肾经之络穴，具益肾纳气、平喘止咳、通利小便之功，故为足少阴肾经病常用穴位。《标幽赋》

谓"用大钟治心内之呆痴";配郄门,可疗痴呆、惊悸、不寐等证。

（5）水泉

释名 水,水液;泉,水泉。水泉有水源之意。肾主水,能治小便淋漓之水病,故而得名。

位置 去太溪下一寸,在足内踝下。（《甲乙经》）

取穴 在太溪直下方1寸,当跟骨结节之内侧前上部凹陷中取之。

主治 月经不调,痛经,阴挺,小便不利,目昏花。

操作 直刺0.4寸。艾条灸3～7分钟。《铜人》:针四分,灸五壮。

文献摘要 《甲乙经》云:"水泉,足少阴郄。去太溪下一寸,在足内踝下。刺入四分,灸五壮。""月水不来而多闭,心下痛,目䀮䀮不可远视,水泉主之。"

《针灸聚英》:"主目䀮䀮不能远视,女子月事不来,来即心下多闷痛,阴挺出,小便淋沥,腹中痛。"

《窦太师针经》云:"水泉二穴,在足少阴郄,去太溪穴下一寸。又法:在内踝下侧骨下陷中。针入三分,禁灸。治内踝肿,脚气,踝骨疼,偏坠木肾,看证补泻。"

《玉龙经》"小肠疝气连腹痛"篇歌云:"水泉穴乃肾之源,脐腹连阴痛可益。更刺大敦方是法,下针速泻即安然。"斯书"六十六穴治证"篇云:"水泉,在内踝下,太溪下一寸。治月事不来,来即心闷,阴挺出,小便淋,腹痛,目昏。"

《明堂灸经》云:"灸五壮,主月事不来,来即多心下闷痛,目䀮䀮不能远视,阴挺出,小便淋涩,腹中痛。"

《千金翼方》云:"水泉、照海,主不怀孕,阴暴出,淋漏,月水不来而多闷,心下痛。"今名"《千金》水泉照海坤灸方",为妇科病之用方。

按语　水泉为足少阴肾经之郄穴，具益肾荣冲、通调水道之功；故可疗妇人月经不调、痛经、阴挺、小便不利等证。水泉伍肾俞、脾俞、关元、足三里、三阴交，方名"水泉关元通经方"，以治闭经；伍阴谷、肾俞、三焦俞、气海、委阳、阴陵泉，方名"水泉气海利尿方"，以疗小便不利之证。

（6）照海

别名　阴跷。

释名　任脉为"阴脉之海"，冲脉为"血海"。本穴属足少阴肾经，又为八脉交会穴之一，通于阴跷，可导肾元之气通达于八脉，若阳光普照，血海充盈，故名照海。

位置　在足内踝下一寸。（《甲乙经》）

取穴　在内踝正下缘之凹陷中取穴。

主治　月经不调，赤白带下，阴挺，阴痒，疝气，小便频数，癫痫，咽喉干痛，失眠。

操作　直刺 0.3～0.5 寸。艾条灸 3～7 分钟。《素注》：针四分，留四呼，灸三壮。《铜人》：针三分，灸七壮。

文献摘要　《灵枢·热病》云："癃，取之阴跷及三毛上及血络出血。"今名"《灵枢》照海大敦癃闭方"。马莳认为："此言刺癃者之法也。膀胱不利则癃，谓小便不通也。膀胱与肾为表里，当取肾经之照海穴以刺之，乃阴跷脉气所发也。及肝经之大敦穴……上及二经有血络者，皆取之出血。李东垣曰：肾主闭藏，肝主疏泄，则取之两经也宜矣。"

《灵枢·口问》云："人之欠者，何气使然？岐伯答曰：卫气昼日行于阳，夜半行于阴，阴者主夜，夜者主卧。阳者主上，阴者主下。故阴气积于下，阳气未尽，阳引而上，阴引而下，阴阳相引，故数欠。阳气尽，阴气盛，则目瞑；阴气尽，阳气盛则寤矣。泻足少阴，补足太阳。"马莳注云："此言人之所以欠，及所以寐与寤，而有刺之之法也。"又云："彼不寐而多为欠者，以足少阴肾经有邪，故不能寐，宜泻照海穴。
阳跷虚故多欠，宜补足太阳经之申脉也。"跷脉有濡养眼目之
功，司目之开合。故阳跷病为不寐，阴跷病为不瘟。申脉为阳
跷与足太阳经之交会穴，照海为阴跷与足少阴经之交会穴，故
数欠则《灵枢》有取上述二穴之法。今名"《灵枢》照海申脉
欠病方"。

　　《甲乙经》云："照海，阴跷脉所生，在足内踝下一寸。
刺入四分，留六呼，灸三壮。"又云："惊，善悲不乐，如堕
坠，汗不出，面尘黑，病饮不欲食，照海主之。""卒疝，少
腹痛，照海主之，病在左，取右，右取左，立已。""偏枯不
能行，大风默默，不知所痛，视如见星，溺黄，少腹热，咽
干，照海主之。""目中赤痛，从内眦始，取之阴跷。""女子
不下月水，照海主之。""妇人阴挺出，四肢淫泺，身闷，照
海主之。"治"女子不月水"，"妇人阴挺出"，"目痛引眦，
少腹偏痛，背伛瘰疭，视昏嗜卧"，"偏枯不能行"，"溺黄，
小腹热，咽干"之证。

　　《千金方》用以治"阴挺下血，阴中肿"之证。

　　《卫生宝鉴》引《气元归类》中风针法："足少阴、照海，
大风偏枯，半身不遂，善悲不乐。"

　　《针灸大全》用治"小便淋漓不通"，"小便冷痛，小便频
数"，"膀胱七疝，贲豚"，"遗精白浊"，"妇女难产"，"产后
腹痛，恶露不已"，"赤白带下"，"女子子宫久冷，不受胎孕"
等证。

　　《针灸资生经》以照海伍水泉、曲泉治阴挺。今名"《资
生》照海二泉阴挺方"。

　　《勉学堂针灸集成》配曲泉、小肠俞治妇人淋漓。今名
"《集成》照海漏证方"。

　　《针灸聚英》云："主咽干，心悲不乐，四肢懈惰，久疟，

卒疝，呕吐，嗜卧，大风默默不知所痛，视如见星，小腹痛，妇女经逆，四肢淫泺，阴暴跳起或痒，漉清汁，小腹偏痛，淋，阴茎挺出，月水不调。洁古曰：痫病夜发，灸阴跷照海穴也"。

《针灸大成》治"大便艰难，用力脱肛"，针照海、内关、百会、支沟。今名"《大成》照海百会脱肛方"。

《玉龙经》"大便闭塞"篇歌云："大便闭塞不能通，照海分明在足中。便把支沟来泻动，方知医士有神功。"斯书"六十六穴治证"篇云："照海，通阴跷，在内踝四分，赤白肉际处。治伤寒发热，咽喉肿痛，头风胸满，腹胀恶心，翻胃吐食，酒积食癖，血瘕气块，肠风漏血，大便闭结，小肠疝气，遗尿，女人产后血晕，经水不调。"

《窦太师针经》云："照海二穴，在足内踝骨下。阴跷脉所生。横针入五分，灸二七壮。治偏坠木肾，泻；大便不通，腹内一切气痛，泻。"

《明堂灸经》云："灸三壮，主嗌干，四肢懈惰，善悲不乐，久疟，卒疝，少腹痛，呕吐，嗜卧，大风偏枯，半身不遂，女子淋涩，阴挺出，阴暴起疝，少腹热而偏痛，大风默默不知所痛，视如不明。"

《针经指南》云："照海二穴，足少阴肾之经，在足外踝下赤白肉陷中，令病人稳坐，覆手取之，合列缺。"又云："照海二穴，主治二十九证：喉咙闭塞，胃；小腹冷痛，肾、肝；小便淋涩并不通，膀胱；妇人血晕，肺、肾；膀胱气痛，膀胱；胎衣不下，肾；脐腹痛，脾；小腹胀满，小肠；肠癖下血，大肠；饮食不纳，反胃吐食，胃；男子癖并酒积，肺、肝；肠鸣下痢腹痛，大肠；中满不快，胃；食不化，胃；妇人血积，肾、心主；儿枕痛，胃、肝；难产，肾、肝；泄泻，脾；呕吐，胃；酒疾，脾；疹气，胃；气块，脾、肝、肾；酒痹，胃、肝；气膈，心主；大便不通，大肠；食劳黄，脾、胃；肠风痒，大肠；癖痛，肝、肺；足热厥，心主。上件病证，照海悉主之。先取照海，后取列缺。"此即"《指南》照海列缺方"，为上述诸经病之治方。

《八法八穴歌》云："喉塞小便淋涩，膀胱气痛肠鸣，食黄酒积腹脐并，呕泻胃翻便紧，难产昏迷积块，肠风下血常频，膈中决气气痃侵，照海有功必定。"

按语 照海为阴跷脉所生，又为八脉交会穴之一，通于阴跷脉。《标幽赋》谓"取照海治喉中之闭塞。"《灵枢·热病》以此穴伍肝经之大敦以治癃，今名之曰"《灵枢》照海愈癃方"。

照海伍通里，方名"照海通里不寐方"，乃为心肾不交、水火失济之证而设方，为治不寐之穴对。照海伍丰隆、鸠尾、神门、间使、筋缩，今名"照海定痫方"，以其养肝肾、理脾胃、化痰浊、开窍醒脑之功，而为治痫证之用方。

(7) 复溜

别名 复留、外俞、伏白、昌阳。

释名 溜者，流也，淌也。经脉由涌泉而出，出内踝"别入跟中"，复"以上踹内"而上淌，故名复溜。

位置 在足内踝上二寸陷者中。(《甲乙经》)

取穴 在太溪上2寸，当跟腱之前缘取之。

主治 泄泻，肠鸣，水肿，腹胀，腿肿，足痿，盗汗，脉微细时无，身热无汗。

操作 直刺0.3~0.5寸。艾条灸3~7分钟。《素注》：针三分，留七呼，灸五壮。《明堂》：灸七壮。

文献摘要 《素问·刺腰痛》云："足少阴令人腰痛，痛引脊内痛，刺少阴于内踝上二痏，春无见血，出血太多，不可复也。"盖因足少阴之脉，上股内廉，贯脊属肾，故痛引脊背及股内廉，取其经穴复溜。因春时木旺水亏，出血恐虚，故刺时禁见血。该篇又云："昌阳之脉令人腰痛，痛引膺，目䀮䀮然，甚则反折，舌卷不能言，刺内筋为二痏，在内踝上大筋前、太阴后，上踝二寸所。"昌阳，马莳云："昌阳，系足少阴肾经穴名，又名复溜。"故昌阳之脉，当为足少阴肾经之别称。足少阴之脉发生腰痛等诸病时，可刺复溜治之。今名"《素问》腰痛昌阳刺方"。

《甲乙经》云："复溜者，金也，一名伏白，一名昌阳。在足内踝上二寸陷者中。足少阴脉之所行也，为经。刺入三分，留三呼，灸五壮。""疟热少间寒，不能自温，腼胀，切痛引心，复溜主之。""血痔泄后重，腹痛如癃状，狂仆必有所扶持，及大气涩出，鼻孔中痛，腹中常鸣，骨寒热无所安，汗出不休，复溜主之。""嗌干腹瘑痛，坐卧目䀮䀮，善怒多言，复溜主之。""腰痛引脊，内廉复溜主之。""风逆四肢肿，复溜主之。"

《医宗金鉴》云："主治血淋，气滞腹痛"。

《神应经》治"膨胀"，取复溜、中封、公孙、太白、水分、三阴交。今名"《神应》腹胀复溜方"。

《针灸聚英》云："主肠澼，腰脊内引痛，不得俯仰起坐，目视䀮䀮，善怒，多言，舌干胃热，虫动涩出，足痿不收履，跗寒不自温，腹中雷鸣，腹胀如鼓，四肢肿，五种水病青赤黄白黑，青取井，赤取荥，黄取输，白取经，黑取合，血痔，泄后重，五淋血淋，小便如散火，骨寒热，盗汗，汗注不止，龋齿，脉微细不见，或时无脉。"

《明堂灸经》云："主腰脊十分痛，不得俯仰起坐，目䀮䀮视不明，口舌干，涎自出，足痿不能履，胻酸不自温，腹中雷鸣，腹胀如鼓，四肢重，十水病，溺青赤黄白黑，青取井，赤取荥，黄取输，白取经，黑取合，血气泄后肿，五淋，小便散火，骨寒热，汗注不止，脚后廉急，不可前却，足跗上痛，风逆，四肢废。"

《玉龙经》"伤寒"篇歌云："伤寒无汗泻复溜，汗出多时合谷收。六脉若兼沉细证，下针才补病痊瘳。"斯书"六十六穴治证"篇云："复溜，为经金。在内踝上两寸，动脉陷中。治浑身痛，盗汗，腰痛引脊，腹胀肠鸣，四肢浮肿，胫寒足痿，小便杂色。"

《普济方》云："凡脚气……若病从阴发起……皆须随病灸复溜、中都、阴陵泉等诸穴。灸者，先从上始向下引其气，便灸二十壮。向后隔七日，灸七壮，取瘥止，余穴皆依次。若病从阳起……须灸阳绝骨、阳陵泉、风市等穴，灸数及上向下，皆依前法。"

《窦太师针经》云："复溜二穴，一名昌阳，一名伏白，金也。在足内踝上二寸陷中。足少阴脉所行，为经。针一分，沿皮向下一寸，灸二七壮。伤寒无汗，补合谷穴泻此穴，立出；伤寒汗多，补此穴泻合谷穴立止。此大回六脉，六脉俱无，补之。不见脉，不可疗也。"

《子午流注说难》云："证治：腰脊内引痛，不得俯仰起坐，目䀮䀮，善怒多言，舌干胃热，虫动，涎出，足痿不收履，胻寒不自温，腹中雷鸣，腹胀如鼓，四肢肿；五种水病，溺青赤黄白黑，青取井，赤取荥，黄取输，白取经，黑取合；血痔泄后肿，五淋小便如散火，骨寒热，盗汗不止。"

《拦江赋》云："无汗更将合谷补，复溜穴泻好用针。"

按语　复溜，足少阴肾经之经穴，《素问·刺腰痛》谓其为治腰痛之要穴；《拦江赋》有"伤寒无汗，攻复溜宜泻"之论；《天元太乙歌》有"闪挫脊膂腰难转，举步多难行重蹇。遍体游气生虚浮，复溜一刺人健羡"之验；《窦太师针经》有治"伤寒汗多，有补复溜泻合谷"之述。盖因复溜补肾益元，促气化，用以治伤寒脉微细但欲寐，热病汗不出或汗出不止证，伍手阳明大肠经之经穴合谷以疏风解表，退热镇痛。二穴相互为用，方名"复溜合谷实腠方"，有汗能止，无汗能发，为解表实腠之用方。

《杂病穴法歌》有复溜伍水分之穴对，以其化气通脉、利水消肿之功，而治水肿。盖因复溜乃肾经之经穴，具益元荣肾、化气通脉之功；水分有分清别浊，主水病之用。二穴相伍，则司气化、利水消肿之功益彰，而水肿可痊。今用复溜伍命门、关元、脾俞、食窦、水分，名"复溜水分命关方"，以其益命火、壮肾阳、健脾渗湿之功，而为疗水肿、泄泻、痰饮等病之良方。

(8) 交信

释名 交，即交会；信，于儒学之五常为土。足少阴经自本穴之后，即与脾交会于三阴交穴，脾属土，故名交信。

位置 在足内踝上二寸，少阴前，太阴后，筋骨间。(《甲乙经》)

取穴 太溪上 2 寸，当复溜与胫骨内侧缘之间取之。

主治 月经不调，崩漏，阴挺，泄泻，大便难，睾丸肿痛。

操作 直刺0.4寸。艾条灸3~7分钟。《铜人》：针四分，留十呼，灸三壮。

文献摘要 《灵枢·卫气》云："足少阴之本，在内踝下上三寸中，标在背腧与舌下两脉也。"马莳注云其本为交信穴，其标为肾俞、廉泉穴。二穴相伍，今名"《灵枢》足少阴标本刺"，具通达肾经脉气之功。

《类经图翼》云："五淋癀疝，阴急股腨内廉引痛，泻痢赤白，大小便难，女子漏血不止，阴挺，月事不调，小腹痛，盗汗"。

《甲乙经》云："交信，在足内踝上二寸，少阴前，太阴后，筋骨间。阴跷之郄。刺入四分，留三呼，灸三壮。""气癃癫疝阴急，股枢腨内廉痛，交信主之。"

《针灸聚英》云："主气淋癀疝，阴急，阴汗，泻痢赤白，气热癀，股枢髀内痛，大小便难，淋，女子漏血不止，阴挺出，月水不来，小腹偏痛，四肢淫泺，盗汗出。"

《明堂灸经》云：交信"灸三壮，主气淋，癀疝，阴急，股引腨内廉骨痛，泄痢赤白，女子漏血不止。"

《普济方》云："治女人阴中痛引心下，及小腹内绞痛。"

按语 交信为阴跷脉之郄穴，是治疗肾经所过部位疾病之要穴，故《肘后歌》有"腰膝强痛交信凭"之验。交信又为足少阴之本穴，本者，经脉血气由此而出。故交信具益肾元、司气化、调冲任、通经活络之功。本穴伍肾俞、廉泉乃《灵枢》标本穴相伍，今名"足少阴标本刺"，多用于心脑血管病之肾阳式微、心气不足者，或用于小儿脑瘫之五迟五软者。交信伍气海、三阴交，方名"交信女科良方"，以其调冲任、理气血之功，而为妇科病之要伍。若月经先期，气虚者加益肾荣冲、补气生血之脾俞、肾俞；血热者佐清肝热之太冲、益肾水之太溪以泻阴火；血寒者佐天枢、归来以暖胞宫、补气血；肝郁经乱者，佐肝俞、太冲以疏肝解郁。若痛经，伍调冲任之中极、关元，补脾行气血之地机，治痛经之要穴次髎，共成和血通经之效，为血瘀痛经之良方；佐命门以补元阳、肾俞以益肾经、关元以益下焦、足三里培气血以助生化之源，为虚证痛经之要伍。治崩漏，则以"交信女科良方"三穴伍关元，冲任调、肾元固而病愈，加减法同月经先期之法。治带下，以"交信女科良方"三穴伍固经气、束带脉之带脉穴和敷布阳气、化湿浊之白环俞，湿热偏盛者佐泻肝热之行间、清脾经湿热之阴陵泉，寒湿偏盛者加灸关元、足三里。

（9）筑宾

位置 在足内踝上腨分中。（《甲乙经》）

取穴 于太溪、阴谷之连线上，当腓肠肌内侧肌腹下端取之。

主治 癫狂，呕吐涎沫，疝痛，小儿胎疝，小腿内侧痛。

操作 直刺0.5~0.8寸。艾条灸3~7分钟。《铜人》：针四分，留五呼，灸三壮。

文献摘要 《甲乙经》云："筑宾，阴维之郄，在足内踝上腨分中。刺入三分，灸五壮。""大疝绝子，筑宾主之。"

《针灸聚英》云："主癫疝，胎疝，癫疾狂易，妄言怒骂，吐舌，呕吐涎沫，足腨痛。"

《明堂灸经》云：筑宾"灸五壮，主小儿胎疝，痛不得乳，癫疾，狂言，呕吐沫，足踹痛，大疝，绝子。"

按语 筑宾乃足少阴肾经之穴，又为阴维脉之郄穴。《难经》云："阴维为病苦心痛。"故本穴具和阴通阳，行瘀散结之功。筑宾伍心经之俞穴心俞、募穴巨阙和心包经之俞穴厥阴俞、募穴膻中，以及通于阴维之内关，方名"筑宾募俞冠心方"，为治疗厥心痛之要伍，是冠心病心绞痛之效方。《难经》又云："阴阳不能自相维，则怅然失志。"故本穴尝具疏肝达郁、宁神除烦之功，而用于癫、狂、郁证。临床上多以本穴伍肝俞、脾俞、心俞、神门、丰隆、大陵等穴，方名"筑宾解郁除癫方"。

（10）阴谷

释名 本穴位于膝腘窝阴侧面，半腱肌与半膜肌之间，深陷如谷处，故名阴谷。《子午流注说难》释云："此乃足阴经最高而深藏不露之穴，故名阴谷。"

位置 在膝下内辅骨后，大筋之下，小筋之上，按之应手，屈膝得之。（《甲乙经》）

取穴　当腘窝内侧，和委中相平，在半腱肌腱、半膜肌腱之间，屈膝取之。

主治　阳痿，疝痛，崩漏，溺难，癫狂，膝股内侧痛。

操作　直刺0.5~0.8寸。艾条灸3~7分钟。《铜人》：针三分，留七呼，灸三壮。

文献摘要　《甲乙经》云："阴谷者，水也，在膝下内辅骨后，大筋之下，小筋之上，按之应手，屈膝得之。足少阴脉之所入也，为合。刺入四分，灸三壮。""男子如蛊，女子如阻，寒热少腹偏肿，阴谷主之。""狂癫，阴谷主之。""脊内廉痛，溺难，阴痿不用，少腹急引阴，及脚内廉，阴谷主之。""妇人漏血，腹胀满，不得息，小便黄，阴谷主之。"

《针灸大成》用阴谷伍阴陵泉以治"小便不通"，今名"《大成》阴谷阴陵利尿方"。阴谷伍内关、气海、三阴交、阴陵泉治"小便淋漓"，今名"《大成》阴谷气海通淋方"。

《神应经》治"小便不通"，取阴谷、阴陵泉。

《针灸聚英》谓阴谷"主膝痛如锥，不得屈伸，舌纵涎下，烦逆，溺难，小便急引阴痛，阴痿，股内廉痛，妇人漏下不止，腹胀满不得息，小便黄，男子如蛊，女子如娠。"

《针灸大全》治"小便淋漓，血不止，阴气痛"，取阴谷、照海、涌泉、三阴交。今名"《大全》阴谷血淋方"。治"中暑自热，小便不利"，取阴谷、百劳、中脘、委中、气海、阴陵泉，今名"《大全》阴谷热淋方"。

《玉龙经·六十六穴治证》篇云："阴谷，为合水。在膝内辅骨后，大筋下，小筋上，屈膝按之，应手取。治伤寒小便不通，腹痛，漏下赤白，小便黄赤。"

《明堂灸经》云："灸三壮，主膝痛如离，不能久立，痰涎下，烦逆，溺难，少腹急引阴痛，股内廉痛，妇人漏下，心腹胀满不得息，小便黄，男子如蛊，女子如妊娠，寒热，腹偏肿，脊内廉痛，阴痿。"

《神灸经纶》云："小便闭"，"灸阴谷、关元、阳陵泉"；"舌纵，阴谷"。

《卫生宝鉴》"灸妇人崩漏及诸疾"记云："阴谷二穴，乃足少阴肾之经"穴，"主女子如妊娠，赤白带下，妇人漏血不止，腹胀满不得息，小便黄如蛊，及膝痛如锥刺，不得屈伸，舌纵涎下，烦逆溺难，小腹急引阴痛，骨内廉痛。"今名"《宝鉴》阴谷奇灸方"。

《窦太师针经》云："阴谷二穴，水也。在膝内跗骨后，大筋下，小筋上，按之动脉应手，屈膝按之。足少阴脉所入，为合。横针入五分，灸二七壮。治小便不通，先补后泻；膝头红肿，泻；坐立艰难，阴囊湿痒，妇人阴中湿痒，亦宜泻之，效。"

《子午流注说难》云："证治：膝痛不得屈伸，舌纵涎下，烦逆溺难，少妇急引阴痛，妇人漏下不止，腹胀满不得息，小便黄，男子如蛊，女子如妊娠。"

按语 阴谷，足少阴肾经为合之水穴，具滋肾阴、清虚火、疏下焦、促气化之功。故《通玄指要赋》有"连脐腹痛，泻足少阴之水"之验；《针灸大成》《神应经》均有以阴谷伍阴陵泉，治"小便不通"。《针灸大成》又以阴谷伍阴陵泉、三阴交、气海、内关治"小便淋漓"，验诸临床，血淋加血海，膏淋加肾俞、膏肓俞，石淋加委阳、然谷，劳淋、气淋加百会、气海俞、关元俞。《卫生宝鉴》灸阴谷以治崩漏，乃取其益肾培元固冲之功而愈病，今名"《宝鉴》阴谷奇灸方"。验诸临床，可伍足三阴、关元、三阴交和脾经井穴隐白，方名"阴谷关元止崩方"。

(11) 横骨

别名 下横、下极、曲骨、屈骨。

位置　在大赫下一寸。《甲乙经》

取穴　在下腹部，耻骨联合上际，曲骨（任脉）旁0.5寸取之。

主治　阴部痛，遗精，阳痿，遗尿，少腹痛，小便不通。

操作　直刺0.5～0.8寸。艾条灸3～5分钟。《铜人》：灸三壮。

文献摘要　《甲乙经》云："横骨，一名下极，在大赫下一寸。冲脉、足少阴之会。刺入一寸，灸五壮。"又云："少腹痛，溺难，阴下纵，横骨主之。"治"少腹痛，溺难，阴下纵"。

《千金方》治"脱肛历年不愈"，"灸横骨百壮"，"灸龟尾七壮。"今名"《千金》横骨龟尾脱肛方"。

《外台秘要》用以伍大巨、期门治"小腹满，小便难，阴下纵"。今名"《外台》横骨大巨期门方"。

《针灸聚英》云："主淋，小便不通，阴器下纵引痛，小腹满，目赤痛从内眦始，五脏虚竭失精。"

《普济方》云："虚劳，阴中疼痛，漏血，泣精"，"灸横骨五十壮"。"治妇人遗尿，灸横骨，七壮。"

《明堂灸经》云："曲骨，灸三壮，主失精，五脏虚竭；主腹胀，小便难，阴气纵伸痛。"

《神灸经纶》云："妇人遗尿，横骨。"

按语　横骨为足少阴、冲脉交会穴，有益肾元、调冲任、司气化、强腰脊之功，为治疗泌尿生殖系统疾病之要穴。《外台秘要》以此穴伍大巨、期门疗"小腹满，小便难，阴下纵"之证；《千金方》治"脱肛历年不愈"有灸横骨、龟尾之方。验诸临床，灸横骨、大横、大巨、大赫、期门、命关，名"横骨三大命关方"，为疗小儿疳积之良方；灸横骨、龟尾、百会、大肠俞、气海、膻中，方名"横骨百会举陷方"，可疗阴挺、脱肛。横骨伍大都，为治闪腰之要伍，故《天元太乙歌》有"气攻腰痛不能立，横骨大都宜救急"之验。

（12）大赫

别名 阴维、阴关。

释名 本穴位于腹部内临胞宫，当妇人怀子时此部赫然隆鼓，日渐增大，故名大赫。

位置 在气穴下一寸。（《甲乙经》）

取穴 在横骨上1寸，中极（任脉）旁0.5寸取之。

主治 阴部痛，子宫脱垂，遗精，带下。

操作 直刺0.5~0.8寸。艾条灸3~7分钟。《铜人》：针三分，灸五壮。

文献摘要 《甲乙经》云："大赫，一名阴维，一名阴关，在气穴下一寸。冲脉、足少阴之会。刺入一寸，灸五壮。"又云："男子精溢，阴上缩，大赫主之。""女子赤淫，大赫主之。""男子溢精，阴上缩，女子赤淫"。

《针灸聚英》云："主虚劳失精，阴痿精溢，阴上缩，茎中痛，目赤痛从内眦始，妇人赤沃。"

《明堂灸经》云："又名阴维、阴关，主男子虚劳失精，阴上缩，茎中痛，灸三十壮。"

《普济方》云："治五脏虚劳，又灸大赫三十壮。"

按语 大赫为足少阴、冲脉交会穴，具益肾培元、调冲任、束带脉之功，故为治生殖系统疾病之要穴。本穴伍然谷、中封，方名"大赫益元暖宫方"，可治疝气、子宫脱垂、溢精滑精、小腹急痛等病；伍气海、关元、膏肓，方名"大赫气海虚损方"，为疗五脏虚劳之良方；伍命门、中极、带脉，方名"大赫命门固带方"，为治带下之要伍。

（13）气穴

别名 胞门、子户。

释名 气，气血之气，在此指肾气：穴，土室。在关元之旁，为肾气藏聚之室，故名气穴。

位置 在四满下一寸。(《甲乙经》)

取穴 在横骨上 2 寸，关元（任脉）旁 0.5 寸取之。

主治 月经不调，白带，小便不通，泄泻。

操作 直刺 0.5 ~ 0.8 寸。艾条灸 3 ~ 7 分钟。《铜人》：针三分，灸五壮。

文献摘要 《甲乙经》云："气穴，一名胞门，一名子户，在四满下一寸。冲脉、足少阴之会。刺入一寸，灸五壮。""月水不通，奔豚泄气，上下引腰脊痛，气穴主之。"

《针灸聚英》云："主贲豚气上下引脊痛，泻痢不止，目赤痛从内眦始，妇人月事不调。"

《明堂灸经》云："主月水不通"，"上下引腰脊痛，主泻利不止。"

按语 《灵枢·四时气》云："灸刺之道，得气穴为道。"《素问·气穴论》云："气穴之处，游针之居。"此处之"气穴"，泛指经脉之气输注之处，乃广义"气穴"。狭义的气穴为足少阴、冲脉交会穴，具益肾培元、调冲任、固带止泻之功，用于月经不调、带下、不孕、癃闭、泄泻、腰脊痛等证。伍肾俞、气海、关元、三阴交、八髎、脾俞、太冲等穴，方名"气穴关元助孕方"，可疗妇女月经不调、不孕症等病。

（14）四满

别名 髓中、髓府。

释名 四，第四：满，充满。此穴为肾经入腹的第四穴，可治腹部胀满之证，故名四满。

位置 在中注下一寸。(《甲乙经》)

取穴 在横骨上 3 寸，石门（任脉）旁 0.5 寸取之。

主治 月经不调，小腹痛，便秘，遗精，疝气。

操作 直刺 0.5 ~ 0.8 寸。艾条灸 3 ~ 7 分钟。《铜人》：针三分，灸三壮。

文献摘要 《甲乙经》云："四满，一名髓府，在中注下一寸。冲脉、足少阴之会。刺入一寸，灸五壮。""脐下积疝瘕，胞中有血，四满主之。""振寒大腹石水，四满主之。""肠癖泄切痛，四满主之。"

《针灸聚英》谓四满"主积聚疝瘕，肠澼，大肠有水，脐下切痛，振寒，目内眦赤痛，妇人月水不调，恶血绞痛，奔豚上下，无子"之证。

《普济方》云："治月水不利，奔豚上下，并无子，穴四满，灸三十壮。"

《明堂灸经》云："又名髓府，主大腹石水，腹中切痛，主奔豚上下，及脐下疝积。"

按语 四满为足少阴、冲脉交会穴，具益元荣髓、调冲任、健脾胃、补虚损之功，用于月经不调、痛经、带下、遗精、疝气等证。本穴伍膈俞、三焦俞、足三里、三阴交，方名"四满消积化瘕方"，为疗下腹部积聚癥瘕证之良方。

（15）中注

释名 中者，中间；注，灌注。肾经之气由此灌注中焦，故名中注。

位置 在肓俞下一寸。（《铜人》）

取穴 在横骨穴上 4 寸，阴交穴（任脉）旁 0.5 寸取之。

主治 月经不调，腰腹疼痛，大便燥结。

操作 直刺 0.5 ~ 0.8 寸。艾条灸 5 ~ 7 分钟。《铜人》：针一分，灸五壮。

文献摘要 《甲乙经》云："中注，在肓俞下五分。冲脉、足少阴之会。刺入一寸，灸五壮。"

《针灸聚英》用以"主小腹有热，大便坚燥不利，泄气上下引腰脊痛，目内眦赤痛，女子月事不调"。

《明堂灸经》云：灸中注五壮，"主小腹热，大便坚燥不利。"

按语　中注为足少阴、冲脉之会，具益肾元、养肝肾、健脾胃、濡血海之功，多用于妇女月经不调、大便燥结之证。《天元太乙歌》有"久患腰痛背胛劳，但寻中注穴中调"之验，故又为治腰脊痛之要穴。本穴伍天枢、支沟、足三里，方名"中注天枢气秘方"，为治气虚便秘之良方。

（16）肓俞

释名　本穴与膏肓、胞肓、肓门相通，为肾气输注腹部之要穴，故名。《采艾编翼》尚有"肓俞，背有肓门，言肾所注也"之注。

位置　在商曲下一寸。（《甲乙经》）

取穴　与神阙相平，任脉旁0.5寸取之。

主治　腹痛，呕吐，腹胀，便秘，疝痛。

操作　直刺0.5～0.8寸。《铜人》：针一分，灸五壮。

文献摘要　《灵枢·卫气》云："腹气有街……气在腹者，止于背腧与冲脉于脐左右之动脉者。"即脾俞以下之背俞，与脐旁足少阴经之肓俞与足阳明经之天枢。

《甲乙经》云："肓俞，在商曲下一寸，直脐旁五分。冲脉、足少阴之会。刺入一寸，灸五壮。""大肠寒中，大便干，腹中切痛，肓俞主之。"

《类经图翼》云："主治腹痛寒疝，大便燥，目赤痛从内眦始。"

《针灸聚英》云："主腹切痛寒疝，大便燥，腹满响响然不便，心下有寒，目赤痛从内眦始。"

《明堂灸经》云：灸肓俞五壮，"主大便干，腹中切痛，及大腹寒疝，小腹有热。"

按语 肓俞与膏肓、胞肓、肓门相通，为足少阴、冲脉交会穴，又为肾气输注于腹部之处。以其益肾培元、荣任濡冲、健脾和胃、理气止痛之功，而为腹部疾患之要穴。本穴伍天枢及背部脾俞以下之背俞，名曰"腹之气街刺"。

（17）商曲

别名 高曲。

释名 商，五音之一，属金；曲，弯曲。商为金音，肺与大肠属金，本穴内应大肠弯曲之处，故而得名。

位置 在石关下一寸。（《甲乙经》）

取穴 在肓俞上2寸，下脘（任脉）旁0.5寸取之。

主治 腹痛，泄泻，便秘，腹中积聚。

操作 直刺0.5～0.8寸。艾条灸5～7分钟。《铜人》：针一分，灸五壮。

文献摘要 《甲乙经》云："商曲，在石关下一寸。冲脉、足少阴之会。刺入一寸，灸五壮。""腹中积聚时切痛，商曲主之。"

《针灸聚英》用以"主腹痛，腹中积聚，时切痛，肠中痛，不嗜食，目赤痛从内眦始"之证。

《明堂灸经》云：灸商曲五壮，"主腹中积聚，时切痛，不嗜食。"

按语 商曲为足少阴、冲脉交会穴，以其益肾培元、理气调冲之功，而为疗腹部疾病之要穴。本穴伍中脘、天枢、内关、足三里，方名"商曲和胃理冲方"，针灸并施，以治腹痛溏泻。伍大肠俞、脾俞、胃俞、天枢、支沟、上巨虚，方名"商曲理气润肠方"，以治便秘。

（18）石关

别名 石阙。

释名 石，石头，有坚实之意；关，重要。本穴具益肾健中、调冲任之功，能治腹部坚实之病证，故名石关。

位置　在阴都下一寸。(《甲乙经》)

取穴　在肓俞上 3 寸，建里（任脉）旁 0.5 寸取之。

主治　呕吐，腹痛，便秘，产后腹痛，妇人不孕。

操作　直刺 0.5~0.8 寸。艾条灸 5~7 分钟。《铜人》：针一寸，灸三壮。

文献摘要　《甲乙经》云："石关，在阴都下一寸。冲脉、足少阴之会。刺入一寸，灸五壮。""痉脊强，口不开，多唾，大便难，石关主之。""妇人子脏中有恶血逆满痛，石关主之。"

《针灸聚英》云："主哕噫呕逆，腹痛，气淋，小便黄，大便不通，心下坚满，脊强不利，多唾，目赤痛从内眦始，妇人子脏有恶血，血上冲腹，痛不可忍。"

《窦太师针经》云："食关（即石关）二穴，在阴都下一寸，建里穴两旁各开一寸半。冲脉气发，足少阴脉之会。针入一分，沿皮向外寸半，灸三七壮。疗病同中脘穴。"

《明堂灸经》云："又名石门，灸五壮，主多呕，主脊强不开，主大便闭塞，气结，心坚满，主脊痉反折，主妇人子脏中有恶血，内逆满痛。"

《卫生宝鉴》云："灸五十壮，主产后两胁急痛不可忍。"

《普济方》云："哕噫呕逆，穴石关，灸百壮。""治泻痢不禁，小腹绞痛，穴石门，灸百壮，三报。""治子脏中有恶血，内逆满痛，穴石关刺入一寸，灸五壮。"

按语　石关为足少阴、冲脉交会穴，具培元益肾、调冲荣任、和胃健中、降逆止呕、理气止痛之功。本穴配膈俞、胃俞、中脘、足三里、食窦可治胃脘痛，食后呕吐，心下痞硬之证，名"石关益肾健脾和胃方"；伍关元、八髎、脾俞、三阴交、气海、太冲，名"石关助孕良方"，为不孕不育之良伍。

(19) 阴都

别名 食宫、石宫、通关。

释名 《会云针灸学》释云:"足少阴之会于胃之两旁胃经之中,如通邑之都会,故名阴都。"

位置 在通谷下一寸。(《甲乙经》)

取穴 在肓俞上4寸,中脘(任脉)旁0.5寸取之。

主治 肠鸣,腹胀,便秘,腹痛,妇人不孕。

操作 直刺0.5~0.8寸。艾条灸5~7分钟。《铜人》:针三分,灸三壮。

文献摘要 《甲乙经》云:"阴都,一名食宫,在通谷下一寸。冲脉、足少阴之会。刺入一寸,灸五壮。""身寒热,阴都主之。""心满气逆,阴都主之。"

《千金方》云:"阴都、少海、商阳、三间、中渚,主身热,疟疾。"今名"《千金》阴都刺疟方"。

《针灸大成》对"肺胀膨膨气抢胁下热满痛"之证,取"阴都,太渊,肺俞"等穴治之。今名"《大成》阴都肺胀刺方"。

《针灸聚英》云:"主心满逆气,肠鸣,肺胀气抢,胁下热痛,目赤痛从内眦始。"

《明堂灸经》云:"又名食宫,灸三壮,主多唾,呕沫,大便难,及妇人无子,脏有恶血,腹厥痛,绞刺不可思,及身热疟病,主心满气逆,肠鸣。"

《普济方》"治盗汗,寒热恶寒……阴都百壮。""治肺胀,气抢胁大热痛,穴阴都,灸随身壮。""治小肠热满,穴阴都,灸随身壮。"

按语 阴都为足少阴、冲脉交会穴,又以其"会于胃之两旁胃经之中",而具益肾培元、健脾和胃、润肠通便、缓急止痛之功,灸之为治胃肠病之要穴,适用于腹胀、腹痛、肠鸣、便秘及妇人不孕等证。

（20）通谷

别名　腹通谷。

释名　经脉中之气血，源自足少阴肾，成于足阳明胃，故为足少阴肾会于胃之通邑都会，本穴位于通关之上，故曰通谷。

位置　在幽门下一寸陷者中。（《甲乙经》）

取穴　在肓俞上5寸，上脘（任脉）旁0.5寸取之。

主治　腹痛，腹胀，呕吐，脾胃虚弱。

操作　直刺0.5~0.8寸。艾条灸5~7分钟。《铜人》：针五分，灸五壮。

文献摘要　《甲乙经》云："通谷，在幽门下一寸陷者中。冲脉、足少阴之会。刺入五分，灸五壮。"

《卫生宝鉴》引《气元归类》中风针法："足少阴，通谷，暴喑不语。"

《针灸聚英》云："主失欠口喝，食饮善呕，暴喑不能言，结积留饮，痃癖胸满，食不化，心恍惚，喜呕，目赤痛从内眦始"。

《明堂灸经》云：灸通谷五壮，"主头痛寒热，汗出不恶寒；主项如拔，不可左右顾，目䀮䀮不明，寒及鼻衄，清涕出，及结积留饮，癖囊，胸满饮；主喜呕，及心中愦愦，数欠，癫，心下悸，咽中澹澹恐；主失欠，口喝，食饮善呕，暴哑不能言。"

按语：通谷为足少阴、冲脉交会穴，具益肾健中、培补后天之功，用于胃肠病之脾胃虚弱证者。以本穴伍膈俞、三焦俞、脾俞、巨阙、石关，方名"通谷巨阙噎膈方"，以治噎膈及呕、吐、哕诸证。

（21）幽门

别名　上门。

释名　《素问·至真要大论》云："两阴交尽，故曰幽。"本穴为冲脉、足少阴之会，且此穴自腹部上行至胸部，故称上门、幽门。

位置　在巨阙两旁各五分陷者中。（《甲乙经》）

取穴　在肓俞上 6 寸，巨阙（任脉）旁 0.5 寸取之。

主治　腹痛，呕吐，善哕，消化不良，泄泻。

操作　直刺 0.5~0.8 寸。艾条灸 5~7 分钟。《铜人》：针一寸，灸五壮。

文献摘要　《甲乙经》云："幽门，一名上门，在巨阙两旁各五分陷者中。冲脉、足少阴之会。刺入五分，灸五壮。""胸胁背相引痛，心下溷溷，呕吐多唾，饮食不下，幽门主之。"

《针灸聚英》云："主小腹胀满，呕吐涎沫，喜唾，烦闷胸痛，胸中满，不嗜食，逆气咳，健忘，泄利脓血，目赤痛从内眦始，女子心腹逆气。"

《明堂灸经》云：灸幽门五壮，"主善吐，饮食不下，兼唾多吐涎，干哕，呕沫，及泄有脓血，胸中引痛，烦闷健忘，小腹胀满，女子心痛，逆气。"

《普济方》云："治脓血痢不止，兼治小腹坚逆，灸幽门二穴，灸三壮。"

按语　幽门为足少阴、冲脉交会穴。火旺土健，故以其具补肾阳、助脾运、降冲气之功，为治疗胃肠病之要穴，今多用于腹痛腹泻、恶心呕吐、完谷不化等证。

（22）步廊

别名　步郎。

释名　步，度量也；廊，指堂外通路。本穴与中庭穴相平，足少阴经自本穴向上沿任脉两侧各肋间隙均有穴位，排列整齐如有尺度，似中庭堂处之通路，故名。

位置　在神封下一寸六分陷者中。(《甲乙经》)

取穴　在第 5 肋间隙，任脉旁 2 寸，当胸骨中线（任脉）与乳中线之间取之。

主治　咳嗽，气喘，胸胁支满，呕吐，食欲不振。

操作　直刺 0.3～0.5 寸。艾条灸 5～7 分钟。《铜人》：针三分，灸五壮。

文献摘要　《甲乙经》云："步廊，在神封下一寸六分陷者中，足少阴脉气所发。即而取之，刺入四分，灸五壮。""胸胁楷满，膈逆不通，呼吸少气，喘息不得举臂，步廊主之。"

《针灸聚英》云："主胸胁支满痛引胸，鼻塞不通不得息，呼吸少气，咳逆，呕吐不嗜食，不得举臂。"

《明堂灸经》云：灸步廊五壮，"主胸胁支满，鼻不通呼吸，少气喘息，不得举臂。"

按语　步廊位于肾经内夹任脉两侧，外傍胃经之内，入腹达脘，以其培肾阳壮命火而健脾胃，益心肺。灸之适用于咳喘，鼻渊，胸痹，心下痞等证。

(23) 神封

位置　在灵墟下一寸六分陷者中。(《甲乙经》)

取穴　在第 4 肋间隙，当胸骨中线与乳中线之间取之。

主治　咳嗽，气喘，胸胁支满，乳痈，呕吐，不嗜食。

操作　针刺宜斜刺 0.3～0.5 寸。艾条灸 3～7 分钟。《铜人》：针三分，灸五壮。

文献摘要　《甲乙经》云："神封，在灵墟下一寸六分陷者中，足少阴脉气所发。仰而取之，刺入四分，灸五壮。"又云："胸胁楷满不得息，咳逆，乳痈，洒淅恶寒，神封主之。"

《千金要方》伍膺窗治"乳痈寒热，短气卧不安"。

《针灸聚英》云： "胸满不得息，咳逆，呕吐，乳痈寒热。"

《明堂灸经》云：灸神封五壮，"主胸满不得息，咳逆，乳痈，洒淅恶寒。"

按语　神封穴居膻中之旁，为心主之封疆，故功似膻中，具宽胸利膈、理气散瘀、止咳平喘、清肺化痰之功，用于咳喘、胸痹、胁痛、心下痞、乳痈等病。

（24）灵墟

别名　灵墙。

释名　灵即神灵；墟乃心灵之居处。本穴位于心居之处神藏之下，心主神明，故名灵墟。《医经理解》云："灵墟在神藏下一寸六分陷中，神之封，灵之墟，皆心君之居也。"

位置　在神藏下一寸六分陷者中。（《甲乙经》）

取穴　在第3肋间隙，当胸骨中线与乳中线之间取之。

主治　咳嗽，气喘，胸肋胀痛，呕吐，乳痈。

操作　针刺宜斜刺0.3~0.5寸。艾条灸3~5分钟。《铜人》：针三分，灸五壮。

文献摘要　《甲乙经》云："灵墟，在神藏下一寸六分陷者中，足少阴脉气所发。仰而取之，刺入四分，灸五壮。"又云： "胸中楷满痛引膺不得息，闷乱烦满不得饮食，灵墟主之。"

《针灸聚英》云： "主胸胁支满痛引胸，不得息，咳逆，呕吐，胸满不嗜食。"

《明堂灸经》云：灸灵墟五壮， "主胸胁支满，引胸不得息，呕吐，胸满不得食。"

按语　灵墟乃心灵之居，位于神藏之下，而具通心脉、益肺气、宽胸利膈之功，而适用于胸痹、咳喘、心下痞等证。

（25）神藏

释名　《素问·灵兰秘典论》云："心者，君主之官，神明出焉。"神藏穴位于心居处，故名。

位置　在彧中下一寸六分陷者中。（《甲乙经》）

取穴　在第2肋间隙，当胸骨中线与乳中线之间取之。

主治　咳嗽，气喘，胸痛，呕吐，烦满不嗜食。

操作　针刺宜斜刺0.3~0.5寸。艾条灸3~7分钟。《铜人》：针三分，灸五壮。

文献摘要　《甲乙经》云："神藏，在彧中下一寸六分陷者中，足少阴脉气所发。仰而取之，刺入四分，灸五壮。"又云："胸胁咳逆，喘不得息，呕吐烦满，不得饮食，神藏主之。""胸满咳逆，喘不得息，呕吐腹满，不得饮食。"

《针灸资生经》以本穴伍灵墟治"呕吐胸满"之证。

《针灸聚英》云："主呕吐，咳逆，喘不得息，胸满不嗜食。"

《明堂灸经》云：灸神藏五壮，"主胸胁支满，咳嗽不得息，呕吐，胸满不得食。"

按语　肾中相火与少阴君火同气相求，火旺土健，故肾经之神藏具益肾阳、补心血、益脾胃、宣宗气之功，而疗胸痹、呕吐等证；肾与肺，有金水相滋之用，俾肺气宣发、肃降有司，而治咳喘有功。

（26）彧中

别名　域中。

释名　彧，茂盛，文采之貌。本穴主治痛邪域于中，冲气上逆壅滞于胸，故名彧中。

位置　在俞府下一寸六分陷者中。（《甲乙经》）

取穴　在第1肋间隙，当胸骨中线与乳中线之间取之。

主治　咳嗽，气喘，痰壅，胸胁胀满，不嗜食。

操作 针刺宜斜刺 0.3~0.5 寸。艾条灸 3~7 分钟。《铜人》：针四分，灸五壮。

文献摘要 《甲乙经》云："彧中，在俞府下一寸六分陷者中，足少阴脉气所发。仰而取之，刺入四分，灸五壮。"又云："咳逆上气，涎出多唾，呼吸哮，坐卧不安，彧中主之。""咳逆上气，涎出多唾，呼吸喘悸，坐卧不安，彧中主之。"

《针灸聚英》云："主咳逆喘息不能食，胸胁支满，涎出多唾。"

《明堂灸经》云：灸彧中五壮，"主胸胁支满，咳逆，喘不得食饮，上气，涎出多唾，呼吸喘悸，坐不安席。"

《窦太师针经》云："彧中二穴，在俞府穴下一寸六分陷中，仰而取之。足少阴脉气发。针入一分，沿皮向外一寸半，灸二七壮。治咳喘，痰涎盛，乳痈胸痛，泻；紫白癜风，吹乳，详补泻。"

按语 彧中乃肾经脉气内夹任脉外旁胃脉，上行于胸部之穴。若肾气虚衰，则肾不纳气而必致咳喘；肾虚土衰脾胃气虚，胃气必夹冲气上逆，或成痰饮，或成奔豚。故灸彧中有益肾元、补脾肺、止咳喘、健脾胃、降逆气之功，用于咳喘、痰饮、心下痞等证。

（27）俞府

别名 输府。

释名 俞者，输也。肾脉之精气，从肾过脘腹贯肝膈入肺中，即肾气转输于肺腑之地，故名俞府。

位置 在巨骨下，去璇玑旁各二寸陷者中。（《甲乙经》）

取穴 在锁骨下缘，当胸骨中线与乳中线之间凹陷中。

主治 咳嗽，气喘，胸痛，呕吐，不嗜食。

操作 针刺宜直刺 0.3 寸。艾条灸 3~5 分钟。《铜人》：针三分，灸五壮。

文献摘要　《甲乙经》云："俞府，在巨骨下，去璇玑旁各二寸陷者中，足少阴脉气所发。仰而取之，刺入四分，灸五壮。"又云："咳逆上气，喘不得息，呕吐胸满，不得饮食，俞府主之。""咳逆上气，喘不得息，呕吐胸满，不得饮食。"

《千金方》伍灵墟、神藏、巨阙治"呕吐胸满"之证。今名"《千金》俞府柴胡证方"。

《针灸聚英》云："主咳逆上气，呕吐，喘嗽，腹胀不下食饮，胸中痛。"

《针灸大全》治"吼喘气满，肺胀不得卧"，取俞府、照海、风门、太渊、膻中、中府、三里。今名"《大全》俞府吼喘方"。

《玉龙经》"哮喘痰嗽"篇歌云："哮喘咳嗽痰饮多，才下金针疾便和。俞府乳根一般刺，气喘风痰渐渐磨。"

《窦太师针经》云："俞府二穴，在巨骨下璇玑穴两旁各开二寸半，仰面取之。足少阴脉气发。针入一分，沿皮向外一寸半，灸二七壮。治咳喘，热泻，冷补；呕血痰涎，妇女血妄行。"

《明堂灸经》云：灸俞府五壮，"主咳逆上气，呕吐，胸满不得食。"

按语　俞府乃肾脉精气上贯肝膈入肺腑之穴，故具益肾元、温心阳、宣肺气、疏肝气、健脾胃之功，适用于咳喘、胸痹、胁痛、心下痞等证。《千金方》用俞府伍同经之灵墟、神藏和任脉经之巨阙，以治"呕吐胸满"之证。《针灸大全》伍照海、风门、太渊、膻中、中府、三里以治"吼喘气满，肺胀不得卧"之证。

肾经诸穴赋：足少阴分廿七，涌泉溜于然谷。太溪大钟分水泉缘，照海复溜分交信续。从筑宾分上阴谷，掩横骨分大赫麓。气穴四满分中注，肓俞上通于商曲。守石关分阴都密，闭通谷兮幽门肃。步廊神封而灵墟存，神藏彧中而俞府足。

（九）手厥阴心包经

1. 经文

心主手厥阴心包络之脉，起于胸中，出属心包络，下膈，历络三焦[①]；其支者，循胸出胁，下腋三寸，上抵腋下，下循臑内，行太阴少阴之间，入肘中，下臂，行两筋之间，入掌中，循中指出其端；其支者，别掌中，循小指次指出其端。是动则病手心热，臂肘挛急，腋肿，甚则胸胁支满，心中憺憺[②]大动，面赤目黄，喜笑不休。是主脉所生病者，烦心，心痛，掌中热。为此诸病，盛则泻之，虚则补之，热则疾之，寒则留之，陷下则灸之，不盛不虚以经取之。盛者寸口大一倍于人迎，虚者寸口反小于人迎也。（《灵枢·经脉》）

注：

①历络三焦："历"是经历，挨次的意思。心包络与三焦为表里，故和三焦连络，称"历络三焦"。

②憺憺：张景岳注云："动而不宁貌。"

2. 经脉循行

手厥阴心包经，起于胸中，出属心包络，向下穿过膈肌，依次络于上、中、下三焦。

分支：从胸中分出，沿胸胁部当腋下三寸处（天池穴），向上至腋窝下，沿上肢内侧中线入肘，过腕部，入掌中（劳宫穴），沿中指桡侧，出中指桡侧端（中冲穴）

分支：从掌中分出，沿无名指出其尺侧端（关冲穴），交于手少阳三焦经。

3. 脏腑经络生理与病候处方

《灵枢·邪客》云："少阴，心脉也。心者，五脏六腑之大主也，精神之所舍也，其脏坚固，邪弗能容也，容之则心伤，心伤则神去，神去则死矣。故诸邪之在于心者，皆在于心之包络。包络者，心主之脉也，故独无腧也。"意谓心包代心受邪，故心胞受邪所出现的病变与心是一致的。

《灵枢·经脉》云："五阴气俱绝则系目转，转则目运，目运者，为志先死，志先死则一日半死矣。"马莳注云："此言手足阴经之绝者，而有病证死期也。五阴者，心、肝、脾、肺、肾皆属阴经也。不言心包络经者，以手少阴心经统之。耳目为五脏之精，故五脏绝则目系转而运，此乃志已先死。"

《灵枢·九针论》云："心藏神，肺藏魄，肝藏魂，脾藏意，肾藏精志。"

《素问·诊要经终论》云："厥阴终者……心烦。"盖因手厥阴心主之脉，起于胸中，出属心包络，包络之气上炎，故心烦。

《素问·缪刺论》云："邪客于臂掌之间，不可得屈，刺其踝后，先以指按之痛，乃刺之。以月死生为数，月生一日一痏，二日二痏，十五日十五痏，十六日十四痏。"意谓邪气侵入手厥阴经的络脉，使人臂掌之间疼痛，不能弯曲，针刺手腕后方，先以手指按压，找到痛处，再用针刺。根据月亮的圆缺确定针刺的次数，例如月亮开始生光，初一刺一针，初二刺两针，以后逐日加一针，直到十五日加到十五针，十六日又减为十四针，以后逐日减一针。

《灵枢·经水》云："其刺深者，皆无过二分，其留皆无过一呼。"

《灵枢·本输》云："心出于中冲，中冲，手中指之端也，为井木。溜于劳宫，劳宫，掌中中指本节之内间也，为荥。注于大陵，大陵，掌后两骨之间方下者也，为俞。行于间使，间使之道，两筋之间三寸之中也，有过则至，无过则止，为经。入于曲泽，曲泽，肘内廉下陷者之中也，屈而得之，为合。"此约言手厥阴心包经之五输穴也。盖因心与包络之血脉相通，心脏所出之血气，间行于心经、心包经，心包代君主行事，可刺心包而已，故云心。

《勉学堂针灸集成》云："心包络属病：肘臂挛急，手掌中热，腋肿，胸胁支满，心动，面赤目黄，喜笑不休，烦心，心痛。"

《针灸聚英·十二经脉歌》云："手厥阴心主起胸，属包下膈三焦宫。支者循胸出胁下，胁下连腋三寸同，仍上抵腋循臑内，太阴少阴两经中，指透中冲支者别，小指次指络相通。是经少气原多血，是动则病手心热，肘臂挛急腋下肿，甚则胸胁支满结，心中澹澹或大动，善笑目黄面赤色。所生病者为心烦，心痛掌热病之则。"

《针灸聚英·十四经步穴歌》云："厥阴心包何处得，乳后一寸天池索。天泉腋下二寸求，曲泽内纹寻动脉。郄门去腕五寸通，间使腕后三寸逢。内关去腕才二寸，大陵掌后两筋中。劳宫屈中名指取，中指之末取中冲。"

4. 经穴主治概要

（1）天池

别名 天会。

释名 天，天空，上也；池，池塘也。穴在胸廓，胸廓为清虚境界，居天位。穴承足少阴脉气转注而来，又近乳房，乳房泌乳犹如水之天池而出，故而得名。

位置 在乳后一寸，腋下三寸。（《甲乙经》）

取穴 乳头外侧1寸，当第4肋间陷中取之。

主治 胸闷，肋痛，腋下肿痛，瘰疬。

操作 直刺0.2寸。艾条灸3~5分钟。《铜人》：灸三壮，针二分。

文献摘要 《甲乙经》云："天池，一名天会，在乳后一寸，腋下三寸，著胁直掖撅肋间。手厥阴、足少阳脉之会。刺入七分，灸三壮。" "寒热胸满，头痛，四肢不举，腋下肿，上气，胸中有声，喉中鸣，天池主之。"

《针灸聚英》云："主胸中有声，胸膈烦满，热病汗不出，头痛，四肢不举，腋下肿，上气，寒热疟疾。"

《明堂灸经》云："又名天会，灸三壮。主寒热，胸膈烦满，头痛，四肢不举，腋下肿，上气，胸中有声，喉中鸣。"

《普济方》云："治颈漏，灸天池百壮，又心鸠尾下宛宛中七十壮，又章门、临泣、支沟、阳辅百壮，又肩井随年壮。"今名"《普济》天池颈漏方"，以治颈淋巴结核。

按语 天池为手厥阴、足少阳交会穴，又为手厥阴心包经之标穴，具理气宽中、宣肺止咳、清热消肿、通络止痛之功，而用于咳嗽气喘、胸膈烦满、腋下肿痛等证。本穴配膻中、乳根、少泽，方名"天池少泽乳痈方"，以治乳腺炎；配胆俞、少海、委阳、阳辅，名"天池阳辅消瘰方"，治腋下瘰疬。

（2）天泉

别名 天温。

释名 天，指上部，天空；泉，指泉水。源自天池的经气由此而下，如同泉水从天而降，故名天泉。

位置 在曲腋下去臂二寸。(《甲乙经》)

取穴 腋纹头下2寸，在肱二头肌的长、短头之间取穴。

主治 心痛，胁胀，咳嗽，胸背及上臂内侧痛。

操作 直刺0.5~0.7寸。艾条灸3~7分钟。《铜人》：针六分，灸三壮。

文献摘要 《甲乙经》云："天泉，一名天温，在曲腋下去臂二寸，举臂取之。刺入六分，灸三壮。" "石水，天泉主之。" "足不收，痛不可以行，天泉主之。"

《针灸聚英》云："主目䀮䀮不明，恶风寒，心病，胸胁支满，咳逆，膺背胛臂内廉痛。"

《明堂灸经》云：灸天泉三壮，"主咳逆，主心痛，胸胁支满，膺背胛间臂内廉痛。"

按语 天泉承天池之脉气，将手厥阴心包经之经气，聚汇于曲腋下，故其通心阳，止厥逆，而治胸痹；理气宽中，宣肺止咳，而疗咳喘；清热消肿，疏经通络，而治腋下肿痛或上臂内侧痛。

（3）曲泽

释名 泽，为水之聚所。本穴位于肘部屈肘时直线凹如泽处，又属手厥阴经"所入为合"，经气归聚之所，故名曲泽。

位置 在肘内廉下陷者中，屈肘得之。（《甲乙经》）

取穴 在肘横纹中，肱二头肌腱尺侧缘，当尺泽（手太阴经）与少海（手少阴经）之间取之。

主治 胃痛，呕吐，热病，烦躁，心痛，心悸，肘臂痛，手臂震颤。

操作 直刺0.5~0.8寸。艾条灸3~7分钟。《铜人》：灸三壮，针三分，留七呼。

文献摘要 《灵枢·本输》云："曲泽，肘内廉下陷者之中也，屈而得之，为合。"

《甲乙经》云："曲泽者，水也，在肘内廉下陷者中，屈肘得之。手心主脉之所入也，为合。留七呼，灸三壮。"又云："心澹澹然，善惊，身热，烦心，口干，手清，逆气，呕血时瘛，善摇头，颜青汗出不过肩，伤寒温病，曲泽主之。"

《铜人》云："治心痛善惊身热，烦渴口干，逆气呕血，风疹，臂肘手腕善动摇。"

《针灸大成》治"呕血"，取曲泽、神门、鱼际，今名"《大成》曲泽鱼际呕血方"；治"心胸痛"，取曲泽、内关、大陵，今名"《大成》曲泽内关胸痹方"。

《针灸聚英》云："主心痛善惊，身热烦渴，口干，逆气呕涎血，心下澹澹，身热，风胗，臂肘手腕善摇动，头清汗出不过肩，伤寒逆气呕吐。"

《神应经》治"呕吐：曲泽、通里、劳宫、阳陵、太溪、照海、太冲、大都、隐白、通谷、胃俞、肝俞"，今名"《神应》曲泽止呕方"；治"呕血"，取穴与《针灸大成》相同；治"上喘：曲泽、大陵、神门、鱼际、三间、商阳、解溪、昆仑、膻中、肺俞"，今名"《神应》曲泽定喘方"；治"心痛"，取曲泽、伍间使、内关、大陵、神门、太渊、太溪、通谷、心俞灸百壮，巨阙七壮，今名"《神应》曲泽胸痹方"；治"烦渴心热"，取曲泽。

《针灸大全》治"两手颤掉，不能握物"，取曲泽、足临泣、腕骨、合谷、中渚。今名"《大全》曲泽中渚止颤方"。

《玉龙经·臂细筋寒骨痛》篇歌云："臂细无力转动难，筋寒骨痛夜无眠。曲泽一针依补泻，更将通里保平安。"斯书"六十六穴治证"篇尝云："曲泽，为合水。在肘内廉陷中，屈肘取之。治心痛呕血，胸满口干，肘臂筋挛。"

《明堂灸经》云：灸曲泽三壮，"主痛，主逆气呕涎或血，主掣痛手不可伸，主心下澹澹喜惊，主伤寒温病身热，心口干，肘瘈善摇，头颜清。"

《神灸经纶》云："呕吐气逆"，灸曲泽。

《窦太师针经》云：曲泽"针入五分，灸二七壮，治九种心疼，及风冷臂疼肘痛，看虚实补泻。"

《子午流注说难》云："证治：心痛善惊，身热烦渴，口干逆气呕血，风胗，臂肘手腕善动摇。"

按语　曲泽，手厥阴心包经之合穴，具清泻心火、疏理上焦、通行心络、回阳救逆之功，而用于热病身热、烦渴呕吐、心痛善惊、肘臂疼痛、上肢震颤之证。曲泽伍心之俞募心俞、巨阙，同经之内关、大陵，方名"曲泽内关胸痹方"，适用于冠心病心绞痛、心律失常等病。以曲泽回阳救逆之功，伍委中强腰健膝、通络解痉，方名"曲泽委中刺方"，而用于中风闭证、时疫吐泻、中暑等证。若伤暑、吐泻，可于二穴处刮痧，或穴位点刺出血。曲泽伍足临泣、腕骨、合谷、中渚，方名"《大全》曲泽中渚止颤方"，佐风池、极泉为治震颤麻痹之用方。

（4）郄门

释名　《会元针灸学》释云："由经郄入分肉间，两筋相类，分肉相对，如门之状，故名郄门。"

位置　去腕五寸。（《甲乙经》）

取穴　腕横纹上5寸，当曲泽与大陵之连线上，于掌长肌腱和桡侧腕屈肌腱之间取之。

主治　心痛，心悸，呕血，衄血，疔疮，癫疾。

操作　直刺0.5～0.8寸。艾条灸3～7分钟。《铜人》：针三分，灸五壮。

文献摘要　《甲乙经》云："郄门，手心主郄。去腕五寸。刺入三分，灸三壮。"又云："心痛衄哕呕血，惊恐畏人，神气不足，郄门主之。"

《针灸聚英》云："主呕血衄血，心痛呕哕，惊恐畏人，神气不足。"

《明堂灸经》云：灸郄门五壮，"主心痛，主衄血，呕血，主惊恐畏人，神气不足。"

《玉龙经·六十六穴治证》篇云："郄门，手厥阴郄。去腕五寸。治神气不足，惊恐畏人，心痛呕血，鼻衄。"

按语　郄门为手厥阴经之郄穴，手厥阴心包之经气深集于此，故有濡养心脉、通经活络之功，而为治疗厥心痛之要穴。又以其回阳救逆之功，而疗癫疾。

（5）间使

别名　鬼路。

释名　间，指隙之中；使，乃使令治事。心为君主之官，心包乃臣使之官，本穴属手厥阴"所行为经"，为君使兼行治事，故名。《子午流注说难》释云："间使，二字皆作去声读，在内关之后与外关别络相通。三焦孤腑之营卫气有余而过于此则脉至，无余而不过于此则脉止，臣使之官，或至或止，故曰间使。"

位置　在掌后三寸，两筋间陷者中。（《甲乙经》）

取穴　腕横纹上3寸，当掌长肌腱与桡侧腕屈肌腱之间取穴。

主治　心痛，心悸，胃痛，呕吐，热病，烦躁，疟疾，癫狂，痫证，腋肿，肘挛，臂痛。

操作　直刺0.5~0.7寸。艾条灸3~7分钟。《铜人》：针三分，灸五壮。《素注》：针六分，留七呼。

文献摘要　《甲乙经》云："间使者，金也。在掌后三寸，两筋间陷者中。手心主脉之所行也，为经。刺入六分，留七呼，灸三壮。"又云："热病烦心，善呕，胸中澹澹，善动而热，间使主之。""卒心中痛，瘈疭互相引，肘内廉痛，心敖敖然，间使主之。""胸痹引背时寒，间使主之。""头身风，善呕怵，寒中少气，掌中热，胕急腋肿，间使主之。""心悬如饥状，善悲而惊狂，面赤目黄，间使主之。""头大浸淫，间使主之。"

《肘后备急方》云："卒干呕不息方，灸两腕后两筋中一穴，名间使，各七壮。"

《千金方》云："干呕不止，粥食汤药吐皆不停，灸手间使三十壮。若四厥脉沉绝不至者灸之便通，此起死人法。"

《卫生宝鉴》引《气元归类》中风治法："间使，喑不能言。"

《针灸聚英》云："主伤寒结胸，心悬如饥，卒狂，胸中澹澹，恶风寒，呕沫悚惕，寒中少气，掌中热，腋肿肘挛，卒心痛，多惊，中风气塞，涎上昏危，暗不得语，咽中如梗，鬼邪，霍乱干呕，妇人月水不调，血结成块，小儿客忤。"

《针灸大全》治"疟疾大热不退"，针间使、公孙、百劳、绝骨，今名"《大全》间使公孙疟热刺方"。

《窦太师针经》云："手厥阴脉所行为经，针透支沟穴，治一切脾寒，看证补泻。久疟不愈，心疼，五心热，先补后泻。"今名"窦氏间使透支沟刺方"。

《磐石金直刺秘传》云："五种疟疾，刺间使，寒多补之，热多泻之；未愈，灸百劳，未发前已发后，效。"今名"《磐石》间使刺疟方"。

《玉龙经》"疟疾"篇歌云："疟疾脾寒最可怜，有寒有热两相煎。须将间使金针泻，泻热补寒方可痊。"斯书"六十六穴治证"篇尝有"间使，为经金。在掌后三寸，两筋间陷中。治癫发狂，疟生寒热，心疼惊悸，呕逆胸满，咽痛臂疼。"

《备急灸法》云："突发心痛，灸间使。治卒暴心痛，厥逆欲死者，灸掌后三寸两筋间左右各十四壮。"

《世医得效方》云："狂邪发无常，被发大唤，欲杀人，不避水火及狂言妄语，灸间使三十壮。"

《普济方》云："治四厥脉沉细，干呕，四厥起死法，穴间使、乳根，多随年壮。""治附骨疽，穴间使后一寸，灸随年壮，立瘥。""治喜惊，暗不能言，灸间使。"

《明堂灸经》云：灸间使七壮，"主心胸连背相痛，主心悬如饥，主嗌中如扼，主肘内廉痛，主热病烦，喜哕，胸中澹澹喜动为热，恶风寒，呕吐，怵惕，寒中热，掌中热，多惊，暗不得语，胁肿肘挛，卒心痛。"

《神灸经纶》云："狂言不避水火，间使、百会。"今名"《经纶》间使刺狂方"。"瘰疬，间使，灸五壮，左灸右，右灸左；外关，灸三壮，结核同治；天井灸五壮，内服养营汤，其病自消，惟一二个不消者，用癞虾蟆一个，剥皮盖瘰疬上，用艾灸，七壮立消。"今名"《经纶》间使外关消瘰方"。

《子午流注说难》云："证治：心悬如饥，卒狂，胸中澹澹，恶风寒，呕吐，怵惕，寒中少气，掌中热，腋肿肘挛，卒心痛，多惊，喑不得语，咽中如鲠。"

按语 间使乃手厥阴心包经之经穴，具聚汇、转输心包经气血之功，为治疗心经、心包经疾病之要穴。《窦太师针经》有间使透支沟之刺，具调达枢机、透理三焦之功，为胸痹、心悸、胃病、热病、疟疾、癫、狂、痫、郁神志疾患，及肘挛臂痛之必用穴对，故今名之曰"窦氏间使透支沟刺方"。

（6）内关

释名 内，内外之内；关，关隘。穴在前臂内侧要处，犹如关隘，故名内关。

位置 在掌后去腕二寸。（《甲乙经》）

取穴 腕横纹上2寸，当掌长肌腱与桡侧腕屈肌腱之间取之。

主治 心痛，心悸，胃痛，呕吐，癫狂，痫证，肘臂挛痛，热病，疟疾。

操作 直刺0.5～0.7寸。艾条灸3～7分钟。《铜人》：针五分，灸三壮。

文献摘要 《灵枢·经脉》云："手心主之别，名曰内关，去腕二寸，出于两筋之间，循经以上系于心，包络心系。实则心痛，虚则为烦心，取之两筋间也。"

《灵枢·卫气》云："手心主之本，在掌后两筋之间二寸中，标在腋下三寸也。"马莳注云其本穴为内关，其标穴为天池。二穴相伍，今名"《灵枢》手厥阴标本刺"，具通达心包经气之功。

《甲乙经》云："内关，手心主络。在掌后去腕二寸，别走少阳。刺入二分，灸五壮。"又云："面赤皮热，热病汗不出，中风热，目赤黄，肘挛腋肿，实则心暴痛，虚则烦心，心惕惕不能动，失智，内关主之。""心澹澹而善惊恐，心悲，内关主之。"

《神应经》治"腹痛"，取内关，伍三里、阴谷、阴陵、复溜、太溪、昆仑、陷谷、行间、太白、中脘、气海、膈俞、脾俞、肾俞等穴。今名"《神应》内关三里腹痛方"。

《针灸聚英》云："主手中风热，失志，心痛，目赤，支满肘挛"，"实则心暴痛，泻之，虚则头强，补之。"

《玉龙经》"腹中气块"篇歌云："腹中气块最为难，须把金针刺内关。八法阴维为妙穴，肚中诸疾可平安。"斯书"六十六穴治证"篇尝有"内关，通阴维，别走少阳。自掌后去腕二寸，两筋中，仰手取之。治伤寒发热，胸满腹胀，心痛，肠鸣冷痛，脾黄，癖块，泻利，食积，咳嗽哮喘，肠风痔漏，五淋。"

《窦太师针经》云："内关二穴，又名阴维，通阴维脉，在掌后，横纹后去太陵穴二寸，两筋间陷中。直针透外关穴，治腹内一切疼痛；补，心虚疼，又法，可灸二七壮。"今名"窦氏内外关透刺方"。

《明堂灸经》云："主面赤热，主目眣眣，昏夜无所见，主目赤，支满，中风肘挛，实心暴痛，虚则心烦惕惕。"

《神灸经纶》云："脾心痛，痛如针刺，内关、大都、太白、足三里、承山、公孙。"今名"《经纶》内关脾心痛方"。"怔忡健忘不寐，内关、液门、膏肓、解溪、神门。"今名"《经纶》内关益智宁心方"。

《针经指南》云："内关二穴，手厥阴心包之经，在手掌后二寸。令病人稳坐，仰手取之。独会。"又云："内关二穴，主治二十五证：中满不快，心、胃；伤寒不解，心主；心胸痞满，肝、胃；吐逆不定，脾、胃；胸满痰膈，肺、心；腹痛，胃；泄泻滑肠，大肠；酒痰膈痛，心主；米谷不化，胃；横竖痃气，肝、胃；小儿脱肛，大肠、肺；九种心痛，心主、胃；胁肋痛，肝、胆；妇人血刺痛，肝；肠鸣，大肠；积块痛，肝、脾；男子酒癖，脾、肺；水膈并心下痞痛，脾、胃；气膈食不下，胃、心、肺；腹肋胀痛，脾、胃、心主；肠风下血，大肠；伤寒结胸，胃；里急后重，小肠；食膈不下食，心主、胃；疟疾寒热，胆。上件病证，内关悉主之。"上述二十五证，主以内关刺，若不瘥，可后取公孙，名"《指南》内关公孙方"，为心包、脾、阴维、冲脉经病之治方。

《八法八穴歌》云："中满心胸痞胀，肠鸣泄泻脱肛，食难下隔酒来伤，积块坚横胁抢，妇女血痛心疼，结胸里急难当，伤寒不解结胸堂，疟疾内关独当。"

《子午流注说难》云："内关、外关，乃手厥阴心包络与手少阳三焦络脉，别阴出阳、别阳入阴之络穴。"又云："证治：目赤支满，中风肘挛，实则心暴痛，虚则心惕惕。"

按语　内关为手厥阴心包经之本穴，具激发心包经脉气运行之功，伍其标穴天池，承足少阴脉气转注而来，又为手厥阴、足少阳交会之穴，故二穴相伍，名曰"《灵枢》手厥阴标本刺"，具交泰心肾、调达气机、宣发宗气之功，而为胸痹、心悸之要方。

《标幽赋》有"胸满腹痛刺内关"之治；《窦太师针经》有内关"直针透外关穴，治腹内一切疼痛"之法。盖因内关为手厥阴心包经之络穴，别走手少阳三焦经，又为八脉交会穴之一，通于阴维脉；外关为手少阳三焦经之络穴，别走手少阴心包经，也是八脉交会穴之一，而通于阴维脉。故二穴相伍，具维络诸阴诸阳、调达枢机、通理三焦、活血通脉之功，而主治心胸脘腹一切疼痛之疾。

内关伍心俞、厥阴俞、巨阙、太渊，方名"内关益脉方"，具清泻包络、疏利三焦、宁心安神、镇静解痛之功，可疗心绞痛及无脉证。配针人中、百会、足三里，灸膻中、神阙，方名"内关复苏救逆方"，以其开窍醒神、回阳救逆之功，可治休克、晕厥；伍公孙，乃"窦氏八穴"法之一，名曰"公孙内关方"，以其宽胸理气、和胃降逆之功，主治胸、心、胃部之病；佐足三里，方名"内关三里方"，以其通经和络、理气和胃之功，可治心、胸、胃病；配食窦、中脘，名"内关食窦方"，以其健脾益气、和胃降逆之功，可治呕吐、脘痞；伍后溪、神门、心俞，方名"内关神门定痫方"，以其别阴出阳、别阳入阴之功，而疏通心经及心包经之经气，俾开窍醒神、缓解搐搦，而治癫痫；配足三里、巨阙、膈俞，方名"内关膈俞顺气方"，以其通达胸气、和降胃气，而治呃逆。

（7）大陵

别名 心主、鬼心。

释名 《子午流注说难》释云："大陵乃心包络所注之输穴，在掌后两骨结点之下，两大筋间之始，近大指前有太渊，小指后有阴郄神门，成一横线，穴位宽大，故名大陵。"

位置 在掌后两筋间陷者中。《甲乙经》

取穴 腕横纹正中，当掌长肌腱与桡侧腕屈肌腱之间取之。

主治 心痛，心悸，胃痛，呕吐，惊悸，癫狂，痫证，胸胁痛。

操作 直刺0.3~0.5寸。艾条灸3~5分钟。《铜人》：针五分。《素注》：针六分，留七呼，灸三壮。

文献摘要　《灵枢·九针十二原》云："阳中之太阳，心也，其原出于大陵"。马莳注云："系手厥阴心包经穴所注为俞土。此经代心经以行事，故不曰本经之神门，而曰包络经之大陵。"对此，张景岳《类经》释云："心为阳中之阳，故曰太阳。其原出于大陵。按：大陵系手厥阴心主腧穴。《邪客》帝曰：手少阴之脉独无腧，何也？岐伯曰：少阴，心脉也，心者，五脏六腑之大主也，精神之所舍也，其脏坚固，邪弗能容也。容之则心伤，心伤则神去，神志则死也。故诸邪之在于心者，皆在于心之包络，包络者，心主之脉。"

《甲乙经》云："大陵者，土也，在掌后两筋间陷者中，手心主脉之所注也，为俞。刺入六分，留七呼，灸三壮。"又云："热病烦心而汗不止，肘挛腋肿，善笑不休，心中痛，目赤黄，小便如血，欲呕，胸中热，苦不乐，太息，喉痹嗌干，喘逆，身热如火，头痛如破，短气胸痛，大陵主之。""心痛善悲，厥逆，悬心如饥之状，心澹澹而惊，大陵及间使主之。""两手挛而不收伸，及腋偏枯不仁，手瘛偏小筋急，大陵主之。""咳血，大陵及郄门主之。"

《针灸聚英》云："主热病汗不出，手心热，肘臂挛痛腋肿，善笑不休，烦心，心悬若饥，心痛掌热，喜悲泣而惊恐，目赤目黄，小便如血，呕哕无度，狂言不乐，喉痹口干，身热头痛，短气，胸胁痛。"

《针灸大全》治"九种心疼，一切冷气"，取大陵、公孙、中脘、隐白。今名"《大全》大陵九种心痛方"。治"瘀块不散，心中闷痛"，针大陵、内关、中脘、三阴交。今名"《大全》大陵消瘀方"。治"胸中噎塞痛"，取大陵、照海、内关、膻中、三里。今名"《大全》大陵宽胸通噎方"。

《针灸资生经》伍头维、百会、太溪以治头痛失眠，今名"《资生》大陵头痛方"；配神门、阳溪、百会、通里，今名

"《资生》大陵定痫方"，治疗癫痫。

《玉龙经·六十六穴治证》篇云："大陵，为输土。在掌后两筋间陷中。治心膈痛，喜笑悲哀，头痛目赤，小便不利。"

《窦太师针经》云：大陵，"针入三分，灸七壮，治心胸痛，妇人乳痈，泻；手生疮，破裂者，补。"

《磐石金直刺秘传》云："伤寒结胸，身发黄：泻大陵，刺涌泉。"

《明堂灸经》云：灸大陵二壮，"主喉痹嗌干，主心痛，主目赤，小便如血，咳逆寒热发，主手挛手挛，及肘挛腋肿，主风热善怒，心中悲喜思慕，歔欷喜笑不止，主心下澹澹喜惊，主热病烦心，心闷而汗不出，掌中热，头痛，身热如火浸淫，烦满，舌本痛，主疟乍寒乍热，主咳喘，主呕血，主胸中痛，主痎疥。"

《神灸经纶》云："痞块闷痛，大陵、中脘、三阴交。"今名"《经纶》大陵心下痞方"；"附骨疽，生脚外鱼肚上，一云环跳穴痛，恐生附骨疽也，大陵、悬钟、昆仑。"今名"《经纶》大陵附骨疽刺方"。

《普济方》云："治心中澹澹惊恐，灸大陵。"

《子午流注说难》云："证治：热病汗不出，臂挛腋肿，善笑不休，心悬若饥，喜悲泣惊恐，目赤，小便如血，呕逆狂言不乐，喉痹口干，身热，头痛，短气，胸胁痛。"

按语 大陵为手厥阴经之输穴，又为心包之原穴，具守心安神、宽胸和胃之功，故为心包经及心胸、脘腹部疾患常用之穴。

(8) 劳宫

别名 五里、掌中、营宫。

释名 劳，指劳作；宫，即中宫。《会元针灸学》释云：

"劳宫者,手掌四周列八卦,穴居中宫,手十四节仗中宫之真空神力,任劳而不倦,勤劳而功成,故名劳宫。"

位置 在掌中央动脉中。(《甲乙经》)

取穴 仰掌,在第2、3指掌关节之后的掌骨间,握拳时当中指与无名指之间的掌心中取穴。

主治 心痛,癫狂,痫证,呕吐,口疮,口臭。

操作 直刺0.3~0.5寸。艾条灸3~7分钟。《铜人》:灸三壮。《素注》:针三分,留六呼。

文献摘要 《甲乙经》云:"劳宫者,火也,一名五里,在掌中央动脉中。手心主脉之所溜也,为荥。刺入三分,留六呼,灸三壮。"又云:"热病发热,烦满而欲呕哕,三日以往,不得汗,怵惕,胸胁痛,不可反侧,咳满溺赤,大便血衄不止,呕吐血,气逆,噫不止,嗌中痛,食不下,善渴,舌中烂,掌中热,饮呕,劳宫主之。""烦心咳,寒热善哕,劳宫主之。""少腹积聚,劳宫主之。""胸胁榰满,劳宫主之。""风热善怒,中心喜悲,思慕歔欷,善笑不休,劳宫主之。""黄疸目黄,劳宫主之。""小儿口中腥臭,胸胁榰满,劳宫主之。""口中肿臭,劳宫主之。"

《千金方》云:劳宫、少泽、三间、太冲治"口热,口干,口中烦"。今名"《千金》劳宫口热方"。

《针灸资生经》云:劳宫、大陵治"喜笑不止"。今名"《资生》劳宫止笑方"。

《针灸聚英》云:"主中风,善悲笑不休,手痹,热病数日汗不出,怵惕,胁痛不可转侧,大小便血,衄血不止,气逆呕哕烦渴,食饮不下,大小人口中腥臭,口疮,胸胁支满,黄疸目黄,小儿龈烂。"

《针灸大全》云"痰膈涎闷,胸中隐痛",取劳宫、公孙、膻中、间使。今名"《大全》劳宫胸痹刺方"。

《明堂灸经》云：灸劳宫三壮，"主喉嗌痛，主大便血不止，尿血及赤，主渴，食不下，主呕吐，主风热，喜怒，心中悲喜思慕，歔欷喜笑不止，手痹，主热病三日以往不得汗，怵惕，胸胁不可反侧，咳溺赤，小便血，衄不止，呕吐血，气逆，噫不止，嗌中痛，食不下，善渴，口中烂，掌中热，欲呕，主黄疸目黄，主热病。"

《玉龙经·六十六穴治证》篇云："劳宫，为荥火。在掌中横纹动脉中，屈无名指是穴，勿多用。治中风身体不遂，癫痫狂笑，心痛，气喘，口臭。"

《窦太师针经》云：劳宫，"针入一分，灸七壮。治心疼，手掌生疮，泻；中风，喜怒不时，体热病汗不出，胸胁疼，看证补泻。"

《子午流注说难》云："证治：中风善恶，悲笑不休，手痹热病，三日汗不出，怵惕，胸胁痛不可转侧，大小便血，衄血不止，气逆呕哕，烦渴，食饮不下，口腥臭，胸胁支满，黄疸目黄。"

按语： 劳宫为手厥阴之脉所溜之荥穴，为心神所居，有清心宁神、降逆和胃之功。劳宫伍公孙、膻中、间使、丰隆，方名"劳宫宽胸豁痰方"，为治痰浊中阻之胸痹效方。

（9）中冲

释名 中，中间；冲，要冲、冲动之意。经气由此涌出，沿经脉循中指上行，故名中冲。《子午流注说难》释云："中冲乃心包络所出之井穴，膻中为臣使之官，其脉出手三阴之正中。手诸井穴皆在指侧，此穴独居中指端之正中，故名中冲"。

位置 在手中指之端，去爪甲如韭叶陷者中。（《甲乙经》）

取穴 在手中指尖端之中央取穴。

主治　心痛，心烦，中风昏迷，舌强不语，热病，中暑，小儿惊风，掌中热。

操作　针刺宜斜刺0.1寸。艾条灸2分钟。《铜人》：针一分，留三呼。《明堂》：灸一壮。

文献摘要　《灵枢·厥病》云："耳鸣取手足中指爪甲上，左取右，右取左，先取手，后取足。"即取手厥阴心包络之中冲穴，左鸣取右，右鸣取左，先取手经，后取足厥阴肝经大敦穴。今名"《灵枢》耳鸣厥阴井穴方"。

《灵枢·根结》云："十二经者，盛络皆当取之。"今取手厥阴心包经之井穴中冲、原穴大陵、经穴间使、络穴内关、手少阳颈穴天牖，名曰"手厥阴盛络刺"，具激发、输布心包经脉气之功。

《甲乙经》云："心主出中冲，中冲者，木也。在手中指之端，去爪甲如韭叶陷者中。手心主脉之所出也，为井。刺入一分，留三呼，灸一壮。"又云："热病烦心，心闷而汗不出，掌中热，心痛，身热如火，浸淫烦满，舌本痛，中冲主之。"

《针灸大全》治"中风不省人事"，取中冲、申脉、百会、大敦、印堂。今名"《大全》中冲大敦中风方"。治呕血衄血，取中冲、外关、肝俞、膈俞、三里、三阴交。今名"《大全》中冲止血方"。

《针灸聚英》云："主热病烦闷汗不出，掌中热，身如火，心痛烦满，舌强。"

《玉龙经·六十六穴治证》篇云："中冲，为井木。在中指端，去爪甲如韭叶陷中。无病不用，用则令人闷。治热病无汗，九种心痛，烦闷，中风舌强，头疼掌热。"

《明堂灸经》云：灸中冲，"主肘中痛，主舌本痛，主热病烦心，心闷而汗不出，掌中心热，心痛，身热如火浸淫，烦满，头痛如破，主神气不足，失意。"

《神灸经纶》云：小儿"夜啼心气不足，中冲"。

《窦太师针经》云：中冲，"针入一分，沿皮向后三分，灸七壮。治中风不省人事，补；心痛，先补后泻。"

《磐石金直刺秘传》云："中风，口噤齿紧，牙关不开，昏闷不省人事，先针中冲泻之，次针人中亦泻之，略醒可治，百病得生也。"今名"《磐石》二中开窍刺方"。

《子午流注说难》云："证治：热病烦闷，汗不出，掌中热，身如火，心痛烦满，舌强。"

按语　中冲，手厥阴心包经之井穴，为急救穴之一。配人中，乃"《磐石》二中复苏方"，加伍内关，名"二中内关复苏方"，以治休克、晕厥、中风昏迷。

心包络经诸穴赋：手厥阴心包之络，计有九穴之奇。自天池天泉而始，逐曲泽郄门而驰。间使通乎内关，大陵近于劳宫。既由掌握，抵于中冲。

（十）手少阳三焦经

1. 经文

三焦手少阳之脉，起于小指次指之端，上出两指之间，循手表腕①，出臂外两骨之间，上贯肘，循臑外上肩，而交出足少阳之后，入缺盆，布膻中，散络心包，下膈，循属三焦；其支者，从膻中上出缺盆，上项，系耳后，直上出耳上角，以屈下颊至𬶨；其支者，从耳后入耳中，出走耳前，过客主人前交颊，至目锐眦。是动则病耳聋，浑浑焞焞②，嗌肿喉痹。是主气所生病者，汗出，目锐眦痛，颊痛，耳后、肩、臑、肘、臂外皆痛，小指次指不用。为此诸病，盛则泻之，虚则补之，热则疾之，寒则留之，陷下则灸之，不盛不虚以经取之。盛者人迎大一倍于寸口，虚者人迎反小于寸口也。（《灵枢·经脉》）

注：

①手表腕：即手与腕的表面。薛生白注为"手表之腕阳池穴"。

②浑浑焞焞：形容听觉失聪、耳鸣轰轰，俗云耳朵闭气。

手少阳脉气所发者三十二穴：瓮骨下各一①；眉后各一②；角上各一③；下完骨后各一④；项中足太阳之前各一⑤；夹扶突各一⑥；肩贞各一；肩贞下三寸分间各一⑦；肘以下至手小指次指本各六俞⑧。（《素问·气府论》）

注：

①瓮骨下各一：张介宾注云："手太阳颧髎二穴也。手少阳之会。"

②眉后各一：即丝竹空穴。

③角上各一：张介宾、吴崑作颔厌穴。

④下完骨后各一：即天牖穴。

⑤项中足太阳之前各一：即风池穴。

⑥夹扶突各一：即天窗穴。

⑦肩贞下三寸分间各一：即肩髎、臑会、消泺左右各六穴也。

⑧肘以下至手小指次指本各六俞：即天井、支沟、阳池、中渚、液门、关冲左右各六穴。

2. 经脉循行

手少阳三焦经，起于无名指尺侧端（关冲穴），向上沿无名指尺侧至手腕背面，行至尺骨、桡骨之间，通过肘尖，沿上臂外侧上行至肩部，复前行入缺盆，布于膻中，散络心包，穿过膈肌，依次属上、中、下焦。

分支：从膻中分出，上行出缺盆，至肩部，左右交会于大椎，上行到项，沿耳后（翳风穴），直上出耳上，然后屈曲向下经面颊部至目眶下。

分支：从耳后分出，进入耳中，出走耳前，经上关穴前，在面颊部与前一分支相交，至目外眦（丝竹空），交于足少阳胆经。

3. 脏腑经脉生理与病候处方

《素问·灵兰秘典论》云："三焦者，决渎之官，水道出焉。"

《灵枢·决气》云："上焦开发，宣五谷味，熏肤、充身、泽毛，若雾露之溉，是谓气"；"中焦受气取汁，变化而赤，是谓血。"

《灵枢·五癃津液别》云："故上焦出气，以温肌肉，充皮肤，为津，其流而不行者为液。"

《灵枢·痈疽》云："中焦出气如露，上注豀谷，而渗孙脉，津液和调，变化而赤为血，血和则孙脉先满溢，乃注于络脉，络脉皆盈，乃注于经脉。"

《灵枢·营卫生会》云："上焦如雾，中焦如沤，下焦如渎，此之谓也。"而《中藏经》又有"三焦者……总领五脏六腑营卫经络，内外上下左右之气也。三焦通则内外上下皆通也"的论述，故三焦具有通行元气、运行水谷的功能。

《素问·诊要经终论》云："少阳终者，耳聋，百节皆纵，目睘绝系。"手足少阳经脉，皆循于目，经气绝，故耳聋。少阳主骨，诸节皆属于骨，少阳气终，故百节皆纵。睘，目惊现状，手足少阳之脉皆至目锐眦，经气终则目惊现。

《素问·咳论》云："五脏之久咳，乃移于六腑……久咳不已，则三焦受之，三焦咳状，咳而腹满，不欲食欲。此皆聚于胃，关于肺，使人多涕唾而面浮肿气逆也。"又云："治脏者，治其俞；治腑者，治其合；浮肿者，治其经。"故三焦咳，刺其合天井；咳兼浮肿者，刺其经穴支沟。

《素问·缪刺论》云："邪客于手少阳之络，令人喉痹舌卷，口干心烦，臂外廉痛，手不及头，刺手小指次指爪甲上去端如韭叶，各一痏。壮者立已，老者有顷已。左取右，右取左。此新病，数日已。"意谓邪气侵入手少阳经的络脉，使人咽喉疼痛，舌卷，口干，心中烦闷，手臂外侧疼痛，抬手不能至头，针刺关冲穴，各刺一针。壮年人马上就见缓解，老年人稍待一会儿也就好了。左病则刺右边，右病则刺左边。若是新近发生的病，几天就可痊愈。其针刺多少之数，《灵枢·经水》有"其刺深者，皆无过二分，其留皆无过一呼"的记载。

《灵枢·本输》云："三焦者，上合手少阳，出于关冲，关冲者，手小指次指之端也，为井金。溜于液门，液门，小指次指之间也，为荥。注于中渚，中渚，本节之后陷者中也，为俞。过于阳池，阳池，在腕上陷者之中也，为原。行于支沟，支沟，上腕三寸两骨之间陷者中也，为经。入于天井，天井，在肘外大骨之上陷者中也，为合，屈肘乃得之。三焦下腧，在于足太阳之前，少阳之后，出于腘中外廉，名曰委阳，是太阳络也。手少阳经也。三焦者，足少阳太阴之所将，太阳之别也，上踝五寸，别入贯腨肠，出于委阳，并太阳之正，入络膀胱，约下焦，实则闭癃，虚则遗溺，遗溺则补之，闭癃则泻之。"此约言手少阳三焦经之井、荥、输、原、经、合也。然三焦之经脉，虽行于手，而其腑则附于右肾而生，其"下腧"为与肾相表里的膀胱经穴委阳。于是，委阳为手少阳三焦经之下合也。故三焦、肾、膀胱气化失司，可取委阳，今名"《灵枢》委阳癃闭方"。

《勉学堂针灸集成》云："三焦属病：耳聋，嗌肿喉痹，是主气，汗出，目锐眦痛，耳后、肩、臑、肘、臂外皆痛，手小指次指不用。"

《针灸聚英·十二经脉歌》云："手经少阳三焦脉，起自小指次指端，两指歧骨手腕表，上出臂外两骨间，肘后臑外循肩上，少阳之后交别传，下入缺盆膻中分，散络心包膈里穿。支者膻中缺盆上，上项耳后耳角旋，屈下至颐仍注颊，一支出耳入耳前，却从上关交曲颊，至目外眦乃尽焉。斯经少血还多气，是动耳鸣喉肿痹。所生病者汗自出，耳后痛兼目锐眦，肩臑肘臂外皆疼，小指次指亦如废。"

《针灸聚英·十四经步穴歌》云："三焦名指外关冲，小次指间名液门。中渚次指本节后，阳池表腕上陷存。腕上二寸外关络，支沟腕上三寸约。会宗腕后三寸空，须详一寸毋令错，肘前五寸臂大脉，外廉陷中三阳络。四渎骨外并三阳，天井肘上一寸侧。肘上二寸清冷渊，消泺臂外肘分索。臑会肩头三寸中，肩髎肩端臑上通。天髎盆上悬骨际，天牖旁颈后天容。翳风耳后当骨陷，瘛脉耳后鸡足缝。颅囟耳后青络脉，角孙其廓开有空。丝竹眉后陷中看，和髎耳前兑发同。耳门耳珠当耳缺，此穴禁灸分明说。"

4. 经穴主治概要

（1）关冲

释名　《子午流注说难》释云："关冲乃三焦手少阳所出之井穴，外关内关，别络横通心包络井穴曰中冲，心本输之井曰少冲，此穴居少冲、中冲之间，故曰关冲。"

位置　在手小指次指之端，去爪甲角如韭叶。（《甲乙经》）

取穴　无名指外侧端，距爪甲角后0.1寸许取之。

主治　头痛，目赤，咽喉肿痛，舌强，热病，心烦。

操作　直刺0.1寸。艾条灸2~5分钟。《铜人》：针一分，留三呼，灸一壮。

文献摘要　《灵枢·根结》云："手少阳根于关冲，溜于阳池，注于支沟，入于天牖、外关也。"诸穴相伍，今名"《灵枢》手少阳盛络刺"，具激发、输布手少阳经气之功。又云："少阳为枢……枢折即骨繇而不安于地，故骨繇者取之少阳，视有余不足。骨繇者，节缓而不收也。所谓骨繇者，当穷其本也。"

《素问·阴阳别论》云："一阴一阳结谓之喉痹。"喉痹，喉肿而闭塞之谓也，多为邪气结于手厥阴与手少阳。《灵枢·热病》云："喉痹舌卷，口中干，烦心心痛，臂内廉痛，不可及头，取手小指次指爪甲下去端如韭叶。"张志聪云："心包络之脉，起于胸中，出属心包络，上通于心，下络三焦，是主脉所生病者，烦心心痛，相火上炎，则喉痹舌卷，口中干，取手少阳之井穴关冲，泻其相火，则诸病自平矣。"

《灵枢·厥病》云："耳聋，取手足小指次指爪甲上与肉交者。先取手，后取足。"即先取手少阳三焦经之关冲穴，后取足少阳之窍阴穴。今名"《灵枢》关冲窍阴耳聋方"。耳聋乃气机逆乱于经络，因少阳属枢，枢机不利，故取手、足少阳经之井穴。

《甲乙经》云："三焦上合手少阳，出于关冲，关冲者，金也，在手小指次指之端，去爪甲角如韭叶。手少阳脉之所出也，为井。刺入一分，留三呼，灸三壮。""肘痛不能自带衣起，头眩颈痛，面黑，风肩背痛不可顾，关冲主之。"

《铜人》云："治喉痹舌卷口干，头痛霍乱，胸中气噎不嗜食，臂肘痛不可举，目生翳膜，视物不明。"

《针灸聚英》云："主喉痹，舌卷口干，头痛，霍乱，胸中气噎，不嗜食，臂肘痛不可举，目生翳膜，视物不明。"

《针灸大全》治"舌强难食，舌生白苔"，取关冲、外关、中冲、承浆、廉泉"，今名"《大全》关冲舌强难食方"；治"单鹅风，咽中肿痛，肺三焦经热"，取关冲、天突、合谷，今名"《大全》关冲咽痛方"；治"三焦热极，舌上生疮"，取关冲、外关、人中、迎香、金津、玉液、地仓，今名"《大全》关冲口疮方"。

《明堂灸经》云：灸关冲三壮，"主目眩头痛，喉痹舌卷，口干心烦，臂外廉痛，手不及头，主肘痛不能自带衣，主筋挛肢瘈疭，口渴，风热病烦心，心闷而汗不出，掌中热，心痛，身热如火浸淫，烦满，舌本痛，寒热凄索，气上不得卧，霍乱，肩中热，头不可以顾，胸中气噎，目生白翳。"

《玉龙经》"三焦"篇歌云："三焦邪气壅上焦，舌干口苦不和调。针刺关冲出毒血，口生津液气俱消。"该书"六十六穴治证"篇云："关冲，为井金，在小指次指端，去爪甲角如韭叶。治头痛，喉痹，目痛，臂急肘痛。"

《窦太师针经》云：关冲，"针入一分，沿皮后三分。治三焦邪热，口渴，唇焦裂，泻，宜强针出血。"

《子午流注说难》云："证治：口干头痛，舌卷喉痹，霍乱胸中气噎不食，肘臂痛，不能举，目生翳膜，视物不明。"

按语 关冲，手少阳三焦经之井穴，具通利三焦、醒神开窍、回阳救逆之功。《灵枢》谓关冲为手少阳三焦经之根穴，有关冲伍原穴阳池、经穴支沟、络穴外关、颈穴天牖之方，今名曰"《灵枢》手少阳盛络刺"，以治"枢折故摇"之证。盖因"少阳属肾"，"肾主骨生髓"，故"少阳属骨"。枢机不利，则骨节缓而不收。故此刺方，为治中风偏瘫、小儿脑瘫肢体不用之良方。

《灵枢·厥病》有关冲伍足少阳之窍阴以治"耳聋"之法，验诸临床，可佐手少阳经中渚、翳风，足少阳经听会、侠溪，以疏通三焦与胆经经气郁滞而愈病。肝胆火盛，佐太冲；外感风邪，佐合谷、外关；肾虚加肾俞、三焦俞、关元。

若咽喉肿痛，口舌生疮，以关冲伍太溪、三阴交以滋阴降火，佐足三里清阳明经之热，名"关冲太溪三里方"，俾上焦之热退，而咽肿、口疮等证悉除。

（2）液门

别名 掖门。

释名 液，水液；门，门户。《子午流注说难》释云："液门乃三焦之荥穴，三焦者决渎之官，水道出焉。水之精为之液，阳受气于四末，故名。"

位置 在小指次指间陷者中。（《甲乙经》）

取穴　在第4、5指缝间，指蹼缘的后方，握拳取之。

主治　头痛，目赤，耳聋，咽喉肿痛，手臂痛，疟疾，神志病。

操作　直刺0.3~0.5寸。艾条灸3~5分钟。《铜人》：灸三壮，针二分，留二呼。

文献摘要　《灵枢·卫气》云："手少阳之本，在小指次指之间上二寸，标在耳后上角、下外眦也。"马莳注云其本穴为液门，标穴为丝竹空，二穴相伍，今名"《灵枢》手少阳标本刺"，具通达三焦经脉气之功，为高血压眩晕、中风偏瘫、小儿脑瘫徐动型者之用方。

《甲乙经》云："液门者，水也，在小指次指间陷者中。手少阳脉之所溜也，为荥。刺入三分，灸三壮。""疟项痛，因忽暴逆，液门主之。""风寒热，液门主之。""瞻眩寒厥，手臂痛，善惊，恶言，面赤，泣出，液门主之。""下齿龋，则上齿痛，液门主之。""狂疾，液门主之。又侠溪、丘墟、光明主之。狂互引，头痛耳鸣目痛，中渚主之。"诸穴合用，今名"《甲乙》液门中渚愈狂方"。

《针灸聚英》："主惊悸妄言，咽外肿，寒厥，手臂痛不能自上下，痃疟寒热，目赤涩，头痛，暴得耳聋，齿龈痛。"

《针灸大全》治"手背生毒，名附筋"，取液门、申脉、中渚、合谷、外关。今名"《大全》液门附筋方"。

《玉龙经》"臂腕痛"篇歌云："手臂相连手腕疼，液门穴内下针明。更有一穴名中渚，泻多勿补疾如轻。"该书"六十六穴治证"篇尝有"液门，为荥水。在小指次指间陷中，握拳取。治五痫，惊悸，头痛目赤，齿出血，手臂肿痛"。

《神灸经纶》云："耳暴聋"，灸液门、足三里。今名"《经纶》液门暴聋灸方"。

《千金方》云："液门，灸五十壮，主风。"

《窦太师针经》云：液门，"针入一分，沿皮向后透中渚穴。治五指无力，补；手背红肿，泻，宜弹针出血。"今名"窦氏液门中渚手病方"。

《明堂灸经》云：灸液门三壮："主呼吸短气，咽如息肉状，目涩目眩，暴变耳聋，手臂痛不能上下，喜惊妄言，面赤热病先不乐，头痛面热无汗，风寒热，耳痛鸣聋，牙齿痛，咽外肿，寒厥，痎疟。"

《子午流注说难》云："证治：惊悸妄言，寒厥臂痛，不能自上下，痎疟寒热，头痛，目眩，赤涩，泪出，耳暴聋，咽外肿，牙龈痛。"

(3) 中渚

释名　中，中间；渚，蓄水处。本穴为手少阳三焦经之输穴，经气灌注之处，由浅入深，且位于小指、无名指掌关节后掌骨中间，故名中渚。《子午流注说难》释云："中渚乃三焦所注之输穴，若江之有渚，而居其中，故曰中渚。"

位置　在手小指次指本节后陷者中。（《甲乙经》）

取穴　在手背掌指关节后方，第4、5指掌骨间凹陷处，当液门后1寸，握拳取之。

主治　头痛，目赤，耳聋，耳鸣，咽喉肿痛，肘臂痛，手指不能屈伸，热病。

操作　直刺0.3~0.5寸。艾条灸3~5分钟。《铜人》：灸三壮，针三分。《素注》：针二分，留三呼。

文献摘要　《灵枢·五乱》云："乱于臂胫，则为四厥。"四厥，盖因脉气逆乱，阳气被郁，而致四肢厥冷之证。治之之法，宜枢转气机、益气活血。该篇有"气在于臂足，取之先去其血脉，后取其阳明、少阳之荥输"之论。即先刺其手足血脉以出血，然后在臂取手阳明大肠经之荥穴二间、输穴三间，手少阳三焦经之荥穴液门、输穴中渚，在足则取足阳明荥

穴内庭、输穴陷谷，足少阳胆经荥穴侠溪、输穴临泣。今名
"《灵枢》四厥中渚刺方"。

《甲乙经》云："中渚者，水也。在手小指次指本节后陷
者中。手少阳脉之所注也，为俞。刺入二分，留三呼，灸三
壮。""疟发有四时，面上赤，晄晄无所见，中渚主之。""嗌
外肿，肘臂痛，五指瘘，不可屈伸，头眩，颔、额、颅痛，中
渚主之。""耳聋，两颞颥痛，中渚主之。"

《针灸聚英》云："主热病汗不出，目眩头痛，耳聋，目
生翳膜，久疟，咽肿，肘臂痛，手五指不得曲伸。"

《神应经》云："不省人事：中渚、三里、大敦。"今名
"《神应》中渚省醒方"。

《玉龙经·六十六穴治证》篇云："中渚，为输木。在小
指次指本节后间陷中。治脊间心后痛，头痛，耳聋，目赤，喉
痹，肘臂挛急，五指难伸及小儿目涩羞明。"

《窦太师针经》云："针入一分，沿皮向后刺一寸半。治
脾积心痛，先补后泻；手背疼，泻，出血。"

《明堂灸经》云：灸中渚三壮，"主头重，颔、颅热痛而
赤，目晄晄不明，恶风寒，嗌痛寒热，耳痛，聋嘈嘈，主咽
肿，臑臂痛，手五指不得屈伸，热病汗不出，目生翳膜，
久疟。"

《神灸经纶》云："四肢麻战蜷挛，中渚。"又云："手背
痛，中渚。"

《普济方》云："治目涩怕明，状如青盲，灸中渚各
一壮。"

《针灸资生经》云："小儿目涩怕明，状如青盲，灸中渚
各一壮。"

《子午流注说难》云："证治：热病汗不出，臂指痛不得
屈伸，头痛，目眩生翳，目不明，耳聋咽肿，久疟，手臂

红肿。"

按语 中渚为手少阳三焦经之输穴，以其通利三焦、清利头目之功，为治头痛、耳疾之要穴。本穴伍翳风、听会、侠溪，名"中渚聪耳方"，以治耳鸣、耳聋。方中中渚诸穴，均属手足少阳经之腧穴，以其疏通少阳气机、解三焦郁火之功而俞疾。肝胆火盛加肝胆经之太冲、丘墟以导其热；肾虚加肾俞、太溪，益肾元以聪耳。又以其利咽消肿、活络通痹之功，多用于咽喉肿痛、肘臂痛、手指不能屈伸之候。故《通玄指要赋》有"脊间心后者，针中渚而立瘥"之验；《肘后歌》有"肩背诸疾中渚下"之治。

（4）阳池

别名 别阳。

释名 《会元针灸学》云："两筋间如池，在手腕中，表面属阳，故名阳池。又名别阳者，穴居阳明之下、太阳之上，三阳同至阳池，以别之。"

位置 在手表腕上陷者中。（《甲乙经》）

取穴 在腕背横纹中，当指总伸肌腱的尺侧凹陷处取之。

主治 腕痛，肩臂痛，四厥，疟疾，耳聋，消渴口干。

操作 直刺0.3寸。艾条灸3~5分钟。《素注》：针二分，留六呼，灸三壮。《铜人》：禁灸。

文献摘要 《素问·刺法论》云："三焦者，决渎之官，水道出焉，刺三焦之源。"意谓三焦经之原穴，有调达三焦经功能之效，今名"《素问》三焦原穴刺"，以治三焦经疾病。

《甲乙经》云："阳池，一名别阳，在手表腕上陷者中。手少阳脉之所过也，为原。刺入二分，留二呼，灸五壮。""肩痛不能自举，汗不出颈痛，阳池主之。"

《外台秘要》云："主寒热疟，肩痛不能自举，汗不出，颈肿"。

《针灸聚英》云："主消渴，口干烦闷，寒热疟，或因折伤手腕，捉物不得，肩臂痛不得举。"

《针灸大全》治"两手发热，五指疼痛"，取阳池、临泣、液门、合谷。今名"《大全》阳池手指热痛方"。

《窦太师针经》云："针入三分，灸二七壮。治手腕无力，补；手臂手腕肿痛，泻，弹针出血。手腕折伤亦治。"

《明堂灸经》云："又名别阳，灸三壮，主热病汗不出，寒热疟，或因折伤手腕捉物不得，肩臂痛不得举"。

《玉龙经·六十六穴治证》篇云："阳池，为原，在手腕上陷中。治疟疾寒热，心痛，胸满，臂痛，身沉步难，腕劳。"

《子午流注说难》云："证治：消渴口干烦闷，寒热疟，或因折伤手腕捉物不得，臂不能举。"

按语 阳池为手少阳三焦经之原穴，具通利三焦、通阳救厥、益气生津、活络通痹之功。手指热痛，《针灸大全》有阳池、临泣、液门、合谷之刺。若腕伤臂痛，有阳池、阳谷、阳溪、合谷之刺，名"三阳合谷通痹方"，以成活络通络之功。

（5）外关

释名 外，内外之外；关，关隘。穴在前臂外侧要处，状如关隘，故名外关。

位置 在腕后二寸陷者中。（《甲乙经》）

取穴 阳池上2寸，当尺、桡两骨间取之。

主治 热病，头痛，颊痛，胁痛，耳聋，耳鸣，肘臂屈伸不利，手指痛，手颤。

操作 直刺0.5~0.8寸。艾条灸3~7分钟。《铜人》：灸二壮，针二分，留七呼。

文献摘要 《灵枢·经脉》云："手少阳之别，名曰外关，去腕二寸，外绕臂，注胸中，合心主。病实则肘挛，虚则不收，取之所别也。"

《甲乙经》云："外关，手少阳络，在腕后二寸陷者中，别走心者。刺入三分，留七呼，灸三壮。""口僻禁，外关主之。""肘中濯濯，臂内廉痛，不可及头，外关主之。""耳焞焞浑浑无所闻，外关主之。"

《八脉交会八穴主治歌》云："外关震三阳维：肢节肿疼膝冷，四肢不遂头风，背胯内外骨筋攻，头项眉棱皆痛；手足热麻盗汗，破伤眼肿睛红，伤寒自汗表烘烘，独会外关为重。"

《针灸聚英》云："耳聋浑浑焞焞无闻，五指尽痛，不能握物。实则肘挛，泻之；虚则不收，补之。"

《玉龙经》"腹痛"篇歌云："腹中疼痛最难当，易刺大陵并外关。若是腹痛兼闭结，支沟奇穴保平安。"该书"六十六穴治证"篇有"外关，通阳维，少阳络。在腕后二寸……两筋中，覆手取。治伤寒，自汗盗汗，发热恶风，百节酸痛，胸满，拘急，中风半身不遂，腰脚拘挛，手足顽麻冷痛，偏正头痛，眼中冷痛冷泪，鼻衄，耳聋，眼风。"

《窦太师针经》云："外关二穴，在手腕兑骨二寸上，腕后陷中。针透内关穴，禁灸。手少阳络。治胁痛，泻；手臂红肿，泻。"

《神灸经纶》云："头目痛，"灸外关、后溪。今名"《经纶》关溪头目痛方"。

《明堂灸经》云：灸外关，"主肘腕酸重，屈伸难，手十指尽痛不得握，兼主耳淳淳浑浑而无所闻，臂痿不仁，臂不及头。"

《针经指南》云："外关二穴，手少阳三焦经，在手腕后二寸，别起心主。令病人稳坐，覆手取之。独会。"又云："外关二穴，主治二十七证：肢节肿痛，肾；臂膊冷痛，三焦；鼻衄，肺；手足发热，三焦；手指节痛不能屈，三焦；眉棱中痛，膀胱；手足疼痛，胃；产后恶风，肾、胃；伤寒自汗，胃、肺；头风，膀胱；四肢不遂，胆、胃；筋骨疼痛，肝、肾；迎风泪出，肝；赤目疼痛，肝、心；腰背肿痛，肾；手足麻痛并无力，胃；眼肿，心；头风掉眩痛，膀胱；伤寒表热，膀胱；破伤风，胃、肝；手臂痛，大肠、三焦；头项痛，小肠；盗汗，心主；目翳或隐涩，肝；产后身肿，胃、肾；腰胯痛，肾；雷头风，胆。上件病证，外关悉主之。"上述二十七证，主以外关刺。若不效，可后取临泣，今名"《指南》外关临泣方"，为三焦、阳维、少阳、带脉经病之治方。

《子午流注说难》云："证治：耳聋浑浑无闻，肘臂不得屈伸，五指痛不能握。"

按语 外关为手少阳三焦经之络穴，又为八脉交会穴之一，通于阳维，故有"窦氏八脉法"，取外关伍足临泣，方名"窦氏临泣外关方"，具调达气机、清利头目、聪耳定擂、活络通痹之功。盖因足临泣功于调达枢机，疏经通络；外关长于通利三焦，理气导滞。二穴相伍，以治手足少阳二经所过部位及脏腑所主之病。本穴伍大椎、曲池、合谷，方名"外关大椎解表方"，以治感冒发烧；伍肩髃、曲池、手三里、合谷，方名"外关肩髃通臂方"，以治上肢瘫痪及肩凝证；外关伍中渚、侠溪，方名"外关中渚耳疾方"，可治耳聋、耳鸣、幻听等病；外关伍期门、足三里、太冲，方名"外关太冲疏肝方"，可疗胁痛；《窦太师针经》有外关透内关之伍，以治胁痛，亦曾用于针麻行肺叶切除手术，故为针麻常用穴位。

(6) 支沟

别名 飞虎。

释名 支，通"肢"；沟，沟渠。穴在上肢前臂尺、桡两骨之间，因喻脉气行于两骨之间，如水行沟渠，故名。《子午流注说难》释云："支沟乃三焦所行之经穴，穴前一寸有外关别络，入手厥阴经，三焦水道流行至此，别有一分支之沟渠也。"

位置 在腕后三寸两骨之间陷者中。(《甲乙经》)

取穴 阳池上 3 寸，尺、桡两骨之间，指总伸肌的桡侧取之。

主治 暴暗，耳鸣，耳聋，肩背酸重，胸胁痛，呕吐，便秘，热病。

操作 直刺 0.3 ~ 0.8 寸。艾条灸 3 ~ 7 分钟。《素注》：针二分，留七呼，灸三壮。《铜人》：灸二七壮，针三分。

文献摘要 《甲乙经》云："支沟者，火也。在腕后三寸两骨之间陷者中。手少阳脉之所行也，为经。刺入二分，留七呼，灸三壮。""咳面赤热，支沟主之。""马刀肿瘘，目痛，肩不举，心痛楮满，逆气，汗出，口噤不可开，支沟主之。""热病汗不出，引颈嗌外肿，肩臂酸重，胁腋急痛不举，痂疥项不可顾，支沟主之。""脊急目赤，支沟主之。""暴喑不能言，支沟主之。"

《卫生宝鉴》引《气元归类》中风针法："支沟，暴暗不能语；三阳络，暴哑不能言。"

《针灸聚英》云："主热病汗不出，肩臂酸痛，胁腋痛，四肢不举，霍乱呕吐，口噤不开，暴暗不能言，心闷不已，卒心痛，鬼击，伤寒结胸……疥癣，妇人任脉不通，产后血晕，不省人事。"

《针灸大全》治"胁肋下痛"，取支沟、公孙、章门、阳陵泉，今名"《大全》支沟阳陵胁痛方"。治"脏腑重冷，两胁疼痛"，针支沟、内关、通里、章门、阴陵泉，今名"《大全》支沟阴陵胁痛方"。

《窦太师针经》云：支沟，"针透间使，治大便闭，泻；

腰胁腿脚酸，先补后泻；脚腰重，先泻后补。"今名"窦氏支间透刺方"。

《磐石金直刺秘传》云："中风后大小便闭结不通，泻支沟二穴；小便不通，泻阴谷二穴；大便不通，泻照海二穴。"又云："伤寒，小便不通，刺支沟；未愈，泻阴谷、阳陵泉。"诸穴相伍，方名"《磐石》通结方"。

《玉龙经·六十六穴治证》篇云："支沟，为经火。在腕后三寸，两骨间陷中。治伤寒无汗，胸满，肩背胁肋疼痛，口噤暴哑，霍乱呕吐。"

《神灸经纶》云："产后血晕，支沟。"

《明堂灸经》云：灸支沟五壮，"主心痛如椎刺，甚者手足寒至节，不息者死，主欬，面赤而热，肘节痹，臂酸肿腋，热病汗不出，马刀肿痛，主痛，主痂疥，女人项急，目赤嗌肿，暴喑，霍乱，四肢不举，呕吐，口噤不开，暴哑不能言。"

《子午流注说难》云："证治：热病汗不出，肩臂酸重，胁腋痛，四肢不举，霍乱呕吐，口噤，暴喑，产后血晕，不省人事。"

按语 支沟为手少阳三焦经之经穴，具通关开窍、活络散瘀、通达脏腑之功，故《标幽赋》有"胁疼肋痛针飞虎"之验，《肘后歌》有"飞虎一穴通痞气，祛风引气使安宁"之治。配督脉之人中，有醒脑开窍、回阳救逆之功；伍三焦经之中渚，可疏少阳之气机，解三焦之郁结；伍手阳明经之合谷可疗中风不省人事；伍足少阳经之阳陵泉，具小柴胡汤之效，方名"支沟阳陵达枢方"，可疗少阳病、肝胆病、经前乳胀及闪腰岔气之疾。支沟伍足阳明经之足三里，有理气消胀、化积行滞之功；伍足太阴脾经与阴维之会大横，有润肠通便、缓急止痛之效；伍大肠之募穴天枢，有疏调大肠、调中和胃、理气健脾之功。诸穴合用，方名"支沟天枢通便方"，以治便秘。

（7）会宗

释名 会，聚合也；宗，为聚，或作宗主解。手三阳络穴相互沟通，本穴位于三阳络之前，犹如会别支而宗主支，故名会宗。

位置 在腕后三寸空中。（《甲乙经》）

取穴 会宗与支沟同高，于支沟尺侧约一横指，尺骨的桡侧缘取之。

主治 耳聋，上肢肌肤痛，痫证。

操作 直刺0.3~0.5寸。艾条灸3~5分钟。《铜人》：灸七壮。《明堂》：灸五壮，禁针。

文献摘要 《甲乙经》云："会宗二穴，手少阳郄，在腕后三寸空中，刺入三分，灸三壮。"

《明堂灸经》云：灸会宗三壮，"主耳浑浑淳淳，聋无所闻，肌肤痛，风痫。"

《玉龙经·六十六穴治证》篇云："会宗，通支沟，三阳络，在腕后三寸空中。治风痫，肌肤痛，耳聋。"

《针灸大成》云："主五痫，肌肤痛，耳聋。"

按语 会宗为手少阳经三焦经之郄穴，郄穴乃经气深集之部，故会宗具调达气机、聪耳定痫、通络解肌之功。会宗伍中渚、侠溪、支沟，方名"会宗支沟通络方"，以疗耳聋、痫证等病。

（8）三阳络

别名 通间、通门、过门。

释名 具联络三条阳经脉气之功，故名三阳络。

位置 在臂上大交脉，支沟上一寸。（《甲乙经》）

取穴 阳池上4寸，当尺、桡两骨之间取之。

主治 暴喑，耳聋，手臂痛，龋齿痛。

操作　不宜针刺。艾条灸3～7分钟。《铜人》：灸七壮。《明堂》：灸五壮，禁针。

文献摘要　《甲乙经》云："三阳络，在臂上大交脉，支沟上一寸。不可刺，灸五壮"。又云："嗜卧，身体不能动摇，大温三阳络主之。""内伤不足，三阳络主之。"

《明堂灸经》云：灸三阳络七壮，"主嗜卧，四肢不欲动摇，耳卒聋，齿龋，暴哑不能言。"

《窦太师针经》云："三阳络二穴，在手腕骨上四寸两筋间陷中。针入二寸，透郄门穴，灸七壮。治大便闭结，泻。专疗挫闪胁痛，弹针出血。又法：在支沟穴上一寸，余证支沟穴同治。"

《针灸大成》云：三阳络，主"暴暗哑，耳聋，嗜卧，四肢不能摇动。"

按语　本穴具聪耳利咽、通经活络之功，在临床以本穴伍液门、风池，治头痛、耳聋等证。

（9）四渎

释名　四，数量词；渎，河流。古称长江、黄河、淮河、洛水为四渎。喻经气至此灌溉更广，故称四渎。

位置　在肘前五寸，外廉陷者中。（《甲乙经》）

取穴　鹰嘴的下方5寸，在尺、桡两骨间，当指总伸肌与尺侧腕伸肌之间取之。

主治　暴暗，耳聋，齿痛，前臂痛。

操作　直刺0.5～0.8寸。艾条灸3～7分钟。《铜人》：针六分，留七呼，灸三壮。

文献摘要　《甲乙经》云："四渎，在肘前五寸，外廉陷者中。刺入六分，留七呼，灸三壮。""卒气聋，四渎主之。""齿痛，四渎主之。"

《针灸聚英》云："主暴气耳聋，下齿龋痛。"

《明堂灸经》云：灸四渎，"主呼吸短气，咽中如息肉状，耳暴聋及牙痛。"

按语 四渎乃接三阳络之经气，转输上行循颈项过耳，故功于聪耳利咽、活络通痹，而为治失音、齿痛、耳聋之要穴。伍天牖可治耳暴聋之证。

（10）天井

释名 天者，天空，上也；井，水井也。上为天，穴在上肢鹰嘴窝，其凹陷如井，故名天井。《子午流注说难》释云："天井乃手少阳三焦经脉所入为合之穴，穴在肘外大骨后上一寸两筋骨罅间陷中，肘前五寸有穴曰四渎，沟渎归于下流，而天井独居其上，盖有用之水天一所生，蓄之井里，以备生生化化之用，故曰天井。"

位置 在肘外大骨之后，两筋间陷者中。（《甲乙经》）

取穴 在尺骨鹰嘴后上方，屈肘时呈凹陷处取之。

主治 偏头痛，胁肋、颈项、肩臂痛，瘰疬，瘿气，癫痫。

操作 直刺0.3～0.5寸。艾条灸3～7分钟。《素注》：针一寸，留七呼。《铜人》：灸三壮。《明堂》：灸五壮，针三分。

文献摘要 《甲乙经》云："天井者，土也。在肘外大骨之后，两筋间陷者中，屈肘得之。手少阳脉之所入也，为合刺入一分，留七呼，灸三壮。""疟食时发，心痛，悲伤不乐，天井主之。""胸痹心痛，肩肉麻木，天井主之。""大风默默，不知所痛，嗜卧善惊，瘛疭，天井主之。""肘痛引肩，不可屈伸，振寒热，颈项肩背痛，臂痿痹不仁，天井主之。""癫疾，吐血沫出，羊鸣戾颈，天井主之。"

《神应经》云："心慌惚"，取天井、巨阙、心俞。今名"《神应》天井心俞宁心方"。

《针灸大全》治"项生瘰疬，绕颈起核，名蟠蛇疬"，取天井、外关、风池、肘尖、缺盆、十宣。今名"《大全》天井外关消瘰方"。

《针灸聚英》云："主心胸痛，咳嗽上气，短气不得语，唾脓，不嗜食，寒热凄凄不得卧，惊悸，瘰疬癫疾，羊癫风痹，耳聋嗌肿，喉痹汗出，目锐眦痛，颊肿痛，耳后、臑、臂、肘痛，捉物不得，嗜卧，扑伤腰髋疼，振寒颈项痛，大风默默不知所痛，悲伤不乐，脚气上攻。"

《玉龙经》"瘰疬"篇歌云："瘰疬由来瘾疹同，疗之还要择医工。肘间有穴名天井，一用金针便有功。"该书"六十六穴治证"篇尝云："治五噎十膈，翻胃呕食，风痹筋挛骨痛，咳嗽上气，心痛惊悸，小腹胀痛及羊痫。"

《明堂灸经》云：灸天井三壮，"主大风默默，不知所痛，悲伤不乐，悲愁恍惚，疟，食时发，心痛惊瘰，主癫疾羊痫，吐舌羊鸣，头颈肩痛，痿厥不仁，肩下不可屈伸，肩肉麻木，咳嗽上气，唾脓，不嗜食，风痹。"

《神灸经纶》云："风痹不仁，天井、尺泽、少海、阳辅、中渚、环跳、太冲。"今名"《经纶》天井风痹方"。

《普济方》云："治胸痹心痛，穴天井、临泣、膻中，或灸百壮。"又云："治胸心痛，心腹诸病心痛，穴膻中、天井，灸太仓、肝俞。"合二方之穴，今名"《普济》天井心痛方"。

《窦太师针经》云：天井，"针入五分，灸二七壮。治小腹冷痛，先泻后补；一切病核疮肿，宜泻之。"

《子午流注说难》云："证治：咳嗽上气，胸满不得语，唾脓不嗜食，寒热凄凄不得卧，惊悸悲伤，瘰疬癫疾，五痫，风痹头项肩背痛，耳聋，目锐眦、颊、肘痛肿，臂腕不得捉物，及泻一切瘰疬疮肿疹。"

按语 天井为手少阳三焦经之合穴，具宽胸利膈、宣肺止咳、解痉定搐、聪耳利咽、通痹止痛之功。《大全》以本穴伍外关、风池等穴，方名"《大全》天井外关消瘰方"，为治颈淋巴结核之用方；《经纶》以本穴伍中渚等穴，方名"《经纶》天井风痹方"，以治风痹不仁；《普济方》以本穴伍临泣、膻中诸穴，方名"《普济》天井心痛方"，用治胸痹，有桂枝瓜蒌薤白汤之效。

(11) 清冷渊

别名 青昊。

释名 青，清凉；冷，寒冷；渊，深水。此穴具清泄三焦邪热的作用，如入清凉之深水，故名清冷渊。

位置 在肘上一寸，伸肘举臂取之。(《甲乙经》)

取穴 天井上1寸，屈肘取之。

主治 肩臑痛不能举，头痛，目黄。

操作 直刺0.3寸。艾条灸3~7分钟。《铜人》：针三分，灸三壮。

文献摘要 《甲乙经》云："清冷渊，在肘上一寸，伸肘举臂取之。刺入三分，灸三壮。"又云："头痛振寒，清冷渊主之。""肩不可举，不能带衣，清冷渊主之。"

《针灸聚英》云："主肩痹痛，肩臑不能举，不能宽衣。"

《明堂灸经》云：清冷泉，"又名清冷渊，灸三壮，主臑纵，肩不举不能带衣，头痛振寒，目黄胁痛。"

按语 清冷渊具枢转气机，清热利胆，活络通痹之功。本穴伍足太阳膀胱经肾俞、气海、三焦俞、委阳，功于司气化布津液，通阳利水；伍足阳明经之气冲，以培后天气血生化之源。诸穴合用，方名"清冷气冲通淋方"，以疗肾气不足之淋证。伍足太阴经之三阴交、阴陵泉，足太阳经之膀胱俞，任脉经之中极，方名"清冷三阴利尿方"，以疗湿热下注之淋证。本穴伍水分、气海、三焦俞、足三里、三阴交，方名"清冷水分消肿方"以治水肿证。阳水加肺俞、大杼、合谷，阴水加脾俞、肾俞。

（12）消泺

别名 消铄。

释名 泺，泊也。池、渚、沟、渎、井、泺皆水之称也，三焦之腑，以经脉之流注言也。故消泺，言水可注之处。

位置 在肩下臂外，开腋斜肘分下胻。（《甲乙经》）

取穴 在尺骨鹰嘴与肩髎连线上，当清冷渊与臑会之中点。前臂旋前时，适当肱三头肌外侧头隆起的下缘取之。

主治 头痛，颈项强急，臂痛，齿痛，癫疾。

操作 直刺0.5~0.7寸。艾条灸3~7分钟。《铜人》：针一分，灸三壮。

文献摘要 《甲乙经》云："消泺，在肩下臂外，开腋斜肘分下胻。刺入六分，灸三壮。"又云："头痛，项背急，消泺主之。"

《针灸聚英》云："主风痹颈项强急，肿痛寒热，头痛癫疾。"

《明堂灸经》云：灸消泺三壮，"主寒痛痹，头痛，项如拔，不可左右顾，颈有大气。"

按语 消泺具调枢通络、解痉止痛之功，主治头痛、颈项强痛之证。以消泺伍支沟、曲池、肩髎、肩井，方名"消泺支沟痉病方"，为主治肩周炎、颈椎病之用方。

（13）臑会

别名 臑交、臑髎、臑窌。

释名 臑，上臂肌肉隆起之处；会，交会。穴在上臂肌肉隆起处，又为本经与阳维脉之交会之处，故名臑会。

位置 在臂前廉，去肩头三寸。（《甲乙经》）

取穴 在肩髎与尺骨鹰嘴的连线上，当三角肌之后缘取穴。

主治 肩臂痛不能举，瘿气，肩肿胛痛，目疾。

操作 直刺0.5~0.8寸。艾条灸3~7分钟。《铜人》：针七分，留三呼，灸七壮。

文献摘要 《甲乙经》云："臑会，一名臑窌。在臂前廉，去肩头三寸、手阳明之络、刺入五分，灸五壮。"

《千金方》以本穴伍合谷、足三里、天突、天鼎、天容治疗瘿气。今名"《千金》臑会消瘿方"。

《针灸聚英》云："臂痛酸无力，痛不能举，寒热，肩肿引胛痛，项瘿气瘤。"

《针灸大全》治"中风手足瘛疭，不能握物"，取臑会、申脉、腕骨、合谷、行间、风市、阳陵泉。今名"《大全》臑会风市中风肢痒方"。

《明堂灸经》云："主瘤瘿气，咽肿，主寒热头痛，瘰疬癫疾。"又云："肘节痹，臂酸重，腋急痛，肘难屈伸，臂痛不能举。"

按语 臑会为手少阳三焦经与阳维经交会穴，具调达气机、通络散结之功，而用于治疗项强、肩臂痛、瘿瘤诸证，《大全》有臑会伍风市诸穴，以治"中风手足瘛疭，不能握物"之验。

（14）肩髎

别名 中肩井。

释名 《会元针灸学》释云："肩髎者，近肩部肩骨之边髎孔中，故名肩髎。"

位置 在肩端臑上，斜举臂取之。（《甲乙经》）

取穴 在肩峰的后下际，上臂外展，当肩髃（手阳明经）后寸许的凹陷处取之。

主治 肩重不能举，臂窌。

操作 直刺0.5~0.8寸。艾条灸3~7分钟。《铜人》：针七分，灸三壮。

文献摘要 《甲乙经》云："肩髃，在肩端臑上，斜举臂取之。刺入七分，灸三壮。"又云："肩重不举，臂痛，肩髃主之。"

《明堂灸经》云："主臂重不能举，臂痛。"

按语 肩髎具舒筋活络、解痉止痛之功，为项强肩臂痛之要穴。常与肩髃、肩贞相伍，方名"三肩通臂解凝方"，以治肩臂痛。

(15) 天髎

释名 髎，骨际凹陷处；上为天，穴在肩胛冈上方之骨隙中，故名天髎。

位置 在肩缺盆中毖骨之间陷者中。（《甲乙经》）

取穴 肩胛骨上角处，当肩井（足少阳经）与曲垣（手太阳经）连线之中点取穴。

主治 胸中烦闷，肩臂酸痛，颈项强急。

操作 直刺0.3~0.5寸。艾条灸3~7分钟。《铜人》：针八分，灸三壮。

文献摘要 《甲乙经》云："天髎，在肩缺盆中毖骨之间陷者中。手少阳、阳维之会。刺入八分，灸三壮。""身热汗不出，胸中热满，天髎主之。"

《针灸聚英》云："主胸中烦闷，肩臂酸疼，缺盆中痛，汗不出，胸中烦满，颈项急，寒热。"

《明堂灸经》云：灸天髎三壮，"主肩肘痛引颈项急，寒热，缺盆中痛，汗不出，胸中烦满，肩痛不举。"

按语 天髎为手少阳、阳维脉交会穴，以其具宽胸除烦、通络解痉之功，而为颈项肩臂强痛之要穴。本穴伍天宗、肩髃、曲池，方名"天肩髃通臂方"，为疗肩周炎之效方。

（16）天牖

别名 天听。

释名 天，天空；牖，窗户。上为天，天牖有天窗之意，穴在侧颈部之上方，能开上窍，故喻为天牖。

位置 在颈筋间，缺盆上，天容后，天柱前，完骨后，发际上。（《甲乙经》）

取穴 在乳突后下部，胸锁乳突肌后缘，位于天容（手太阳经）与天柱（足太阳经）的平行线上取之。

主治 头晕，面肿，暴聋，目昏，项强。

操作 直刺0.3~0.5寸。艾条灸3~7分钟。《铜人》：针一寸，留七呼，不宜补，不宜灸。灸即令人面肿眼合，先取譩譆，后取天容、天池即瘥；若不针譩譆即难疗。

文献摘要 《灵枢·寒热病》云："暴聋气蒙，耳目不明，取天牖。"马莳注云："此节以天牖所治之病言之也。"张志聪注云："手少阳之脉，入耳中，至目锐眦，少阳之气厥于下，则上之经脉不通，是以暴聋气蒙、耳目不明，当取之天牖。"盖因"经脉应地之经水，上通于天，故有天突、天窗、天容、天牖、天柱、天府、天池及风府之名。"即手足十二经脉，合于三阴三阳天之元气，运行于地之外，而脏腑相合，地之五行也，内居于天之中。三阳之脉循序而上于颈项，应阳气而出于地外。督任二脉，并出于肾，主通先天之阴阳。手太阴、心主，并出于中焦，主行后天之气血，阴阳气血从下而上，中而外。故阴阳气不相顺接，则生厥证。故《灵枢·寒热病》有厥痹取通天诸穴。分而言之，又有"阳迎头痛，胸满不得息，取之人迎；暴喑气硬，取扶突与舌本出血；暴聋气蒙，耳目不明，取天牖；暴挛痫眩，足不任身，取天柱；暴瘅内逆，肝肺相搏，血溢鼻口，取天府。此为天牖五部。""天牖五部"，即取天牖以一穴而统五穴耳。《中藏经》云："三焦者，人之三元之气也……三焦通，则内外左右上下皆通也。其于周身灌体，和内调外，营左养右，导上宣下，莫大于此。"天牖为手少阳三焦经"通天地"之穴，故有"一穴而统五穴"之功。今名"《灵枢》天牖五部方"。一穴天牖，而具人迎、扶突、风府、天牖、天柱、天府六穴之功。

《甲乙经》云："天牖，在颈筋间，缺盆上，天容后，天柱前，完骨后，发际上。手少阳脉气所发。刺入一分，灸三壮。"又云："肩背痛，寒热，瘰疬绕颈有大气，暴聋气蒙瞀，耳目不开，头颔痛，泪出鼻衄，不得息，不知香臭，风眩喉痹，天牖主之。"

《针灸聚英》云："主暴聋气，目不明，耳不聪，夜梦颠倒，面青黄无颜色，头风面肿，项强不得回顾，目中痛。"

《明堂灸经》云：天牖"不灸"。

按语　天牖，手少阳三焦经之腧穴，具疏利三焦、调达枢机、清利头目、解经通络之功。大凡手少阳三焦经病变，刺天牖一穴，具一穴而统人迎、扶突、风府、天牖、天柱、天府六穴之用，即《灵枢》"此为天牖五部"之谓。本穴伍翳风、听宫、中渚，方名"天牖中渚聪耳方"，可疗耳聋，耳鸣；伍廉泉、合谷、太溪，方名"天牖合谷清咽方"，以治咽喉肿痛；伍风池、合谷、委中、昆仑，方名"天牖昆仑通痹方"，以治腰背牵痛难转侧。

(17) 翳风

释名　翳，遮蔽；风，风邪。穴在耳垂后方，为遮蔽风邪之处，故名翳风。

位置　在耳后陷者中，按之引耳中。(《甲乙经》)

取穴　耳垂后，下颌角与乳突之间凹陷中取之。《针灸聚英》有"耳后尖角陷中，按之引耳中痛。《针经》先以铜钱二十文，令患人咬之，寻取穴中"的记述。

主治 耳鸣，耳聋，口眼㖞斜，牙关紧闭，颊肿，瘰疬。

操作 平刺 0.3~0.5 寸，或点刺出血。艾条灸 3~5 分钟。《铜人》：针七分，灸七壮。

文献摘要 《甲乙经》云："翳风，在耳后陷者中，按之引耳中。手足少阳之会。刺入四分，灸三壮。""痉不能言，翳风主之。""口僻不正，失欠，口不开，翳风主之。""聋，翳风及会宗、下关主之。"

《针灸聚英》云："主耳鸣耳聋，口眼㖞斜，脱颌颊肿，口噤不开，不能言，口吃，牙车急，小儿喜欠。"

《针灸大全》云："右耳根肿核者，名曰蜂窝疬。"取翳风、外关、颊车、后溪、合谷；"左耳根肿核者，名曰惠袋疬"，取翳风、外关、后溪、肘尖；治"耳根红肿痛"，取翳风、合谷、颊车。

《窦太师针经》云："翳风二穴，在耳后陷中，按之引耳中，开口得穴。手足少阳之会。针入五分，灸七壮。治耳红肿，泻；耳内虚鸣，补多泻少。又：治耳出清水，湿痒耳闭，瘰疬，项强痛，看证补泻。又法：在耳后尖角陷中，按引耳取之。"

《明堂灸经》云：灸翳风七壮，"主耳痛鸣聋，主口噤不开，引鼻中，口失欠，下牙齿痛，口眼㖞斜，失欠脱颌，口噤不能言，颊肿，牙车急痛。"

按语 翳风为手足少阳经之交会穴，具疏风通络、开窍醒神、解痉镇痛之功。本穴配听宫、听会、耳门、中渚、合谷，方名"翳风耳前三穴方"，以治耳聋、耳鸣、聋哑之证；伍地仓、颊车、下关、四白、迎香、合谷，方名"翳风合谷面瘫方"，以疗面神经麻痹；配颊车、关冲、外关、合谷，方名"翳风痄腮方"，以治腮腺炎；配天井、足临泣，方名"翳风消瘰方"，以疗颈淋巴结核。

（18）瘈脉

别名　资脉。

释名　《素问·玉机真脏论》云："病筋脉相引而急，病名曰瘈。"瘈者，抽掣也，筋脉挛缩之谓。针刺本穴可导引手少阳三焦经脉之气，以治疗瘈证，故名瘈脉。

位置　在耳本后鸡足青络脉。（《甲乙经》）

取穴　在乳突之中央，当翳风与角孙沿耳翼连成一线，三折之，近翳风穴之一折处。

主治　头痛，耳鸣，耳聋，小儿惊痫，呕吐，泄痢。

操作　平刺 0.3～0.5 寸，或点刺出血。艾条灸 3～5 分钟。《铜人》：称刺出血，如豆汁，不宜复出。针一分，灸三壮。

文献摘要　《甲乙经》云："瘈脉，一名资脉。在耳本后鸡足青络脉。刺出血，如豆汁。刺入一分，灸三壮。"

《针灸聚英》云："主头风耳鸣，小儿惊痫，瘈疭，呕吐，泄利无时，惊恐，眵薝目睛不明。"

按语　瘈脉具清利头目、解痉定搐之功，为治疗瘈疭之主穴。本穴伍中脘、中渚、气海、足三里、行间，方名"瘈脉息风方"，以疗瘈疭、惊风；伍中渚、大椎、合谷、阳陵泉、支沟、太冲，名"瘈脉镇惊方"，可疗小儿急、慢惊风。

（19）颅息

别名　颅囟。

释名　颅，头颅；息，安宁。本穴可安脑宁神，故名颅息。

位置　在耳后间青络脉。（《甲乙经》）

取穴　耳后，当翳风与角孙沿耳翼连成一线，三折之，近角孙穴之一折处。

主治　头痛，耳鸣，耳痛，小儿惊痫，呕吐涎沫。

操作 针刺宜斜刺0.5寸，或平刺0.3~0.5寸。《铜人》：灸七壮，禁针。

文献摘要 《甲乙经》云："颅息，在耳后间青络脉。足少阳脉气所发。刺入一分，出血多，则杀人，灸三壮。"又云："身热痛，胸胁痛，不可反侧，颅息主之。""小儿惊痫，不得息，颅囟主之。"

《针灸聚英》云："主耳鸣痛，喘息，小儿呕吐涎沫，瘛疭发痫，胸胁相引，身热头痛，不得卧。"

《明堂灸经》云：灸颅息七壮，"主身热头重，胁痛，风聋，耳痛塞，耳痛鸣聋，胸胁相引，不得俯仰，及发痫风，癫痰，呕吐，及治目昏眩，精视不明。"

按语 颅息具清利头目、解痉定搐、调和胃肠之功。本穴伍风池、角孙、太阳、合谷、膈俞、肾俞，方名"颅息明目止血方"，以其舒经通络、养血止血之功，可治视网膜出血；伍耳门、听宫、听会、中渚，方名"颅息聪耳方"，以其调达枢机、通理三焦、通窍聪耳之功，可疗耳聋、耳鸣。

（20）角孙

释名 孙，作"循"解。《会元针灸学》释云："角孙者，耳廓上角。孙者，终于下也。即耳廓内上角稍下，开口当中，故名角孙。"

位置 在耳廓中间，开口有空。（《甲乙经》）

取穴 在耳尖正上方，颞颥部入发际处取之。

主治 耳部红肿，目翳，齿痛，唇燥，颈项强。

操作 针刺宜向下斜刺0.1寸。艾条灸3分钟。《铜人》：灸三壮。《明堂》：针八分。

文献摘要 《灵枢·寒热病》云："足太阳有入颅遍齿者，名角孙，上齿龋取之，在鼻与颅前。方病之时其脉盛，盛则泻之，虚则补之。一曰取之出眉外。"足太阳经脉，亦入颅遍齿，其所入支脉，为手少阳三焦经之角孙，取之以通三阳之气。辅以鼻与颊前之地仓、巨髎等穴。正痛之时，其脉必盛，盛则宜泻之，虚则补之。

《甲乙经》云："角孙，在耳廓中间，开口有空。手足少阳、手阳明之会。刺入三分，灸三壮。""齿牙不可嚼，龈肿，角孙主之。"

《针灸大成》云："主目生翳膜，齿龈肿，唇吻强，齿牙不能嚼物，龋齿，头项强。"

《明堂灸经》云：灸角孙三壮，"主颈肿项痛，颈颔颊满，牙齿不能嚼，龋痛肿，目生肤翳。"

《神灸经纶》云： "目昏生翳，角孙、足三里。"今名"《经纶》角孙散翳方"。

按语 角孙为手足少阳、手阳明经交会穴，具清利头目、解痉通络之功。本穴伍足三里，方名"《经纶》角孙散翳方"；本方伍肝俞、肾俞、膈俞、大椎，方名"角孙明目止血方"，以其补益肝肾、养血止血、通阳化瘀之功，而治视网膜出血。

（21）耳门

释名 本穴位于耳屏上切迹之前，为手少阳经脉出连耳前之大门，故名耳门。

位置 在耳前起肉当耳缺者。（《甲乙经》）

取穴 在耳屏上切迹的前方，下颌髁突后缘之凹陷处，开口取穴。

主治 耳聋，耳鸣，聤耳，齿痛，颈颔痛，唇吻强。

操作 张口，直刺0.3~0.5寸。艾条灸3~5分钟。《铜人》：针三分，留三呼，灸三壮。

文献摘要 《素问·三部九候论》云："上部人，耳前之动脉（耳门穴）……人以候耳目之气。"故手少阳三焦经之耳门穴，为三部九候诊法之"上部人"部，可诊耳目之病变。

《甲乙经》云："耳门，在耳前起肉当耳缺者。刺入三分，留三呼，灸三壮。""耳聋鸣，头颔痛，耳门主之。"

《铜人》云："治耳有脓汁出，生疮膇，耳聤耳鸣耳如蝉声，重听无所闻，齿龋。"

《针灸大成》治"重听无所闻，"取耳门、风池、侠溪、翳风、听会、听宫诸穴。今名"《大成》耳门侠溪耳聋方"。

《针灸聚英》云："主耳鸣如蝉声，耳脓汁出，耳生疮，齿龋，唇吻强。"

《窦太师针经》云："耳门二穴，在耳前当耳缺处起肉。横针入半寸，灸七壮。治同颊车穴。治牙疼，口噤不开，两颊红肿，宜泻之则效。"今名"窦氏耳门颊车牙痛方"。

《明堂灸经》云：灸耳门三壮，"主耳痛鸣聋，耳有浓汁出，生疮，脓耳，聤耳，鸣如蝉，齿龋痛。"

按语 耳门，《素问》云其可"候耳目之气"，为三部九候诊法之"上部人"部，可诊耳目之病变，具调达枢机、清利头目、聪耳解痉之功，为治耳疾、齿病之要穴。《针灸大成》取耳门、风池、侠溪、翳风、听会、听宫诸穴，方名"《大成》耳门侠溪耳聋方"，以治"重听无所闻"。验诸临床，先天性耳聋，加哑门、百会；外伤性耳聋，加下关、廉泉、曲池；药物中毒性耳聋，加瘈脉、哑门；传染病而致聋哑，加瘈脉、大椎。以耳门伍听会、翳风、完骨、中渚、外关、阳陵泉诸穴，有龙胆泻肝汤之效，方名"耳门中渚耳疮方"，可通理三焦、清利肝胆湿热，为治急性化脓性中耳炎之良方。

（22）耳和髎

释名 和，指声音调和；髎，即空穴。本穴位于耳旁，为治疗耳病、增强听力及能听五音之和的要穴，故名耳和髎。

位置 在耳前锐发下横动脉。（《甲乙经》）

取穴 在耳门之前上方，平耳郭根前，鬓发后缘，当颞浅动脉后方取穴。

主治 耳鸣，头重痛，牙关拘急，颈颔肿，鼻准肿痛，口㖞。

操作 针刺宜斜刺 0.1 ~ 0.3 寸。艾条灸 1 ~ 3 分钟。《铜人》：针七分，灸三壮。

文献摘要 《甲乙经》云："禾窌，在耳前锐发下横动脉。手足少阳、手太阳之会。刺入三分，灸三壮。""头重颔痛，引耳中，侬侬嘈嘈，和窌主之。"

《针灸聚英》云："主头重痛，牙车引急，颈颔肿，耳中嘈嘈，鼻涕，面风寒，鼻准上肿，痈痛，招摇视瞻，瘛疭，口僻。"

《窦太师针经》云："和髎二穴，在耳前兑发横脉应手。少阳脉气所发。针一分，沿皮向后一寸五分。治头角痛，发秃，发颐痈疽，小儿痘疮。"

《明堂灸经》云：灸耳和髎三壮，"主风头重痛，牙车引急，耳中嘈嘈，颔颊肿。"

按语 耳和髎为手足少阳经、手太阳经交会穴，以其调达气机、透理三焦之功，而为头重痛、颔肿、面痈、耳鸣、牙关拘急、口眼㖞斜之要穴。

（23）丝竹空

别名 目髎、丝竹、巨窌、眉后。

释名 丝竹，即细竹；空，空隙。眉毛状如细竹，穴在眉梢之陷隙处，故名丝竹空。

位置 在眉后陷者中。（《甲乙经》）

取穴 当眉梢凹陷处取之。

主治 头痛，目眩，目赤痛，眼睑眴动，牙痛，癫痫。

操作 针刺宜向后沿皮刺 0.3 寸。《素注》：针三分，留三呼。《铜人》：禁灸。《神应经》云此穴"宜泻不宜补，禁灸。"

文献摘要 《甲乙经》云："丝竹空，一名巨窌，在眉后陷者中。足少阳脉气所发。刺入三分，留三呼，不宜灸，灸之不幸令人目少及盲。""瘛反目憎风，刺丝竹空主之。""眩，头痛，刺丝竹空主之。""小儿脐风，目上插，刺丝竹空主之。"

《针灸聚英》云："主目眩头痛，目赤，视物晄晄不明，恶风寒，风痫，目戴上，不识人，眼睫倒毛，发狂吐涎沫，发即无时，偏正头痛"之证。

《玉龙经》"偏正头风"篇歌云："头风偏正最难医，丝竹金针亦可施。更要沿皮透率谷，一针两穴世间稀。"

《窦太师针经》云："丝竹空二穴，一名目髎。在眉后入发际陷中。足少阳脉气发。针一分，沿皮向后透率谷穴。偏正头风疼，沿皮向后一寸半，泻，宜弹针出血妙。头风可灸，眼疼禁灸。专治风沿烂眼，冷泪出。"

《磐石金直刺秘传》云："头风两额角痛不已，泻丝竹空、两攒竹出血，合谷。头风年久不愈，耳虚鸣，泻合谷、听会、足三里。"

《明堂灸经》云：丝竹空"不灸"。

按语 丝竹空为手少阳三焦经之标穴，具有疏调三焦气机、清利头目之功，为治疗目疾之要穴。本穴伍宣通太阳经气之攒竹，乃太阳、少阳二经并治之法，疏经通络、清热泻火、泄热明目，名"二竹泄热明目方"，为治目赤肿痛、眉棱骨痛之用方。本穴伍人中、百会、合谷，以其定痫止搐之功，而为治癫痫之用穴；以其清利头目之功，伍攒竹、太阳、风池、合谷、睛明，而治目赤肿痛；伍风池、太阳、角孙、睛明、肝俞、光明，以治视网膜出血、视神经炎。

三焦经诸穴赋：手少阳三焦之脉，二十三穴之间。关冲液门中渚，阳池外关通连。支沟会宗三阳络，四渎天井清冷渊。消泺臑会，肩髎相联。天髎处天牖之下，翳风让瘛脉居先。颅息定而角孙近目，丝竹空而和髎接焉。耳门既毕，经穴已全。

（十一）足少阳胆经

1. 经文

胆足少阳之脉，起于目锐眦，上抵头角，下耳后，循颈，行手少阳之前，至肩上，却交出手少阳之后，入缺盆；其支者，从耳后入耳中，出走耳前，至目锐眦后；其支者，别锐眦，下大迎，合于手少阳，抵于𫐉，下加颊车，下颈，合缺盆，以下胸中，贯膈，络肝属胆，循胁里，出气街，绕毛际，横入髀厌①中；其直者，从缺盆下腋，循胸，过季胁，下合髀厌中，以下循髀阳②，出膝外廉，下外辅骨之前，直下抵绝骨之端，下出外踝之前，循足跗上，入小指次指之间；其支者，别跗上，入大指之间，循大指歧骨内出其端，还贯爪甲，出三毛③。是动则病口苦，善太息，心胁痛不能转侧，甚则面微有尘，体无膏泽，足外反热，是为阳厥。是主骨所生病者，头痛，颔痛，目锐眦痛，缺盆中肿痛，腋下肿，马刀侠瘿④，汗出振寒，疟，胸、胁、肋、髀、膝外至胫、绝骨、外踝前及诸节皆痛，小指次指不用。为此诸病，盛则泻之，虚则补之，热则疾之，寒则留之，陷下则灸之，不盛不虚以经取之。盛者则人迎大一倍于寸口，虚者人迎反小于寸口也。（《灵枢·经脉》）

注：
①髀厌：即髀枢部。
②髀阳：髀关节的外侧。
③三毛：足大指爪甲后二节横纹前。
④马刀侠瘿：马刀，原系蛤蜊类的动物。此指疮名，即瘰疬之类。

足少阳脉气所发者六十二穴：两角上各二①；直目上发际内各五②；耳前角上各一③；耳前角下各一④；锐发下各一⑤；客主人⑥各一；耳后陷中各一⑦；下关各一；耳下牙车之后各一⑧；缺盆各一；腋下三寸，胁下至胠八间各一⑨；髀枢中旁各一⑩；膝以下至足小指次指各六俞⑪。(《素问·气府论》)

注：

①两角上各二：指两侧头角上的天冲穴、曲鬓穴，共四穴。

②直目上发际内各五：自瞳孔直上发际内，有临泣、目窗、正营、承灵、脑空。

③耳前角上各一：即颔厌穴。

④耳前角下各一：即悬厘穴。

⑤锐发下各一：即和髎穴。

⑥客主人：即上关穴。

⑦耳后陷中各一：即翳风穴。

⑧耳下牙车之后各一：即颊车穴。

⑨腋下三寸，胁下至胠八间各一：胁下，指渊腋、辄筋、天池三穴；胁下至胠，指日月、章门、带脉、五枢、维道、居髎六穴。八间，指八肋之间。

⑩髀枢中旁各一：即环跳穴。

⑪膝以下至足小指次指各六俞：即阳陵泉、阳辅、丘墟、足临泣、侠溪、窍阴六穴。

2. 经脉循行

足少阳胆经，起于目外眦（瞳子髎穴），上至头角（颔厌穴），再向下到耳后（完骨穴），再折向上行，经额部至眉上（阳白穴），又向后折至风池穴，沿颈下行至肩上，左右交会于大椎穴，前行入缺盆。

分支：从耳后进入耳中，出走于耳前，至目外眦后方。

分支：从目外眦分出，下行至大迎穴，同手少阳经分布于面颊部的支脉相合，行至目眶下，向下经过下颌角部行至颈部，与前脉会合于缺盆后，进入体腔，穿过膈肌，络肝，属胆，沿胁里浅出于气街，绕毛际，横向至环跳穴处。

直行者：从缺盆下行至腋，沿胸侧，过季胁，下行至环跳穴处与前脉会合，再向下沿大腿外侧、膝关节外缘，行于腓骨前面，直下至腓骨下端，浅出于外踝之前，沿足背行出于足第四趾外侧端（窍阴穴）。

分支：从足背（临泣穴）分出，前行出足大趾外侧端，折回穿过爪甲，分布于足大趾爪甲后丛毛处，交于足厥阴肝经。

3. 脏腑经络生理与病候处方

《素问·灵兰秘典论》云： "胆者，中正之官，决断出焉。"

《灵枢·本输》云："胆者，中精之腑。"

《素问·六节藏象论》云："凡十一脏，取决于胆也。"

《灵枢·本脏》云："肝合胆，胆者，筋其应也。"

《素问·诊要经终论》云："少阳终者，耳聋，百节皆纵，目睘绝系"。盖手足少阳经脉，皆循于耳，至于目锐眦，且少阳属主骨，诸节皆属于骨，故见耳聋、目睘、百节皆纵。

《素问·阴阳别论》云："一阳发病，少气善咳善泄，其传为心掣，其传为隔。"一阳，即少阳，指三焦与胆。心掣，即心虚掣动。隔，即隔塞不通，食不下证。盖因少阳主初生之气，病则生气少；足少阳相火主气，气少则火壮，火烁金则善咳；木火之气戕伐中土，脾胃受伤则为泄；相火扰动心火，心热阳气内掣而心掣；三焦内结蕴热而隔塞不通食不下。

《素问·经脉别论》云："少阳脏独至，是厥气也，跻前卒大，取之下俞。"是谓少阳之脉气独盛，就会发生厥气上逆，厥气从必足下开始，阳跻前的少阳脉猝然而大，当取足少阳本经的输穴足临泣。

《素问·刺疟》云："足少阳之疟，令人身体解㑊，寒不甚，热不甚，恶见人，见人心惕惕然，热多，汗出甚，刺足少阳。"解㑊，在脉谓缓涩，在体谓懈惰。少阳主出生之气，病则生阳不升，故身体懈惰；少阳主枢，故寒不甚，热不甚；胆与肝合，肝虚则恐，邪搏其气，则怕见人，且见人则恐惧；发热时间较长，则汗出亦多。治之之法，当刺足少阳胆经之荥侠溪穴。又可取其输穴足临泣，以输转气机，鼓邪外出。

《素问·咳论》云："五脏之久咳，乃移于六腑……肝咳不已，则胆受之，胆咳之状，咳呕胆汁。"又云："此皆聚于胃，关于肺，使人多涕唾而面浮肿气逆也。"治之之法："治腑者，治其合；浮肿者，治其经。"故胆咳刺胆经之合穴阳陵泉，咳兼浮肿者取其经穴阳辅。

《素问·厥论》云："少阳之厥，则暴聋颊肿而热，胁痛，胻不可以运……盛则泻之，虚则补之，不盛不虚以经取之。"又云："少阳厥逆，机关不利，机关不利者，腰不可以行，项不可以顾，发肠痈不可治，惊者死。"此乃足少阳经气厥之临床见症。治之之法，当取其主病的腧穴，或取其五输之输穴足临泣。

《素问·奇病论》云："帝曰：有病口苦，取阳陵泉，口苦者，病名为何？何以得之？岐伯曰：病名曰胆瘅。夫肝者，中之将也，取决于胆，咽为之使。此人者，数谋虑不决，故胆虚，气上溢而口为之苦。治之以胆募、俞，治在《阴阳十二管相使》中。"胆病者口苦，取胆经之合穴阳陵泉。若肝气郁结、胆气上逆而口苦者，治之之法当取胆经募穴日月、俞穴胆俞。《阴阳十二管相使》古医经已佚，内容当在《内经》刺法论诸篇中。

《素问·脉解》云："少阳所谓心胁痛者，言少阳戌也。戌者，心之所表也，九月阳气尽而阴气盛，故心胁痛也。所谓不可反侧者，阴气藏物也，物藏则不动，故不可反侧也。所谓甚则跃者，九月万物尽衰，草木毕落而堕，则气去阳而之阴，气盛而阳之下长，故谓跃。"戌月，九月，在十二辟卦中为剥卦。六阴降而存一阳，故云少阳，阴气正盛，君相之火被郁而见心胁痛诸证。

《素问·缪刺论》云："邪客于足少阳之络，令人胁痛不得息，咳而汗出，足小指次指爪甲上与肉交者各一痏，不得息立已，汗出立止；咳者温衣饮食，一日已。左刺右，右刺左，病立已；不已，复刺如法。"意谓邪气侵入足少阳经的经脉，使人胁痛而呼吸不畅，咳嗽而汗出，针刺足窍阴穴，各刺一针，呼吸不畅就立刻缓解，出汗也就很快停止了；如有咳嗽嘱其注意保暖与饮食，这样一天就可好。左病刺右，右病刺左，疾病很快就可痊愈。如果仍未痊愈，按上述方法再刺。

《素问·缪刺论》又云："邪客于足少阳之络，令人留于枢中痛，髀不可举，刺枢中以毫针，寒则久留针，以月死生为数，立已。"意谓邪气侵入足少阳经的络脉，使人环跳部疼痛，腿股不能举动，以毫针刺其环跳穴，有寒的可留针久一些，根据月亮盈亏的情况确定针刺的次数，很快就好。

《素问·刺腰痛》云："少阳令人腰痛，如以针刺其皮中，循循然不可以俯仰，不可以顾，刺少阳成骨之端出血，成骨在膝外廉之骨独起者，夏无见血。"意谓足少阳经脉发生病变使人腰痛时，痛如用针刺入皮肤一样，病人抚摩痛处，不能弯腰俯仰和转腰顾盼，应当刺少阳经循行经过的成骨上端部位出血，即刺足少阳之合穴阳陵泉，但在夏天勿刺出血。盖因少阳合肝，肝旺于春，木衰于夏，故"夏无见血"。该篇又云："同阴之脉令人腰痛，痛如小锤居其中，怫然肿。刺同阴之脉，在外踝上绝骨之端，为三痏。""同阴之脉"，王冰注云："足少阳之别络也，并少阳经上行，去足外踝上同身寸之五寸，乃别走厥阴，并经下络足跗，故曰同阴之脉。"同阴之脉发生病变使人腰痛时，病势如同有小锤梗塞在腰中，经脉怒张肿起。当刺外踝上绝骨部分及同阴之脉申脉、仆参、跗阳三穴。该篇又云："肉里之脉令人腰痛，不可以咳，咳则筋缩急，刺肉里之脉，为二痏，在太阳之外，少阳绝骨之后。"王冰注云："肉里之脉，少阳所生，则阳维之脉气所发也。"

《灵枢·本输》云："胆出于窍阴，窍阴者，足小指次指之端也，为井金。溜于侠溪，侠溪，足小指次指之间也，为荥。注于临泣，临泣，上行一寸半陷者中也，为俞。过于丘墟，丘墟外踝之前下陷者中也，为原。行于阳辅，阳辅，外踝之上，辅骨之前，及绝骨之端也，为经。入于阳之陵泉，阳之陵泉，在膝外陷者中也，为合，伸而得之。足少阳也。"此约言胆经井、荥、输、原、经、合之穴也。

《灵枢·经水》云："足少阳深四分，留五呼。"盖因足少阳胆经，少气多血，刺之者，较足太阳减一分，较足阳明减两分。

《勉学堂针灸集成》云："胆属病，耳中及耳前耳后痛，口苦，善太息，心胁痛，面尘无膏泽，谓阳厥证也。偏头角颔痛，目锐眦、缺盆中皆痛，腋下肿痛，马刀侠瘿，汗出振寒，疟，胸胁、肋、髀、膝外、外踝前及诸节皆痛，足小指次指不用。"

《针灸聚英·十二经脉歌》云："足脉少阳胆之经，始从两目锐眦生，抵头循角下耳后，脑空风池次第行，手少阳前至肩上，交少阳右上缺盆。支者耳后贯耳内，出走耳前锐眦循。一支锐眦大迎下，合手少阳抵项根，下加颊车缺盆合，入胸贯膈络肝经，属胆仍从胁里过，下入气冲毛际荣，横入髀厌环跳内。直者缺盆下腋膺，过季胁下髀厌内，出膝外廉是阳陵，外辅绝骨踝前过，足跗小指次指分。一支别从大指去，三毛之际接肝经。此经多气而少血，是动口苦善太息，心胁疼痛难转移，面尘足热体无泽。所生头痛连锐眦，缺盆肿痛并两腋，马刀挟瘿生两旁，汗出振寒痎疟疾，胸胁髀膝至胻骨，绝骨踝痛及诸节。"

《针灸聚英·十四经步穴歌》云："少阳胆经瞳起外，耳前陷中寻听会。上关耳前开口空，悬厘悬颅下廉揣。悬颅正在曲角端，颔厌悬颅上廉看。曲鬓偃正尖上边，率谷曲鬓半寸安。本神耳上入发际，四分平横向前是。曲鬓之旁各一寸，阳白眉上一寸记。临泣有穴当两目，直入发际五分属。目窗正营各一寸，承灵营后寸五录。天冲耳上二寸居，浮白发际一寸符。窍阴枕下动有穴，完骨耳后四分通。脑空正夹玉枕骨，风池后发际陷中。肩井大骨前寸半，渊腋腋下三寸按。辄筋平前却一寸，期门在肋第二端。日月期下五分断，京门临骨腰间看。带脉季肋寸八分，五枢带下三寸间。维道五寸三分得，居髎八寸三分寻。环跳髀枢宛宛论，膝上五寸中渎搜。阳关阳陵上三寸，阳陵膝下一寸求。阳交外踝针七寸，踝上七寸寻外丘。光明除踝上五寸，阳辅髁上四寸收。悬钟三寸即绝骨，丘墟踝前陷中出。临泣寸半后侠溪，地五会穴一寸求。侠溪小次歧骨间，窍阴足小次指端。"

《针灸聚英·脏腑井荥输经合主治》云："假令得弦脉，病人善洁，面青善怒，此胆病也。若心下满当刺窍阴，身热当刺侠溪，体重节痛刺临泣，喘咳寒热刺阳辅，逆气而泄刺阳陵泉，又总取丘墟。"

4. 经穴主治概要

（1）瞳子髎

别名　目外眦、目瞳子、后曲、太阳、前关、石曲、鱼尾。

释名　瞳子，指瞳孔；髎，骨隙。位于外眼角旁骨隙处，横对瞳孔，故名瞳子髎。

位置　在目外去眦五分。(《甲乙经》)

取穴　在目外眦外方，眶骨外侧缘凹陷中取之。

主治　头痛，目痛，目翳，视力衰退，目赤流泪。

操作　针刺宜沿皮向外方横刺 0.2～0.3 寸。《素注》：灸三壮，针三分。《铜人》：针入三分，禁灸。

文献摘要　《甲乙经》云："瞳子窌，在目外去眦五分。手太阳、手足少阳之会。刺入三分，灸三壮。"

《针灸聚英》云"主目痒，翳膜白，青盲无见，远视䀮䀮，赤痛泪出多眵䁾，内眦痒，头痛喉闭。"

《窦太师针经》云："瞳子髎二穴，在眉外眦五分尖尽处。手太阳、足少阳之会。针一分，沿皮内透鱼腰。治目红肿，冷泪，补；垂廉翳膜，泻；胬肉扳睛，泻。"

《明堂灸经》云："《铜人》云瞳子髎可灸，而方子曰不可灸。"

按语　瞳子髎为手太阳、手足少阳经交会穴，以其通达阳气、透理三焦之功，而为治太阳、少阳经病之要穴。本穴伍肝俞、风池、角孙、太阳、攒竹、睛明、合谷，方名"子髎肝俞明目方"，可用治视网膜出血、视神经萎缩等病；配睛明、养老、足三里，方名"子髎养老夜盲方"，以治夜盲症；伍风池、翳风、丝竹空、四白、地仓、颊车、下关、攒竹，方名"子髎地仓口㖞方"，以治口眼㖞斜。本穴以其疏散风热、清头明目、消肿止痛之功，而适用于结膜炎、角膜炎、视网膜炎、视神经萎缩、三叉神经痛等病。

(2) 听会

别名　听河、后关、听呵。

释名　《会元针灸学》释云："司听之神系，会和肝脏之魂，会意甚若何，所知其所为，故名曰听会。"

位置　在耳前陷者中。(《甲乙经》)

取穴 在耳屏间切迹前，当听宫（手太阳经）直下，下颌骨髁突之后缘，张口有空处取之。

主治 耳鸣，耳聋，齿痛，下颌骨脱臼，腮肿，口眼㖞斜。

操作 直刺0.5～0.7寸。《铜人》：针七分，留三呼。得气即泻，不须补。日灸五壮止三七壮。

文献摘要 《甲乙经》云："听会，在耳前陷者中，张口得之，动脉应手。少阳脉气所发。刺入四分，灸三壮。""其目泣出，头不痛者，听会主之。""聋，耳中癫溲若风，听会主之。"

《外台秘要》云："主寒热喘渴，目不能视，目泣出，头痛，耳中巅，齿龋痛。"

《卫生宝鉴》"论中风灸法"云："风中脉则口眼㖞斜，中腑则肢体废，中脏则性命危。凡治风莫如续命汤，然此可扶持疾病，要收全功，必须火灸为良。""灸风中脉口眼㖞斜"，取听会二穴、颊车二穴、地仓二穴，今名"《宝鉴》听会颊地口㖞方"。"灸风中腑手足不遂等疾"，取百会一穴，发际、肩髃、两耳前二穴（听宫）、肩髃二穴、曲池二穴、风市二穴、足三里二穴、绝骨二穴，今名"《宝鉴》中风扉刺方"。"凡举手足麻痹或疼痛"，此将中腑之候，宜灸此七穴。病在左侧灸右，病在右侧灸左。"灸风中脏，气塞涎上，不语昏危者"，取百会一穴、大椎一穴、风池二穴、肩井二穴、曲池二穴、足三里二穴、间使二穴，今名"《宝鉴》风中脏刺方"。"凡觉心中愦乱，神思不怡，或手足麻痹，此中脏之候也，不问是风与气，可连灸此七穴。但依次第自急灸之，可灸各五七壮。"

《针灸大成》治"中风口眼㖞斜"，取听会、颊车、地仓。

《针灸聚英》云："主耳鸣耳聋，牙车脱臼，相离一二寸，牙车急不得嚼物，齿痛恶寒，狂走瘛疭，恍惚不乐，中风口㖞斜，手足不随。"

《针灸大全》治"耳聋气痞疼痛"，取听会、外关、肾俞、三里、翳风。今名"《大全》听会耳聋方"。

《明堂灸经》云：灸听会五壮，"主聋嘈嘈若蝉鸣，齿痛恶寒，癫疾，呕吐，骨酸，眩狂瘛疭口噤，喉鸣，牙车急痛，牙车脱臼。"

《玉龙经》"耳聋"篇歌云："耳聋气闭不闻音，痛痒蝉吟总莫禁。红肿生疮须用泻，只从听会用金针。"

《普济方》："治耳淳淳无所闻，穴听会、外关。"今名"《普济》听会外关耳聋方"。

《窦太师针经》谓："听会二穴，在耳珠前陷处，上关穴下一寸，动脉宛宛中，开口得穴。手少阳脉气发。横针入半寸，可灸七壮。治耳聋气闭，先泻后补；耳内肿疼生疮，泻；耳内鸣，先补后泻。痒则补，痛则泻。耳内脓出，先泻后补，曰衔尺方可下针。"

按语 听会以其具通达肝胆之气机、清泻肝胆湿热之功，为开窍益聪之要穴，多用以治疗耳部疾患。故《席弘赋》有"耳聋气痞听会针，迎香穴泻功如神"之句，今名"《席弘》听会耳聋方"；《百症赋》有"耳聋气闭，全凭听会翳风"之赋，今名"《百症》听会耳聋方"。本穴伍翳风、角孙、中渚、太冲、太溪、肝俞、肾俞，方名"听会太溪耳鸣方"，以清泻肝胆之火，滋养肝肾之阴，为治肾虚耳鸣之要方。

（3）上关

别名 客主人。

释名 因本穴位于司牙关开合的下颌关节的前下方，与下关相对而得名上关。

位置 在耳前上廉起骨端，开口有孔。（《甲乙经》）

取穴 在耳前，颧弓上缘凹陷处，当下关（足阳明经）

直上方取之。

主治 头痛，耳聋，耳鸣，聤耳，齿痛，口眼㖞斜，瘛疭，惊痫。

操作 直刺 0.3 寸。艾炷灸 3 壮。《铜人》：灸七壮，禁针。《明堂》：针一分。《素注》：刺三分，留七呼，灸三壮。

文献摘要 《灵枢·本输》云："刺上关者，呿而不能欠；刺下关者，欠不能呿；刺犊鼻者，屈不能伸；刺两关者，伸不能屈。"对此，马莳注云："此言取穴之法也。"即"刺上关者，必开口有空，故张口乃得之"；"刺下关者，必合口乃得之"；"刺犊鼻者，必屈足以取之"；"刺两关者，必伸手以取之。"上关，足少阳胆经之穴，下关、犊鼻为足阳明胃经之穴，外关，手少阳三焦经之穴，而内关乃与三焦互为表里之心包经之穴，说明三阳之经气之上下，以司天气之升降。对上述五穴之应用，张志聪认为："夫口者，元气出入之门户；手足者，阴阳之上下也；呿欠者，应开阖之变；屈伸者，应往来之不穷。"故在临床中凡枢机不利等功能失调性疾病，均取此五穴治之，今名"《灵枢》四关犊鼻方"，具有司开合、调枢机、宁心定志、制搐止瘛、平眩息晕之功。

《灵枢·口问》云："人之耳中鸣者，何气使然？岐伯曰：耳者，宗脉之所聚也，故胃中空则宗脉虚，虚则下溜，脉有所竭者，故耳鸣。补客主人、手大指爪甲上与肉交者也。"盖因百脉之血气，水谷之所生也，故胃中空则宗脉虚，虚则脉气下溜也，脉中血气竭，空窍失濡故耳鸣。少阳内联三阴，外络二阳，乃入病之道路，祛病之门户，故取耳前之客主人，补宗气取手太阴经之井少商穴。今名"《灵枢》上关少商耳鸣方"。

《甲乙经》云："上关，一名客主人，在耳前上廉起骨端，开口有孔。手少阳、足阳明之会。刺入三分，留七呼，灸三壮，刺太深令人耳无闻。""瘛疭，口沫出，上关主之。""青盲眜目，恶风寒，上关主之。""耳痛聋鸣，上关主之，刺不可深。""上齿齲痛，恶寒者，上关主之。"

《针灸聚英》用以"主唇吻强，口眼偏邪，青盲，眜目晾晾，恶风寒，牙齿齲，口噤，嚼物鸣痛，耳鸣耳聋，瘛疭沫出，寒热，瘛引骨痛"之证。

《针灸大全》治"耳内或鸣、或痒、或痛"，取上关、外关、合谷、听会。今名"《大全》上关耳疾方"。

《窦太师针经》云："客主人二穴，又名上关。在耳前起骨上廉，开口空处，动脉宛宛中是穴。足阳明、少阳之会。禁针，灸二七壮。侧卧张口取之。治吻强，耳聋。"

《明堂灸经》云：灸上关三壮，"主青盲无所见，耳痛鸣聋，口喎僻不能言，舌吻强，瘛疭，口味出，目眩，牙车不开，口噤。"

按语　上关为手足少阳、足阳明经交会穴，以其舒筋通络、聪目开窍之功，为治口面耳目疾病要穴。《针灸大全》以本穴伍外关、听会、合谷，方名"《大全》上关耳疾方"，以治"耳内或鸣、或痒、或痛"之证。

（4）颔厌

释名　颔，即颔部；厌，弃也。足少阳经脉起于目外眦后，经下颔部听会后，弃颔部向上达额角，故名颔厌。

位置　在曲周颞颥上廉。（《甲乙经》）

取穴　在鬓发中，当头维（足阳明经）与曲鬓连线的上1/2段的中点取之。

主治　偏头痛，目眩，目外眦痛，耳鸣，齿痛，搐搦，惊痫。

操作　针刺宜向后沿皮刺0.3寸。艾条灸3分钟。《铜人》：灸三壮，针七分，留七呼。

文献摘要　《素问·三部九候论》云："上部天，两额之动脉（颔厌穴）……天以候头角之气。"此穴分为"三部九候"之"上部天"之处，以候头角部之病变。

《甲乙经》云："颔厌，在曲周颞颥上廉。手少阳、足阳明之会。刺入七分，留七呼，灸三壮。"又云："善嚏，头痛身热，颔厌主之。""目眩无所见，偏头痛，引外眦而急，颔厌主之。"

《针灸聚英》云："主偏头痛，头风目眩，惊痫，手卷手腕痛，耳鸣，目无见，目外眦急，好嚏，颈痛，历节风汗出。"

《明堂灸经》云：灸颔厌三壮，"主风眩，目无所见，偏头痛，引目外眦急，耳鸣，好嚏，项痛。"

按语 本穴为手足少阳、足阳明经交会穴，以其具通透三焦邪火、清泻阳明郁热之功，而用于口齿耳目之疾；又以其调达枢机、培补后天气血之效，而用于瘛疭、振掉、惊痫之病。宗《素问》此穴为"上部天"之处，具"候头角之气"之功，立方"《素问》颔厌独穴方"，用治头角部之病变。

（5）悬颅

别名 髓孔、髓中，米啮。

释名 悬，悬挂；颅，头颅。穴在颞颥部，如悬挂于头颅之两侧，故名悬颅。

位置 在曲周颞颥中。（《甲乙经》）

取穴 在鬓发中，当头维与曲鬓之间，沿鬓发弧形连线之中点取穴。

主治 偏头痛，目外眦痛，齿痛，面肿。

操作 针刺宜向后沿皮刺0.3寸。艾条灸3分钟。《铜人》：灸三壮，针三分，留三呼。《素注》：针七分，留七呼，刺深令人耳无所闻。

文献摘要 《甲乙经》云："悬颅，在曲周颞颥中，足少阳脉气所发。刺入三分，留七呼，灸三壮。"又云："热病头痛，身重，悬颅主之。"

《针灸聚英》云："主头痛，牙齿痛，面肤赤肿，热病烦满，汗不出，头偏痛引目外眦赤，身热，鼻洞浊下不止，传为衄，目昏蕾瞑目。"

《明堂灸经》云：灸悬颅三壮，"主热病，偏头痛，引目内眦，身热烦满，汗不出，齿痛，面皮赤痛。"

按语 悬颅具调达少阳枢机之功，而为治头痛之要穴。本穴伍头维、天冲、合谷，方名"悬颅天冲定痛方"，为治肝胆蕴热而致偏头痛之效方。

（6）悬厘

释名 悬，悬垂；厘，同"氂"，指头发。穴在颞颥部，位于悬垂于鬓发之中，故名悬厘。

位置 在曲周颞颥下廉。（《甲乙经》）

取穴 在鬓角之上际，当悬颅与曲鬓之中点取之。

主治 偏头痛，目外眦痛，耳鸣，善嚏，面红肿。

操作 针刺宜向后沿皮刺0.2～0.3寸。艾条灸3分钟。《铜人》：针三分，灸三壮。《素注》：针三分，留七呼。

文献摘要 《甲乙经》云："悬厘，在曲周颞颥下廉。手足少阳、阳明之会。刺入三分，留七呼，灸三壮。"又云："热病头痛，引目外眦而急，烦满汗不出，引颔齿，面赤皮痛，悬厘主之。""热病偏头痛，引目外眦，悬厘主之。"

《针灸聚英》云："主面皮赤肿，头偏痛，烦心不欲食，中焦客热，热病汗不出，目锐眦赤痛。"

《明堂灸经》云：灸悬厘三壮，"主面皮赤痛，癫疾，互引善惊，羊鸣，热病，偏头痛，引目外眦赤痛，烦满，汗不出，热病。"

按语 本穴为手足少阳、足阳明经交会穴，有清泻肝胆郁火、阳明经湿热之功。本穴配鸠尾，方名"悬厘鸠尾头痛方"，以治热病偏头痛；配束骨，方名"悬厘束骨愈癫方"，以治癫疾；配水沟、迎香、下关、合谷，方名"悬厘下关定痛方"，以治三叉神经痛。

（7）曲鬓

别名 曲发。

释名 因穴居面颊耳前鬓发三弯曲处，故名曲鬓。

位置 在耳上入发际曲隅陷者中，鼓颔有空。（《甲乙经》）

取穴 在耳前上方鬓发内，约当角孙（手少阳经）前一横指处取之。

主治 鬓角痛，颔颊肿，牙关紧闭，颈项强急，小儿痉挛，暴喑不语。

操作 针刺宜向后沿皮刺0.2～0.3寸。艾条灸3分钟。《铜人》：针三分，灸七壮。

文献摘要 《甲乙经》云："曲鬓，在耳上入发际曲隅陷者中，鼓颔有空。足太阳、少阳之会。刺入三分，灸三壮。"又云："颈颔榰满，痛引牙齿，口噤不开，急痛不能言，曲鬓主之。"

《针灸聚英》云："主颔颊肿引牙车不得开，急痛，口噤不能言，颈项不得顾，脑两角痛为巅风，引目眇。"

《明堂灸经》云：灸曲鬓七壮，"暴哑不能言，齿龋，烦颔肿，引牙车不得开，急痛，口疮。"

《普济方》云："治头痛连齿，时发时止，连年不已，此由风寒留于骨髓，髓以脑为主，脑逆，故头痛，齿也痛，穴曲鬓七壮，左痛灸左，右痛灸右。"

按语 曲鬓为足少阳、太阳经交会穴，以其调和枢机、通达阳气之功，而用于鬓角、口齿、颈项部疾病。如《甲乙经》

用治"颈颔楮满，痛引牙齿，口噤不开"之证；《明堂灸经》以灸法施治，以疗"暴哑不能言"之病。

(8) 率谷

别名　蟀谷、率骨。

释名　率，统率；谷，山谷。穴在耳上，为以"谷"命名的诸穴最高者，如诸谷之统率，故称率谷。

位置　在耳上入发际一寸五分。（《甲乙经》）

取穴　在耳郭尖上方，角孙（手少阳经）上，入发际两横指取之。

主治　偏头痛，烦满呕吐，小儿急慢惊风。

操作　针刺宜沿皮刺0.3寸。艾条灸3~5分钟。《铜人》：针三分，灸三壮。

文献摘要　《甲乙经》云："率谷，在耳上入发际一寸五分。足太阳、少阳之会。嚼而取之，刺入四分，灸三壮。"又云："醉酒风热发，两角眩痛，不能饮食，烦满呕吐，率谷主之。"

《针灸聚英》云："主痰气膈痛，脑两角强痛，头重，醉后酒风，皮肤肿，胃寒烦闷呕吐。"

《普济方》云："治小儿但是风病，诸般医治不瘥，灸率谷。"

《窦太师针经》云："率谷二穴，在头部卷耳尖上一寸，入发际一寸半。足太阳、少阳之会。针三分，灸七壮。偏正头风痛，泻。又云：针一分，沿皮向后透丝竹空穴。治两眉骨疼，补泻。"

《明堂灸经》云：灸率谷三壮，"主烦满呕吐，醉伤酒，风热发两目眩痛，膈胃寒痰，脑角弦痛，不能饮食。"

按语　本穴为足少阳、太阳经交会穴，以其具调达少阳枢机之功，通行太阳阳和之力，而为治偏头痛、小儿急慢惊风之穴。本穴伍风池、曲鬓、太阳、合谷，方名"率谷合谷头痛方"，以治偏头痛。

（9）天冲

释名 天，天空，指头部；冲，冲出，含直通之意。穴在头两侧，本经气血在该穴冲向巅顶，故名天冲。

位置 在耳上如前三分。（《甲乙经》）

取穴 在耳郭根后上方，入发际2寸，率谷后约0.5寸处取之。

主治 头痛，齿龈痛，癫疾，惊恐，瘿气。

操作 针刺宜沿皮刺0.3寸。《铜人》：灸七壮。《素注》：灸三壮，针三分。

文献摘要 《针灸聚英》云："主癫疾风痉，牙龈肿，善惊恐，头痛。"

《明堂针灸》云：灸天冲三壮，"主头痛，癫疾，风痉，牙龈肿，善惊恐。"

按语 天冲聚汇足少阳经气血上达巅，而具调达气机、通经活络之功，为头痛、癫疾、瘿气之要穴。本穴伍风池、百会、孙角、头维、合谷诸穴，方名"天冲合谷定痫镇痛方"，治头痛、癫痫等证。

（10）浮白

释名 浅表曰浮，白色应肺，故该穴名浮白。

位置 在耳后入发际一寸。（《甲乙经》）

取穴 在耳后乳突后上方，当天冲与头窍阴的弧形连线的中点取穴。

主治 头痛，耳鸣，耳聋，颈项肿痛，瘿气，足痿不能行。

操作 针刺宜沿皮刺0.3寸。艾条灸3~7分钟。《铜人》：针三分，灸七壮。

文献摘要 《甲乙经》云："浮白，在耳后入发际一寸。足太阳、少阳之会。刺入三分，灸二壮。"

《针灸聚英》云："主足不能行，耳聋耳鸣，齿痛，胸满不得息，胸痛，颈项瘿，痈肿不能言，肩臂不举，发寒热，喉痹，咳逆痰沫，耳鸣嘈嘈无所闻。"

《明堂灸经》云：灸浮白七壮，"主瘿气，肩背不能伸屈，气痹，咳逆痰沫，牙齿疼痛，手纵，足缓不收，中满不得喘息，耳中嘈嘈无所闻，颈项痈肿。"

按语 浮白为足少阳、太阳经交会穴，具调达枢机、敷布阳气、清利头目、疏经通络之功。临证宗"经脉所过论"及"主病所及论"，故主治耳鸣、耳聋、目痛、瘿气、肩臂不举、肢体痿弱或瘫痪诸证。

（11）头窍阴

别名 枕骨。

释名 窍，指五官七窍。穴在耳窍之后阴侧面，又主治头窍疾患，故名头窍阴。

位置 在完骨上，枕骨下。（《甲乙经》）

取穴 在乳突后上方，当浮白与完骨连线的中点取穴。

主治 头项痛，耳疼，耳聋，耳鸣。

操作 针刺宜沿皮刺0.3寸。艾条灸3~7分钟。《铜人》：灸七壮。

文献摘要 《甲乙经》云："窍阴，在完骨上，枕骨下，摇动应手。足太阳、少阳之会。刺入四分，灸五壮。""头痛引颈，窍阴主之。"

《针灸聚英》云："主四肢转筋，目痛，头项颔痛引耳嘈嘈，耳鸣无所闻，舌本出血，骨劳，痈疽发厉，手足烦热，汗不出，舌强胁痛，咳逆喉痹，口中恶苦"等证。

《明堂灸经》云：灸头窍阴七壮，"主头痛如锥刀刺，不可以动，主额痛引耳，嘈嘈耳鸣无所闻，舌本出血，及主舌寒，口干，心烦，臂外肘节痹不能伸，鼻管疽发厉，鼻衄，头痛及四肢转筋，痈疽，头痛风恶引头目。"

按语　头窍阴为足少阳、太阳经交会穴，而具和解少阳、通达阳气、舒筋和络之功。本穴伍足窍阴、翳风、听宫、听会、中渚，方名"手足窍阴聪耳方"，以治耳聋耳鸣；伍翳风、少海、天井、足临泣，方名"手足窍阴消瘰方"，以治瘰疬；伍合谷、足三里、足窍阴、臑会、天容、天突，方名"手足窍阴消瘿方"，以疗甲状腺肿。

（12）完骨

释名　完骨，为耳后高骨，又称乳突。本穴在乳突后下方，以骨取名而称完骨。

位置　在耳后，入发际四分。（《甲乙经》）

取穴　在乳突后下方凹陷中取之。

主治　头痛，颈项强痛，颊肿，齿痛，口眼㖞斜。

操作　针刺宜向下斜刺0.3~0.5寸。艾条灸3~7分钟。《铜人》：针三分，灸七壮。《素注》：留七呼，灸三壮。《明堂》：针二分，灸依年壮。

文献摘要　《甲乙经》云："完骨，在耳后，入发际四分。足太阳、少阳之会。刺入二分，留七呼，灸七壮。""痎疟，取完骨及风池、后溪、腕骨、阳谷、侠溪、至阳、通谷、京骨，皆主之。""风头耳后痛，烦心，及足不收失履，口㖞僻，头项摇瘛痛，牙车急，完骨主之。""癫疾僵仆，狂疟，完骨及风池主之。""项肿不可俯仰，颊肿引耳，完骨主之。""耳鸣无闻，肩贞及完骨主之。""齿牙龋痛，浮白及完骨主之。""喉痹，完骨及天容、气舍、天鼎、尺泽、合谷、商阳、阳溪、中渚、前谷、商丘、然谷、阳交悉主之。"

《铜人》云："治头痛烦心癫疾，头面虚肿，齿龋偏风，口眼㖞斜，颈项痛，不得回顾，小便黄赤，喉痹颊肿。"

《针灸聚英》云："主足痿失履不收，牙车急，颊肿，头面肿，颈项痛，头风，耳后痛，烦心，小便赤黄，喉痹齿龋，口眼㖞斜，癫疾。"

《明堂灸经》云：灸完骨七壮，"主喉痹，头项肿不能俯仰，颊肿引耳后，头面气，肘肿，足痿失履不收，风头耳后痛，烦心，及足不收，口㖞僻，头项摇瘈痛，牙车急，癫疾强仆，狂疟，项强急痛，牙齿龋痛，小便黄赤。"

按语 完骨为足少阳、太阳经交会穴，具和解少阳枢机之功、通达太阳脉气之效，而用于头项强痛、颊肿齿痛、口眼㖞斜等证。《铜人》尝以清心除烦之功以治癫疾；《针灸聚英》以其通经活络之用疗足痿。

(13) 本神

释名 神，指人体的精神活动。《灵枢·本神》云："凡刺之法，必本于神"。本穴可治诸神志疾患，故名本神。

位置 在曲差两旁各一寸五分，在发际。(《甲乙经》)

取穴 在前额发际内 0.5 寸，当神庭（督脉）与头维（足阳明经）连线上，中 1/3 与外 1/3 连接点取之。

主治 头痛，目眩，癫痫，呕吐涎沫，颈项强急。

操作 针刺宜向后沿皮刺 0.3 ~ 0.5 寸。艾条灸 3 ~ 5 分钟。《铜人》：针三分，灸七壮。

文献摘要 《甲乙经》云："本神，在曲差两旁各一寸五分，在发际。足少阳、阳维之会。刺入三分，灸三壮。"又云："头痛目眩，颈项强急，胸胁相引，不得倾侧，本神主之。""小儿惊痫，本神及前顶、囟会、天柱主之。如反视，临泣主之。"

《针灸聚英》云："主惊痫吐涎沫，颈项强急痛，目眩，胸相引不得转侧，癫疾，呕吐涎沫，偏风。"

《明堂灸经》云：灸本神，"主痛，癫疾，呕吐涎沫，小儿惊痫。"

《普济方》云："治痫，头目眩痛，颈项强直，胸胁相引，不得倾侧，癫疾呕吐涎沫，灸本神。"

按语　本神为足少阳、阳维脉交会穴，以其调达气机、维阳通脉之功，为头项强痛、目眩、癫痫常用之穴。

（14）阳白

释名　穴居瞳孔直上方，上为阳；白，即明。此穴主治目疾，使回光明，故名阳白。

位置　在眉上一寸，直瞳子。（《甲乙经》）

取穴　在前额眉中点上 1 寸，正视时直对瞳孔处取之。

主治　前额痛，目眩，流泪，外眦疼痛，眼睑瞤动。

操作　针刺宜向下沿皮刺 0.3～0.5 寸。艾条灸 3～5 分钟。《铜人》：针二分，灸三壮。

文献摘要　《甲乙经》云："阳白，在眉上一寸，直瞳子。足少阳、阳维之会。刺入三分，灸三壮。"又云："头目瞳子痛，不可以视，挟项强急，不可以顾，阳白主之。"

《针灸大成》云："主瞳孔痒痛，目上视，远视晥晥，昏夜无见，目痛目眵。"

《玉龙经》云："头风如破，眉目间痛，阳白、解溪、合谷。"今名"《玉龙》阳白眉骨痛方"。

《窦太师针经》云："阳白二穴，在眉上一寸，直目珠之上是穴。足太阳、少阳之会。针入三分，禁灸。治目内红肿，胬肉，热泪，泻；目湿烂，泪冷，补。"

《明堂灸经》云："主目瞳子痛痒，远视晥晥，昏夜无所见，目系急，目上插，头目痛，多眵，背膝寒慄。"

按语　本穴为足少阳、阳维脉交会穴，乃和解少阳、交会诸阳脉之穴，故为治少阳病目疾之要穴。又因其具开合启闭之机，可用面瘫口眼㖞斜。以阳白伍鱼腰、四白、颧髎、迎香、地仓、颊车、合谷、方名"阳白面瘫方"。尝可配奇穴太阳、胆经之风池、肝经之原穴太冲、胆经之输穴通于带脉之足临泣，则疏经通络、调补气血之功益彰。

（15）头临泣

释名　穴当目直上，目为泣之所出之处，穴临其上，善治目疾，故名头临泣。

位置　当目上眦，直入发际五分陷者中。（《甲乙经》）

取穴　在前头部，阳白直上，入发际 0.5 寸，当神庭（督脉）与头维（足阳明经）之间取之。

主治　头痛，目眩，流泪，外眦疼痛，鼻塞，鼻渊。

操作　针刺宜向上沿皮刺 0.3 ~ 0.5 寸。艾条灸 3 分钟。《铜人》：针入三分，留七呼，禁灸。

文献摘要　《甲乙经》云："临泣，当目上眦，直入发际五分陷者中。足太阳、少阳、阳维之会。刺入三分，留七呼，灸五壮。"又云："颊清，不得视，口沫泣出，两目眉头痛，临泣主之。""大风目外眦痛，身热痱，缺盆中痛，临泣主之。"

《针灸聚英》云："主目眩，目生白翳，目泪，枕骨合颅痛，恶寒鼻塞，惊痫反视，大风，目外眦痛，卒中风不识人。"

《针灸大全》治"偏正头风，风额角痛"，取头临泣、后溪、丝竹空、太阳、列缺、合谷。今名"《大全》临泣后溪方"。

《窦太师针经》云："临泣二穴，在目上直入发际五分陷中。足太阳、少阳之会。针入三分，禁灸。治鼻流清涕，浊涕，鼻痔，弹针出血。"

《明堂灸经》云：灸头临泣，"主风不识人，风眩鼻塞，腋下肿，喜啮颊，胸痹心痛，不得反侧，疟日西发，胁下痛，胸痹，目翳多泪。"

《普济方》云："治小儿惊痫，灸临泣，足太阳、阳维之会，灸三壮；主颊主目不得视，口沫泣出，两目眉头痛，小儿惊痫反视。"

按语： 头临泣为足少阳、阳维脉交会穴，具和解少阳、维系诸阳脉之功，为治头痛目疾、鼻病之要穴。本穴伍足临泣、通天，方名"手足临泣通天方"，为治鼻塞不通之效方；配百会、人中、内关、十宣，方名"临泣人中复苏方"，以治中风不省人事。

（16）目窗

别名 至营、至荣。

释名 目，眼睛；窗，窗户。本穴位于眼睛上方，能治目疾，犹如眼目之窗，故而得名。

位置 在临泣后一寸。（《甲乙经》）

取穴 在临泣后1寸，当临泣与风池的连线上取之。

主治 头痛，目眩，目赤痛，惊痫，鼻塞。

操作 针刺宜向后沿皮刺0.3～0.5寸。艾条灸3～5分钟。《铜人》：针三分，灸五壮。

文献摘要 《甲乙经》云："目窗，一名至荣，在临泣后一寸。足少阳、阳维之会。刺入三分，灸五壮。""头痛，目窗及天冲、风池主之。""青盲无所见，远视䀮䀮，目中淫肤，白膜覆瞳子，目窗主之。""上齿龋肿，目窗主之。"

《针灸聚英》云："主目赤痛，忽头旋，目䀮䀮远视不明，头面浮肿，头痛，寒热汗不出，恶寒。"

《针灸大成》云："目赤，目窗、大陵、合谷、液门、上星、攒竹、丝竹空。"今名"《大成》目窗目赤刺方"。

《神应经》云："头旋，目窗、络却、百会、申脉、至阴。"今名"《神应》目窗络却头旋方"。

《明堂灸经》云：灸目窗五壮，"主诸阳之热，逆头痛，寒热，汗出不恶汗，目眩瞑，舌吻强，上齿龋痛，目外眦赤，晚晚远视不明。"

按语 目窗为足少阳经、阳维脉交会穴，具和解少阳、清利头目之功。本穴伍风池、太阳、丝竹空、攒竹、肝俞、合谷、中渚，方名"目窗中渚目疾方"，以其滋养肝肾、清利肝胆湿热之功，用治头痛、目赤肿痛之证，亦可用于青光眼、早期白内障诸病。

(17) 正营

释名 正，正当；营，营结。本穴在足太阳头部五穴之正中，为足少阳、阳维之会，当两经脉气之所营结处，故名正营。

位置 在目窗后一寸。(《甲乙经》)

取穴 在目窗后1寸，当头临泣与风池之连线上取之。

主治 偏头痛，头晕，目眩，齿痛，唇吻急强。

操作 针刺宜向后沿皮刺0.3~0.5寸。艾条灸3~5分钟。《铜人》：灸五壮，针三分。

文献摘要 《甲乙经》云："正营，在目窗后一寸。足少阳、阳维之会。刺入三分，灸五壮。""上齿龋痛，恶风寒，正营主之。"

《针灸聚英》云："主目眩瞑，头项偏痛，牙齿痛，唇吻急强，齿龋痛。"

《明堂灸经》云：灸正营五壮，"主诸阳之热"。

按语 本穴为足少阳经、阳维脉交会穴，具和解少阳、主治诸阳之热的功效，多用于治疗偏头痛、眩晕、齿痛唇强之证。

（18）承灵

释名　人之灵居脑，脑为元神之府、神灵之室。本穴位后头部，乃承受脑神之所，故名承灵。

位置　在正营后一寸五分。(《甲乙经》)

取穴　当头临泣与风池之连线上取之。

主治　头痛，鼻渊，鼻衄，目痛，眩晕。

操作　针刺宜向后沿皮刺 0.3～0.5 寸。艾条灸 3～5 分钟。《铜人》：针三分，灸五壮。

文献摘要　《甲乙经》云："承灵，在正营后一寸五分。足少阳、阳维之会。刺入三分，灸五壮。"又云："脑风头痛，恶见风寒，鼽衄鼻窒，喘息不通，承灵主之。"

《明堂灸经》云：灸承灵，"主鼻衄，窒，喘息不通，脑风，头痛恶风寒。"

按语　本穴为足少阳经、阳维脉交会穴，具和解少阳、清诸阳之热的功效，而主治头痛目痛、鼻渊鼻衄等病。

（19）脑空

别名　颞颥。

释名　本穴功能为清脑通窍，又因其位于后头部枕骨粗隆外侧空凹之处，故名脑空。

位置　在承灵后一寸五分，侠玉枕骨下陷者中。(《甲乙经》)

取穴　在风池直上与脑户（督脉）相平处取之。

主治　头痛，风眩，颈项强痛，目痛，耳鸣，癫痫。

操作　针刺宜向下沿皮刺 0.3～0.5 寸。艾条灸 3～5 分钟。《铜人》：针五分，得气即泻，灸三壮。

文献摘要　《甲乙经》云："脑空，一名颞颥，在承灵后一寸五分，侠玉枕骨下陷者中。足少阳、阳维之会。刺入四分，灸五壮。""头痛，身热，引两颔急，脑空主之。""脑风目瞑，头痛风眩目痛，脑空主之。""癫疾大瘦，脑空主之。"
"鼻管疽，发为厉，脑空主之。"

《铜人》云："治脑风头痛不可忍，目瞑心悸，发即为癫，风引目眇，劳疾羸瘦，体热颈项强，不得回顾。"

《针灸聚英》云："主劳疾羸瘦，体热，颈项强不得回顾，头重痛不可忍，目瞑心悸，发即为癫风，引目眇，鼻痛。曹操患头风，发即心乱目眩，华佗针脑空立愈。"

《窦太师针经》谓"脑空一穴，在头后风府穴上一寸半，夹玉枕骨下陷中。针入三分，灸二七壮。治脑项痛，泻；头晕，补。"

《明堂灸经》云："又名颞颥，灸三壮，主鼻唇疽发为厉鼻，劳疾大瘦，头痛，头目瞑，癫疾，及寒热引项强急，鼻衄不止，耳风鸣聋，脑风头痛不可忍，心悸目眩，癫疾，羸疾，体热，项强不得回头。"

《神灸经纶》治"偏正头痛"，灸"脑空、风池、列缺、太渊、合谷、解溪"，今名"《经纶》脑空头痛灸方"；"目眩不能闭，脑空、解溪、通里、地仓。"今名"《经纶》脑空目眩灸方"。

《扁鹊心书》云："头痛眩晕，脑空、目窗各灸三七壮。"

按语：本穴为足少阳经、阳维脉交会穴，具调达少阳、清利头目、解诸阳寒热之功。以脑空伍风池、列缺、太渊、合谷、解溪诸穴，方名"《经纶》脑空头痛方"，为治偏正头痛之伍；伍解溪、地仓、通里，方名"《经纶》脑空眩晕灸方"，为头痛眩晕之效方。

（20）风池

释名　风，风邪；池，池溏。穴在枕骨下，局部凹陷如池，为祛风之要穴，故名风池。

位置　在颞颥后发际陷者中。（《甲乙经》）

取穴　在风府（督脉）外侧，当胸锁乳突肌和斜方肌上端之间的凹陷中取之。

主治　头痛，眩晕，颈项强痛，目赤痛，鼻渊，肩背痛，热病，感冒。

操作　针刺宜向对侧眼球方向刺0.5～0.8寸。艾条灸3～7分钟。《铜人》：针七分，留七呼，灸三壮。

文献摘要　《伤寒论》云："太阳病，初服桂枝汤，反烦不解者，先刺风池、风府，却与桂枝汤则愈。"

《甲乙经》云："风池，在颞颥后发际陷者中。足少阳、阳维之会。刺入三分，留三呼，灸三壮。"又云："颈痛项不得顾，目泣出，多眵矄，鼻鼽衄，目内眦赤痛，气厥，耳目不明，咽喉偻引项筋挛不收，风池主之。"

《针灸聚英》云："主洒淅寒热，伤寒温病汗不出，目眩苦，偏正头痛，痎疟，颈项如拔，痛不得回顾，目泪出，欠气多，鼻鼽衄，目内眦赤痛，气发耳塞，目不明，腰背俱疼，腰伛偻引颈筋无力不收，大风中风，气塞涎上不语，昏危，瘿气。东恒曰：少阳头痛，风寒伤上，邪从外入，令人振寒，头痛身痛恶寒，治在风池、风府。平安公患偏风，甄权针风池、肩髃、曲池、支沟、五枢、阳陵泉、巨虚下廉即瘥。"

《玉龙经》"头风痰饮"篇歌云："偏正头风有两般，风池穴内泻因痰。若还此病非痰饮，合谷之中仔细看。"

《窦太师针经》云："风池二穴，在耳后颞颥骨下，大筋上，入发际陷中。足少阳、阳维之会。横针入二寸半。治偏头风，补泻；脚无力，补，灸二七壮；头肿晕，泻补；眼红肿，泻。此穴又法：去风府穴两旁各二寸。"

《明堂灸经》云："七壮至一百五壮，主肺风，面赤，目视晥晥，项痛强不得回顾，面肿皮软，脑疼，欠气多，鼻衄，窒，喘息不得通，咽喉偻引项举不收，寒热，僵仆，烦满汗不出，痃疟发，洒淅恶寒，热温病汗不出，目眩，头痛，泪出，欠气多，目内赤痛，气发耳塞，口僻，项皆佝偻。"

《神灸经纶》云："预防中风，风池、百会、曲池、合谷、肩髃、风市、足三里、绝骨、环跳。"今名"《经纶》二池预防中风方"。

《磐石金直刺秘传》云："暴中风，头痛，夹脑风，头面四肢浮肿，胸膈痰涎，浑身燥痒，皮肤瘾疹，耳鸣眩晕，泻合谷、曲池。头疼不止，泻风池。"又云："伤风，头项强，并失枕头项强疼，泻风池，更泻承山、委中，出血妙。"

按语　风池为足少阳经、阳维脉交会穴，具调达气机、和解少阳、解痉息风、解热止痛之功，而为治热病感冒、头痛项强、目赤肿痛、鼻渊之要穴。

以风池祛风解表为主穴，伍风府穴，以彰通阳解表之功，方名"《伤寒》风池伤风方"。此法源自《伤寒论》"太阳病，初服桂枝汤，反烦不解者，先刺风池、风府，却与桂枝汤则愈。"风池伍足太阳经之天柱，方名"风池天柱伤寒方"。其方源自《甲乙经》，为无汗表实证之效方。《神灸经纶》有风池、百会、曲池、合谷、肩髃、风市、足三里、绝骨、环跳之伍，今名"《经纶》预防中风方"。

风池以其具通达阳气、宣肺开腠之功，伍同经之风门、手太阴肺经之列缺，而为疏风解表之要伍；佐阳明大肠经之合谷，可增其发汗解表之功；加之足三里以健脾和胃、益气养血而充津液，诸穴合用，方名"风池风门解表方"，为治外感之效方。若风寒感冒可加大杼以通阳散寒、祛邪止痛；风热感冒可加足太阳经之大椎清热散风，伍手少阳三焦经之内关以清头目之热邪；咽喉肿痛伍少商，咳嗽加尺泽。

本穴伍肝俞、肾俞、角孙、曲鬓、太阳、丝竹空、攒竹、合谷，名"风池肾肝愈目方"，今治视神经萎缩、视网膜出血之病；伍曲池、内关、足三里、太溪，名"风池太溪降压方"，以治高血压病。

神经性皮炎，属中医"顽癣"范畴。宗"治风先治血，血行风自灭"之理，取调达气机、疏风通络之风池、曲池，佐以健脾渗湿、养血息风之血海，实腠理、和营卫之足三里，方名"二池血海顽癣方"，共成养血息风、和营卫、实腠理之功而愈顽疾。

（21）肩井

别名 膊井。

释名 本穴位于肩上凹陷深似井之处，故名。

位置 在肩上陷者中，缺盆上大骨前。（《甲乙经》）

取穴 在肩上，约当大椎（督脉）与肩峰连线的中央取穴。

主治 头项强，肩背痛，手臂不举，乳痈，瘰疬，中风，难产。

操作 直刺0.5寸。艾条灸3～7分钟。《明堂》：针四分。《神应经》：只可针五分，若深令人闷倒。

文献摘要 《甲乙经》云："肩井，在肩上陷者中，缺盆上大骨前。手少阳、阳维之会。刺入五分，灸三壮。""肩背髀痛，臂不举，寒热凄索，肩井主之。"

《千金方》云："九漏灸肩井二百壮。"（九漏，外科痔漏病的总称。）

《普济方》云："治肩膊疼痛不可忍，刺足少阳经肩井穴，手阳明经肩髃穴，次曲池穴，得气后先泻后补之，灸亦大良，可三壮。"又云："治堕胎后，手足厥冷，针肩井立愈，灸更胜针，可七壮。"

《类经图翼》云："主治中风气塞，涎下不语，气逆，五劳七伤，头项强痛，肩不能举，或因扑伤腰痛，脚气上攻，若妇人难产坠胎后，手足厥逆，针之立愈，若灸更胜。"又云：治"脚气，肩井、足三里、阳陵泉、阳辅、昆仑、照海、太冲"，今名"《图翼》肩井脚气方"；治"足内廉肿痛，肩井、三阴交、大敦"，今名"《图翼》肩井足内廉痛方"。

《针灸聚英》云："主中风气塞，涎上不语，肾虚腰痛九漏，上气短气逆气，风劳百病，扑伤腰髋疼，头项痛，五劳七伤，颈项不得回顾，臂痛，两手不得向头，妇人难产，堕胎后手足厥逆。"

《神应经》云："诸虚百损，五劳七伤，失情劳证，肩井、大椎、膏肓、脾俞、胃俞、肺俞、下脘、三里。"今名"《神应》肩井百损方"。

《针灸大全》治"瘰疬延生胸前，连腋下者，名瓜藤疬"，取肩井、膻中、大陵、支沟、阳陵泉、外关。今名"《大全》肩井外关消瘰方"。治"肩膊疼痛连肩背"，取肩井、足临泣、曲池、中渚，今名"《大全》肩井临泣肩背痛方"。治"历节风疼痛"，取肩井、足临泣、三里、曲池、委中、合谷、行间、天应（遇痛处针，强针出血）。今名"《大全》肩井临泣历节风方"。

《玉龙经》"臂痛"篇歌云："两胛疼痛气功胸，肩井二穴最有功。此穴由来真气聚，泻多补少应针中。"

《窦太师针经》云："肩井二穴，一名膊中。在肩上缺盆大骨前一寸半，以手三指排按取之是，中指下陷中。又法：用手按肩柱骨尖上，第三指外是穴。手少阳、阳维之会。针入二寸半，灸二七壮。治两胛疼，腰胁痛，泻。此穴五脏六腑气之所聚之地，不可补，补则令人晕针，只可泻。针三遍，便不晕矣。"

《磐石金直刺秘传》云："妇人乳根痛，灸肩井，泻少泽、合谷、三阴交。"今名"《磐石》肩井乳痛方"。

《神灸经纶》云："臂痛不举，肩井、肩髃、曲池、渊腋、曲泽（臂肘痛）、后溪（项强肘痛）、太渊（手腕痛）、阳谷（手膊痛）。"今名"《经纶》二肩臂痛方"。又云："足内廉肿痛，肩井、三阴交、大敦。"今名"《经纶》肩井足内廉肿痛方"。"仆伤肘背痛，肩井、阳池。"今名"《经纶》仆伤肘背方"。

《明堂灸经》云：灸肩井三壮，"主五劳七伤，颈项不得回顾，背髆闷，两手不得向头，或因扑伤腰髋疼，脚气上攻，妇人堕胎后手足厥逆，欬逆，寒热凄索，气不得卧。"

按语 肩井为手足少阳经、阳维脉交会穴，具调和枢机、舒筋活络、维系诸阳脉之功。故《通玄指要赋》有"肩井除两胛难任"之治；《标幽赋》有"肩井曲池，甄权刺臂痛而复射"之验。伍肩井、外关、膻中、大陵、支沟、阳陵泉，方名"肩井瓜藤疬方"，为治瘰疬延生于胸前，连于胁下者。伍肩髃、曲池、合谷、渊腋，方名"肩井臂痛方"，臂肘痛加曲泽，颈项肘痛加后溪，手腕痛加太渊，仆伤肘臂痛加阳池。

本穴位于肩上，具贯下通上、疏经通络、透理枢机之功，揉运肩井穴，名曰"舒肩井方"，多为推拿收功法之一。

（22）渊腋

别名 泉液、渊液。

释名 渊，深潭；腋，腋部。腋深如渊，穴在腋下，故名渊腋。

位置 在腋下三寸宛宛中，举臂取之。（《甲乙经》）

取穴 当腋中线上，第4肋间隙取之。

主治 胁痛，腋下肿，胸满，臂痛不得举。

操作 斜刺0.3寸。《铜人》：禁灸。《明堂》：针三分。

文献摘要 《甲乙经》云："渊腋，在腋下三寸宛宛中，举臂取之。刺入三分，不可灸，灸之不幸生肿蚀马刀，伤内溃

者死，寒热生马疡可治。""胸满马刀，臂不得举，渊腋主
之。""马刀肿瘘，渊腋、章门、支满主之。"今名"《甲乙》
马刀肿瘘方"。

《明堂灸经》云：泉腋，"又名渊液，不灸。"

按语 渊腋，穴居腋下，具调达气机、舒筋通络之功，以
治胸胁痛、腋下肿、臂痛不得举之证，为"肩井臂痛方"之
要穴。

(23) 辄筋

别名 神光。

释名 辄，车耳，即马车的护轮板，其形弯曲与胁骨相
似；筋，筋肉。两侧胁肋筋肉隆起，开如车耳，穴在其处，故
而得名辄筋。

位置 在腋下三寸，复前行一寸著胁。(《甲乙经》)

取穴 在渊腋前1寸，当第4肋间隙取之。

主治 胸满，气喘，呕吐，吞酸，四肢不遂。

操作 针刺宜斜刺0.3~0.5寸。艾条灸3~5分钟。《铜
人》：灸五壮，针五分。

文献摘要 《甲乙经》云："辄筋，在腋下三寸，复前行
一寸著胁。足少阳脉气所发。刺入六分，灸三壮。""胸中暴
满，不得眠，辄筋主之。"

《针灸聚英》云："主太息善悲，小腹热，欲走，多唾，
言语不正，四肢不收，呕吐宿汁，吞酸。"

《明堂灸经》云：灸辄筋三壮，"主胸中暴满不得卧，
喘息。"

按语 辄筋为足少阳胆经循行于胁肋处，有和解少阳、通
达气机之功，为治少阳病"胸胁苦满证"之要穴。

(24) 日月

别名 胆募。

释名 日，太阳；月，月亮。日为阳，指胆；月为阴，指肝。此穴为治肝胆病之要穴，故名日月。

位置 在期门下一寸五分。(《甲乙经》)

取穴 在乳头下方，当第7、8肋软骨间取之。

主治 胁肋疼痛，呕吐，吞酸，黄疸，呃逆。

操作 针刺宜斜刺0.3～0.5寸。艾条灸3～7分钟。

文献摘要 《甲乙经》云："日月，胆募也，在期门下一寸五分。足太阴、少阳之会。刺入七分，灸五壮。""太息善悲，少腹有热，欲走，日月主之。"

《窦太师针经》云："日月二穴，在期门下五分。足太阴、少阴、阳维之会。与中脘穴相平对。针入一分，沿皮向外一寸半。治病同京门穴。"

《明堂灸经》云：灸日月五壮，"主小腹热，欲走，太息多怒，不乐，多唾，言语不正，四肢不收。"

按语 日月为胆之募穴，又为足少阳、太阴经交会穴，具疏胆气、清湿热、畅中焦、和胃止痛之功。本穴伍期门、胆俞、胆俞，乃募俞配伍法，方名"肝胆募俞方"，具四逆散之功。现代医学研究表明：针刺日月、期门，均可引起胆囊不同程度的收缩，故为治疗胆囊炎、胆石症、胃及十二指肠溃疡、肝脏病之用穴。本穴伍肝募期门、手少阳三焦经络穴外关、手阳明经原穴合谷、足少阳之合穴阳陵泉，方名"日月期门枢机方"，具小柴胡汤之功，为治上述疾病之要方。

(25) 京门

别名 气府、气俞、肾募。

释名 古称一千万为京；门即门户，有关键、枢机之义。本穴为肾气集聚之处，肾气乃人身之原气，其功能难以数千万计，故名京门、气府、气俞；又因是肾之募穴，故名肾募。

位置 在监骨下，腰中挟脊，季肋下一寸八分。(《甲乙

经》)

取穴 在侧腹部，当十二肋骨游离端下际取之。

主治 肠鸣，泄泻，腹胀，腰胁痛。

操作 直刺0.3~0.5寸。艾条灸3~7分钟。《铜人》：灸三壮，针三分，留七呼。

文献摘要 《甲乙经》云："京门，肾募也，一名气府，一名气俞。在监骨下，腰中挟脊，季肋下一寸八分。刺入三分，留七呼，灸三壮。""痉脊强反折，京门主之。""寒热，腹胀膜，怏怏然不得息，京门主之。""腰痛不可以久立俯仰，京门及行间主之。""溢饮，水道不通，溺黄，小腹痛里急肿，洞泄，体痛引骨，京门主之。"

《铜人》云："治腰痛不得俯仰，寒热膜胀，引背不得息，水道不利，溺黄，少腹急肿，肠鸣洞泄。"

《针灸聚英》云："主肠鸣，小腹痛，肩背寒，痉，肩胛内廉痛，腰痛不得俯仰久立。"

《窦太师针经》云："京门二穴，一名气俞，一名气府。在监骨，腰中季肋本夹脊，与水分相平。针入一分，沿皮向外一寸半，灸七壮。胁疼，泻。"

《明堂灸经》云："腰痛不得俯仰，寒热膜胀，引背不得息，水道不利，溺黄，小腹急痛肿，肠鸣洞泄，髀枢引痛，肩背寒痉，肩胛内廉痛，脊座反折，体痛。"

《普济方》云："治失精及耳聋，腹痛，食少，膝以下清冷，穴京门，灸五十壮，又十四椎后（命门）百壮。"

按语 京门是位足少阳胁肋部之穴，具调达枢机、理气止痛之功。又为肾之募穴，为肾气集聚之处，具益元壮腰之力，故为治胁肋、腰脊痛及肾虚泄泻之要穴。

（26）带脉

释名 本穴位于带脉上，与脐相平，为足少阳、带脉之会，有主治带下病及带脉之病的作用，故名带脉。

位置　在季胁下一寸八分。(《甲乙经》)

取穴　在 11 肋端与 12 肋端连线之中点下，与脐相平，仰卧取穴。

主治　月经不调，带下，疝气，腰胁痛。

操作　直刺 0.5～0.8 寸。艾条灸 3～7 分钟。《铜人》：针六分，灸五壮。

文献摘要　《甲乙经》云："带脉，在季胁下一寸八分。刺入六分，灸五壮。"　"妇人少腹坚痛，月水不通，带脉主之。"

《针灸聚英》云："主腰腹纵，溶溶如囊水之状，妇人小腹痛，里急后重，瘕疝，月事不调，赤白带下。"

《窦太师针经》云："带脉二穴，在季胁内下一寸八分。直针入三分，灸二七壮。小肠疝气攻筑，两胁疼痛，泻之。"

《明堂灸经》云：灸带脉五壮，"主妇人小腹坚痛，月脉不调，带下赤白，里急，瘕疝。"

《卫生宝鉴》"灸妇人崩漏及诸疾"篇云："灸七壮，主妇人不月及不调匀，赤白带下，气转连背引痛不可忍。"

《针灸资生经》云："灸带脉治带下赤白。"

《神应经》云："赤白带下，带脉、关元、气海、三阴交、白环俞、间使。"今名"《神应》带脉方"。

按语　带脉为足少阳经、带脉交会穴，故具和解少阳、约束诸经之功。带脉伍关元、气海、三阴交、白环俞、间使，名"《神应》带脉方"，以其养肝肾、调冲任、和脾胃之功，为慢性妇科病之效方。

(27) 五枢

释名　五，数量词；枢，枢纽，枢要。五为中数，太阳为开，阳明为合，少阳主枢，穴在人身中部枢要之处，故名五枢。

位置　在带脉下三寸。(《甲乙经》)

取穴　在腹侧，髂前上棘之前 0.5 寸，约平脐下 3 寸处取之。

主治　带下，腰胯痛，疝气，腹痛，便秘。

操作　直刺 0.5~1 寸。艾条灸 5~10 分钟。《铜人》：针一寸，灸五壮。

文献摘要　《甲乙经》云："五枢，在带脉下三寸，一曰在水道旁一寸五分。刺入一寸，灸五壮。"又云："男子阴疝，两丸上下，小腹痛，五枢主之。""妇人下赤白，里急瘛疭，五枢主之。"

《针灸聚英》云："小腹痛，阴疝，两睾丸上入腹，妇人赤白带下，里急瘛疭。"

《针灸大全》治"腰胯疼痛，名曰寒疝"，取五枢、足临泣、委中、三阴交。今名"《大全》五枢委中方"。

《窦太师针经》云："五枢二穴，在带脉下三寸，环跳穴上五寸。又法：在水道穴之旁一寸半，入背部白环俞相近。针入一寸半，可灸二七壮。治肩柱骨疼，泻；半身不遂，泻补；手臂冷气疼，补；腰背痛，疽证，看证补泻。"

《明堂灸经》云：灸五枢五壮，"主男子寒疝，阴卵上入，小腹痛，妇人赤白，里急瘛疭。"

按语　五枢为足少阳经、带脉交会穴，又为人身中部枢腰之处，具益气健脾、壮腰健肾之功。取五枢伍足临泣、委中、三阴交，方名"《大全》五枢委中方"，以治"腰胯疼痛"及"寒疝"之证。本穴又具调冲任治带之功，而主治阴挺、赤白带下、月经不调、子宫内膜炎、睾丸炎等生殖系统疾病。如五枢配足厥阴肝经合穴曲泉、郄穴太冲和手太阳小肠经之募穴关元，方名"五枢关元益坤方"，为治上述疾病之要方。

（28）维道

别名 外枢。

释名 维，维系；道，通道。穴属足少阳胆经交会于带脉之处，带脉维系诸经，故而名曰维道。

位置 在章门下五寸三分。（《甲乙经》）

取穴 在髂骨前0.5寸，五枢前下0.5寸处取之。

主治 腰胯痛，带下，少腹痛，阴挺，疝痛。

操作 直刺0.5~1寸。艾条灸5~10分钟。《铜人》：针八分，留六呼，灸三壮。

文献摘要 《甲乙经》云："维道，一名外枢，在章门下五寸三分。足少阳、带脉之会。刺入八分，灸三壮。""咳逆不止，三焦有水气，不能食，维道主之。"

《针灸聚英》云："呕吐不止，水肿，三焦不调，不嗜食。"

《窦太师针经》云："维道二穴，在章门穴下五寸三分。足少阳、带脉之会。针三寸半，灸三七壮。专治臀疽，腰疼，腿肿痛，泻之。"

《明堂灸经》云：灸维道三壮，"主呕逆不止，三焦不调，水肿，不嗜食，欬逆不止。"

按语 维道为足少阳经与带脉交会穴，具调达气机、维系诸脉之功。本穴伍肾经之俞穴肾俞、小肠经之募穴关元、足三阴经交会穴三阴交，方名"维道关元暖宫方"，以治疗盆腔炎、附件炎、肾炎、子宫脱垂及月经不调诸病。

（29）居髎

释名 《会元针灸学》云："居髎者，所居监骨之上边髎陷孔，故名居髎。"

位置 在章门下八寸三分，监骨上陷者中。（《甲乙经》）

取穴 髂前上棘与大转子最高点连线的中点凹陷处取之。

主治 腰腿痹痛，瘫痪足痿，寒疝，失眠。

操作 针刺宜斜刺 0.5 ~ 1 寸。艾条灸 5 ~ 10 分钟。《铜人》：针八分，留六呼，灸三壮。

文献摘要 《甲乙经》云："居髎，在章门下八寸三分，监骨上陷者中。阳跷、足少阳之会。刺入八分，灸三壮。"

《铜人》云："治腰引小腹痛，肩引胸臂挛急，手臂不得举而至肩。"

《窦太师针经》云："居髎二穴，在环跳上一寸。又法：在章门穴下八寸三分，监骨上陷中。阳跷、足少阳之会。直针入三寸半，灸五十壮。又法：在环跳穴上一寸半。治病同环跳。"

《明堂灸经》云：居髎灸三壮，"主腰引小腹痛，肩引胸痹挛急，手臂不得举而至肩。"

按语 本穴为足少阳经、阳跷脉交会穴，具调达气机、舒筋通络、宁心安神之功，常用下肢痿痹证。

（30）环跳

别名 髋骨、髀枢、髀厌、枢中、分中、环谷、钚铫、枢合中、环骨。

释名 《会元针灸学》称"环跳者，在胯股与髀股相按环中，人履步环即跳动起伏"，故名环跳。

位置 在髀枢中，侧卧，伸下足、屈上足取之。（《甲乙经》）

取穴 股骨大转子最高点与骶管裂孔（腰俞，属督脉）连线的中 1/3 与外 1/3 交点处，侧卧屈股取之。

主治 腰胯痛，下肢痿痹，半身不遂，遍身风疹，膝不得伸。

操作 直刺 1.5 ~ 2.5 寸。艾条灸 5 ~ 10 分钟。《素注》：针一寸，留二呼，灸三壮。《铜人》：灸五十壮。

文献摘要　《灵枢·厥病》云："足髀不可举，侧而取之，在枢合中，以员利针，大针不可刺。"足髀不能举者，盖因少阳之气厥于下，当取足少阳之环跳穴。此逆在气分，不在经脉，故浅刺肤腠之间，不宜深刺。

《甲乙经》云："环跳，在髀枢中，侧卧，伸下足、屈上足取之。足少阳脉气所发。刺入一寸，留二十呼，灸五十壮。""腰胁相引痛急，髀筋瘈，胫痛不可屈伸，痹不仁，环跳主之。"

《千金方》云："环跳、束骨、交信、阴交、阴陵，主髀枢中痛不可举。"今名"《千金》环跳髀枢痛方"。

《铜人》云："治冷风湿痹，风疹，偏风，半身不遂，腰胯不得转侧。"

《马丹阳天星十二穴主治杂病歌》云："环跳在髀枢，侧卧屈足取。折腰莫能顾，冷风并湿痹。腿胯连腨痛，转侧重欷歔。若人针灸后，顷刻病消除。"

《针灸聚英》云："主冷风湿痹不仁，风疹遍身，半身不遂，腰胯痛塞，膝不得转侧伸缩。仁寿宫患脚气偏风，甄权奉敕针环跳、阳陵泉、阳辅、巨虚下廉而能起行。环跳穴痛，恐生附骨疽。"

《针灸大全》治"腿胯疼痛，名腿股风"，取环跳、足临泣、委中、阳陵泉。今名"《大全》环跳胯痛方"，为坐骨神经痛、股骨头缺血性坏死之用方。

《窦太师针经》云："环跳二穴，在髀枢中，臀枢砚子骨下外一指，侧卧，屈上足、伸下足取之，握脚陷中。直针入三寸半，灸五十壮。治腿疼，脚叉风，腰弱无力，半身不遂，补泻，泻多。又法：在小叉骨缝中是。"

《玉龙经》"腿风"篇歌云："环跳为能治腿风，居髎二穴亦相同。更有委中出毒血，任君行步显奇功。"该书"天星十一穴歌诀"之"环跳"歌云："环跳在髀枢，侧身下足舒。上足曲求得，针得主挛拘。冷风并湿痹，身体或偏枯。呆痴针与灸，用此没疏虞。"该书"六十六穴治证"篇云："环跳，在髀枢中，丸子骨下。两腿间系，侧卧，伸下足、屈上足取。治中风，身体不遂，血凝气滞，浑身，腰腿，风寒湿痹，生疮肿癞。"

《天元太乙歌》云："环跳能除腿股风，冷风膝痹疟疾同。最好风池寻的穴，间使双刺有神功。"今名"《太乙》环跳刺方"。

《明堂灸经》云：环跳"灸五十壮，主风湿痹，风疹，偏风半身不遂，腰胯痛不得转侧，治胸胁痛无常处，腰胁相引急痛，髀枢中痛不可举，胫痛不可伸屈，胫痹不仁，髀不仁。"

《神灸经纶》云："腰膝痛，环跳、昆仑、阳陵泉、养老。"今名"《经纶》环跳腰膝痛方"。

《普济方》云："膝以上病，宜灸环跳、风市"，今名"《普济》膝上病方"；"膝以下病，宜灸犊鼻、膝关、三里、阳陵泉"，今名"《普济》膝下病方"。"足踝以上病，宜灸三阴交、绝骨、昆仑"，今名"《普济》踝上病方"；"足踝以下病，宜灸照海、申脉，然须按其穴酸痛处，灸之方效"，今名"《普济》踝下病方"。

按语 本穴为足少阳、太阳经交会穴，具调达气机、转输阳气、舒筋通脉、缓急止痛之功，故《标幽赋》有"中风主环跳而宜刺"之论。《马丹阳天星十二穴主治杂病歌》有环跳与阳陵之穴对，今名"《丹阳》环跳阳陵刺方"，为治下肢痿痹证之要穴。

（31）风市

释名 风，风邪；市，市集。此穴具疏散风邪之用，为治风邪之要穴，故名风市。

位置　在膝上七寸，外侧两筋间。(《肘后方》)

取穴　大腿外侧，腘横纹上 7 寸，股外侧肌与股二头肌之间，当直立垂手时中指止处取之。

主治　半身不遂，下肢痿痹、麻木，遍身瘙痒，脚气。

操作　直刺 0.5~0.8 寸。艾条灸 5~7 分钟。

文献摘要　《千金方》云："脚气初得脚弱，速灸之；初灸风市，次灸伏兔，次灸犊鼻，次灸膝两眼，次灸三里，次灸上廉，次灸绝骨。"

《窦太师针经》云："风市二穴，在膝上七寸股外侧两筋间，垂手中指点到处是穴。针入五分，灸五十壮。治腿胯风，及腿骨内酸疼，补泻；腰无力，半身不遂，补泻。又法治晕，腿脚重。"

《玉龙经》"腿膝无力"篇歌云："膝疼无力腿如瘫，穴法由来风市间。更兼阴市奇妙穴，纵步能行任往还。"

《世医得效方》云："治肾气外肾肿，小肠气痛，腹内虚鸣，灸风市穴五七壮，灸气海穴七壮，灸脐左右各去一寸半两穴各七壮，灸之立效，后永不发，名外陵穴。"

《普济方》云："若始觉脚气，速灸风市、三里各百壮，泻风湿毒气，若觉灼热者，不得灸。"

《神灸经纶》云："浑身瘙痒麻痹，风市、悬钟。"

按语　风市以其具调达气机、疏散风邪之功，而为治风邪之要穴。伍肾俞、关元俞、环跳、足三里、三阴交、至阳、筋缩，方名"风市筋缩方"，以疗腰腿痛、中风下肢瘫痪、小儿麻痹后遗症等病。风市伍悬钟、曲池、关元、大椎、血海、足三里、三阴交、太溪，方名"风市养血疏风方"，以治荨麻疹、神经性皮炎等皮肤病。

（32）中渎

释名　中，中间；渎，小的沟渠。穴在股外侧两筋之间，如在沟渎之中，故名中渎。

位置　在髀骨外，膝上五寸，分肉间陷者中。（《甲乙经》）

取穴　在大腿外侧，腘横纹上5寸，当股外侧肌与股二头肌间取之。

主治　下肢痿痹或痛、麻木，半身不遂。

操作　直刺0.5~0.8寸。艾条灸5~7分钟。《铜人》：灸五壮，针五分，留七呼。

文献摘要　《甲乙经》云："中渎，在髀骨外，膝上五寸，分肉间陷者中。足少阳脉气所发也。刺入五分，留七呼，灸五壮。""寒气在分肉间，痛上下，痹不仁，中渎主之。"

《针灸聚英》云："主寒气客于分肉间，攻痛上下，筋痹不仁。"

《明堂灸经》云：中渎"不可灸"。

按语　中渎穴居胆经髀骨外膝上，以其调达枢机、疏经通络之功，为治膝上痿痹常用之穴。本穴伍环跳、委中、足三里、三阴交，方名"中渎通痹舒筋方"，以治下肢麻痹瘫痪。

（33）膝阳关

别名　寒府、阳关、关阳。

释名　为别于腰阳关、膝关，以其近膝而称膝阳关。《会元针灸学》云："阳关者，膝关节之外侧，偏重于阳，故名阳关"。

位置　在阳陵泉上三寸，犊鼻外陷者中。（《甲乙经》）

取穴　阳陵泉直上，股骨外上髁上方的凹陷中取之。

主治　膝肿痛，腘筋挛急，小腿麻木。

操作　直刺0.5寸。《铜人》：针五分，禁灸。

文献摘要　《灵枢·寒热病》云："寒厥，取足阳明、少阴于足。"针灸之法，马莳认为：少阴当为少阳，取足阳明之合穴足三里及足少阳之寒府穴，即膝阳关穴。

《甲乙经》云："阳关，在阳陵泉上三寸，犊鼻外陷者中。刺入五分，禁不可灸。""膝外廉痛，不可屈伸，胫痹不仁，阳关主之。"

《针灸聚英》云："风痹不仁，膝痛不可屈伸。"

《针灸大全》用治"两膝红肿疼痛，名曰鹤膝风"，取膝关、足临泣、行间、鹤顶、阳陵泉。治"干脚气膝头并内踝及五指疼痛"，取膝关、照海、昆仑、绝骨、委中、阳陵泉、三阴交。

《明堂灸经》云：膝阳关"不可灸"。

按语　膝阳关居膝关节之侧，具调达枢机、通利关节之功。《甲乙经》用治"膝外廉痛，不可屈伸，胫痹不仁"之证；《针灸大全》取膝关伍足临泣、行间、鹤顶、阳陵泉，治鹤膝风，今名"《大全》阳关鹤膝风方"。验诸临床，加血海、足三里，方名"新加阳关鹤膝风方"。若伴踝关节肿痛者，加照海、绝骨、三阴交。

（34）阳陵泉

别名　阳陵、阳之陵泉、筋会。

释名　本穴位于膝外突出，陵高于丘，此穴下有外丘，丘墟，与膝内阴陵泉相对，故名阳陵泉。

位置　在膝下一寸，䯒外廉陷者中。（《甲乙经》）

取穴　在腓骨小头之前下方凹陷处取之。《灵枢·邪气脏腑病形》云："阳陵泉者，正竖膝予之。齐下，至委阳之阳取之。"马莳注云："取阳陵泉者，则正竖其膝，以与其穴在膝下一䯒骨外陷中也。然委阳在委中之上、承扶之下，而委阳之外廉，即委阳之阳也。彼阳陵泉者，正在委阳之外也。一齐下至此处，以觅至膝下，而取阳陵泉耳。"

主治　半身不遂，下肢痿痹麻木，膝肿痛，脚气，胁肋痛，口苦，呕吐，黄疸，小儿惊风。

操作 直刺 0.8~1.2 寸。艾条灸 5~7 分钟。《铜人》：针六分，留十呼，得气即泻。又宜久留针，灸七壮至七七壮。

文献摘要 《素问·刺腰痛》云："少阳令人腰痛，如以针刺其皮中，循循然不可以俯仰，不可以顾，刺少阳成骨之端出血，成骨在膝外廉之骨独起者，夏无见血。"盖人之足三阴三阳及奇经八脉诸经，除足太阴脾从膝股内廉入腹属脾，他脉皆从腹脊而上循转，且带脉围腹一周。少阳主枢，枢废则循循然不可俯仰，不可以顾。取足少阳之合穴阳陵泉，以枢转气机，则诸证悉除。盖因少阳合肝，肝旺于春，木衰于夏，故"夏无见血。"

《灵枢·九针十二原》云："疾高而内者，取之阴之陵泉；疾高而外者，取之阳之陵泉也。"如胆囊炎，取足少阳胆经下合穴为阳陵泉，此即"病在上下取之"之意。

《灵枢·邪气脏腑病形》云："胆病者，善太息，口苦，呕宿汁，心下澹澹，恐人将捕之，嗌中吤吤然，数唾，在足少阳之本末，亦视其脉之陷下者灸之。其寒热者，取阳陵泉。"张志聪注云："胆病，则胆气不升，故太息以伸出之。足少阳经脉之本在下，其末在颈嗌之间，宜灸之以起陷下之脉气。其寒热者，少阳之枢证也，当以经取之，少阳之经气外内出入者也。"

《甲乙经》云："阳陵泉者，土也。在膝下一寸，胻外廉陷者中。足少阳脉之所入也，为合。刺入六分，留十呼，灸三壮。""胆胀者，阳陵泉主之。""胁下榰满，呕吐逆，阳陵泉主之。""髀痹引膝股外廉痛不仁，筋急，阳陵泉主之。"

《千金方》云：遗溺，"灸阳陵泉，随年壮。"又云："遗溺失禁，出不自知，灸阴陵泉，随年壮。"

《普济方》云："治脚气，穴阳陵泉、绝骨、风市、昆仑、阳辅、上廉、条口、下廉、太冲、犊鼻、膝眼、曲泉、阴陵泉、中都、三阴交、复溜、阳维（阳交）、三阴交、委中、承筋、承山、涌泉、太阴（《外台秘要》云此穴在外踝上八寸骨下陷中）。"今名"《普济》脚气方"。

《明堂灸经》云：阳陵泉，"日可灸七壮至七七壮。主膝伸不能屈，冷痹，脚下不仁，偏风半身不遂，脚冷无血色，头痛，寒热，口苦，嗌中介介，头面肿，胸胁支满，心中忧惕恐如人捕。"

《神灸经纶》云："两足转筋，阳陵泉、承山、丘墟、三阴交、照海、脚踝（内筋急，灸内踝四十壮；外筋急，灸外踝四十壮）。"今名"《经纶》阳陵转筋方"。又云："腿膝冷痹，鹤膝风，阳陵泉、环跳、风市。"今名"《经纶》阳陵鹤膝风方"。

《卫生宝鉴》引《气元归类》中风针法："足少阳，阳陵泉，半身不遂；环跳，风眩偏风，半身不遂，失音不语。"

《马丹阳天星十二穴主治杂病歌》云："阳陵居膝下，外廉一寸中。膝肿并麻木，冷痹及偏风。举足不能起，坐床似衰翁。针入六分止，神功妙不同。"

《针灸大成》云："主膝伸不得屈，髀枢膝骨冷痹，脚气，膝股内外廉不仁，偏风半身不遂，脚冷无血色，苦嗌中介然，头面肿，足筋缩。"

《针灸大全》治两胁胀满疼痛，取阳陵泉、公孙、章门、绝骨。今名"《大全》阳陵公孙胁痛方"。

《窦太师针经》云："阳陵泉二穴，土也。在膝下一寸，膝外辅骨下一指陷中。足少阳脉所入，为合。横针透阴陵泉穴，治鹤膝风肿痛，泻；腰胁肿痛，筋紧拘挛痛，先泻后补。"

《玉龙经》"膝风"篇歌云："红肿名为鹤膝风，阳陵二穴便宜攻。阴陵亦是神通穴，针到方知有俊功。"该书"天星十一穴歌诀"之"阳陵"篇歌云："阳陵居膝下，一寸外廉中。膝腿难伸屈，拘挛似老翁。欲行行不得，冷痹及偏风。诚记微微刺，方知最有功。"该书"六十六穴治证"篇云："阳陵泉，为合土。在膝下一寸外廉，胻骨下，微侧陷中。治筋病，中风半身不遂，腰腿膝脚诸病，喉痹，风痰，便毒。"

《子午流注说难》云："证治：膝伸不得屈，冷痹脚不仁，偏风半身不遂，脚冷无血色。"

按语 阳陵泉，足少阳之脉所入为合。阳陵泉以其善治筋病，故又为筋之会。本穴具调达枢机，疏泄肝胆，舒筋通络之功。故《通玄指要赋》有"胁下肋边者，刺阳陵而即止"之验；《天元太乙歌》有"再有妙穴阳陵泉，腿转筋急如神取"之治。伍支沟，以阳陵泉疏泄肝胆为主，以支沟通利三焦为要，则和解少阳、疏泄郁结之功益彰。佐以脾胃之募俞穴脾俞、胃俞、章门、中脘，具小柴胡汤之效，今名"阳陵支沟少阳方"，以治少阳证及小柴胡汤证之病。

阳陵泉伍足阳明胃经之合穴足三里，一具和解少阳、疏泄肝胆、清利湿热之功，一具健脾和胃、化食导滞、行气止痛之用，二合穴同用，合治内脏，共成培土抑木、疏泄肝胆之功，方名"阳陵三里二合方"，可治慢性肝炎之属肝胃不合者。又以阳陵泉为筋会，伍足三里，又具舒筋通络、通阳活血、渗湿散寒之功，为诸痹、膝痛、筋挛、痿痹、脚气之良方。阳陵泉以筋会之功，伍髓会绝骨、骨会大杼，方名"筋骨髓会方"，以成调达枢机、养筋密髓健骨之功，为治中风半身不遂、小儿麻痹后遗症及颈肩腰腿痛之效方。

（35）阳交

别名 别阳、足髎。

释名 交者，指交会之义。足阳明经行其前，足太阳经行其后，足少阳经行前后两经分肉之间，本穴又为阳维脉之郄穴，故此穴以四条阳经依傍交错、交会而得名阳交。

位置 在外踝上七寸，斜属三阳分肉间。(《甲乙经》)

取穴 在外踝尖上7寸，腓骨前缘，当外踝尖与阳陵泉的连线上取之。

主治 胸胁胀满，膝痛，足痿无力，惊狂，面肿。

操作 直刺0.8~1.2寸。艾条灸3~5分钟。《铜人》：针六分，灸三壮。

文献摘要 《甲乙经》云："阳交，一名别阳，一名足窌，阳维之郄，在外踝上七寸，斜属三阳分肉间。刺入六分，留七呼，灸三壮。""寒热痹，颈不收，阳交主之。""寒厥癫疾，噤吤瘛疭惊狂，阳交主之。"

《针灸大成》云："主胸满肿，膝痛足不收，寒厥惊狂，喉痹面肿，寒痹，膝胻不收。"

《标幽赋》有"二陵二跷二交，似续而交五大"句。《针灸大成》云："二陵者，阴陵泉、阳陵泉也；二跷者，阴跷、阳跷也；二交者，阴交、阳交也；续，续接也；五大者，五体也。言此六穴，迎相交按于两手、两足并头也。"阳跷，即申脉，为阳跷与足太阳交会穴；阴跷，即照海，为阴跷与足少阴交会穴。临床辄取此六穴，俾十二经脉及奇经八脉运行有序，营卫以行，经脉得濡。今名"《标幽》交五体刺方"，可疗诸痹及痿证。

《玉龙经·六十六穴治证》篇云："治寒厥惊狂，胸满，面肿喉痹，膝胻麻痹，寒热不仁。"

《窦太师针经》谓"阳交二穴，一名别阳，又名阳维。在足外踝上七寸，斜属三阳分肉之间平对。针入五分，灸七壮。治霍乱吐泻，足转筋疼，泻补。余证同绝骨穴。又法：横针入分半，灸七壮。"

《明堂灸经》云："又名别阳，主寒厥，惊狂，喉痹，胸满，面肿，寒痹，膝胻不收，寒热。"

（36）外丘

释名 外，内外之外；丘，丘陵。穴位外踝上方，局部肌肉隆起如丘，故名外丘。

位置 在外踝上七寸。（《甲乙经》）

取穴 与阳交同高，当阳交之后约一横指，腓骨后缘取之。

主治 颈项痛，胸胁痛，狂犬伤毒不出，肤痛痿痹。

操作 直刺0.5~0.8寸。艾条灸3~5分钟。

文献摘要 《甲乙经》云："外丘，足少阳郄，少阳所生，在外踝上七寸。刺入三分，灸三壮。""胸胁榰满，头痛项内寒，外丘主之。""肤痛痿痹，外丘主之。"

《针灸聚英》云："主胸胀满，肤痛痿痹，颈项痛，恶风热，狂犬伤，毒不出，发寒热，癫疾，小儿龟胸。"

《明堂灸经》云：灸外丘三壮，"主肤痛痿痹，胸胁胀满，颈项痛，恶风寒，癫疾。"

《罗遗编》云："一切犬伤，毒气不出者，灸外丘一日，速用三姓人灸所啮处，立愈。"

按语 外丘为足少阳经郄穴，以其调达枢机、舒筋通络之功，而为少阳病之用方。本穴伍膈俞、肝俞、三阳络、阳陵泉，方名"外丘三阳络俞方"，以其具柴胡疏肝散之功，而治胸胁胀满、纳呆脘痞之证。

（37）光明

释名 因穴属足少阳胆经络穴，而与足厥阴肝经相表里，故《会元针灸学》释云："光明者，从少阳络肝，肝气精华注于目，使少阳络脉相交，阳气与阴气通照而发光，目因是能明，故名光明"。

位置 在足外踝上五寸。（《甲乙经》）

取穴 外踝尖直上5寸，当腓骨前缘。

主治 膝痛，下肢痿痹，目痛，夜盲，乳胀痛。

操作 直刺0.5~0.8寸。艾条灸3~5分钟。《铜人》：针六分，留七呼，灸五壮。

文献摘要 《灵枢·经脉》云："足少阳之别，名曰光明，去踝五寸，别走厥阴，下络足跗。实则厥，虚则痿躄，坐不能起，取之所别也。"

《甲乙经》云："光明，足少阳络，在足外踝上五寸，别走厥阴者。刺入六分，留七呼，灸三壮。""虚则痿躄，坐不能起；实则厥，胫热时痛，体不仁，手足偏小，善啮颊，光明主之。"

《医宗金鉴》云："肝经之原穴太冲，胆经之络穴光明，二穴应刺之证，即头痛，颊肿，胁疝疼痛，妇人少腹胞中疼痛，大便难，小便淋，好怒色青。"今名"《金鉴》太冲光明方"。

《针灸聚英》云："胫酸胻疼，不能久立，热病汗不出，卒狂。虚则痿痹，做不能起，补之；实则足胻热，膝痛，身体不仁，善啮颊，泻之。"

《玉龙经·六十六穴治证》篇云："光明走厥阴，在外踝五寸。治热病无汗，中风身体不遂，与阳辅治同。虚则腿脚痿痹，胻瘦，眼痒；实则胻热膝痛。"

《窦太师针经》云："光明二穴，在足外踝上五寸陷中，别走厥阴，足少阳络。针入二寸半，灸七壮。治目青盲，泻补；胬肉板睛，红肿，泻。余证同肝俞穴。"

《明堂灸经》云：灸光明五壮，"主身解寒，淫泺胻酸，不能久立，与阳辅治病同法。热病汗不出，卒狂，虚则酸痹，坐不能起，实则足胻热，膝痛，身体不仁，善齿颊，腹足清，寒热，膝痛经热不能行，手足偏小。"

《子午流注说难》云："证治：热病汗不出，卒狂，嚼颊淫泺，胫酸胕痛，不能久立。虚则痿痹，偏细，坐不能起，实则足胕膝痛，身体不仁。"

按语　本穴为足少阳经的络穴，而与足厥阴肝经相表里，故具和解少阳、清肝明目之功，为治目疾之要穴，故《标幽赋》有"眼痒眼痛，泻光明于地五"之论。本穴伍肝经之背俞肝俞，方名"光明肝俞方"，以其调达气机、养血荣肝明目之功，为治目疾之用方。

（38）阳辅

别名　分肉、分间。

释名　辅，指辅骨，亦称外辅骨，现称腓骨。本穴位于下肢外侧，腓骨前缘而得名。《会元针灸学》释名："阳辅者，足腿外侧下骨通膝名辅骨，又如车之有辅，在腿阳面属阳经，故名阳辅。"

位置　在足外踝上四寸，辅骨前，绝骨端，如前三分，去丘墟七寸。（《甲乙经》）

取穴　外踝尖上4寸，当腓骨前缘稍前方。

主治　偏头痛，目外眦痛，缺盆中痛，腋下痛，瘰疬，胸、胁、下肢外侧痛，疟疾。

操作　直刺0.5~0.7寸。艾条灸3~7分钟。《铜人》：灸三壮，针五分，留七呼。

文献摘要　《素问·刺腰痛》云："肉里之脉令人腰痛，不可以咳，咳则筋缩急，刺肉里之脉为二痏，在太阳之外，少阳绝骨之后。"王冰注云："肉里之脉，少阳所生，则阳维之脉气所发也。"张介宾注云："肉里，谓分肉之间，足少阳脉之所行，阳辅穴也。"故肉里之脉发生病变使人腰痛时，痛则不敢咳嗽，咳嗽则引起经脉挛缩拘急，治疗应当刺肉里之脉左右阳辅穴。

《甲乙经》云："阳辅者，火也，在足外踝上四寸，辅骨前，绝骨端，如前三分，去丘墟七寸。足少阳脉之所行也，为经。刺入五分，留七呼，灸三壮。"又云："腰痛如小锤居其中，怫然肿痛，不可以咳，咳则筋缩急，诸节痛，上下无常，寒热，阳辅主之。""寒热酸痛，四肢不举，胁下肿，马刀痿，喉痹，髀膝颈骨摇，酸痹不仁，阳辅主之。"

《针灸聚英》云："主腰溶溶如坐水中，膝下肤肿，筋挛，百节酸痛，实无所知，诸节尽痛，痛无常处，腋下肿，痿喉痹，马刀挟瘿，膝胻酸，风痹不仁，厥逆，口苦太息，心胁痛，面尘，头角颔痛，目锐眦痛，缺盆中肿痛，汗出振寒，疟，胸中、胁肋、髀膝外至绝骨、外踝前节痛，善洁面青。"

《玉龙经·六十六穴治证》篇云："阳辅，为经火。在外踝上四寸，辅骨前，绝骨端，如前三分，去丘墟七寸。治胃弱减食，肠鸣腹胀，筋挛骨病，足肿。"

《明堂灸经》云：灸阳辅三壮，"主腰溶溶如坐水中，膝下肤肿，筋痛，诸筋尽痛，痛无常处，掖下肿，瘘马刀，喉痹，膝胻痠，风痹不仁，腰痛不可以顾，腰痛如锥居中，肿痛不可以欬，欬则筋缩急，诸筋痛，寒热胁痛。"

《神灸经纶》云："百节酸疼，阳辅。"

《子午流注说难》云："证治：腰溶溶如坐水中，膝下肤肿，筋挛，百节酸痛，痿痹，马刀，颈项痛，喉痹，汗不出，振寒，痎疟，腰胻酸痛，不能久立。"

按语 阳辅乃足少阳之脉所行为经，具调达气机、疏经通络之功，《素问》以治"腰痛"，今名"《素问》刺肉里脉方"。又以其脉气由少阳所生，阳维脉气所发，故又具疏肝和胆、维系诸阳脉之功，适用于肝胆经疾病。又因其位于下肢外侧，故又为治疗坐骨神经痛、退行性膝关节炎之用方。

（39）悬钟

别名　绝骨、髓会。

释名　悬，悬挂；钟，钟铃。穴当外踝上，为古代小儿悬挂脚铃之处，故名悬钟。

位置　在足外踝上三寸，动者脉中。（《甲乙经》）

取穴　外踝尖上3寸，当腓骨后缘与腓骨长、短肌腱之间凹陷处取之。

主治　半身不遂，颈项强，胸腹胀满，胁痛，膝腿痛，脚气。

操作　直刺0.4～0.5寸。艾条灸3～7分钟。《铜人》：针六分，留七呼，灸三壮。

文献摘要　《甲乙经》云："悬钟，在足外踝上三寸，动者脉中，足三阳络，按之阳明脉绝乃取之。刺入六分，留七呼，灸五壮。""腹满胃中有热，不嗜食，悬钟主之。""小儿腹满不能食饮，悬钟主之。""腹中积，上下行，悬钟主之。"

《千金方》云："绝骨，灸百壮，治风，身重心烦，足胫痛。"

《圣济总录》云："逆气虚劳寒损，忧恚，筋骨挛痛，咳逆泄注，腹满喉痹，颈项痛，肠痔逆气，痔血阴急，鼻衄骨痛，大小便涩，鼻中干，烦满狂走，凡此诸病，皆灸绝骨五十壮。"

《普济方》云："治冷痹，胫膝疼，腰脚挛急，足冷气上，不能久立，有时厌厌嗜卧，手足沉重，日觉羸瘦，名复连病，令人急无情，常愁不乐，健忘，嗔喜，有如此候，即当穴灸悬钟，随年壮，一灸即愈，不得再灸也。若年月久更发，依法更灸。"又云："治鼻中干，鼻衄等，凡二十二病，穴绝骨，皆灸五十壮。""治逆气，虚劳寒损，忧患，筋骨挛痛，心中咳逆，泄泻腹满，喉痹，颈项强，肠痔，逆气，痔血，阴急，鼻衄，骨痛，大小便涩，鼻中干，烦满，狂走，咳气，凡二十二病，灸绝骨，皆灸五十壮。”“治骨痛，穴绝骨，五十壮。”“治风，身重胫寒，穴绝骨，灸百壮。”“治五淋不得小便，穴悬钟，灸十四壮。”

《针灸聚英》云：“主心腹胀满，胃中热，不嗜食，脚气，膝胻痛，筋骨挛痛，足不收，逆气，虚劳寒损，忧恚，心中咳逆，泄注，喉痹，颈项强，肠痔瘀血，阴急，鼻衄，脑疽，大小便涩，鼻中干，烦满狂易，中风手足不遂。”

《针灸大全》治“中风偏枯，疼痛无时”，取绝骨、申脉、太渊、曲池、肩髃、三里、昆仑。今名“《大全》中风痛证方”。

《玉龙经》“脚细筋疼”篇云：“脚细拳挛痛怎行，金针有法治悬钟。风寒麻痹连筋痛，一刺能令病绝踪。”斯书“六十六穴治证”篇云：“绝骨，在足外踝上三寸动脉中，治伤寒大热无汗，心疼腹胀，中焦寒热，减食吐水，腰胯急痛，寒湿，遍身疮疥，脚气。”

《窦太师针经》云：“绝骨二穴，又名悬钟。在足外踝上三寸动脉是穴。足太阳之络，按之阳明脉。针入二寸半，灸三七壮。治浑身百节疼，左瘫右痪，两足不收，寒湿脚气，浑身生疮，水蛊，看证补泻。”

《明堂灸经》云：灸悬钟五壮，“主心腹胀满，胸中热，不嗜食，膝胻痛，筋挛，足不收履，坐不能起，五淋，湿痹流肿，筋急瘛疭，胫痛，小儿腹满，不能食欲，四肢不举，风劳身重。”

《针灸集成》云：“治疥癣顽癣，取绝骨、三里、间使、解溪、委中，或针或灸。”

按语　悬钟穴为八会穴之一，髓会绝骨，具培元益肾、密骨强髓、舒筋通络之功，故《标幽赋》有“华佗刺躄足而立行"之验。悬钟伍二陵、二交、二跷之穴，方名"悬钟交五大密髓方"，为骨质疏松、增生之必用方。本穴伍申脉、曲池、肩髃、足三里、昆仑，方名"《大全》中风痛证方"，以治中风半身不遂、肢体疼痛之证；配天柱、后溪，方名"悬钟后溪落枕方"，以治疗落枕；配风池、侠溪、足临泣，方名"悬钟风池头痛方"，以疗头痛；配三阴交、大椎、风池、曲池、外关、足三里，方名"悬钟二池燥湿方"，以治脚气、湿疹；悬钟伍大椎、行间、太白、解溪、丘墟、三阴交、阴陵泉、足三里，方名"悬钟痛风方"，若伴痛风肾病，则加灸肾俞、脾俞、肓门、胞肓诸穴。

（40）丘墟

又名 丘虚。

释名 丘，小土堆；墟，大土堆。本穴位于外踝与跟骨之间，外踝如墟，跟骨如丘，故名丘墟。

位置 在足外廉踝下如前陷者中，去临泣一寸。（《甲乙经》）

取穴 在外踝前下缘，当趾长伸肌腱的外侧凹陷处取之。

主治 颈项痛，腋下肿，胸胁痛，下肢痿痹，外踝肿痛，疟疾。

操作 针刺0.4～0.5寸。艾条灸3～5分钟。《铜人》：灸三壮。《素注》：针五分，留七呼。

文献摘要 《素问·刺法论》云："胆者，中正之官，决断出焉，可刺足少阳之源。"今名"《素问》胆经原穴方"，可疗胆经之疾病。

《甲乙经》云："丘墟，在足外廉踝下如前陷者中，去临泣一寸。足少阳脉之所过也，为原。刺入五分，留七呼，灸三壮。""寒热颈肿，丘墟主之。""目视不明，振寒，目翳瞳子不见，腰两胁痛，脚酸转筋，丘墟主之。""疟振寒，腋下肿，丘墟主之。""寒疝痛，腹胀满，痿厥少气，阴市主之，大疝腹坚，丘墟主之。""胸满善太息，胸中膨膨，丘墟主之。""痿厥寒，足腕不收，蹙，坐不能起，髀枢脚痛，丘墟主之。"

《针灸聚英》云："主胸胁满痛不得息，久疟振寒，腋下肿，痿厥坐不能起，髀枢中痛，目生翳膜，腿胻酸，转筋，卒疝，小腹坚，寒热项肿，腰胯疼，善太息。"

《针灸大全》治"足指拘挛，筋紧不开"，取丘墟、足临泣、公孙、阳陵泉。今名"《大全》丘墟趾挛方"。

《明堂灸经》云：灸虚墟三壮，"主胸胁满痛不得息，久疟振寒，腋下痛，痿厥，坐不能起，髀枢中痛，目生翳膜，腿胻酸，转筋，卒疝，少腹坚，寒热颈肿，疟振寒，腕不收，目不明。"

《玉龙经》"脚背痛"篇歌云："丘墟亦治脚跗疼，更刺行间疾便轻。再取解溪商丘穴，中间补泻要分明。"斯书"六十六穴治证"篇云："丘墟，为原，在外踝下如前陷中，去临泣一寸。治头项强，胸满腹胀，上气喘促，霍乱转筋，卒疝，疟寒热，腋肿，腰胯、腿膝、脚寒湿，酸疼红肿，草鞋风，目生翳。"

《磐石金直刺秘传》云："青盲，雀目，视物不明，丘墟（灸，针泻）、足三里、委中（出血）。"今名"《磐石》丘墟青盲方"。

《窦太师针经》云："针五分，灸七壮，治穿踝风，脚气红肿，泻；脚无力，先补后泻。"

《子午流注说难》云："证治：胸胁满，痛不得息，寒热，目生翳膜，颈肿，久疟振寒，痿厥，腰酸痛，髀枢中痛，转筋，足胫偏细，小腹堕坚，卒疝。"

按语　丘墟为足少阳胆经之原穴，具调达枢机、舒经通络、缓急止痛之功。故《针灸大全》有治"足指拘挛，筋紧不开"之"《大全》丘墟趾挛方";《玉龙经》有治"脚背痛"
"脚跗痛"之"《玉龙》丘墟脚痛方"。若因枢机不利而致胸
胁痛不得息，以此穴伍三阳络治之，方名"丘墟三阳络胁痛
方"。

（41）足临泣

释名　《会元针灸学》释云："临泣者，临其足下而行湿
液，水湿居高临下，津液浸淫，故名临泣。"因别于头部临
泣，故称足临泣。《子午流注说难》云："临泣乃足少阳所注
之俞穴，足少阳头部有一临泣穴，在目上入发际五分，乃足少
阳、太阳、阳维之会，取之可治目眩泪、生翳诸证，居高临
下，曰临泣。足下有此临泣穴，亦足太阳与足少阳交会处，故
同名临泣。此穴上通带脉灵龟八穴中，有此一开穴，待时取
之，功用最大。两临泣穴，继起针灸家，在头者曰目临泣，在
足者曰足临泣。因足太阳、少阳之起穴，皆在目内外，泣自目
出，故曰临泣。"

位置　在足小指次指本节后陷者中，去侠溪一寸五分。
（《甲乙经》）

取穴　在足背外侧，当第4、5趾间，趾蹼后方赤白肉
际处。

主治　目外眦痛，目眩，瘰疬，胁肋痛，足跗肿痛，乳
痈，疟疾。

操作　直刺0.3～0.5寸。艾条灸3～5分钟。

文献摘要　《甲乙经》云："临泣者，木也。在足小指次
指本节后陷者中，去侠溪一寸五分。足少阳脉之所注也，为
俞。刺入二分，灸三壮。""厥四逆，喘，气满，风，身汗出
而清，髋髀中痛，不可得行，足外皮痛，临泣主之。""疟日
西发，临泣主之。""胸中满，腋下肿，为刀瘿，善自啮舌颊，
天牖中肿，淫泺胫酸，头眩，枕骨颔腮肿，目涩身痹，洒淅振

寒，季胁支满寒热，胁、腰、腹、膝外廉痛，临泣主之。"
"胸痹心痛不得息，痛无常处，临泣主之。""月水不利，见血
而有身，则败及乳肿，临泣主之。"

《八脉交会八穴主治歌》云："临泣巽四带脉：手足中风
不举，痛麻发热拘挛，头风痛肿项腮连，眼肿赤疼头旋；齿痛
耳聋咽肿，浮风搔痒筋牵，腿疼胁胀肋肢偏，临泣针时
有验。"

《医宗金鉴》云："中风手足举动难，麻痛发热筋拘挛。
头风肿痛连腮项，眼赤而疼合头眩。齿痛耳聋咽肿证，游风搔
痒筋牵缠。腰痛胁胀肋肢痛，针入临泣病可痊。"

《针灸大全》治"胆疟，令人恶寒怕惊，睡卧不安"，当
取足临泣、公孙、胆俞、期门。

《明堂灸经》云：灸足临泣三壮，"主胸中满，缺盆中腋
下肿，马刀疡瘘，善齿颊，天牖中肿，淫泺，胻酸，目眩，枕
骨、颔厌、悬颅痛，洒淅振寒，妇人月事不利，季胁支满，乳
痛，心痛，周痹，痛无常处，气喘不能行，痎疟，疟日西发，
大风目痛，痹中痛，不得行，足外使痛，身痹，洒淅振寒，小
儿惊痫，反视。"

《针灸聚英》云："主胸中满，缺盆中及腋下马刀疡瘘，
善啮颊，天牖中肿，淫泺，胻酸，目眩，枕骨合颅痛，洒淅振
寒，心痛，周痹痛无常处，厥逆气喘，不能行，痎疟日发，妇
人月事不利，季胁支满，乳痛。"

《玉龙经·六十六穴治证》篇云："临泣，为输木，通带
脉。在小指次指本节后间陷中，去侠溪寸半，垂足取。治癫
痫，中风身足不遂，腰腿艰辛，寒湿脚气，手足顽麻，偏正头
风，面痒，目赤眵泪，耳聋，喉痹牙痛，失饥伤饱，四肢浮
肿，面黄肌瘦，气血不和，伤寒解利后多汗。"

《窦太师针经》云："针五分，灸七壮。治四肢肿满，此

穴大能去水，通五脏气，又治目一切证候。又太师云："浑身蛊胀，亦可出水；脚气红肿，出血。"

《子午流注说难》云："证治：胸满气喘，目眩，心痛，缺盆中及腋下马刀疡瘘，周痹痛无常处，厥逆气喘不能行，痎疟日西发者，胕酸洒淅振寒，妇人月经不调，季胁支满，乳痈。"

按语 足临泣乃足少阳之脉所注为输，又为八脉交会穴之一，通于带脉，具调达气机、舒筋通脉、清利肝胆之功。《针灸大全》尤重足临泣的应用，有"主治二十五证"之用。以此穴伍脾经络穴通于冲脉之公孙、手厥阴心包经络穴通于阴维之内关、手太阴肺经络穴通于任脉之列缺、足少阴肾经通于阴跷之照海，方名"临泣三络五会利膈方"，以成益肾健脾、濡养冲任、润肺柔肝、养心通脉、宽胸利膈、和胃降逆、止咳平喘之功，有黑逍遥散之治。

(42) 地五会

释名 地，指足；五，为五行土之数；会，为集聚之义。本穴位于足，居地部，是土气聚会之处，可治足部之病，故名地五会。

位置 在足小指次指本节后陷者中。(《甲乙经》)

取穴 足第4、5跖骨间，当小趾伸肌腱的内侧缘取之。

主治 目赤痛，腋下肿，足背红肿，乳痈。

操作 直刺0.3~0.4寸。《铜人》：针一分，禁灸，灸之令人羸瘦，不出三年卒。

文献摘要 《甲乙经》云："地五会，在足小指次指本节后陷者中。刺入三分，不可灸，灸之令人瘦，不出三年卒。"

《铜人》云："治内伤唾血，足外皮肤不泽，乳肿。"

《针灸聚英》云："主腋痛，内损唾血，足外皮不泽，乳痈。"

《明堂灸经》云：地五会"不灸"。

按语 地五会穴居足部，以其具调达枢机之功，通于脾经而健脾渗湿，故为治疗脚气、足部肿痛之良穴。又以其具和解少阳、清肝明目之功，而用治目赤肿痛、腋下肿等疾。

（43）侠溪

别名 夹溪。

释名 《会元针灸学》释云："侠溪者，足小指与次指歧骨相侠经路，如溪水之形，流其中，故名侠溪。"

位置 在足小指次指二歧骨间，本节前陷者中。（《甲乙经》）

取穴 第4、5趾缝间，当趾蹼缘的上方取之。

主治 外眦痛，头痛，目眩，耳鸣，耳聋，颊颔痛，胁肋痛，热病。

操作 直刺0.2~0.3寸。艾条灸2~3分钟。《素注》：针三分，留三呼，灸三壮。

文献摘要 《甲乙经》云："侠溪者，水也。在足小指次指二歧骨间，本节前陷者中。足少阳脉之所溜也，为荥。刺入三分，留三呼，灸三壮。""膝外廉痛，热病汗不出，目外眦赤痛，头眩，两颔痛，寒逆泣出，耳鸣聋，多汗目痒，胸中痛，不可反侧，痛无常处，侠溪主之。""胸胁榰满，寒如风吹状，侠溪主之。"

《类经图翼》云："治胸胁支满，寒热病，汗不出，目赤颔肿，胸痛，耳鸣。"

《针灸聚英》云："主胸胁支满，寒热伤寒，热病汗不出，目外眦赤，目眩，颊颔肿，耳聋，胸中痛不可转侧，痛无常处。东恒曰：先师洁古病头痛，发时两颊青黄，眩晕，目不欲开，懒言，身体沉重，兀兀欲吐。厥阴、太阴合病，名曰风痰，灸侠溪，服局方玉壶丸愈。"

《明堂灸经》云：灸侠溪三壮，"主胸胁支满，寒热汗不出，目外眦赤，目眩，颊颔肿，耳聋，胸中痛不可转侧，痛无常处，目系急，目下肿，眦痛，逆寒泣出，目痒，颔肿，引耳嘈嘈无所闻，疟，足痛，腋下肿，马刀瘘，妇人小腹坚痛，月水不通，乳肿溃，胸中寒如风状，头眩，两颊痛。"

《神灸经纶》云："胸胁支满，侠溪。"

《窦太师针经》云："侠溪二穴，在足小指次指两歧骨间本节前陷中。针入三分，灸七壮。足少阳脉所流为荥。治脚背肿，五指拘挛，四肢肿满，脚底热。"

《子午流注说难》云："证治：胸胁支满，伤寒热病汗不出，目赤颔肿，胸痛耳聋。"

按语 侠溪乃足少阳胆经之荥穴，具和解少阳、调达气机、开胸化痰之功；"荥主身热"，故又具清热泻火、滋水涵木之功，而适用于少阳病，或柴胡证之胸胁苦满、寒热往来证。伍脾募、脏会及肝脾二经交会穴章门、足少阳胆经之阳陵泉、手少阳三焦经之支沟、足太阳膀胱经之委中，共成清三焦、泻胆火、健脾和胃、活血通瘀之功。五穴相伍，方名"侠溪疏肝利胆方"，为治胆囊炎、胆石症之用方。本方辅以肝俞、脾俞、胆俞、期门、太冲、足三里，方名"侠溪肝俞肝病方"，又为治疗急慢性肝炎之效方。侠溪伍手厥阴经之间使、足厥阴之行间、手太阴之络穴列缺、足太阴之络穴公孙、健脾化痰之丰隆，共成疏肝解郁、养血宁神之功，方名"侠溪息痫愈癫方"，用治癫、狂、痫、郁之证。癫证伍肝俞、脾俞以疏肝健脾，伍神门、心俞以宁心醒神；狂证伍水沟、风府以醒脑开窍，伍大陵、曲池、阳谷、中渚以泻热邪；痫证伍神门、印堂以醒神定志，伍筋缩、鸠尾、中渚以缓筋制搐。

(44) 足窍阴

释名 《会元针灸学》称"窍阴者，从阳交于阴也"，故名窍阴。《子午流注说难》释云："窍阴乃足少阳胆所出之井穴，在足太阳之前，为手少阳三焦下俞之起点，少阳者一阳也，阳根于阴，故曰窍阴。"

位置 在足小指次指之端，去爪甲角如韭叶。（《甲乙经》）

取穴 第4趾外侧，距爪甲角后0.1寸许取之。

主治 偏头痛，目痛，耳聋，胁痛，多梦，热病。

操作 针刺宜斜刺0.1~0.2寸。艾条灸2~3分钟。《素注》：针一分，留一呼。《铜人》：灸三壮，针二分。

文献摘要 《灵枢·根结》云："少阳根于窍阴，结于窗笼，窗笼者，耳中也。"马莳注云：耳中即听宫穴。故窍阴伍听宫，今名"《灵枢》足少阳根结刺"，具激发、输布胆经脉气之功。又云："足少阳根于窍阴，溜于丘墟，注于阳辅，入于天容、光明也。"将天容另取为天冲，诸穴相伍，今名"《灵枢》足少阳盛络刺"，其功倍于"根结刺方"。又云："枢折即骨繇而不安于地，故骨繇者，取之少阳，视有余不足。骨繇者，节缓而不收也。所谓骨繇者，摇故也，当穷其本也。"

《灵枢·卫气》云："足少阳之本，在窍阴之间，标在窗笼之前。窗笼者，耳也。"由此可知，足少阳之根与结、本与标之穴位相同。

《甲乙经》云："胆出于窍阴，窍阴者，金也，在足小指次指之端，去爪甲角如韭叶。足少阳脉之所出也，为井。刺入三分，留三呼，灸三壮。""胁痛咳逆不得息，窍阴主之。及爪甲与肉交者，左取右，右取左，立已，不已复取。手足清，烦热汗不出，手肢转筋，头痛如锥刺之，循热不可以动，动益烦心，喉痹，舌卷干，臂内廉痛不可及头，耳聋鸣，窍阴皆主之。"

《类经图翼》云："治胁痛，咳逆不得息，手足烦热，汗不出，痈疽口干，头痛喉痹，舌强，耳聋，转筋，肘不能举。"

《针灸聚英》云："主胁痛，咳逆不得息，手足烦热汗不出，转筋，痈疽，头痛心烦，喉痹，舌强口干，肘不可举，卒聋不闻人语，魇梦，目痛小眦痛。少阳根于窍阴，结于窗笼。窗笼者，耳中也。又曰：少阳为枢，枢折即骨繇而不安于地。故骨繇者，取之少阳，视有余不足。骨繇者，节缓而不收也。所谓繇者，摇故也，当穷其本也"。

《丹溪心法》云："妇人月经不调，刺窍阴三分，此穴大效，须待经完为度。"

《窦太师针经》云："窍阴二穴，金也……足少阳脉所出为井，针入一分，沿皮向后三分，禁灸。治胆寒不眠，补；胆热多睡，泻之。"

《明堂灸经》云：灸足窍阴三壮，"主胸痛，欬逆不得息，手足烦热，汗不出，四肢转筋，痈疽，头痛心烦，喉痹，舌强，口干，肘不可举，卒聋不闻人语"之证。

《玉龙经·六十六穴治证》篇云："窍阴，为井金。在小指次指歧骨间，本节前陷中。治头昏项疼，胁疼，目赤耳聋。"

《针经指南》云："临泣二穴，足少阳胆之经，在足小指次指本节后一寸陷中。一云：去侠溪一寸五分，令病人垂足取之。亦合于外关。""临泣穴，主治二十五证：足跗肿痛，胃；手足麻，小肠、三焦；手指战掉，肝、心主；赤眼并冷泪，膀胱；咽喉肿痛，三焦；手足挛急，肝、肾；胁肋痛，胆；牙齿痛，胃、大肠；手足发热，胃、心主；解利伤寒，膀胱；腿胯痛，胆；脚膝肿痛，胃、肝；四肢不遂，胆；头风肿，膀胱；头项肿，膀胱；浮风瘙痒，肺；身体肿，肾、胃；身体麻，肝、脾；头目眩晕，膀胱；筋挛骨痛，肝、胃；颊腮痛，大肠；雷头风，胆；眼目肿痛，肝、心；中风手足不举，肾；耳聋，肾、胆。上件病证，临泣悉主之。先取临泣，后取外关。"此即八脉交会穴配伍法，今名"《指南》临泣外关方"，为胆、三焦、带脉、阳维经病之治方。

《八法八穴歌》云："手足中风不举，痛麻发热拘挛，头风痛肿项腮连，眼肿赤痛头旋；齿痛耳聋咽肿，浮风瘙痒筋牵，腿痛胁胀肋肢偏，临泣针时有验。"

《子午流注说难》云："证治：胁痛咳逆不得息，手足烦热，汗不出，痛疽，口干口痛，喉痹，舌强，耳聋，转筋，肘不可举。"

按语　足窍阴，足少阳胆经之井穴，亦为足少阳经之根穴，《灵枢》有根穴窍阴伍结穴听宫之用，今名曰"《灵枢》足少阳根结刺"。亦有根穴窍阴，伍本经之原穴丘墟、经穴阳辅、络穴光明、颈穴天冲，名曰"《灵枢》足少阳盛络刺"。上二方为中风偏瘫、小儿脑瘫之用方。

胆经诸穴赋：足少阳兮四十三，瞳子髎近听会间。客主人在颔厌集，悬颅悬厘曲鬓前。率谷天冲见浮白，窍阴完骨本神连。阳白临泣目窗近，正营承灵脑空安。风池肩井兮渊腋，辄筋日月京门联。带脉五枢而下，维道居髎相沿。环跳风市抵中渎，阳关之下阳陵泉。阳交外丘光明穴，阳辅悬钟穴可瞻。丘墟临泣地五会，侠溪窍阴胆经全。

（十二）足厥阴肝经

1. 经文

肝足厥阴之脉，起于大指丛毛之际，上循足跗上廉，去内踝一寸，上踝八寸，交出太阴之后，上腘内廉，循股阴，入毛中，过阴器，抵小腹，夹胃，属肝络胆，上贯膈，布胁肋，循喉咙之后，上入颃颡[①]，连目系，上出额，与督脉会于巅；其支者，从目系下颊里，环唇内；其支者，复从肝别贯膈，上注肺。是动则病腰痛不可以俯仰，丈夫癪疝②，妇人少腹肿，甚则嗌干，面尘脱色。是主肝所生病者，胸满，呃逆，飧泄，狐疝③，遗溺，闭癃。为此诸病，盛则泻之，虚则补之，热则疾之，寒则留之，陷下则灸之，不盛不虚以经取之。盛者寸口大一倍于人迎，虚者寸口反小于人迎也。（《灵枢·经脉》）

注：

①颃颡：在咽上上颚骨的上窍。

②癪疝：，阴囊肿大叫癪。疝，是疝气。癪疝是疝气的一种。

③狐疝：睾丸边大边小，时上时下，像狐的出入无常，又名偏坠，也是疝气的一种。

2. 经脉循行

足厥阴肝经，起于足大趾爪甲后丛毛处，向上沿足背至内踝前一寸处（中封穴），向上沿胫骨内缘，在内踝上八寸处交出足太阴脾经之后，上行过膝内侧，沿大腿内侧中线进入阴毛中，绕阴器，至小腹，夹胃两旁，属肝，络胆，向上穿过膈肌，分布于胁肋部，沿喉咙的后边，向上进入鼻咽部，上行连接目系，出于额，上行与督脉会于头顶部。

分支：从目系分出，下行于颊里，环绕在口唇的里边。

分支：从肝分出，穿过膈肌，向上注入肺，交于手太阴肺经。

3. 脏腑经络生理与病候处方

《素问·灵兰秘典》论云："肝者，将军之官，谋虑出焉。"

《素问·六节藏象论》云："肝者，罢极之本，魂之居也，其华在爪，其充在筋，以生血气，其味酸，其色苍，此为阳中之少阳，通于春气。"

《灵枢·本神》云："肝藏血，血舍魂。"

《素问·五脏生成》云："肝之合筋也，其荣爪也。"

《灵枢·九针论》云："肝主泣。"

《素问·金匮真言论》云："东方色青，入通于肝，开窍于目。"

《灵枢·经脉》云："足厥阴气绝则筋绝，厥阴者肝脉也，肝者筋之合也，筋者聚于阴器，而脉络于舌本也，故脉弗荣则筋急，筋急则引舌与卵，故唇青、舌卷、卵缩，则筋先死。庚笃辛死，金胜木也。"马莳注云："此言肝绝之证候死期也。肝之合在筋，其筋下聚于阴器，而上于舌本，故气绝则筋急，引舌与卵，其筋已先死。金日克木，死可必矣。"

《灵枢·五邪》云："邪在肝，则两胁中痛，寒中，恶血在内，行善掣节，时脚肿。取之行间以引胁下，补三里以温胃中，取血脉以散恶血，取耳间青脉以去其掣。"马莳注云："此言刺肝邪诸病之法也。凡邪在于肝，则两胁中痛，盖肝之经脉，贯胸中，布胁肋也。胃中必寒，木旺则土衰也。恶血在内，以肝气不疏也。行善牵掣其关节，时或脚肿，以肝之经脉，自足大指上行内踝，入阴器以上季胁及肋也。当取足厥阴肝经行间穴，以引出胁下之邪；补足阳明胃经三里，以温其胃中之寒；取肝经血脉外见者，以散其在内之恶血；取耳间青脉，以去其所行之掣节。"

《素问·诊要经终论》云："厥阴终者，中热嗌干，善溺心烦，甚则舌卷卵上缩而终矣。"足厥阴肝脉循咽喉，入颃颡，其下循股阴，入毛中，过阴器。厥阴风木之气欲绝，故中热嗌干。肝气下泄则善溺。肝主筋，肝气绝则舌卷囊缩。

《素问·经脉别论》云："一阴至，厥阴之治也，真虚痛心，厥气留薄，发为白汗，调食和药，治在下俞。"痛心，谓真气大虚，心中酸楚不适；白汗，即大汗。厥阴经脉偏盛，真气大虚，心中酸痛不适，厥逆之气留于经脉，与正气相搏而大汗出。此证应注意饮食调养和药物治疗，同时针刺足厥阴经输穴太冲，以泻其邪。

《素问·脏气法时论》云："肝病者，两胁下痛引少腹，令人善怒；虚则目䀮䀮无所见，耳无所闻，善恐，如人将捕之。取其经，厥阴与少阳。气逆则头痛，耳聋不聪，颊肿，取血者。"肝脉布胁肋，抵小腹，故"两胁下痛引少腹"；肝气实则怒；肝藏血开窍于目，血虚则目不明；少阳经脉入耳中，故枢机不利，"耳无所闻"；肝阴亏则胆气虚而"如人将捕之"。因足少阳与足厥阴互为表里，故取二经穴位治之。若肝气上逆致"头痛"，少阳气逆"耳聋不聪，颊肿。"厥阴肝经常多血少气，故刺其井大敦穴而泻之。

《素问·刺热》云："肝热病者，小便先黄，腹痛多卧，身热。热争则狂言及惊，胁满痛，手足躁，不得安卧。庚辛甚，甲乙大汗，气逆则庚辛死。刺足厥阴、少阳。"该经文表述了肝热病的早期症状及邪正相争的情况，继而根据五行生克规律，推断其预后转归。逢庚辛日，因金克木而病重；逢甲乙日，肝经旺而汗出热退。治当刺足厥阴经经穴中封和足少阳经经穴的阳辅。

《素问·刺疟》云："足厥阴之疟，令人腰痛，少腹满，小便不利如癃状，非癃也，数便，意恐惧，气不足，腹中悒悒，刺足厥阴。"盖因足厥阴脉，循股阴、环阴器而抵少腹，疟邪犯肾经而见诸证。治宜刺足厥阴之原、之输穴太冲。该篇有云："肝疟者，令人色苍苍然，太息，其状若死者，刺足厥阴见血。"苍乃东方之青色，肝之主色，故肝疟令人色苍；胆病多善太息，因胆附于肝，肝病及胆，故太息。多取足厥阴肝经之经穴中封。

《素问·咳论》云："五脏六腑皆令人咳，非独肺也……五脏各以其时受病，非其时，各传以与之……乘春则肝先受之"。又云："肝咳之状，咳则两胁下痛，甚则不可以转，转则两胠下满。"治之之法："治脏者，治其俞"，故取肝经输穴太冲；"浮肿者，治其经"，取肝经经穴中封。

《素问·痹论》云："凡痹之客五脏者……肝痹者，夜卧则惊，多饮数小便，上为引入怀。"又云："五脏有俞，六腑有合，循脉之分，各有所发，各随其过则病瘳也。"意谓治疗肝痹取其输穴太冲，并随其有过之处而刺之。

《素问·痿论》云："肝气热，则胆泄口苦，筋膜干，筋膜干则筋急而挛，发为筋痿……肝热者，色苍而爪枯。"又云："思想无穷，所愿不得，意淫于外，入房太甚，宗筋弛纵，发为筋痿，乃为白淫。故《下经》曰：筋痿者，生于肝，使内也……治之奈何？岐伯曰：各补其荥，而通其俞，调其虚实，和其逆顺，筋脉骨肉，各以其时受月，则病已矣。"意谓肝有邪热，可使胆汁外溢而口苦，筋膜失养而干枯，以至于筋脉挛缩拘急而变生成筋痿；或因思欲惑乱、房事不节而致成阳痿、筋痿、白淫。治之之法，调补肝经之荥穴行间，疏通输穴太冲。肝主筋，受气于春，故可于春季肝旺月份治疗而痊愈。

《素问·厥论》云："厥阴之厥，则少腹肿痛，腹胀，泾溲不利，好卧屈膝，阴缩肿，骺内热。盛者泻之，虚则补之，不盛不虚，以经取之。"又云："厥阴厥逆，挛腰痛，虚满前闭，谵言，治主病者。"此乃足厥阴经气厥之临床见证。治之之法，当取足厥阴经主病的腧穴，或取其输穴太冲。根据病之虚实，采用补泻手法。

《素问·脉解》云："厥阴所谓癫疝、妇人少腹肿者，厥阴者，辰也，三月阳中之阴，邪在中，故曰癫疝、少腹肿也。所谓腰脊痛不可以俯仰者，三月一振，荣华万物，一俯而不仰也。所谓癫癃疝肤胀者，曰阴亦盛而脉胀不通，故曰癫癃疝也。所谓甚则嗌干热中者，阴阳相薄而热，故嗌干也。"三月，辰月也，在十二辟卦中，为五阳一阴之夬卦。三月阳气方长，春气未尽，君为厥阴乃木主气，故阴气积聚于内，循厥阴肝经而致病，发生疝气坠痛、少腹肿诸症。因阳气被郁，带脉失束，督脉失荣，故"腰脊痛不可以俯仰"。因阳气盛，厥阴之气与之相搏则作内热、咽干。

《素问·缪刺论》云："邪客于足厥阴之络，令人卒疝暴痛，刺足大指爪甲上与肉交者各一痏，男子立已，女子有顷已，左取右，右取左。"意谓邪气侵袭足厥阴经的络脉，使人突发疝气，剧烈疼痛，针刺足大趾甲上大敦穴，各刺一针。男子立刻缓解，女子则待一会儿也就好了。左病则刺右边，右病则刺左边。

《素问·刺腰痛》云："厥阴之脉令人腰痛，腰中如张弓弩弦，刺厥阴之脉，在腨踵鱼腹之外，循之累累然，乃刺之，其病令人言默默然不慧，刺之三痏。"意谓足厥阴经脉发生病变使人腰痛，腰部似弓弩弦般拘急，应当刺厥阴经，取腿肚与足跟之间鱼腹状突出处外侧，摸上去有串珠样硬结的部位，即取足厥阴络穴蠡沟刺之，这种病常使人沉默寡言而精神不爽慧。痏，此处指针刺回数。

《灵枢·本输》云："肝出于大敦，大敦者，足大指之端及三毛之中也，为井木。溜于行间，行间，足大指间也，为荥。注于太冲，太冲，行间上二寸陷者中也，为俞。行于中封，中封，内踝之前一寸半陷者之中，使逆则宛，使和则通，摇足而得之，为经。入于曲泉，曲泉，辅骨之下，大筋之上也，屈膝而得之，为合。足厥阴经也。"此约言肝经之井、荥、输、经、合之穴。

《灵枢·经水》云："足厥阴深一分，留二呼。"盖因足厥阴肝经多血少气，刺深宜一分，较足少阴减一分。

《勉学堂针灸集成》云："肝属病：腰痛，癀疝，狐疝，小腹肿痛，嗌干，面尘脱色，胸满呕逆，洞泄，癃闭遗尿。"

《针灸聚英·十二经脉歌》云："厥阴足脉肝所终，大指之端毛际丛，足跗上廉太冲分，踝前一寸入中封，上踝交出太阴后，循腘内廉阴股冲，环绕阴器抵小腹，夹胃属肝络胆逢，上贯膈里布胁肋，夹喉颃颡目系同，脉上巅会督脉出。支者还生目系中，下络颊里还唇内，支者便从膈肺通。是经血多气少焉，是动腰疼俯仰难，男疝女人小腹肿，面尘脱色及咽干。所生病者为胸满，呕吐洞泄小便难，或时遗溺并狐疝，临证还须仔细看。"

《针灸聚英·十四经步穴歌》云："大敦拇指看毛聚，行间缝尖动脉处。节后有络亘五会，太冲之脉堪承据。中封正在内踝前，蠡沟踝上五寸注。中都正在复溜宫，阴陵膝尖两折中。内踝之上七寸详，少阴相直骱骨中。膝关犊鼻下二寸，曲泉纹头两筋逢。阴包四寸膝髌上，内廉筋间索其当。五里气冲内寸半，直下三寸阴股向。阴廉穴在横纹胯，章门脐上二寸量，横取八寸看两旁。期门乳旁各一寸，直下二寸二肋详，此足厥阴肝经乡。"

《针灸聚英·脏腑井荥输经合主治》云："假令得弦脉，病人淋溲难，转筋，四肢满闭，脐右有动气，此肝病也。若心下满当刺大敦，身热刺行间，体重节痛刺太冲，喘嗽寒热刺中封，逆气而泄刺曲泉。"

4. 经穴主治概要

（1）大敦

别名 水泉。

释名 敦，为博厚之意。因穴位于足大趾端，皮肉相对为厚，又因足厥阴脉气根于此处聚结而得名大敦。

位置 在足大指端，去爪甲角如韭叶及三毛中。（《甲乙经》）

取穴 足大趾末节的外侧趾背上，距趾甲角0.1寸。

主治 阴挺，疝气，崩漏，遗尿，大便不通。

操作 针刺宜斜刺0.1~0.2寸。艾条灸3~5壮。《铜人》：针三分，留十呼，灸三壮。

文献摘要 《灵枢·厥病》云："耳鸣取手中指爪甲上，左取右，右取左，先取手，后取足。"即耳鸣先取手厥阴心包经之中冲穴，左鸣右取，右鸣左取，然后取足厥阴肝经之大敦穴。

《灵枢·根结》云："厥阴根于大敦，结于玉英（即玉堂穴，系任脉经之穴），络于膻中"，今名"《灵枢》足厥阴根结刺"，具激发、通达肝经脉气之功。又云："十二经者，盛络皆当取之。"故取肝经井穴大敦、原穴太冲、经穴中封、络穴蠡沟、颈穴天容，今名"《灵枢》足厥阴盛络刺"，其功倍于"根结刺"方。

《灵枢·卫气》云："足厥阴之本，在行间上五寸所，标在背腧也。"马莳注云：其本穴为中封，其标穴为肝俞。二穴相伍，今名"《灵枢》足厥阴标本刺"，具通达肝经脉气之功。

《甲乙经》云："肝出大敦，大敦者，木也。在足大指端，去爪甲如韭叶及三毛中。足厥阴脉之所出也，为井。刺入三分，留十呼，灸三壮。"又云："卒心痛，汗出，大敦主之，出血立已。""阴跳遗溺，小便难而痛，阴上下入腹中，寒疝阴挺出，偏大肿，腹脐痛，腹中悒悒不乐，大敦主之。""小儿痫瘛，遗精溺，虚则病诸痫癫，实则闭癃，小腹中热，善寐，大敦主之。""遗溺，小便难而痛，寒疝阴挺，腹脐痛，小儿痫瘛。"

《针灸大全》云："阴厥头晕，及头目昏沉"，取大敦、外关、肝俞、百会；治"膀胱七疝，贲肠"等证，取照海、大敦、阑门、丹田、三阴交、涌泉、章门、大陵。

《针灸聚英》云："主五淋，卒疝七疝，小便数遗不禁，阴头中痛，汗出，阴上入小腹，阴偏大，腹脐中痛"，及"妇人血崩不止，阴挺出，阴中痛。"

《明堂灸经》云："灸三壮，主卒疝，小便数，遗溺，阴头中痛，心痛，汗出，阴跳上入腹，阴偏大，腹脐中痛，悒悒不乐，病左取右，右取左，腹胀满，少腹痛，中热，喜寐，尸厥状如死，妇人血崩不止，目不欲视，太息，五淋，不得尿，哕噫。"

《玉龙经》"疝气"篇歌云："由来七疝病多端，偏坠相兼不等闲。不问坚疝并木肾，大敦一泻即时安。"复歌云："坚疝疝气发来频，气上攻心太损人。先向阁门施泻法，大敦复刺可通神。"（阁门，在玉茎毛际两旁各三寸。）继云："冲心肾疝最难为，须用神针病自治。若得关元并带脉，功成处处显良医。"斯书"六十六穴治证"篇尝云："治七疝，阴肝心痛，腹胀，脐下急，中热，尸厥，血崩。"

《神灸经纶》云："肝心痛，色苍苍如死状，终日不得休息，行间、太冲。"又云："疝气，大敦、肩井、章门、气海、归来、冲门、关元、带脉、会阴、三阴交、太溪、太冲、隐白、承浆、筑宾、涌泉、然谷、水道、陷谷、曲泉。"

《千金方》云："五淋，灸大敦三十壮。"又云："阴肿痛，灸大敦三壮。"

《备急灸法》云："小肠疝气，灸足大指上（大敦）灸七壮。"

《普济方》云："治小腹痛，中热，喜寐，小便不利，小腹胀满虚乏，穴大敦，灸小肠俞，随年壮。""治哕噫，穴大敦，石关（灸）。""治阴卵大癞疝，灸大敦穴，随年壮。""治尿血，穴大敦，灸三壮。""治大便不通，穴大敦，灸四壮。""治大便失禁，穴大敦、行间，灸七壮。"

《窦太师针经》云："大敦二穴，木也。在足大指端正甲后，去爪甲如韭叶大，及三毛中。足厥阴脉所出为井。针入一分，沿皮刺，看证补泻。”

《子午流注说难》云：“证治：卒心痛，汗出，腹胀肿满，中热喜寐，五淋七疝，小便频数不禁，阴痛引小腹，阴挺出，血崩，尸厥如死。”

按语　大敦为足厥阴肝经之井穴，又为肝经之根穴。《灵枢》有肝经根穴大敦，伍其结穴玉堂、络之膻中，今名“足厥阴根结刺”。盖因厥阴为合，合折则气绝而喜悲。故此方具养肝阴、宣发宗气、疏肝解郁、宁心定志之功，适用阿尔茨海默病及小儿自闭症。以本穴伍照海、期门，方名“大敦照海期门方”，以其疏肝理气、镇痉宁神之功，而疗外生殖及小腹部病变。故大敦伍行间、太冲、内关、中渚、太溪、复溜，方名“大敦降压方”，以其滋养肝肾、平肝潜阳之功，而用于高血压之肝阳上亢型。

（2）行间

释名　《子午流注说难》云：“行间乃足厥阴所溜之荥穴，由大敦转足大指与足次指两指缝间，一彳一亍曰行，两足指相合，故曰行间。”

位置　在足大指间动脉陷者中。（《甲乙经》）

取穴　在足第1、2趾缝间，趾蹼缘后方取之。

主治　月经过多，尿道疼痛，遗溺，小便不通，疝气，口喝，目赤红肿，胁痛，头痛，目眩，癫痫，瘛疭，不眠。

操作　针刺宜斜刺0.5寸。艾条灸3~5壮。《铜人》：灸三壮，针六分，留十呼。

文献摘要　《灵枢·五邪》云：“邪在肝，则两胁中痛，寒中，恶血在内，行善掣节，时脚肿，取之行间以引胁下，补三里以温胃中，取血脉以散恶血，取耳间青脉以去其掣。”

《甲乙经》云：“行间者，火也，在足大指间动脉陷者中。

足厥阴之所溜也，为荥。刺入六分，留十呼，灸三壮。"又云："邪在肝，则病两胁中痛，寒中，恶血在内，腑节时肿，善瘈，取行间以引胁下，补三里以温胃中，取血脉以散恶血，取耳间青脉以去其瘈。""腹痛上抢心，心下满，癃，茎中痛，怒瞋不欲视，泣出，长太息，行间主之。""善惊，悲不乐，厥，胫足下热，面尽热，渴，行间主之。""溺难，痛，白浊，卒疝，少腹肿，咳逆呕吐，卒阴跳，腰痛不可以俯仰，面黑，热，腹中膜满身热，厥痛，行间主之。""癫疾短气，呕血，胸背痛，行间主之。""喉痹气逆，口喎，喉咽如枙状，行间主之。""月事不利，见血而有身反败，阴寒，行间主之。"

《千金方》云："肝心痛，取行间、太冲"。

《针灸聚英》云："主呕逆洞泄，遗溺癃闭，四肢满，转筋，胸胁痛，小腹肿，咳逆呕血，茎中痛，腰疼不可俯仰，腹中胀，小肠气，肝心痛，色苍苍如死状，终日不得息，癫疾短气，便溺难，七疝寒疝，中风，肝积肥气，发痎疟，妇人小腹肿，面尘脱色，经血过多不止，崩中，小儿急惊风。"

《明堂灸经》云："灸三壮，主溺难，白浊，寒疝，少腹肿，咳逆呕血，腰痛不可俯仰，腹中胀，心痛，色苍苍如死状，终日不得息，口喎，四肢逆冷，嗌干，烦渴，瞑不欲视，目中泪出，大息，癫疾，短气不闭，茎中痛，面色苍苍黑，短气，呕血，胸背痛，心痛数之，心悲不乐，妇人月事不利，见赤白而有身反败，阴寒振寒，溲白，尿难、痛。"

《玉龙经·六十六穴治证》云："行间，为荥火。在足大指间动脉中。治水蛊，胀满，心疼咳逆，吐血咽干，寒疝，溺难，腰痛，脚气红肿。"

《普济方》："治阴中痛，穴行间，灸三十壮。"又云："治心痛数惊，心痛不乐，灸行间。"

《窦太师针经》云："行间二穴，火也。在足大指虎口两歧骨间，动脉应手陷中。足厥阴脉所流为荥。针入五分，灸二七壮。治赤目暴疼，膝头红肿，足跗肿，并泻，亦宜出血；脚弱无力，五指麻木，补；腹中胀满，四肢浮肿，泻补，亦宜针出水；脚气，脚背肿，泻多补少。"

《百症赋》云："观其雀目肝气，晴明行间细推。"今名"《百症》行间雀盲方"。雀目，即盲，两目至日暮无所见也。此乃阴微阳盛之候，多由肝热肾虚所致。

《子午流注说难》云："证治：呕逆咳血，心胸痛，腹胁胀，色苍苍如死状，中风，口㖞，嗌干烦渴，瞑不欲视，目中泪出，太息，癫疾短气，肝积肥气，痎疟，洞泄遗尿，癃闭，崩漏白浊，寒疝，小腹痛，腰痛不可俯仰，小儿惊风。"

按语　行间，足厥阴肝经之荥穴。《灵枢》治"邪在肝"，"两胁中痛"，"时脚肿"，以行间疏肝理气，伍足三里补气养血、通经止痛，今名"《灵枢》行间疏肝方"。《千金方》治"肝心痛，取行间、太冲。"今名"《千金》行间清泄肝火方"，具疏肝理气、清泄肝火、镇肝息风、疏经通络之功。验诸临床，佐肝之俞穴肝俞、募穴期门、原穴太冲，胆之俞穴胆俞，意在疏利肝胆；佐脾之俞穴脾俞、募穴章门，意在健脾和胃。诸穴相伍，方名"行间疏肝利胆方"，适用湿热蕴结而致黄疸者。若伴肝区痛者，可加内关、阴陵泉、三阴交，以养血柔肝、通络止痛。

（3）太冲

释名　太，大也；冲，冲盛也。本穴为肝经之原穴，为冲脉之支别处，肝主藏血，冲为血海，肝与冲脉，气脉相应合而盛大，故名太冲。

位置　在足大指本节后二寸，或曰一寸五分陷者中。（《甲乙经》）

取穴　第1、2跖骨结合部之前凹陷中取之。

主治 崩漏，疝气，遗溺，小便不通，内踝前缘痛，股膝肿痛，胁痛，口喝，小儿惊风，癫痫，头痛，目赤肿痛，眩晕，失眠。

操作 针刺宜直刺0.5寸。艾条灸3~5分钟。《铜人》：针三分，留十呼，灸三壮。

文献摘要 《灵枢·九针十二原》云："阴中之少阳，肝也，其源出于太冲。"张景岳注云："肝、脾、肾居于膈下，皆为阴脏，而肝则阴中之阳，故曰少阳。"

《素问·刺法论》云："肝者，将军之官，谋虑出焉，可刺足厥阴之源。"今名"《素问》肝经原穴方"，可治肝经之病。

《甲乙经》云："太冲者，土也，在足大指本节后二寸，或曰一寸五分陷者中。足厥阴脉之所注也，为俞。刺入三分，留十呼，灸三壮。""痉互引善惊，太冲主之。""呕厥寒，时有微热，胁下支满，喉痛嗌干，膝外廉痛，淫泺胫酸，腋下肿，马刀瘘，肩肿，吻伤痛，太冲主之。""环脐痛，阴骞，两丸缩，腹坚痛不得卧，太冲主之。""飧泄，太冲主之。""黄疸，热中善渴，太冲主之。""厥心痛，色苍苍如死状，终日不得太息者，肝心痛也，取行间、太冲。""狐疝，太冲主之。""乳痈，太冲及复溜主之。""男子精不足，太冲主之。""女子疝，及少腹肿，溏泄，癃，遗溺，阴痛，面尘黑，目下眦痛，太冲主之。"

《千金方》云："淋病不得小便"，"虚劳浮肿，灸太冲百壮，又灸肾俞。"今名"《千金》太冲虚劳方"。"暴胀胸胁楂满，足寒大便难，面唇白，时呕血，太冲主之。""腰痛少腹满，小便不利如癃状，羸瘦，意恐惧，气不足，腹中怏怏，太冲主之。"

《针灸聚英》云："主心痛脉弦，马黄，瘟疫，肩肿吻伤，虚劳浮肿，腰引小腹痛，两丸骞缩，溏泄遗溺，阴痛，面目苍白，胸胁支满，足寒，肝心痛，苍然如死状，终日不得息，大便难，便血，小便淋，小肠疝气痛，㿗疝，小便不利，呕血呕逆，发寒，嗌干善渴，肘肿，内踝前痛，淫泺，胻酸，腋下马刀，疡瘘唇肿，女子漏下不止，小儿卒疝。"

《针灸大全》治"手足麻痹，不知痒痛"之证，取太冲、足临泣、曲池、大陵、合谷、三里、中渚；治"两足颤掉，不能移步"，取太冲、足临泣、昆仑、阳陵泉。治"寒湿脚气，发热大痛"，取太冲、照海、委中、三阴交。

《明堂灸经》云："灸三壮，主腰引少腹痛，小便不利，状如淋，癀疝，少腹肿，溏泄，遗溺，阴痛，面苍色，胸胁支满，足寒，大便难，呕血，女子漏血不止，小儿卒疝，呕逆发寒，嗌干，肘肿，内踝前痛，淫泺胻酸，腋下肿，马刀瘘，唇肿，善渴，喉中鸣，不得尿，阴上痛，溏泄，泄血，面陈黑。"

《玉龙经》"脚疾"篇歌云："脚步难移疾转加，太冲一穴保无它。中封三里皆奇妙，两穴针而并不差。"斯书"六十六穴治证"篇云："太冲，为输土。在足大指本节后二寸骨罅间，动脉中，系太冲脉。治腹中诸疾，胸胁支满，面黄肌瘦，腰脊、跗中、足膝冷痛，大便闭涩，卒疝，恶心，发热发寒，遗精，五淋，妇人月水不通，漏下，贲中疼，阴挺出，马刀腋肿。"

《神灸经纶》云："肿满难步，太冲、飞扬。"

《世医得效方》云："凡上气冷发，腹中雷鸣转叫，呕逆不食，灸太冲……不限壮数，从痛至不痛，不痛至痛止。心腹诸病，坚满烦痛，忧思结气，心痛，吐下食不消，灸太仓（中脘）……太冲、肾俞各五壮，治虚劳浮肿效。"

《普济方》治"上气，冷发，腹中雷鸣，转叫，呕逆不食，穴太冲，灸不限壮数。"又云："治淋沥不得尿，及阴上痛，穴太冲，灸五壮。"

《窦太师针经》云："太冲二穴，在足大指本节后二寸，或一寸半陷中。又云：在行间穴上二寸两筋间。诊太冲脉，可决人之死生。足厥阴脉所注为俞。针五分，禁灸。治脚软无力，麻木，补；红肿，泻；脚重，脚气，弹针出血；五指拳挛，补泻。"

按语 肝经"循足跗上廉"，"上腘内廉"，"循股阴"，"属肝络胆"。而太冲以其为足厥阴肝经之输穴，而为肝胆病及肝经所过部位病之要穴，故《玉龙经》用治"腹中诸疾，胸胁支满"，《肘后歌》有"股膝肿起泻太冲"之验。太冲又为肝之原穴，具养肝血、疏肝气、调冲降逆、柔肝养筋之功。三焦盖含五脏六腑，为人身之大腑，又为原气之别使，导源脐下肾间动气输布于全身，具和内调外、宣上导下、化气通脉之功。故针刺原穴，有通达三焦、调整内脏功能之用。以太冲等十二经原穴相伍，方名"十二原方"，亦为虚损诸证之常用方。因原穴多处人体腕踝部，伍以该部之阳溪、阳谷、解溪、昆仑、中封，方名"腕踝十二原方"，为腕踝痿痹不用、中风偏枯、小儿舞蹈病、脑瘫之手足瘈动者之用方。《标幽赋》谓"心胀咽痛，针太冲而必除"。此乃本穴养肝益胃、疏肝理气之功，具一贯煎之效，可愈胸脘胁痛、咽痛之证。本穴伍合谷，方名曰"太冲合谷柔肝方"，可治疗诸脏腑痛证。伍风池、足三里、三阴交，方名"太冲降压方"，以其养血滋阴之功，而治疗高血压病。

(4) 中封

别名 悬泉。

释名 中，中间；封，聚土成堆之义。穴在内外踝之间，如在土堆中间，故名中封。《子午流注说难》释云："穴在踝前陷中，两大筋所封闭，故名中封。"

位置 在足内踝前一寸，仰足取之，陷者中，伸足乃得之。（《甲乙经》）

取穴 在内踝前方，当商丘（足太阴经）与解溪（足阳明经）之间，胫骨前肌腱之内侧凹陷处取之。

主治 阴茎痛，遗精，小便不利，疝气。

操作 针刺宜直刺 0.3~0.5 寸。艾条灸 3~5 分钟。《铜人》：针四分，留七呼，灸三壮。

文献摘要 《灵枢·卫气》云："足厥阴之本，在行间上五寸所，标在背俞也。"马莳注云：其本为中封，标为肝俞。

《甲乙经》云："中封者，金也。在足内踝前一寸，仰足取之，陷者中，伸足乃得之。足厥阴脉之所注也，为经。刺入四分，留七呼，灸三壮。""色苍苍然，太息，如将死状，振寒溲白，便难，中封主之。""癫疝，阴暴痛，中封主之。疝，癃，脐少腹引痛，腰中痛，中封主之。""身黄时有微热，不嗜食，膝骨内踝前痛，少气，身体重，中封主之。""女子少腹大，乳难，嗌干，嗜饮，中封主之。""女子侠脐疝，中封主之。"

《千金方》云："失精筋挛，阴缩入腹相引痛，灸中封五十壮。"又云："五淋不得小便，灸悬泉（中封）十四壮。"

《针灸聚英》云："主痎疟，色苍苍，发振寒，小腹肿痛，食快快绕脐痛，五淋不得小便，足厥冷，身黄有微热，不嗜食，身体不仁，寒疝，腰中痛，或身微热，痿厥失精，筋挛，阴缩入腹相引痛。"

《针灸大全》治"肝疟，令人气色苍苍，恶寒发热，"当针中封、公孙、肝俞、绝骨。

《明堂灸经》云"灸三壮，主痎疟，色苍苍，振寒，少腹肿，食快快绕脐痛，足逆冷，不嗜食，身体不仁，寒疝引腰中痛，或身微热，小腹痛，振寒，淫白，尿难，痛，嗌干善渴，身黄，有微热，少气，身重淫，内踝前痛，膝肿，瘭厥，身体不仁，癩疝，癃，暴痛，痿厥，咽偏肿，不可以咽。"

《玉龙经·六十六穴治证》云："中封，为经金。在踝内前一寸，斜行小脉上，伸足仰指取。治疟寒热，腹痛寒疝，足痛步难，草鞋风。"

《神灸经纶》云："善太息，中封、商丘、公孙。"又云："阴缩，中封。"

《普济方》云："治虚劳失精，筋挛阴缩入腹，相引痛，灸中封五十壮。""治五淋不得小便，穴中封，二七壮。""治阴痿，灸中封；治筋挛阴缩入腹，相引痛，穴中封，灸五十壮。""治癭，穴中封，随年壮。"

《窦太师针经》云："中封二穴，金也。在足内踝前一寸，仰足取之，两筋间陷中。足厥阴脉所行为经。针五分，灸七壮。治两足红肿生疮，弹针出血；足肿疼，无力，补之。"

《子午流注说难》云："证治：痎疟，色苍苍如死状，善太息，振寒，大便难，小便肿痛，五淋，不嗜食，身体不仁，寒疝痿厥，筋挛，失精阴缩入腹，相引痛，或身微热。"

按语 中封，足厥阴肝经之经穴，又为足厥阴经之本穴。本者，经脉血气由此而出也。本穴伍本经之标穴肝俞，名曰"足厥阴标本刺"，为治肝病之用方，并为阴亏风动之眩晕、瘛疭之必取。本穴伍肝俞、胆俞、期门、章门、足三里，方名"中封护肝方"，为治慢性肝炎之良方。以中封伍同经之太冲、大敦疏肝理气，暖肝散寒；佐足三阴经交会穴三阴交，又以其通于任脉，故为疝之要穴；伍足三阳之大络绝骨，以通阳散寒。诸穴合用，方名"中封疝痛方"，可疏肝理气、温经通脉，为治疝痛之良方。本穴伍商丘、公孙，方名"《经纶》中封太息方"，以治"善太息"之证。

（5）蠡沟

别名　交仪。

释名　蠡，贝壳；沟，水沟。腓肠肌外形酷似贝壳，穴在其内侧沟中，故名蠡沟。

位置　在足内踝上五寸。（《甲乙经》）

取穴　内踝尖上 5 寸，胫骨内侧面，近内侧缘处取之。

主治　月经不调，小便不利，疝气，胫部酸痛。

操作　针刺宜沿皮刺 0.3 ~ 0.5 寸。艾条灸 3 ~ 5 分钟。《铜人》：针二分，留三呼，灸三壮。

文献摘要　《灵枢·经脉》云："足厥阴之别，名曰蠡沟，去内踝五寸，别走少阳。其别者，循胫上睾，结于茎。其病气逆则睾肿卒疝，实则挺长，虚则暴痒，取之所别也"。

《素问·刺腰痛》云："厥阴之脉令人腰痛，腰中如张弓弩弦，刺厥阴之脉，在腨踵鱼腹之外，循之累累然，乃刺之，其病令人言默默然不慧，刺之三痏。"盖因厥阴之脉，抵少腹，布胁肋，故腰痛如张弓弦，当刺肝经络穴蠡沟。

《甲乙经》云："蠡沟，足厥阴之络，在足内踝上五寸，别走少阳。刺入二分，留三呼，灸三壮。""阴跳腰痛，实则挺长，寒热，挛，阴暴痛，遗溺，偏大，虚则暴痒气逆，肿睾，卒疝，小便不利如癃状，数噫恐悸，气不足，腹中悒悒，少腹痛，嗌中有热，如有息肉，状如箸欲出，背挛不可俯仰，蠡沟主之。""女子疝，小腹肿，赤白淫，时多时少，蠡沟主之。"

《针灸聚英》云："主疝痛，小腹胀满，暴痛如癃闭，数噫，恐悸，少气不足，悒悒不乐，咽中闷，如有息肉，背拘急不可俯仰，小便不利，脐下积气如石，足胫寒酸，屈伸难，女子赤白淫下，月水不调。气逆则睾丸卒痛，实则挺长，泻之；虚则暴痒，补之。"

《明堂灸经》云："灸三壮，主卒疝，少腹肿，时少腹暴痛，小便不利如癃闭，数噫，恐悸，少气不足，腹中痛，悒悒不乐，咽中闷，如有息肉状，背拘急不可俯仰，女子赤白淫下，时多时少，暴腹痛刺。"

《玉龙经·六十六穴治证》云："蠡沟，别走少阳，在内踝五寸。治项急，腹痛，足寒腿酸，卒疝，小便不利，肾脏风痒，妇人月水不调，赤白带下，脐下积疼。"

《窦太师针经》云："蠡沟二穴，足厥阴络，在足内踝上五寸，别走三阳。横针入二寸半，灸二七壮。治喉闭，肩背拘急。与光明穴相平是也。"

《子午流注说难》云："光明蠡沟，乃足少阳胆、足厥阴肝，阳入阴、阴出阳之两别络穴。"又云："证治：疝痛，小腹满痛，癃闭，脐下积气如杯，数噫，恐悸少气，足胫寒酸，屈伸难，腰背拘急，不可俯仰，月经不调，带下赤白。"

按语 蠡沟为足厥阴肝经之络穴，别走足少阳胆经，有疏肝利胆、理气止痛的作用。伍中极、关元、三阴交、五枢、维道，方名"蠡沟睾丸炎方"，为治睾丸炎之用方。

（6）中都

别名 中郄。

释名 中者，中间也；郄者，会聚之义。穴位于小腿内侧中间，为肝经之气深聚之地，故名中都。

位置 在内踝上七寸胻中。（《甲乙经》）

取穴 内踝尖上 7 寸，即蠡沟上 2 寸，胫骨内侧近内侧缘处取之。

主治 崩漏，恶露不绝，疝气，肠澼，少腹痛。

操作 针刺宜沿皮刺 0.3 ~ 0.5 寸。艾条灸 3 ~ 5 分钟。《铜人》：针三分，灸五壮。

文献摘要 《甲乙经》云："中都，足厥阴郄。在内踝上七寸腨中，与少阴相直。刺入三分，留六呼，灸五壮。""肠澼，中郄主之。""崩中腹上下痛，中郄主之。"

《针灸聚英》云："主肠澼，㿗疝，小腹痛，不能行立，胫寒，妇人崩中，产后恶露不绝。"

《明堂灸经》云："又名中郄，灸五壮，主肠癖，㿗疝，少腹痛，妇人崩中，因恶露不绝，足下热，胫寒，不能久立，湿痹不能行。"

《玉龙经》云："中都原穴是肝阴，专治身麻痹在心。手足不仁心腹满，小肠疼痛便须针。"斯书"六十六穴治证"云："中都，在内踝上七寸，骺骨中，与少阴相直。治肠癖，㿗疝，小腹疼，足寒胫寒，行难，妇人血崩，恶露不止。"

《神灸经纶》云："手足逆冷，大都。"

按语 中都为足厥阴肝经之郄穴，乃该经经气深聚之处，故具疏肝理气、暖肝和胃、通经活络之功，为治肝气郁结之疝痛、妇女痛经、肝气犯胃之胃脘痛、肝气犯脾之泄泻常用穴。

（7）膝关

别名 阴关。

释名 《会元针灸学》释云："膝关者，两腿骨相关之关节也，犊鼻内侧下二寸，是通膝生膏泽之阴关也，故名膝关。"因居膝之阴侧，有别于阳侧足少阳胆经之阳关，故又名阴关。

位置 在犊鼻下二寸陷者中。（《甲乙经》）

取穴 胫骨内髁后下方，屈膝，当腓肠肌内侧头之上部，阴陵泉后方 1 寸处取之。

主治 膝内侧痛，咽喉肿痛，寒湿走注，历节风痛。

操作 直刺 0.4~0.6 寸。艾条灸 3~7 分钟。《铜人》：针四分，灸五壮。

文献摘要 《甲乙经》云："膝关，在犊鼻下二寸陷者中。足厥阴脉气所发。刺入四分，灸五壮。"又云："膝内廉痛引髌，不可屈伸，连腹，引咽喉痛，膝关主之。"

《类经图翼》云："寒湿走注，白虎历节风痛。"

《针灸大成》以此穴伍委中、足三里、阴市治"两膝红肿疼痛"。今名"《大成》膝关方"。

《针灸聚英》云："主风痹，膝内廉痛引髌，不可屈伸，咽喉中痛。"

《明堂灸经》云：膝关，"灸五壮，主风痹，膝内痛引髌，不可屈伸，咽喉中痛。"

《玉龙经》"腿疼"篇歌云："髋骨能医两腿痛，膝头红肿一般同。膝关膝眼皆须刺，针灸堪称劫病功。"

《窦太师针经》云："治膝肿疼，泻。又名阴关穴。"

《磐石金直刺秘传》云："两腿膝痛，内痛则膝关，外痛则膝眼，泻之。"

按语 膝关以引肝经脉气通膝泽关，故具舒筋通络之功，《甲乙经》用治"膝内廉痛引髌，不可屈伸"，《类经图翼》用治"寒湿走注，白虎历节风痛"，故本穴为治膝关节病之要穴。《针灸大成》有此穴伍舒筋通络、强筋健骨之委中，养血通脉之足三里、阴市，今名"《大成》膝关肿痛方"，以治"两膝红肿疼痛"。验诸临床，佐肾经原、输穴太溪，以补肾精，壮元阳，强腰膝；再伍位于膝外侧足少阳胆经之膝阳关、筋会阳陵泉，以舒筋通络；伍内侧之阴陵泉以养血柔肝濡筋。诸穴合用，方名"膝关用方"，为风湿、类风湿性膝关节炎及退行性膝关节病变之良方。

（8）曲泉

释名 本穴位于膝内侧横纹头上方凹陷中，为足厥阴肝经之合穴，五行属水，犹水之来源如泉，又须屈曲其膝方可取其本穴，故名曲泉。

位置 在膝内辅骨下，大筋上、小筋下陷者中，屈膝得之。(《甲乙经》)

取穴 膝关节内侧，屈膝，在横纹头上方，当股骨内侧髁之后，半膜肌、半腱肌止端之前端取穴。

主治 阴挺，少腹痛，小便不利，阴痒，惊狂，遗精，外阴部痛，膝、股内侧痛。

操作 直刺0.5～0.8寸。艾条灸3～7分钟。《铜人》：针六分，留十呼，灸三壮。

文献摘要 《灵枢·厥病》云："病注下血，取曲泉。"马莳注云："此言下血者当刺之穴也。凡病注下血者，以肝不能纳血也，当取肝经之曲泉以刺之。"

《甲乙经》云："曲泉者，水也。在膝内辅骨下，大筋上、小筋下陷者中，屈膝得之。足厥阴脉之所入也，为合。刺入六分，留十呼，灸三壮。""病注下血，取曲泉、五里。""女子疝瘕，按之如以汤沃其股，内至膝，飧泄，灸刺曲泉。""女子疝瘕，按之如以汤沃两股中，少腹肿，阴挺出痛，经水来下，阴中肿或痒，漉青汁若葵羹，血闭无子，不嗜食，曲泉主之。"

《灵枢·癫狂》云："狂而新发，未应如此者，先取曲泉左右动脉，及盛者见血，有顷已，不已，以法取之，灸骨骶(长强)二十壮。"今名"《灵枢》曲泉息狂方"。

《千金方》云："曲泉、跗阳、天池、支沟、小海、绝骨、前谷，主四肢不举"。今名"《千金》曲泉肢痿方"。

《类经图翼》云："失精膝胫冷疼，取穴曲泉。"

《针灸大成》用曲泉、照海、大敦治"阴挺出"，今名"《大成》曲泉阴挺方"。伍曲宗、中封、水分治"脐痛"，今名"《大成》曲泉脐痛方"。

《针灸聚英》云："主癔疝，阴股痛，小便难，腹胁支满，癃闭，少气，泄利，四肢不举，实则身目眩痛，汗不出，目䀮䀮，膝关痛，筋挛不可屈伸，发狂，衄血下血，喘呼，小腹痛引咽喉，房劳失精，身体极痛，泄水下痢脓血，阴肿，阴茎痛，䯒肿，膝胫冷疼，女子血瘕，按之如汤浸股内，小腹肿，阴挺出，阴痒。"

《神灸经纶》云："膝胫冷痛，曲泉、厉兑。"今名"《经纶》曲泉膝胫冷痛方"。又云："阴挺，曲泉、太冲、然谷、照海。"今名"《经纶》曲泉阴挺方"。

《明堂灸经》云："主女子血瘕，按之如汤浸，股内少腹肿，阴挺出，丈夫㿗疝，阴头痛，小便难，腹胁支满，癃闭，少气，泄利，四肢不举，实则身热，目眩痛，汗不出，目䀮䀮，膝痛筋挛，不可屈伸，发狂，衄血，喘呼，少腹痛，引喉咽，头风，劳，失精，身体急痛，泄水，下利脓血，阴肿，筋痛。"

《玉龙经·六十六穴治证》云："曲泉，为合水。在膝内辅骨下两筋间，屈膝横纹头中。治中风，腰腿冷痛，腹痛，泄利脓血，妇人血瘕。"

《窦太师针经》云"曲泉二穴，金也。在膝内辅骨下，大筋上、小筋下陷中，屈膝取之。足厥阴脉所入为合。针五分或一寸半，灸二七壮。治膝头肿痛，筋挛，泻；阴囊湿痒，补。风劳失精，下利，体痛阴肿，䯒疼，灸二七壮。又云：在内膝横纹尖是穴也。"

《子午流注说难》云："证治：㿗疝，阴股痛，小便难，少气，泄利脓血，腹胁支满，膝痛筋挛，四肢不举，不可屈伸，风劳失精，身体极痛，膝胫冷，阴茎痛，实则身热，目痛，汗不出，目䀮䀮，发狂衄血，喘呼痛引咽喉，女子阴挺出，少腹痛，阴痒，血瘕。"

按语 曲泉为足厥阴肝经之合穴，具养血濡肝、强筋通络之功，而为消化道疾病之要穴，故《肘后歌》有"脐腹有疾曲泉针"之验。《灵枢》有曲泉、长强以治"狂而新发"；《千金方》以曲泉伍跗阳、天池、支沟、小海、绝骨、前谷等穴，以治"四肢不举"之证。验诸临床，合筋会阳陵泉、养血通络之足三里，方名"曲泉筋骨两会方"，以治中风偏枯、痿躄等病。

（9）阴包

释名 包，与"胞""脬"同。本穴位于大腿内侧，属阴；主治女子月经病及小便失常诸疾，因其与胞、脬关系密切而得名阴包。

位置 在膝上四寸，股内廉两筋间。（《甲乙经》）

取穴 在股骨内上髁上 4 寸，当股内肌与缝匠肌之间取穴。

主治 月经不调，小便不利，腰骶引小腹痛。

操作 直刺 0.6~0.7 寸。艾条灸 3~5 分钟。《铜人》：针六分，灸三壮。

文献摘要 《甲乙经》云："阴包，在膝上四寸，股内廉两筋间，足厥阴别走。刺入六分，灸三壮。""腰痛少腹痛，阴包主之。"

《针灸大成》云："主腰骶引小腹痛，小便难，遗溺，妇人脉不调。"

《明堂灸经》云： "灸三壮。主腰骶引少腹痛，遗溺不禁。"

按语 阴包为足厥阴肝经位于大腿内侧之腧穴，具养肝荣冲之功，为治月经不调、小便不利或失禁、腰骶引小腹痛之用穴。又因其有疏肝理气之效，而用于胸胁脘腹痞满之候，故《肘后歌》有"中满如何去得根，阴包如刺效如神。不论老幼依此法，须教患者便抬身"之验。

（10）足五里

释名 人身有两个经穴名为五里，一属手阳明大肠经，在上臂；一属足厥阴肝经，在股内侧。本穴位于足阳明胃经水道直下五寸，里谓寸，故称五里。

位置 在阴廉下，去气冲三寸，阴股中动脉。（《甲乙经》）

取穴 在气冲（足阳明经）下约三横指取穴，当长收肌之外缘。

主治 小腹胀，小便不通，嗜卧，四肢倦怠，颈疬。

操作 直刺0.5~0.8寸。艾条灸3~5分钟。《铜人》：针六分，灸五壮。

文献摘要 《甲乙经》云："五里，在阴廉下，去气冲三寸，阴股中动脉。刺入六分，灸五壮。"

《针灸聚英》云："主腹中满，热闭不得游，风劳嗜卧。"

《明堂灸经》云："灸五壮，主肠中满，热闭，不得溺，嗜卧，四肢不得动摇。"

《普济方》云："嗜卧：五里、太溪、大钟、二间。"今名"《普济》五里嗜卧方"。

《窦太师针经》云："足五里二穴，在气冲穴下三寸，阴股中动脉。禁针，灸治二七壮。治阴囊生疮，两股痒，肾脏风疮，泻。又法：针二寸半。"

按语 足五里为足厥阴肝经位于大腿内侧的腧穴，具疏肝理气、荣冲缓急之功，多用于小腹胀满、小便不通、嗜卧、四肢倦怠等证。

（11）阴廉

释名 廉，侧也，边际也。本穴位于大腿内侧，耻骨下方边际处，故名阴廉。

位置 在羊矢下，去气冲二寸动脉中。（《甲乙经》）

取穴 在气冲（足阳明经）下约二横指取穴，当内长收肌之外侧。

主治 月经不调，腿股痛。

操作 直刺0.3～0.5寸。艾条灸3～5分钟。《铜人》：针八分，留七呼，灸三壮。

文献摘要 《甲乙经》云："阴廉，在羊矢下，去气冲二寸动脉中。刺入八分，灸三壮。""妇人绝产，若未曾生产，阴廉主之，刺入八分。"

《类经图翼》云："主治妇人不妊，月经不调未有孕者，灸三壮即有子。"

《针灸聚英》云："主妇人绝产，若未经生产者，灸三壮即有。"

《明堂灸经》云："灸三壮，主妇人绝产，若未经生产者，灸三壮即有子。"

《普济方》云："治妇人绝产者，穴阴廉，灸三壮，即有子。"

按语 阴廉为足厥阴肝经位于股内侧之腧穴，具养血柔肝、荣冲通脉之功，历代针灸文献均云"灸三壮即有子"，故多用于治疗女子不孕。

（12）急脉

释名 《素问·气府论》云："厥阴毛中急脉各一。"张介宾云："急脉在阴毛之中，凡疝气急脉者，上引小腹，下引阴丸，即急脉之验，厥阴脉气所发也。"此即名急脉之意。

位置 阴上两旁相去二寸半。（《素问·气府论》王冰注）

取穴 在耻骨结节之下外侧，距任脉2.5寸，当气冲（足阳明经）之外下方腹股沟处。

主治 外阴部痛，疝气，阴下脱，少腹痛。

操作 不宜针刺，可灸3～5分钟。

文献摘要　《类经图翼》云："可灸而不可刺，病疝少腹痛者，即可灸之。"

按语　急脉为肝经位于腹股沟处之穴，该穴宜灸不可刺。具养肝荣冲、缓急止痛之功，多用于阴挺、疝气及痛经等病。

（13）章门

别名　脾募、长平、平长、胁髎。

释名　章，同"障"；门，门户。穴在季胁下，如同屏障为内脏之门户，故称章门。

位置　在大横外，直脐季胁端。（《甲乙经》）

取穴　在侧腹部，第11浮肋游离端之下际取之。

主治　呕吐，泄泻，脾胃虚弱，腰背胁肋痛。

操作　直刺0.5~0.8寸。艾条灸3~7分钟。《铜人》：针六分，灸百壮。《素注》：针八分，留六呼，灸百壮。

文献摘要　《灵枢·卫气失常》云："其气积于胸中者上取之，积于腹中者下取之，上下皆满者旁取之。""卫气之留于腹中，蓄积不行，苑蕴不得常所，使人支胁，胃中满，喘呼逆息"。"上下皆满者旁取之"，即取章门穴。此乃卫气失常之刺，今名"《灵枢》卫气失常刺"。

《甲乙经》云："章门，脾募也，一名长平，一名胁窌。在大横外，直脐季胁端，足厥阴、少阳之会，侧卧，屈上足、伸下足，举臂取之。刺入八分，留六呼，灸三壮。""奔豚腹胀肿，章门主之。""石水，章门及然谷主之。""腰痛不得转侧，章门主之。""腹中肠鸣盈盈然，食不化，胁痛不得卧，烦，热中不嗜食，胸胁楮满，喘息而冲膈呕，心痛及伤饱，身黄疾，骨羸瘦，章门主之。""腰清脊强，四肢懈惰，善怒，咳少气，郁然不得息，厥逆，肩不可举，马刀瘘身瞯，章门主之。"

《卫生宝鉴》云："章门二穴，治小儿身羸瘦，贲肠腹胀，四肢懈惰，肩背不举。"

《千金方》云："积聚坚满，灸脾募百壮，穴在章门，季胁端。"又云："奔豚腹肿，灸章门百壮。"

《针灸聚英》云："主肠鸣盈盈然，食不化，胁痛，不得卧，烦热口干，不嗜食，胸胁痛支满，喘息，心痛而呕，吐逆，饮食却出，腰痛不得转侧，腰脊冷疼，溺多白浊，伤饱身黄瘦，贲豚积聚，腹肿如鼓，脊强，四肢懈惰，善恐少气，厥逆，肩臂不举。东垣曰：气在于肠胃者，取之太阳、阳明，不下，取三里、章门、中脘。"

《针灸大成》治"胁下肝积，气块刺痛"，取章门、足临泣、支沟、阳陵泉、中脘、大陵。今名"《大成》章门肝积刺方"。

《神应经》云："奔豚气：章门、期门、中脘、巨阙、气海（灸百壮）。"今名"《神应》章门奔豚刺方"。

《明堂灸经》云："又名长平，胁髎。灸百壮止，主肠鸣盈盈然，食不下，胁痛不得卧，烦热口干，不嗜食，胸胁支满，喘息心痛，不得转侧，伤饱，身黄羸瘦，奔豚腹肿，脊强，四肢懈惰，善恐少气，厥逆，肩臂不举，咳逆吐食，哕噫，食入还出，热中，苦吞而间食臭，寒中，泻泄不化，胸满呕无所出，身润，石水，身肿，诸漏。"

《神灸经纶》云："冷气呕逆，章门、大陵、尺泽、太冲、后溪。"今名"《经纶》章门寒呕方"。"大便秘结，腹肿积痛，章门、巨阙、太白、支沟、照海、大都、神阙。"今名"《经纶》章门实秘刺方"。

《世医得效方》云："奔豚腹肿，灸章门百壮。"

《普济方》云："治积聚坚满，穴脾募（灸百壮）。"

《类经图翼》灸治"腰背重痛难行"，取章门、腰俞、委中（刺出血）、昆仑。今名"《图翼》章门肾着刺方"。"大便秘结"，取章门、阴交、气海、石门、足三里、三阴交、照海、太白、大敦、大都。今名"《图翼》章门便秘刺方"。

《窦太师针经》云："章门二穴，在大横外直脐季胁端。屈肘向下，肘头点到处是穴。侧卧，屈上足、伸下足，举臂取之。脾之募，足少阴、厥阴之会。禁针，灸二七壮。治脾虚不食，腹内一切虚气胀满，泻。此穴又名平长，又名胁髎。"

按语 章门为脾之募穴，又为八会穴之一，脏会章门。本穴具有养肝益血，舒肝理气，活血化瘀之用。《灵枢》用其治气积于胸腹，"上下皆满者"，即取章门；《千金方》谓"积聚坚满，灸脾募百壮"。《类经图翼》治"大便秘结"取章门、阴交、气海、石门、足三里、三阴交、照海、太白、大敦、大都诸穴，今名"《图翼》章门便秘刺方"。验诸临床，伍大肠俞、天枢，方名"章门天枢通便方"，为治大便秘结之效方。热结加合谷，气滞加中脘、行间，气虚加脾俞、胃俞，寒秘加神阙、气海。章门伍中脘、气海、足三里，方名"章门健脾消胀方"，以治腹胀、腹痛等脾胃疾病；伍然谷、肾俞、膀胱俞、气海、中极、阴陵泉、三阴交，方名"章门石淋方"以疗石淋；伍脾俞、天枢、足三里，方名"脾经募俞三里方"，为治疗慢性肠炎之良方。

（14）期门

释名 期，会也，亦周而复始也。十二经脉自手太阴肺经至足厥阴肝经，体表循行于期门为一周，故名期门。

位置 在第二肋端，不容旁各一寸五分，上直两乳。（《甲乙经》）

取穴 在乳中线上，乳头下两肋，当第6肋间隙取之。

主治 胸胁疼痛，腹胀，胸满，呕吐，呃逆，乳痈。

操作 针刺宜斜刺0.3寸。艾条灸3～5分钟。《铜人》：针四分，灸五壮。

文献摘要 《甲乙经》云："期门，肝募也、在第二肋端，不容旁各一寸五分，上直两乳。足太阴、厥阴、阴维之会。举臂取之，刺入四分，灸五壮。""痉，腹大坚不得息，期门主之。""咳胁下积聚，喘逆，卧不安席，时寒热，期门主之。""奔肫上下，期门主之。""伤食胁下满，不能转辗反侧，目青而呕，期门主之。""癃，遗溺，鼠鼷痛，小便难而白，期门主之。""霍乱泄注，期门主之。""喑不能言，期门主之。""妇人产余疾，食饮不下，胸胁楂满，眩目足寒，心切痛，善噫，闻酸臭，胀痹，腹满，少腹尤大，期门主之。"

《伤寒论》云："伤寒，腹满谵语，寸口脉浮而紧，此肝乘脾也，名曰纵，刺期门。""伤寒发热，啬啬恶寒，大渴欲饮水，其腹必满，自汗出，小便利，其病欲解，此肝乘肺也，名曰横，刺期门。""太阳与少阳并病，头项强痛，或眩冒，时如结胸，心下痞硬者，当刺大椎第一间、肺俞、肝俞，慎不可发汗，发汗则谵语，脉弦，五日谵语不止，当刺期门。""阳明病，下血谵语者，此为热入血室，但头汗出者，刺期门，随其实而泻之，濈然汗出则愈。"此阳明之热入血室之证。因血室属于肝脉，故刺期门可愈。又云："妇人中风，发热恶寒，经水适来，得之七八日，热除而脉迟，身凉，胸胁下满，如结胸状，谵语者，此为热入血室也。当刺期门，随其实而取之。"此乃少阳之热入血室之治。

《千金方》云："胸胁满心痛，灸期门随年壮。""奔豚，灸期门百壮。"

《普济方》云："治胸胁满心痛，穴期门，随年壮。""治胸痛口热，胸中痛引腰背，心下呕逆，面无滋润，穴期门，灸随年壮。""治胸胁痛不可忍，穴期门，次章门、行间、丘墟、涌泉。"

《针灸聚英》云："主胸中烦热，贲豚上下，目青而呕，霍乱泄利，腹坚硬，大喘不得安卧，胁下积气，伤寒心切痛，喜呕酸，食饮不下，食后吐水，胸胁痛支满，男子妇人血结胸满，面赤火燥，口干消渴，胸中痛不可忍，伤寒过经不解，热入血室，男子则由阳明而伤，下血谵语，妇女月水适来，邪乘虚而入，及产后余疾。"

《明堂灸经》云：灸期门五壮，"主目青而呕，主胸中热，主胁下胀，心痛气短"，"主腹大坚不得息，腹痞满，少腹尤大，及小腹满，小腹难，阴下纵，主饮食不下，贲豚上下，伤食腹满，及霍乱泄注，大喘不得安卧，及妇人产余疾。"

《神灸经纶》云："阴证，期门、间使、气海、关元。""妇人热入血室，期门。""胸满，期门、至阳。""腹硬，期门。""积气上奔，急迫欲绝，期门、天枢、梁门。"

《窦太师针经》云："期门二穴，在乳下四寸，第二肋端，不容穴旁一寸五分。肝之募，足太阴、厥阴脉发之会。针入一分，沿皮向外一寸半，灸三七壮。治伤寒过经不解，胸膈胀，嗽逆气喘，两胁疼痛，看证补泻。余证同俞府穴治之。"

《百症赋》云："审他项强伤寒，温溜期门而主之。"

《磐石金直刺秘传》云："伤寒，胸腹膨胀，过经呕血泻血不止，灸期门，次针中脘，泻之；未愈，灸关元、内庭，泻之。"

按语　期门为足厥阴肝脉气汇集之处，为肝经之募穴，又为肝经与足太阴脾、阴维之交会穴，多具疏肝利胆、活血化瘀、除痞消结之功。《普济方》治"胸胁痛不可忍"，有期门、章门、行间、丘墟、涌泉之刺，今名"《普济》期门刺胸胁痛方"。治外感风寒之颈项强痛，《百症赋》有期门、温溜之伍。盖因温溜为手阳明大肠经腧穴，具清除邪热、调理肠胃、温经散寒之效。二穴相伍具和解表里、宣通气血、疏肝和胃之功，故而又多用于热病邪居少阳，寒热间作，胸胁苦满，心下痞满，为肝炎、胆囊炎、胰腺炎常用之伍。急性期可伍支沟、阳陵泉，方名"期门温溜沟泉方"，以调达枢机、和解少阳、清泄郁热；慢性期，伍肝俞、胆俞、脾俞、胃俞、中脘，方名"期门温溜四俞方"，以疏肝利胆、健脾和胃柔肝。

肝经诸穴赋：足厥阴，一十三穴终。起大敦于行间，循太冲于中封。蠡沟中都之会，膝关曲泉之宫。袭阴包于五里，阴廉乃发；寻羊矢于章门，期门可攻。

二、奇经八脉

奇经八脉是督脉、任脉、冲脉、带脉、阴跷脉、阳跷脉、阴维脉、阳维脉的总称，在经络的概念部分已表述。由于它们的分布与十二经脉不同，既不直属脏腑又无表里配合关系，其循行别道奇行，故清·王绍隆有"奇经八脉者，在十二经脉之外，无脏腑与之配偶，故曰奇"的论述。对八脉之循行，清·陈廷铨歌云："正经经外是奇经，八脉分司各有名。后督前任皆在内，冲由毛际肾同仁。阳跷根外膀胱别，阴跷根前随少阴。阳维只维诸阳脉，何谓阴维为络阴。带脉围腰如束带，不由常度曰奇经。"对八脉运行失常而致病，清·曾鼎《医宗备要》有"督脉为病，脊强癫痫；任脉为病，七疝瘕聚；冲脉为病，逆气里急；带主带下，脐痛精失；阳维寒热，目眩僵仆；阴维心痛，胸胁刺筑；阳跷为病，阴缓阳急；阴跷为病，癫痫瘛疭，寒热恍惚。八脉脉证，各有所属"的记载。

（一）督脉

1. 经文

督脉为病，脊强反折。督脉者，起于少腹以下骨中央①，女子入系廷孔②，其孔，溺孔之端也。其络循阴器，合篡间③，绕篡后，别绕臀，至少阴与巨阳中络者④，合少阴上股内后廉，贯脊，属肾；与太阳起于目内眦，上额交巅上，入络脑，还出别下项，循肩髆内，夹脊抵腰中，入循膂，络肾；其男子循茎下至篹，与女子等；其少腹至上者，贯脐中央，上贯心，入喉，上颐，环唇，上系两目之下中央。此生病，从少腹上冲心而痛，不得前后，为冲疝⑤；其女子不孕，癃，痔，遗溺，嗌干。督脉生病治督脉，治在骨上，甚者在脐下营⑥。（《素问·骨空论》）

督脉者，起于下极之俞⑦，并于脊里，上至风府，入属于脑。（《难经·二十八难》）

督之为病，脊强而厥。（《难经·二十九难》）

腰脊强痛，不得俯仰，大人癫疾，小人痫疾。（《脉经》）

注：

①骨中央：横骨下近处之中央。

②廷孔：指阴户、溺孔。

③篹：指肛门。

④巨阳中络：指足太阳经的"从腰中，下夹脊，贯臀"的一支。

⑤冲疝：此乃督脉并于任脉为病成之疝。

⑥脐下营：张介宾注云："谓脐下一寸阴交处。"

⑦下极之俞：指前后二阴之间的会阴穴。

督脉气所发者二十八穴：项中央二①；发际后中八②；面中三③；大椎以下至尻尾及旁十五穴④；至骶下凡二十一节，脊椎法也⑤。（《素问·气府论》）

注：

①项中央二：即风府、哑门二穴。

②发际后中八：指从前发际至后发际中行，有神庭、上星、囟会、前顶、百会、后顶、强间、脑户八穴。

③面中三：指面部中央，从鼻至唇，有素髎、水沟、兑端三穴。

④大椎以下至尻尾及旁十五穴：张介宾"谓大椎、陶道、身柱、神道、灵台、至阳、筋缩、中枢、脊中、悬枢、命门、阳关、腰俞、长强、会阳也。内会阳二穴，属足太阳经，在尻尾两旁，故曰及旁，共十六穴。"

⑤至骶下凡二十一节，脊椎法也：从大椎到尾骶共二十一节，这是计算脊椎骨的方法。

2. 经脉流注

督脉起于胞中，下出会阴，沿脊柱里面上行，至项后风府穴处进入颅内，络脑，并由项沿头部正中线，经头顶、额部、鼻部、上唇，到上唇系带龈交处。

分支：从脊柱里面分出，属肾。

分支：从小腹内部直上，贯脐中央，上贯心，到喉部，再向上到下颌部，环绕口唇；向上至两眼下部的中央。

3. 经脉生理与病候处方

清·丁锦《古本难经阐注》云："盖督脉者，都也，能统诸阳阳脉行于背，为阳脉之都纲也。"故督，有总管、统率的意思。督脉行于背部正中，其脉多次与手足三阳经及阳维脉交会，能总督一身之阳经，故又称为"阳脉之海"。督脉具有调节阳经气血，主司人体生殖功能，反映脑、髓、肾的功能正常与否的作用。《素问·骨空论》有"督脉为病，脊强反折……此生病，从少腹上冲心而痛，不得前后，为冲疝，其女子不孕"的记载。"督脉为病"，何以可疗"女子不孕"？金·张从正云："督脉乃是督领妇人经脉之海也。"故虽说"胎胞"有任脉为之担任，然尚有督脉为之督摄。

《针灸聚英·十四经步穴歌》云："督脉龈交唇上乡，兑端正在唇中央。水沟鼻下沟中索，素髎宜向鼻端详。头形北高面南下，先以前后发际量。分为一尺有二寸，发上五分神庭当。庭上五分上星位，囟会星上一寸强。上至前顶上寸半，寸半百会顶中央。后顶强间脑户三，相去各是一寸五。后发五分定哑门，门上五分是风府。上有大椎下尾骶，分为二十有一椎。古来自有折量法，《灵枢》分明不可欺。九寸八分分之七，二之七节如是推。大椎第一节上是，二椎节下陶道知。身柱第三椎节下，神道第五不须疑。灵台第六至阳七，筋缩第九椎下思。脊中悬枢命门穴，十一十三十四节。阳关镇住十六椎，二十一下腰俞窥。其下长强伏地取，此穴针之痔根愈。"

4. 经穴主治概要

（1）长强

别名　长疆、阴郄、撅骨、尾闾、骶骨、胸之阴俞、龟尾、尾穷、尾翠骨、曹溪路、三分间、河东路、朝天巅、上天梯、气郄。

释名　长，长短之长；强，强弱之强。脊柱长而强韧，穴在其下端，故名。

位置　在脊骶端。（《甲乙经》）

取穴　俯卧，于尾骨尖端与肛门之中点取之。

主治　便血，脱肛，泄泻，便秘，痔疾，癫痫，腰脊痛。

操作　直刺易伤直肠，故应紧靠尾骨前面斜刺 0.8~1 寸。艾条灸 3~5 分钟。《铜人》：针三分，灸不及针，日灸三十壮，止二百壮。

文献摘要　《灵枢·经脉》云："督脉之别，名曰长强，夹脊上项散头上，下当肩胛左右，别足太阳，入贯膂。实则脊强，虚则头重，高摇之，夹脊之有过者，取之所别也。"今名"《素问》长强益督方"。

《灵枢·癫狂》云："治癫疾者……灸穷骨二十壮。穷骨者，骶骨也。"宗《难经》之"督之为病，脊强而厥"意，故取长强穴。该篇又云："狂而新发，未应如此者，先取曲泉左右动脉，及盛者见血，有顷已；不已，以法取之，灸骨骶二十壮"。此乃狂病新发，使之不甚之法。取肝经左右曲泉以刺之，皆出少血，俾肝木清散而不扰心神。若未已，辅以灸督脉之长强穴。盖因督脉与肝脉会于头项，故灸骶骨长强穴引厥阴之经气从下而散。

《甲乙经》云："长强，一名气之阴郄，督脉别络，在脊骶端，少阴所结。刺入三分，留七呼，灸三壮。""痉反折心痛，形气短，尻膁涩，小便黄闭，长强主之。""腰痛上寒，实则脊急强，长强主之。""癫疾，发如狂走者，面皮厚敦敦不治，虚则头重，洞泄，淋癃，大小便难，腰尻重难起居，长强主之。""小儿惊痫，瘛疭脊强互相引，长强主之。""小儿痫瘛，呕吐泄注，惊恐，失精，瞻视不明，眵䁻，瘛脉及长强主之。"

《圣济总录》云："脱肛，灸龟尾，在脊尽端穷骨，七壮。"

《卫生宝鉴》云："小儿癫痫瘛疭，脊强互相引，灸长强三十壮"。

《普济方》云："治痔法，疾若未深，尾闾骨下近谷道（长强），灸一穴便可除去。如《传信方》，先以经年槐枝，煎汤洗，后灸其上七壮。""治小儿癫痫瘛疭，脊强低引项，灸长强穴三十壮。""治小儿脱肛泻血，深秋不止，及痢利脱肛，灸龟尾一壮，脊端穷骨也。"

《针灸聚英》云："主肠风下血，久痔，瘘，腰脊痛，狂病，大小便难，头重，洞泄，五淋，疳蚀下部慝，小儿囟陷，惊痫瘛疭，呕血，惊恐失精，瞻视不正。实则脊强，泻之；虚则头重，补之。"

《窦太师针经》云："长强一穴，一名气之阴郄。督脉别络气发。在背部尾闾骨尖脊底端。足少阴、少阳所结会。针入三分，大痛无喜是穴。灸二七壮。治九般痔漏，便血脏毒，小便不通，先补后泻。"

《明堂灸经》云："日灸三十壮至二百壮"，"主心痛气短，肠风下血，五痔疳蚀，小儿脱肛泻血，秋深不较，惊痫瘛疭，多吐注，惊恐失精，瞻视不明，眵䁻，头重，洞泄，腰脊急僵，脊痛寒痉反折，主癫疾。"

《神灸经纶》云："赤白痢，长强、命门。"今名"《经纶》长强刺痢方"。

《玉龙歌》云："九般痔疾最伤人，必刺承山效若神。更有长强一穴是，呻吟大痛穴为真。"

《百症赋》云："刺长强于承山，善主肠风新下血。"

按语　长强为督脉、足少阴经交会穴，并为督脉络穴，以其循环无端为其长，健行不息谓之强。本穴具有调和阴阳，益元荣督之功。长强伍腰俞、命门、筋缩、至阳、大椎、风府、百会、人中，名曰"荣督九穴"，为治小儿脑瘫、中风偏枯之用方。又以其具升清降浊、理肠止泻、润肠通便、消肿止痛之功，而为痔疮、便血、便秘、泄泻、脱肛、腰脊痛、癫狂、痫证常用之穴。盖因足太阳经之经别别入走肛，故承山具舒筋通络、凉血止血、和肠疗痔之功，与长强相伍，方名"长强承山愈痔方"，为治诸痔之要方。本方伍"痔点挑刺方"则见效尤捷。痔点似丘疹样，稍突起于皮表，针帽大小，略带色素，多见为灰白、暗红、棕褐、浅红色不等，压之不褪色，有的点上长有一根毛。在腰骶部脊柱两侧寻找痔点，局部消毒，以三棱针一下，7天挑1次，5次为1个疗程。一般挑1~2次即收效。本穴伍百会、大肠俞，方名"百会长强举肛方"，再佐敷布、转输阳气之承山，共成升阳举陷之功，为治脱肛之要伍。

（2）腰俞

别名　髓空、背解、腰户、腰柱、髓俞、髓孔、腰干、腰空、髓府、背鲜。

释名　本穴为腰肾之精气所过之处，故名。

位置　在第二十一椎节下间。（《甲乙经》）

取穴　第4骶椎下，骶管裂孔中，俯卧取之。

主治　月经不调，腰脊强痛，痔疾，下肢痿痹。

操作 针刺宜向上斜刺 0.5 寸。艾条灸 5~10 分钟。《铜人》：针八分，留三呼，泻五吸，灸七壮至七七壮。

文献摘要 《甲乙经》云："腰俞，一名背解，一名髓空，一名腰户。在第二十一椎节下间，督脉气所发。刺入三分，留七呼，灸五壮。""腰以下至足，清不仁不可以坐起，尻不举，腰俞主之。""乳子下赤白，腰俞主之。"

《千金要方》云："腰俞、长强、膀胱俞、气冲、上髎、下髎、居髎主腰痛。"今名"《千金》腰俞三髎方"。

《针灸资生经》以本穴伍风府治足不仁。今名"《资生》腰俞足痹方"。

《针灸大成》云："腰髋腰脊痛，不得俯仰，温疟汗不出，足痹不仁，伤寒四肢热不已，妇人月水闭，溺赤。"

《针灸大全》云："腰背强不能俯仰"，取腰俞、申脉、膏肓、委中。今名"《大全》腰俞刺腰背强方"。

《窦太师针经》云："腰俞一穴，在背部第二十一椎骨下。针入五分，灸三壮。此证同命门穴并治之。"

《明堂灸经》云：腰俞，"又名背解、髓孔、腰柱、腰户。挺身腹地舒身，两手相重支额，纵四体，然后乃取之。灸七壮，四十九壮止。忌房事。主腰髋疼，腰脊强不得回转，温疟痎疟。"

《神灸经纶》云："腰背重痛，腰俞、大肠俞、膀胱俞、身柱、昆仑。灸腰痛不可俯仰，令人正立。"今名"《经纶》腰痛三俞方"。

《卫生宝鉴》"灸腰痛法"论云："腰俞一穴，在二十一椎节下间陷中。灸五壮，主腰疼不能久立，腰以下至足冷不仁，起坐难，腰脊痛不能立，急强不得俯，腰重如石，难举动也。"

按语 腰俞乃腰肾精气所过之处，具益元荣督、强筋健骨、通络活络之功,而为治疗腰椎痛及腰椎间盘突出症而致下肢痿痹之要穴。《千金方》有腰俞伍长强、膀胱俞、气冲、上髎、下髎、居髎治腰痛。验诸临床,佐三阴交、足三里,今方名"《千金》腰俞三髎方",为治腰髋、腰脊痛之良方,亦为股骨头缺血性坏死之用方。

(3) 腰阳关

别名 阳关、脊阳关、背阳关。

释名 穴居腰部,关乎全身强壮之力出入,故名。

位置 在十六椎节下间。(《甲乙经》)

取穴 第4腰椎棘突下凹陷中,俯卧取之。

主治 腰骶痛,下肢痿痹,月经不调,遗精,阳痿。

操作 向上斜刺0.5寸。艾条灸5~10分钟。《铜人》:针三分,灸三壮。

文献摘要 《针灸聚英》云:"膝外不可屈伸,风痹不仁,筋挛不行。"

《明堂灸经》云:灸腰阳关三壮,"主胫痹不仁"之证。

按语 腰阳关为督脉位居腰脊部之穴,具益元荣督、强筋健骨、舒经通络、缓急止痛之功,为治腰痛之要穴,适用于腰骶痛、下肢痿痹、妇女月经不调、男子遗精、阳痿等病。

(4) 命门

别名 精宫、属累、累属、竹杖。

释名 本穴位于两肾中间,肾藏精,为生命之根、先天之本。本穴有壮阳益肾之功,主治肾虚诸证,喻此穴为关乎生命之门,故名。

位置 在第十四椎节下间。(《甲乙经》)

取穴 第2腰椎棘突下凹陷中,俯卧取之。

主治 脊强,腰痛,带下,阳痿,遗精,泄泻。

操作 向上斜刺0.5寸。艾条灸5~15分钟。《铜人》:针五分，灸二壮。

文献摘要　《甲乙经》云："命门，一名属累。在十四椎节下间，督脉气所发。伏而取之，刺入五分，灸三壮。""头痛如破，身热如火，汗不出，瘛疭寒热汗不出，恶寒里急，腰腹相引痛，命门主之。"

《类经图翼》云："主治肾虚腰痛，赤白带下，男子精泄，耳鸣，手足冷痹挛疝，惊恐头眩，头痛如破，身热如火，骨蒸汗不出，痃疟瘛疭，里急腹痛。"

《针灸聚英》云："主头痛如破，身热如火，汗不出，寒热痃疟，腰腹相引痛，骨蒸五脏热，小儿发痫，张口摇头，身反折，角弓。"

《玉龙经》"虚弱夜起"篇歌云："老人虚弱小便多，夜起频频更若何。针助命门真妙穴，艾加肾俞疾能和。"今名"《玉龙》命门尿频方"。

《明堂灸经》云：命门"主头痛如破，身热如火，汗不出，瘛疭，里急，腰腹相引痛"之证。

《神灸经纶》云："肾泄，夜半后即寅卯之间泄者，命门、天枢、气海、关元。"今名"《经纶》命门肾泄方"。"阳痿，命门、肾俞、气海、然谷、阳谷。""痔漏，命门、肾俞、长强、三阴交、承山、阳谷、太白。"今名"《经纶》命门痔漏方"。"胎屡堕，命门、肾俞、中极、交信、然谷。"今名"《经纶》保胎方"。

《类经图翼》灸治"阳不起：命门、肾俞、气海、然谷。"今名"《图翼》命门阳痿方"。"不孕：命门、肾俞、气海、中极、关元、胞门、子户（位于脐下三寸，关元穴旁开二寸处，左胞门、右子户）、阴廉、然谷、照海；灸神阙穴，先以净干盐填脐中，灸七壮，后去盐，换川椒二十一粒，上以姜片盖定，又灸十四壮，灸毕即用膏贴之，艾炷须如指大，长五文分许。"今名"《图翼》命门助孕方"。"胎屡堕：命门、肾俞、中极、交信、然谷。"今名"《图翼》命门保胎方"。

《罗遗编》云："不孕，命门、肾俞、气海、中极、阴廉、然谷、关元（灸七壮至百壮，或三百壮）、胞门、子户、照海。"今名"《罗遗》命门助孕方"。

《窦太师针经》云："命门一穴，一名精宫。在背部第十四椎骨尖下间，伏而取之。督脉气发。针三分，灸二七壮。治肾虚腰痛，补；小便多，灸二七壮；小便不通，泻；男子遗精，女人赤白带下，看证补泻。"

按语 命门以其具壮阳益肾之功，而为治肾虚之要穴。伍太溪，方名"命门太溪益元方"，补肾元之功益彰，为治肾泄、阳痿遗精、带下、腰腿痛之良方。验诸临床，阴虚者，佐以肾俞、温溜，以益肾阳、清虚热；阳虚者，佐以肾俞、气海加灸，以壮元阳、培补命门之火。《玉龙经》有命门加灸肾俞治老人尿频之伍。盖因命门乃五脏六腑之本，十二经络之根，呼吸之原，三焦所系，具培补肾元之功，脉气聚于督脉于两肾之间以补命火为主；肾俞以滋补肾阳为要。二穴相伍，则固大元、缩小便之功倍增。佐肾经合穴阳谷，以通达肾经气机；佐膀胱经之三焦俞及其下合穴委阳，以化气通脉、透理三焦；佐任脉经之气海，以温补下焦。诸穴相伍，方名"命门肾俞固泉方"，为肾气不足之遗尿、尿崩症之良方。

《神灸经纶》以命门、天枢、气海、关元治肾泄。验诸临床，佐脾肾之募俞脾俞、肾俞、章门、京门，共奏温补肾阳、调补脾胃之功，方名"命门脾胃募俞方"，为治慢性泄泻之良方。《神灸经纶》尝有"阳痿，命门、肾俞、气海、然谷、阳谷"之论。验诸临床，佐太溪、太冲、肝俞，方名"命门双俞太谷方"，以其养肝肾、调冲任、疏肝理气之功，而适用于妇女更年期综合征。亦有"胎屡堕，命门、肾俞、中极、交信、然谷"之载。验诸临床,佐百会诸穴加灸,方名"命门百会固胎方",以其培肾元、调冲任、益气摄血养胎之功,而为滑胎之良方。

(5) 悬枢

别名 悬柱。

释名 悬,悬挂;枢,枢纽。穴在腰部,仰俯时局部悬起,为腰部活动的枢纽,故名悬枢。

位置 在第十三椎节下间。(《甲乙经》)

取穴 第1腰椎棘突下凹陷中,俯卧取之。

主治 脾胃虚弱,泄泻,腰脊强痛。

操作 向上斜刺0.5~1寸。艾条灸3~5分钟。《铜人》:针三分,灸三壮。

文献摘要 《甲乙经》云:"悬枢,在第十三椎节下间,督脉气所发。伏而取之,刺入三分,灸三壮。"

《针灸聚英》云:"主腰脊强不得屈伸,积气上下行,水谷不化,下痢,腹中留积。"

《明堂灸经》云:灸悬枢三壮,"主腰脊不得屈伸,强腹中上下积气,水谷不化,下痢。"

按语 悬枢以其穴居督脉经,为腰部活动之枢纽,而具舒筋健腰之功,为腰脊强痛之要穴。伍筋会阳陵泉,骨会大杼,髓会绝骨,足太阳膀胱经之委中、昆仑,方名"悬枢强脊壮腰方",为治腰椎病之用方。

(6) 脊中

别名 神宗、脊俞、脊柱。

释名 《会元针灸学》以"脊中者,脊背椎","共计二十节,其穴居第十一椎下,脊之正中,故名脊中。"

位置 在第十一椎节下间。(《甲乙经》)

取穴 第11胸椎棘突下凹陷中,俯卧取之。

主治 黄疸，腹泻，癫痫，痔疮便血，小儿脱肛。

操作 向上斜刺0.5~1寸。《铜人》：针五分，禁灸。

文献摘要 《甲乙经》云："脊中，在第十一椎节下间，督脉气所发。俯而取之，刺入五分，不可灸，灸则令人痿。"又云："腹满不能食，刺脊中。""腰脊强，不得俯仰，刺脊中。""黄疸，刺脊中。"

《千金方》云："五痔便血，灸脊中百壮。"

《针灸聚英》云："主风痫癫邪，黄疸腹满，不嗜食，五痔，便血，温病，积聚，下利，小儿脱肛。"又云："《素问》刺中髓，为伛，行针宜慎之。"

《针灸大全》治"虚损湿滞，腰痛行动无力，"及治"闪挫腰痛，起止艰难"，取脊中、足临泣、腰俞、肾俞、委中。今名"《大全》脊中闪腰刺方"。

《窦太师针经》云："脊中一穴，在背部第十一椎骨下，伏而取之。督脉气所发。禁针，灸二七壮。治一切翻胃，呕吐红血，脊痛，看证补泻。"

《明堂灸经》云：脊中，"又名神宗……不灸。"

《神灸经纶》云："腰挫闪痛，起止艰难，脊中、肾俞、命门、中膂内俞、腰俞。"今名"《经纶》脊中闪腰刺方"。

《世医得效方》云："久冷五痔便血，灸脊中百壮。"

按语 脊中具荣督益元、强筋健骨之功，伍肾俞益肾壮腰以除腰部寒湿，佐委中以通达阳气，加之腰阳关，诸穴合用，方名"脊中壮腰健肾方"，为脊椎退行性病变之效方。《针灸大全》《神灸经纶》均有腰挫闪痛之用方，今以脊中伍支沟、人中、阳陵泉，名"脊中支沟闪腰方"，亦为腰挫闪痛之良方。脊中合大椎、曲池、足三里、四太（太渊、太白、太溪、太冲）、阳陵泉、阴陵泉、绝骨、大杼，方名"脊中二陵四太方"，为治颈肩腰痛之用方，亦为治疗强直性脊柱炎之良方。

脊中又以其补中益气、固脱止泻之功，为治疗脱肛、胃下垂、子宫脱垂、腹泄、痔疮之用穴；又以其强腰密髓、益脑醒神之功，《针灸聚英》而用于"风痫癫邪"。历代文献或云禁针，或云不灸，当随证处之。

(7) 中枢

释名 中，中间；枢，枢纽。穴在第十椎下，相当于脊柱中部之枢纽，故名。

位置 十椎下。(《素问·气府论》王冰注)

取穴 第10胸椎棘突下凹陷中，俯卧取之。

主治 主治腹满，不能食，胃脘痛，发热，弱视，腰痛，脊强，俯仰不利。

操作 向上斜刺0.5~1寸。

文献摘要 《勉学堂针灸集成》云："在十椎节下间，伏而取之。禁灸，灸之令人偻。主治风痫癫邪，腹满不食，五痔，积聚下痢，小儿下痢赤白，秋末脱肛，每厕则肛痛不可忍者，灸之亦无妨。"

按语： 中枢乃督脉经之腧穴，以其位于人体中部，为脊柱之枢纽，故有强筋健腰、补中益气之功。多作辅穴，而用于肾虚之腰脊强痛，或脾胃虚弱之胃肠病。

(8) 筋缩

别名 缩筋。

释名 《脉经》云："脉弗营则筋缩急。"以其主治筋脉挛急不舒、疼痛的病证，故名。

位置 在第九椎节下间。(《甲乙经》)

取穴 第9胸椎棘突下凹陷中，俯卧取之。

主治 癫痫，脊强，胃痛。

操作 向上斜刺0.5~1寸。艾条灸3~5分钟。《铜人》：针五分，灸三壮。

文献摘要　《甲乙经》云："筋缩，在第九椎节下间，督脉气所发。俯而取之，刺入五分，灸三壮。""狂走癫疾，脊急强，目转上插，筋俞主之。""小儿惊痫加瘛疭，脊急强，目转上插，缩筋主之。"

《针灸聚英》云："主癫疾狂走，脊急强，目转反戴，上视目瞪，痫病多言，心痛。"

《明堂灸经》云：灸筋缩三壮，"主惊痫，疝，癫疾，脊急强，目转上垂。"

《磐石金直刺秘传》云："风湿相搏，脊膂连腰强痛，痛则灸筋缩，麻木补肩井。"

按语　筋缩乃督脉经之穴，又为肝胆之气应于背部之处，具强筋健骨、舒经通络、柔肝利胆、健脾和胃、醒神定痫之功，可治颈肩腰腿痛、癫痫、胁痛、胃脘痛之证。《玉龙经》有筋缩伍肩井之伍，今名"《玉龙》筋缩肩井通痹方"。方中以筋缩强筋通脉之功，以足少阳、阳维之会穴肩井调达气机、维系诸阳脉之效，以治"风湿相搏，脊膂连腰强痛"之证。验诸临床，辅以阳陵泉、阴陵泉、悬钟、委中、太溪、昆仑，方名"筋缩二陵通痹方"，为因虚损或风湿所致颈肩腰腿痛之常用方。

（9）至阳

释名　人身背为阳，横膈以下为阳中之阴，横膈以上为阳中之阳。本穴与膈俞相平，内应横膈，督脉为阳，自下而上，行至此穴位即达阳中之阳，故名。

位置　在第七椎节下间。（《甲乙经》）

取穴　第7胸椎棘突下凹陷中，俯卧取之，约与肩胛骨下角相平。

主治　咳嗽，气喘，黄疸，胸背痛，脊强。

操作　针刺宜向上斜刺 0.5 ~ 1 寸。艾条灸 3 ~ 5 分钟。

《铜人》：针五分，灸三壮。

文献摘要　《甲乙经》云："至阳，在第七椎节下间，督脉气所发。俯而取之，刺入五分，灸三壮。""寒热懈烂，淫泺，胫酸四肢重痛，少气难言，至阳主之。"

《针灸聚英》云："主腰脊痛，胃中寒气，不能食，胸胁支满，身羸瘦，背中气上下行，腹中鸣，寒热解㑊，淫泺，胫酸，四肢重痛，少气难言，卒疰忤作，攻心胸。"

《针灸大全》治"黄疸，四肢俱肿，汗出染衣"，针至阳、公孙、百劳、腕骨、中脘、三里。

《窦太师针经》云："至阳一穴，在背部第七椎骨尖下间，伏而取之。督脉气所发，针入三分，灸二七壮。治浑身发黄，黄汗，多泻少补；脊背强痛，难伸屈，泻之。"

《明堂灸经》云：灸至阳三壮，"主口舌懈烂，淫泺，胫酸，四肢重痛，怒气难言。"

按语　督脉为阳脉之海，至阳为督脉之阳气至下而上汇于此，具益元荣督、宣达胸阳、治痿通痹、宣闭止痛之功，为治小儿脑瘫、中风偏枯之要穴，故为"荣督九穴"之一。又以其益心通阳、利胆达枢之功，而为急性肝炎、胆囊炎之要穴。《针灸大全》以至阳伍百劳、腕骨、中脘、足三里，今名"《大全》至阳黄疸刺方"，以治"黄疸，四肢俱肿，汗出染衣"之证。验诸临床，辅以滋肾柔阴、清退虚热之肩井、涌泉，方名"至阳涌泉退黄方"，为急性胆囊炎、急性肝炎之良方。

（10）灵台

释名　本穴为心灵居处，内应于心，长于清热解毒、疗疔疮，故得名。

位置　在第六椎节下间。（《甲乙经》）

取穴　第6胸椎棘突下凹陷中，俯伏取之。

主治 咳嗽，气喘，背痛项强，疗疮。

操作 不宜针刺。艾条灸 3～5 分钟。

文献摘要 《类经图翼》云："以灸气喘不得卧，及风冷久嗽。"

《明堂灸经》云："主热病，脾热温疟，汗不出。"

（11）神道

别名 脏俞、冲道。

释名 本穴与心俞相平，心藏神，此处为心神诸阳之气通行之道，故名。

位置 在第五椎节下间。（《甲乙经》）

取穴 第 5 胸椎棘突下凹陷中，俯伏取之。

主治 健忘，惊悸，脊背强痛，咳嗽。

操作 不宜针刺。艾条灸 3～5 分钟。《铜人》：灸七七壮，止百壮。

文献摘要 《甲乙经》云："神道，在第五椎节下间，督脉气所发。俯而取之，刺入五分，留五呼，灸三壮。"又云："身热头痛，进退往来，神道主之。"

《针灸聚英》云："主伤寒发热，头痛，进退往来，痎疟，恍惚，悲愁健忘，惊悸，失欠，牙车蹉，张口不合，小儿风痫。"

《明堂灸经》云：灸神道三壮，"主腰脊急强，寒疟，恍惚悲愁，健忘惊悸，主寒热头疼，进退往来，热喘目痛，视物无明。"

《神灸经纶》云："背上冷痛，神道。"

《普济方》云："治虚劳喘嗽，灸脊骨从上第五椎下间，神道穴百壮。"

按语 神道居督脉位于两心俞夹脊之处，为心神诸阳之气通行之道，具宁心定志之功，而主治健忘、惊悸等疾。《明堂灸经》谓灸神道"主腰脊急强"，《神灸经纶》云"背上冷痛"取神道，《普济方》"治虚劳喘嗽"灸神道百壮，皆取其荣督强脊、益肾纳气之功。

（12）身柱

别名　尘气、和利气、智利毛、知利介。

释名　柱，即支柱，本穴位脊柱之上，与两肩相平，为人身肩胛部负重的支柱，故名。

位置　在第三椎节下间。（《甲乙经》）

取穴　第3胸椎棘突下凹陷中，俯伏取之。

主治　咳嗽，气喘，癫痫，腰脊强痛。

操作　针刺宜向上斜刺0.3~0.5寸。艾条灸3~5分钟。《铜人》：针五分，灸七壮止百壮。

文献摘要　《素问·刺热》云："热病气穴：三椎下间主胸中热；四椎下间主膈中热；五椎下间主肝热；六椎下间主脾热；七椎下间主肾热。荣在骶也"。热邪在上，而有七椎之刺，然自当补阴于下，故曰"荣在骶也"，而有长强之治。今名"《素问》热病督脉刺方"。

《甲乙经》云："身柱，在第三椎节下间，督脉气所发。俯而取之，刺入五分，留五呼，灸三壮。""身热狂走，谵语见鬼，瘛疭，身柱主之。""癫疾，怒欲杀人，身柱主之。"

《医宗金鉴》云："主治风痫发狂，咳嗽痰喘，腰背疼痛。"

《针灸聚英》云："主腰脊痛，癫病狂走，瘛疭，怒欲杀人，身热妄言见鬼，小儿惊痫。"

《窦太师针经》云："身柱一穴，在背第三椎骨尖下间。督脉气发。针入三分，灸七壮。治一切咳嗽等证，先补后泻；哮喘，腰脊强痛，先补后泻。"

《玉龙经》"咳嗽腰痛"篇歌云："忽然咳嗽腰脊痛，身柱由来穴更真。至阳亦医黄疸病，先泻后补妙通神。"

《神灸经纶》云："五痉脊强，身柱、大椎、陶道。"（五痉，儿科病证名，指由风、寒、暑、湿、燥所引起的痉证。）

《明堂灸经》云：灸身柱五壮，"主癫疾，瘛疭，怒欲杀人，身热狂走，谵言见鬼，恍惚不乐，首热口干，烦渴喘息，头痛而汗不出。"

按语　身柱位于督脉与两肩相平之处，为人身肩胛部负重之支柱，故为疗"腰脊痛"之要穴。又因督脉为病脊强反折，故又可疗惊痫之候。《玉龙经》有身柱伍至阳，治咳嗽腰痛、黄疸，今名"《玉龙》身柱至阳方"。《神灸经纶》以身柱伍大椎、陶道，以治"五痉脊强"，今名"《经纶》身柱荣脊方"。验诸临床，佐中渚、支沟、阳陵泉、风门，方名"身柱瘛疭方"，为治痫证、小儿惊厥、小儿舞蹈病之用方。

（13）陶道

释名　丘形上有两丘相重累曰陶，本穴位于第1、2胸椎之间，第1胸椎较第2胸椎更为高起，犹丘上更有一丘，为督脉之气通行之道，故名。《会元针灸学》云："陶道者，其椎骨较下而高起如陶立。"

位置　在大椎节下间。（《甲乙经》）

取穴　第1胸椎棘突下凹陷中，俯伏取之。

主治　脊强，头痛，疟疾，热病。

操作　针刺宜向上斜刺0.5寸。艾条灸3~5分钟。《铜人》：灸五壮，针五分。

文献摘要　《甲乙经》云："陶道，在大椎节下间，督脉、足太阳之会。俯而取之，刺入五分，留五呼，灸五壮。"又云："不出，陶道主之。"

《类经图翼》云："主治痎疟，寒热洒淅，脊强烦满，汗不出，头重目瞑，恍惚不乐。"

《神应经》云："黄帝灸法，疗中风"，"灸第二椎并五椎上各七七壮，同灸，炷如枣核大。"即陶道、神道二穴。

《明堂灸经》云：灸陶道五壮，"主头重目眩，洒淅寒热，脊强难以顾，汗不出，项如拔，不可左右顾，目不明如脱。"

按语　本穴为督脉、足太阳经交会穴，具宣阳和阴、补虚益损、解表退热、清肺止咳、宁心定志之功。《类经图翼》用治痃疟，眩晕，瘰疬等证；《神应经》传"黄帝灸法"灸陶道、神道七七壮，以疗中风，今名"《神应》陶道中风灸方"。"陶道癫狂刺方"，为治精神分裂症、反应性精神病之用方。主以督脉经之陶道、身柱、大椎、人中，伍以足阳明胃经之足三里和足太阴脾经之三阴交，或内关透外关，或间使透支沟，交替用之。

（14）大椎

别名　百劳。

释名　脊椎骨中以第 7 颈椎棘突隆起最高，穴当其处，故名大椎。

位置　在第一椎陷者中。（《甲乙经》）

取穴　第 7 颈椎与第 1 胸椎棘突之间，俯伏取之，约与肩相平。

主治　热病，疟疾，感冒，骨蒸潮热，咳嗽，气喘，项强，脊背强急，癫痫。

操作　向上斜刺 0.5～1 寸。艾条灸 5～15 分钟。《铜人》：针五分，留三呼，泻五呼，灸以年为壮。

文献摘要　《素问·骨空论》云："灸寒热之法，先灸项大椎，以年为壮数；次灸橛骨（长强），以年为壮数。视背俞陷者灸之，举臂肩上陷者（肩髃）灸之，两季胁之间（京门）灸之，外踝上绝骨之端灸之，足小指次指间（侠溪）灸之，腨下陷脉（承山）灸之，外踝后（昆仑）灸之，缺盆骨上切之坚痛如筋者灸之，膺中陷骨间（天突）灸之，掌束骨下（大陵）灸之，脐下关元三寸灸之，毛际动脉（气冲）灸之，膝下三寸分间（足三里）灸之，足阳明跗上动脉（冲阳）灸之，巅上一（百会）灸之。"今名曰"《素问》寒热病二十九穴灸方"。

《伤寒论》云："太阳与少阳并病，头项强痛，或眩冒，时如结胸，心下痞硬者，当刺大椎第一间、肺俞、肝俞，慎不可发汗"。《伤寒论》云："太阳、少阳并病，心下硬，颈项强而眩者，当刺大椎、肺俞、肝俞，慎勿下之。"今名"《伤寒》项强眩冒刺方"。

《甲乙经》云："大椎，在第一椎陷者中。三阳、督脉之会。刺入五分，灸九壮。"又云："伤寒热盛，烦呕，大椎主之。""痓脊强互引，恶风时振栗，喉痹，大气满喘，胸中郁郁气热，颈项强，寒热，偃仆不能久立，烦满里急，身不安席，大椎主之。"

《针灸聚英》云："主肺胀胁满，呕吐上气，五劳七伤，乏力，温疟痎疟，气注背膊拘急，颈项强不得回顾，风劳食气，骨热，前板齿燥。"

《明堂灸经》云：灸大椎，"一壮，至四十九壮止。主五劳七伤，温疟，痎疟，痓背髀闷，项强不得回顾，伤寒热盛，烦呕，主风劳食气。"

《神灸经纶》云："气短，大椎、肺俞、肝俞、内关、足三里、太冲、尺泽、天突、肩井、气海。"今名"《经纶》气短大椎补方"。"疟疾，大椎、三椎（身柱）、谚谑、章门、环跳、承山、飞扬、昆仑、公孙、合谷。"今名"《经纶》大椎刺疟方"。

《圣济总录》云：治寒热，"先灸项大椎，以年为壮；次灸肩髃，章门，阳辅，侠溪，承筋，昆仑；缺盆骨上切之坚痛如筋者，天突、阳池、关元、气街、三里、冲阳、百会穴。"

《世医得效方》云："短气不语，灸大椎，随年壮。又灸肺俞百壮，脐孔中二七壮。乏气，灸第五椎下（即神道），随年壮。"

《普济方》云："治小儿疟疾，灸大椎、百会，随年壮。"

《类经图翼》灸治"虚痨""虚损痊夏羸瘦"，取"大椎、肺俞、膈俞、胃俞、三焦俞、肾俞、中脘、天枢、气海、足三里、三阴交、长强、崔氏四花四穴。"灸治血证"吐血：百劳（即大椎）、肺俞、心俞、膈俞、肝俞、脾俞、肾俞、脊骨（即脊中）、中脘、天枢、太渊、通里、间使、大陵、外关、足三里。"

《丹溪心法》云："衄血，宜灸大椎、哑门即止。"

《窦太师针经》云："百劳一穴，一名大椎。在背部第一椎骨尖上陷中是穴。足三阳、督脉之会。针一分，灸二七壮。治一切虚劳发热，盗汗，先补后泻；一切脾寒等证，灸之立效；治脊膂强痛，泻；一切诸虚，潮热，百损，看证补泻。《素注》云：人有项骨三椎，脊骨二十一椎。通该二十四椎，以按二十四气。然则除项骨三椎外，第四节所谓一椎即百劳，以至尾骶二十一椎。"

按语 大椎乃督脉之经穴，为手、足三阳经交会穴，故称诸阳之会，又为"荣督九穴"之一，为中风偏枯、小儿脑瘫之常用穴；又以其疏风通络之功，为治疗感冒、咳嗽、项背强痛、眩晕、疟疾、癫痫、五劳七伤、骨蒸劳热之常用穴。大椎以宣阳肃肺之功，伍手厥阴心包经之络穴内关，功于疏利三焦、宽胸理气，二穴相伍，方名"大椎青龙化饮方"，具温阳化饮、宣肺平喘之效，为治痰饮诸证之要伍。

若温热病，邪在气分，出现发热，汗出，烦躁，口渴，多饮，溺赤，舌红，脉洪大，则予以大椎清泄热邪；伍合谷、曲池解肌消热，以退阳明经热邪；佐内关清泄三焦之热邪，且通于阴维，行于股里；配足三里以和中化湿。诸穴相伍，今名"大椎白虎清热方"。四兽配四方，西方配白虎，应秋。用此方若秋金行令，则夏火炎退，暑热即止，喻虎啸风冷，神于解热，故名。

本穴解热截疟之功显著，故大椎伍同经之腰俞、手厥阴经络穴间使，方名"大椎间使截疟方"，以治疟疾；配身柱、肩井、命门，方名"大椎荣督活络方"，可疗强直性脊柱炎；伍后溪、阴郄、关元等穴，方名"大椎后溪盗汗方"，以疗潮热盗汗。

（15）哑门

别名 喑门、舌根、横舌、舌横、厌舌、舌厌。

释名 《素问·气穴论》作喑门，以其主治音哑，故名。

位置 在后发际宛宛中。（《甲乙经》）

取穴 在项后正中，风府下 0.5 寸，入后发际的凹陷中取之。

主治 癫狂，痫证，暴喑，中风，舌强不语。

操作 直刺或向下斜刺 0.5~1 寸，不可向上斜刺或深刺。《铜人》：针三分，禁灸，灸之令人哑。

文献摘要 《甲乙经》云："喑门，一名舌横，一名舌厌。在后发际宛宛中，入系舌本，督脉、阳维之会。仰头取之，刺入四分，不可灸，灸之令人喑。"又云："项强，刺喑门。""舌缓，喑不能言。"

《外台秘要》云："寒热，痉，脊强反折，瘛疭，癫疾，头重。"

《针灸资生经》以本穴伍通天、跗阳治头痛。

《针灸聚英》云："主舌急不语，重舌，诸阳热气盛，衄血不止，寒热风哑，脊强反折，瘛疭癫疾，头痛风汗不出。"

《玉龙经》"喑哑"篇歌云："哑门一穴两筋间，专治失音言语难。此穴莫深惟是浅，刺深反使病难安。"

《窦太师针经》云："哑门一穴，一名喑门，一名舌横，一名舌厌。在头后项中央，入发际五分，两筋间陷中。督脉、阳维之会。针三分，不可深，深则令人哑，亦不可灸。治证同风府穴。失音舌强，项强，一切头风等证，看证补泻。"

《明堂灸经》云："哑门，不可灸。"

《磐石金直刺秘传》云："中风失音，舌缩：泻哑门穴。舌缓不语：泻风府穴；如不应，泻合谷、液门穴。"

《回阳九针歌》云："哑门劳宫三阴交，涌泉太溪中脘接。环跳三里合谷并，此是回阳九针穴。"今名"回阳九针刺方"，以其回阳救逆之功，可治急性发作之卒然昏倒，不省人事，肢冷脉伏，阳虚欲脱之证。

按语 哑门为督脉、阳维脉交会穴，又为回阳九针穴之一。《甲乙经》以治"舌缓，喑不能言"，《针灸聚英》用治"舌急不语"，均以其具通阳荣督、疏经活络、醒脑开窍、利于发音之功而治上述诸证。哑门伍涌泉，以哑门清上、涌泉清降，二穴相伍，以清降和法，为治中风不语、癔病性失语之穴对。此伍加手少阳之中渚、足少阳之侠溪，以疏调三焦、和解少阳，则通上达下之功益彰。本穴对另伍中渚、侠溪、关冲、合谷，泄热启闭，开窍解郁，立方"哑门涌泉复音方"，为治一切失语的基本方。

（16）风府

别名 舌本、曹溪、鬼枕。

释名 风，风邪；府，处所。本穴为疗风邪病之要穴，又是易受风邪侵袭的部位，故名风府。

位置 在项上，入发际一寸，大筋内宛宛中。（《甲乙经》）

取穴　在枕后正中，枕骨下缘，两侧斜方肌之间的凹陷中取之。

主治　头痛项强，头旋目眩，耳鸣，鼻衄，咽喉肿痛，中风不语，癫狂，颈酸，半身不遂。本穴为治头面部和五官病证的重要穴位。

操作　直刺或向下斜刺0.5～1寸，不可深刺。《铜人》：针三分，禁灸。《神应经》：针四分，禁灸，灸之令人哑。

文献摘要　《灵枢·岁露》云："邪客于风府，病循膂而下，卫气一日一夜，常大会于风府……此其先客于脊背也，故每至于风府则腠理开，腠理开则邪气入，邪气入则病作"。故邪之中人首先犯项背之足太阳及督脉，可取之风府。

《灵枢·海论》云："脑为髓之海，其腧上在于其盖（即百会穴），下在风府。"又云："髓海不足，则脑转耳鸣，胫酸眩冒，目无所视，懈怠安卧。"

《甲乙经》云："风府，一名舌本。在项上，入发际一寸，大筋内宛宛中，疾言其肉立起，言休其肉立下。督脉、阳维之会。禁不可灸，灸之令人喑。刺入四分，留三呼。""足不仁，刺风府。""头痛项急，不得倾倒，目眩，鼻不得喘息，舌急难言，刺风府主之。""狂易多言不休，及狂走欲自杀，及目妄见，刺风府。""暴喑不能言，喉嗌痛，刺风府。"

《针灸聚英》云："主中风，舌缓不语，振寒汗出身重，恶寒头痛，项急不得回顾，偏风半身不遂，鼻衄，咽喉肿痛，伤寒狂走欲自杀，目妄视，头中百病，马黄黄疸。"

《针灸大全》治"颈项红肿不消，名曰项疽"，取风府、肩井、外关、承浆。今名"《大全》风府项疽方"。

《窦太师针经》云："风府一穴，一名舌本。在项后入发际一寸，两筋间宛宛中。督脉、阳维之会。刺入三分，禁灸，亦不可深，深则令人失音不语。中风不言，补泻；头项强痛，头重如石，看证补泻。"

《明堂灸经》云：风府"不可灸"。

按语 风府为督脉、阳维脉交会穴，《灵枢·海论》云："脑为髓之海，其腧上在于其盖，下在风府。"又云："髓海不足，则脑转耳鸣，胫酸眩冒，目无所视，懈怠安卧。"故风府可用于髓海不足之眩晕、健忘等证，又可用于痰蔽清窍之癫、狂、痫、郁、中风不语等病。《灵枢·本输》称风府又名舌本，故本穴与哑门同为治哑之要穴。风府以其荣督通阳之功，而为治风之要穴，故《行针指要歌》有"针风，先向风府百会中"之验。脑瘫多有下肢痿躄之证，故《肘后歌》有"腿脚有疾风府求"之治。《灵枢》《窦太师针经》《明堂灸经》均谓风府禁灸，当看证行补泻之法。

（17）脑户

别名 匝风、会额、合颅、西风、仰风、会颅、合颅。

释名 本穴循督脉，过发际为入脑部之门户，故名。

位置 在枕骨上，强间后一寸五分。（《甲乙经》）

取穴 头部正中线上，在风府上1.5寸，当枕骨粗隆上缘取之。

主治 癫痫，失语，头晕，头项强痛。

操作 《铜人》：禁灸，灸之令人哑。《素注》：针四分。

文献摘要 《甲乙经》云："脑户，一名匝风，一名会额。在枕骨上，强间后一寸五分。督脉、足太阳之会，此别脑之会，不可灸，令人喑。""痓目不眴，刺脑户。""寒热，刺脑户。""头重顶痛，目不明，风到脑中寒，重衣不热，汗出头中恶风，刺脑户主之。""癫疾，骨酸眩狂，瘛疭口噤羊鸣，刺脑户。""喑不能言，刺脑户。""头重顶痛，目不明，风到脑中寒，重衣不热，汗出，头中恶风，刺脑户主之。""癫疾，骨酸眩狂，瘛疭口噤，羊鸣，刺脑户。""不能言，刺脑户。"

《针灸聚英》云：　"主面赤目黄，面痛，头重肿痛，瘿瘤。"

《明堂灸经》云：脑户，"又名仰风、会颅，不灸。"

《普济方》云："治头重风劳，穴脑户，灸五壮。"又云："治癫狂恍惚，灸脑户。"

按语　脑户为督脉、足太阳经交会穴，以其具荣督通阳、缓急解痉之功，为治癫痫、失语、眩晕、头项强痛之用穴。

（18）强间

别名　大羽。

释名　间者，处也。督脉气所发之处，主治"脊强而厥"之证，故名。

位置　在后顶后一寸五分。（《甲乙经》）

取穴　头部正中线上，在脑户上 1.5 寸，当风府与百会中点取之。

主治　癫狂，头痛，目眩，项强。

操作　针刺宜向后沿皮刺 0.2～0.3 寸。艾条灸 3～5 分钟。《铜人》：针二分，灸七壮。

文献摘要　《甲乙经》云："强间，一名大羽。在后顶后一寸五分，督脉气所发。刺入三分，灸五壮。""癫疾狂走，瘛疭摇头，口喝，戾颈，强间主之。"

《针灸聚英》："主头痛目眩脑旋，烦心呕吐涎沫，项强，狂走不卧。"

《窦太师针经》云："强间一穴，又名大羽。在后顶后去发际一寸五分，督脉气所发。针入一分，灸七壮。治项颈强痛，偏正头风，目中冷泪。"

《明堂灸经》云："灸七壮。主头如针刺，不可以动，项如拔，癫疾，呕，痫发瘛疭，狂走，不得卧，心烦，吐涎沫，发无时。"

(19) 后顶

别名 交冲。

释名 本穴位于巅顶百会之后，与前顶相对而言，故名。又因冲脉之气经气冲部与足少阴经交会，诸经之气通于督脉汇于后顶，故又名交冲。

位置 在百会后一寸五分，枕骨上。(《甲乙经》)

取穴 头部正中线上，在强间上1.5寸取之。

主治 癫狂，痫证，头痛，眩晕。

操作 针刺宜向后沿皮刺0.2~0.3寸。艾条灸3~5分钟。《铜人》：灸五壮，针二分。

文献摘要 《甲乙经》云："后顶，一名交冲。在百会后一寸五分，枕骨上，督脉气所发。刺入四分，灸五壮。""风眩目眩，颅上痛，后顶主之。""癫疾瘛疭狂走，颈项痛，后顶主之。后顶，顶后一寸五分。"

《外台秘要》云："主风眩目眩，颅上痛，目茫茫不明，恶风寒，偏头痛，癫疾，瘛疭，狂走，项直强痛。"

《针灸聚英》云："主头项强急，恶风寒风眩，目䀮䀮，额颅上痛，历节汗出，狂走癫疾不卧，痫发瘛疭，头偏痛。"

《窦太师针经》云："后顶一穴，又名交冲。在头百会穴后一寸半，枕骨上。督脉所发。针入一分，灸七壮。治真头痛，肾厥头风痛"；"头后顶心痛，泻。此穴通涌泉穴"。

《明堂灸经》云：后顶，"又名交冲。灸五壮。主风，目视䀮䀮，额颅上痛，顶恶风寒，诸阳之热，癫疾，呕逆。"

《普济方》云："治头风，灸后顶穴，灸五壮。兼治癫疾，并摇头口㖞者，风瘙身体，瘾疹，灸曲池二穴，各灸三壮。"

按语 后顶与前顶位于百会前后，为督脉之气集聚之处，故有荣督益髓养脑、缓急解痉之功，为治眩晕、癫狂、瘛疭、头项强痛之要穴。《普济方》以后顶伍曲池治头风、癫疾、风疹、瘾疹等病。

（20）百会

别名　三阳五会、巅上、天满、泥丸宫、维会、天山、岭上。

释名　本穴在巅顶，为手足三阳、督脉之会。故头为诸阳之会，穴居最高之位，周围各穴罗布有序，若百脉仰首朝会，故名百会。

位置　在前顶后一寸五分，顶中央旋毛中，陷可容指。（《甲乙经》）

取穴　距后发际上 7 寸，当两耳郭尖连线中点取之。

主治　癫狂，中风，头痛，头晕，耳鸣，目眩，鼻塞，脱肛，阴挺。

操作　针刺宜向后沿皮刺 0.3 寸。艾条灸 5~7 分钟。《铜人》：针二分，灸七壮，止七七壮。

文献摘要　《灵枢·卫气》云："头气有街……故气在头者，止之于脑。""止于脑"，当穴在百会。《灵枢·海论》云："脑为髓之海，其腧上在于其盖，下在风府。"马莳注云：其盖为百会穴。

《伤寒论》云："少阴病，下利，脉微涩，呕而汗出，必数更衣，反少者，当温其上，灸之。"此乃少阴阳虚血少下利之证治，即灸百会穴可愈。今名"《伤寒》少阴下利百会灸"。

《甲乙经》云："百会，一名三阳五会。在前顶后一寸五分，顶中央旋毛中，陷可容指。督脉，足太阳之会。刺入三分，灸三壮。""顶上痛，风头重目如脱，不可左右顾，百会主之。""耳鸣，百会及颔厌、颅息、天窗、大陵、偏历、前谷、后溪皆主之。"

《铜人》云："治小儿脱肛。"

《针灸资生经》云："百会、神道、天井、液门，治惊悸"。今名"《资生》百会定悸方"。"百会、强间、承光，治烦心；百会、脑空、天柱，治头风"。今名"《资生》百会头风方"。

《针灸聚英》云："主头风中风，言语謇涩，口噤不开，偏风，半身不遂，心烦闷，惊悸健忘，忘前失后，心神恍惚，无心力，瘈疭，脱肛，风痫，青风，心风，角弓反张，羊鸣，多哭，语言不择，发时即死，吐沫，汗出而呕，饮酒面赤，脑重鼻塞，头痛目眩，食无味，百病皆治。虢太子尸厥，扁鹊取三阳五会，有间，太子苏。"

《神应经》传"凡人中风，半身不遂"之灸法："一百会，二耳前发际，三肩井，四风市，五三里，六绝骨，七曲池"，"宜与七处各灸三壮"。并称"上七穴神效极多，依法灸之，万无一失也。"今名"《神应》百会中风七刺方"。治"思虑过多，无心力，忘前失后，灸百会。"治"癫疾"，取"百会、上星、风池、曲池、尺泽、阳溪、腕骨、解溪、申脉、昆仑、商丘、然谷、通谷、承山针后灸百壮"。今名"《神应》百会癫疾方"。"喜哭，百会、水沟"。"瘈惊，百会、解溪"。治"头痛"，取百会，伍上星、风府、攒竹、丝竹空、小海、阳溪、大陵、后溪、合谷、腕骨、中冲、中渚、昆仑、阳陵泉。

《针灸大全》治"浮风，浑身搔痒"，取百会、足临泣、太阳紫脉、百劳、命门、风市、绝骨、气海、血海、委中、曲池。今名"《大全》百会搔痒方"。治"大腹虚冷，脱肛不收"，针百会、内关、命门、长强、承山。今名"《大全》百会脱肛方"。治"雷头风晕，呕吐痰涎"，取百会、外关、中脘、太渊、风门。今名"《大全》百会风痰方"。治"中风角弓反张，眼目盲视"者，取百会、申脉、百劳、合谷、曲池、行间、十宣、阳陵泉。今名"《大全》中风方"。治"女人血气劳倦，五心烦热，肢体皆痛，头目昏沉"，取百会、照海、膏肓、曲池、合谷、绝骨、肾俞。今名"《大全》百会劳热方"。治"妇人虚损形瘦，赤白带下"，取百会、照海、肾俞、关元、三阴交。今名"《大全》百会妇人虚损方"。治"小儿急惊风，手足搐搦"，取百会、印堂、人中、中冲、大敦、太冲、合谷。今名"《大全》百会惊风方"。治"小儿慢脾风，目直视，手足软吐沫"，取百会、上星、人中、大敦、脾俞。今名"《大全》百会脾风方"。

《针灸大成》云："脱肛久痔，取二白（二白，在掌后横纹上四寸，两穴并对，一在筋中间，一在大筋外。《奇效良方》称即郄门穴）、百会、精宫（志室）、长强。"今名"《大成》百会肛病方"。

《玉龙经》"中风"篇歌云："中风不语最难医，顶门发际亦堪施。百会穴中明补泻，即时更醒免灾危。"并注云可"灸七壮"。今名"《玉龙》中风不语方"。

《千金方》云："仓公法，狂痫不识人，癫病眩乱，灸百会九壮。"

《外台秘要》云："圣人以为风是百病之长，深为可忧，故避风如避矢。是以御风邪以汤药、针灸、蒸熨。随用一法，皆能愈疾。至于火艾，特有奇能。虽曰：能针、汤、散皆所不及，灸为其最要。昔日华佗为魏武帝针头风，但针即瘥，华佗死后数年，魏武帝头风再发。佗当时针讫即灸，头风岂可再发？只有不灸，其根本不除。所以学不得长恃于针及汤药等……是以虽半药饵，诸疗之要，火艾为良，初得风时，当急下火，火下即定。此煮汤熟，已觉眼明，岂非大要。其灸法，先灸百会，次灸风池、大椎、肩井、曲池、间使，各三壮，次灸三里五壮，其壮如蝇子大。必须大实作之，其艾又须大熟，从此后日别灸之，至随年壮止。凡人自觉心神不快，即须灸此诸穴各三壮，不得轻之，苟度朝夕，以致殒毙，诚之哉，诚之哉。凡欲疗病，先须灸前诸穴，莫问风与不风，皆先灸之，此之一法，医之大术，宜深体之，要中之要，无过此术。"今名"《外台》百会怡神方"。

《世医得效方》云："狂痫不识人，癫病眩乱，灸百会九壮。"治脱肛，"顶上旋毛中三壮，即入；又灸尾翠骨（即长强）三壮；又灸脐中随年壮。"今名"《得效》百会肛病灸方"。

《普济方》云："治风寒之气客于脏间，滞而不能发，故喑不能言，及喉痹失音，皆风邪所为也，入脏皆能杀人，穴百会，灸百壮，针入三分，补之。"又云："若真头痛，则朝发夕死，夕发朝死也……须先灸百会、囟会等穴，而丹田、气海等穴，尤所当灸，以补养之，毋使至于此极也。"今名"《普济》百会真头痛灸方"。

《类经图翼》云："中脏气塞痰上，昏危不省人事：百会、风池、大椎、肩井、间使、曲池、足三里，凡觉手足挛痹，心神昏乱，将有中风之候，不论是风与气，可依次灸此七穴则愈"。"偏风半身不遂：左患灸右，右患灸左。肩髃、百会、肩井、客主人、列缺、手三里、风市、曲池、阳陵泉、环跳、足三里、绝骨、昆仑、申脉。口眼㖞斜：颊车、地仓、水沟、承浆、听会、合谷。凡口㖞向右者，是左脉中风而缓也，宜灸左㖞陷中二七壮；㖞向左者，是右脉中风而缓也，宜灸右㖞陷中二七壮。艾炷如麦粒可矣。口噤不开：颊车、承浆、合谷。喑哑：天突、灵道、阴谷、复溜、丰隆、然谷。戴眼：神庭、脊骨三椎、五椎，各灸五七壮，齐下火，立效。瘫痪：肩井、肩髃、曲池、中渚、合谷、阳辅、阳溪、足三里、昆仑。角弓反张：百会、神门、间使、仆参、命门、太冲。风痹不仁：天井、尺泽、少海、阳辅、中渚、环跳、太冲。"今名"《图翼》百会中风灸方"。

《窦太师针经》云："百会一穴，一名三阳五会。在头正顶旋毛中。用线量前眉间至后顶上发际，量折当中是穴。督脉、足太阳交会于头上。针入一分，灸七壮。治五脏中风，不省人事，头风眩昏，妇人发红丹，血风等证。亦名维会穴，又名神阙穴。治头痛，泻，针微出血，立愈，不可多灸。一切中风等证皆治。"今名"窦氏百会神阙灸方"。

《卫生宝鉴》云："灸风中腑手足不遂"等疾，取百会、发际、肩髃、曲池、风市、足三里、绝骨；"灸风中脏，气塞涎上，不语昏危者"，取百会、大椎、风池、肩井、曲池、足三里、间使。今名"《宝鉴》百会中风灸方"。

《磐石金直刺秘传》："浑头风，头痛如破，重如石，胃寒则热，过热则散，灸百会、上星，刺风府；未愈，次丰隆泻之。"今名"《磐石》百会头风刺方"。

《明堂灸经》云："灸百会五壮即停，三五日讫，绕四畔以三棱针刺令出血，以井花水淋之，令宣气通，频灸拔气上令眼暗。主脱肛，风痫，青风心风，角弓反张，羊鸣，多哭，言语不择……吐沫，心中热闷，头风多睡，心烦惊悸，无心力，忘前失后，吃食无味，头重，饮酒面赤，鼻塞，目泣出，耳鸣聋。"

《神灸经纶》谓"发狂"，灸"百会、间使、复溜、阴谷、足三里"。今名"《经纶》百会愈狂灸方"。中风"气塞痰壅，昏危不省人事"者，灸"百会、风池、大椎、肩井、肩髃、环跳、绝骨"。今名"《经纶》百会省神灸方"。"角弓反张，百会、神门、间使、仆参、命门"。今名"《经纶》百会解痉灸方"。"中暑神昏"，灸"百会、合谷、人中、阴谷、三阴交"。今名"《经纶》百会解暑方"。"头痛"，灸"百会、囟会、丹田、气海、上星、神庭、曲差、后顶、率谷、风池"，并云"上穴择灸一穴，即可愈"。今名"《经纶》百会头痛灸方"。"久泻滑脱下陷，百会、脾俞、肾俞。"今名"《经纶》百会久泻灸方"。"痰火，百会、膏肓"。"癫狂，百会、人中、天窗、身柱、神道、心俞、筋缩、骨骶、章门、天枢、少冲（女灸此穴）、劳宫、内关、神门、阳溪、足三里、下巨虚、丰隆、冲阳（男灸此穴）、太冲、厉兑、前谷、后溪、燕口（在口吻两边赤白肉际）、足大指横纹（卒厥病灸两脚大指聚毛中七壮）"。今名"《经纶》百会癫狂灸方"。"风痫，百会、上星、身柱、心俞、筋缩、章门、神门、天井、阳溪（灸此不必灸合谷）、合谷（灸此不必灸阳溪）、足三里、太冲"。今名"《经纶》百会风痫灸方"。"脱肛，百会、胃俞、长强"。今名"《经纶》百会提肛灸方"。"急慢惊风，百会、水沟、合谷、大敦、行间、囟会、上星、率谷、尺泽（慢惊）、间使、太冲、印堂"。今名"《经纶》百会惊风灸方"。"羊痫，目瞪舌吐，作羊声，百会、神庭、心俞、肝俞、天井、神门、太冲"。今名"《经纶》百会羊痫方"。"马痫，张口摇头，身反折，作马鸣，百会、心俞、命门、神门、仆参、太冲、照海"。今名"《经纶》百会羊痫方"。

按语 头为诸阳之会，百会为手足三阳经与督脉交会于头巅之穴，故有百会、岭上、巅上、三阳五会之名。具荣督益髓，清热开窍，平肝熄风，健脑宁神，回阳固脱，升阳举陷之功。故《灵枢》取百会为"头气街刺"；百会伍风府为"髓海刺"。

百会伍大椎，乃适用于中风中脏证之伍。盖因脾失健运，痰浊内生，阻滞经络，上蒙清窍；或暴怒伤肝，肝阳上亢，血与气并走于上而致中风半身不遂之证。二穴相伍，通督脉，调诸阳，清泄上亢之风火。加佐风池、肩井以疏肝熄风；足三里健脾和胃，一助生化之源，二杜生痰之源；间使豁痰宁心。六穴相伍，共成开窍豁痰、醒神宁心、平肝息风、清泄心火之

功，方名"百会中风中脏方"，为治疗与预防中风中脏证之重
要配伍。

百会伍隐白，出自《杂病穴法歌》，为脑原性疾病之要
伍。头为诸阳之会，内为元神之府，百会居头巅之上，故具开
窍醒神、镇肝息风之功；病在脏取之井穴，隐白为脾经之井
穴。百会回阳固脱，隐白补益气血以扶正气，二穴相伍，俾经
脉调和，气血畅通而愈疾，尤适用于脑出血、脑梗死、蛛网膜
下腔出血及脑炎后遗症，又为治小儿脑瘫之要伍。治中风闭
证，伍人中、十二井穴、太冲、丰隆，方名"百会中风闭证
方"；脱证，佐灸关元、神阙，方名"百会中风脱证方"。

百会伍水沟，为醒神苏厥之伍。百会有开窍醒神、镇肝息
风。回阳救逆之功；人中具通督脉、醒元神之用。二穴相伍，
可治疗各种厥证，大有回阳救逆、起死回生之效。二穴佐内
关、足三里、丰隆、太冲，可疗狂证，方名"百会内关止狂
方"。方中内关为心包络之络穴，宁心神而安魂魄；足阳明胃
经之合穴足三里、络穴丰隆，泻中焦之火以豁痰；太冲为肝经
之原穴，滋阴津以降龙雷之火。诸穴合用，俾神明有主而狂躁
以定。

百会伍关元，乃通督、任之伍，方中以灸百会益气荣督，
灸关元益元气养冲任。二穴相伍，共奏补肾安胎、益气养血之
功，为保胎优生之良伍。滑胎，即习惯性流产，多因肾元亏
虚，冲任不足，不能摄血育胎所致。可在此保胎方基础上加灸
三阴交、中极，以益肝肾、补脾胃、调冲任、育胎元，方名
"保胎优生良方"。又如百会伍关元，佐以气海大补真元之气，
足三里以补后天之气，血海活血通脉，筋会阳陵泉、髓会绝骨
以收强筋健骨之功；使以颊车、地仓、客主人以疏头面之风，
肩髃、曲池、支沟、合谷、环跳以疏肢体经脉。诸穴合用，方
名"补阳还五灸方"，以补气行血，舒经通络，而疗中风

痿证。

百会伍长强乃益气举陷之伍。督脉经穴百会，具升阳举陷之功；长强为督脉别走任脉之经穴，有固密下元之用。二穴相伍，为胃下垂、子宫脱垂、脱肛之对穴。针后加灸，佐灸任脉经穴神阙、气海，脾经之三阴交，效尤佳，方名"益气举陷灸方"。

百会伍涌泉，百会主升，涌泉主降，二穴相伍，一升一降，共奏升降相因、滋肾平肝、潜阳降逆之功，方名"建瓴方"，适用肝肾亏虚、肝阳上亢之高血压病。

百会伍风府，为同经之穴相伍。风府为督脉与阳维、足太阳之会，有通阳解表祛邪之功，与百会相伍，方名"百会风府解表方"。百会以潜阳为用，风府以祛风为要，俾神机得旺，阳气通达，正气得扶，则窍开神醒，外邪可去，头目得清，则头痛眩晕等病可愈。若外感风寒或风热，或痰浊郁遏头部可佐合谷、大椎、曲池；若痰浊郁遏清阳而致头痛、眩晕者，可加食窦、丰隆、昆仑等穴。

百会伍太冲乃平肝潜阳之伍，方名"百会太冲降压方"。太冲乃足厥阴肝经之输、之原，有疏肝理气、育阴潜降、活血通脉之效。伍之百会，有高下相召、平肝潜阳之用，故适用于肝阳上亢之高血压病。

百会伍风池主以补督益肾，开窍明目，为治白内障、夜盲之要伍。佐以气海、命门、肾俞，方名"百会培元明目方"，适用于命门火衰证之目疾；佐以膈俞、关元、膏肓俞、太溪，方名"百会养阴明目方"，适用于肝肾亏虚证；佐以中脘、脾俞、足三里，方名"百会益气明目方"，适用于脾胃虚弱、气血不足证。

（21）前顶

释名 本穴在巅顶百会之前，与后顶相对而言，故名前顶。

位置　在囟会后一寸五分，骨间陷者中。(《甲乙经》)

取穴　头部正中线上，在百会前1.5寸处，当百会与囟会之间取之。

主治　癫痫，头晕，目眩，头顶痛，鼻渊。

操作　针刺宜向后沿皮刺0.3寸。艾条灸3分钟。《铜人》：针一分，灸三壮，止七七壮。

文献摘要　《甲乙经》云："前顶，在囟会后一寸五分，骨间陷者中，督脉气所发。刺入四分，灸五壮。""风眩目瞑，恶风寒，面赤肿，前顶主之。"又云："风眩目瞑，恶风寒，面赤肿，前顶主之。"

《太平圣惠方》云："小儿急惊风，灸前顶一穴三壮，在百会前一寸，若不愈，须灸两眉头及鼻下人中一穴，炷如小麦大。"

《普济方》云：治小儿急惊风及惊痫等，灸前顶三壮，"若不愈，须灸两眉头及鼻下人中一穴。"

《针灸大成》云："小儿惊痫、瘛疭。"

《针灸资生经》以本穴伍五处，治头风目眩之证。

《针灸聚英》云："主头风目眩，面赤肿，水肿，小儿惊痫，瘛疭，肿痛。"

《明堂灸经》云："主头风热痛，头肿风痫，小儿惊痫，面赤肿，鼻多清涕，顶痛目眩。""五痫，先怖恐啼叫乃发，前顶、囟会、巨阙、章门、天井、内关、少冲。"

按语　前顶为督脉经气集聚于百会之前，与后顶相对处之穴。内为元神之府居处，具荣督益脑、调达神机、息风止痉、通络消肿之功，为治头顶痛、癫痫、瘛疭、解颅、眩晕、鼻渊、小儿急惊风等病之要穴。

（22）囟会

别名 鬼门、顶门、囟上、囟门。

释名 婴儿两顶骨前内角未发育完全，形成菱形间隙称前囟，本穴当其处，故名囟会、囟门。

位置 在上星后一寸，骨间陷者中。（《甲乙经》）

取穴 头部正中线上，去百会前3寸，前额骨与两顶骨缝合处取之。

主治 头痛，头眩，鼻渊，小儿惊风。

操作 针刺宜向后沿皮刺0.2寸。小儿禁刺。艾条灸3分钟。《铜人》：针二分，留三呼，灸二七壮至七七壮。

文献摘要 《甲乙经》云："囟会，在上星后一寸，骨间陷者中，督脉气所发。刺入四分，灸五壮。""痓，取囟会、百会及天柱、膈俞、上关、光明主之。""头痛颜青者，囟会主之。""癫疾呕沫，暂起僵仆，恶见风寒，面赤肿，囟会主之。"

《针灸聚英》云："主脑虚冷，或饮酒过多，脑疼如破，衄血，面赤暴肿，头皮肿，生白屑风，头眩，颜青目眩，鼻塞不闻香臭，惊悸，目戴上，不识人。"

《磐石金直刺秘传》云："鼻酸多嚏，流清涕：囟会、风门（灸）。"

《明堂灸经》云："日灸二七壮，七日停，初灸即痛，五十壮不痛，主疗鼻塞不闻香臭，头风痛，白屑起，多睡，惊痫，戴目上，不识人，目眩面肿"。

《神灸经纶》云："鼻塞"，灸"囟会、上星、风门"。又云："囟会一穴，自七壮至七七壮，灸至四日渐退，七日愈。"

《针灸资生经》云："脑痛、脑旋、脑泻、脑热、脑冷，皆灸囟会。""脑虚冷，脑衄，风寒入脑，久远头痛，亦宜灸囟会。""久远头痛，宜灸囟会。……久患中风，亦令灸此穴即愈。"对囟会一穴应用,王氏有亲身的体会,如卷一"囟会"条云:"予少刻苦,年逾壮则脑冷,或饮酒过多则脑疼如破,后因灸此穴,非特脑不复冷,他日酒醉,脑亦不复痛矣!凡脑冷者,宜灸之。"本书另取囟会、前顶、本神、天柱主治"小儿惊痫"。

《世医得效方》云:"治头痛,灸囟会七壮。鼻病,灸囟会七壮、通天七壮。"

《普济方》云:"治诸风眩晕,穴囟会,各灸五壮。"又云:"欲灸头风,先宜囟会、百会、前顶等穴;其头风连目痛者,当灸上星、神聪,后顶等穴。""治鼻塞不闻香臭,穴囟会(七壮)、上星、承光。""治鼻中息肉,穴囟会,灸七壮;又通天七壮,左臭灸右,右臭灸左,左右臭皆灸之。""治鼻息肉,穴上星,灸二百壮,又灸上星两旁,相去二寸各百壮。""凡鼻衄涕多,宜灸囟会、前顶。"

《窦太师针经》云:"囟会一穴,在头上,上星上一寸,可容豆许。督脉气所发。禁针,灸七壮,或三壮。治真头痛,此证大恶,且发夕死,夕发旦死。泻火毒,用三棱针出血大效。更有一法:取其顶前一寸六分是穴,治一切头风等证,看证补泻。"

按语 囟会乃督脉经气集于顶门之处,内为元神之居处,具荣智益肾、健骨密髓、通经活络之功,为治头痛、眩晕、鼻渊、解颅、小儿惊风之要穴。《神灸经纶》灸囟会、上星、风门,今名"《经纶》囟会鼻塞灸方",以治鼻塞。《世医得效方》有"鼻病,灸囟会七壮、通天七壮",今名"《得效》囟会通天鼻病方"。《针灸资生经》用囟会、前顶、本神、天柱,主治小儿惊痫。验诸临床,佐大椎、间使、丰隆,今名"囟会定痫止惊方",为痫证、小儿急慢惊风之良方。痫证加鸠尾、筋缩;急惊风加太冲、阳陵泉;慢惊风加行间、京门。

《普济方》"欲灸头风，先宜囟会、百会、前顶等穴，"此乃同经之穴相伍之法，今名"荣髓封囟方"，三穴处敷以加味封囟散，为治小儿脑积水之效方。

（23）上星

别名 神堂、明堂、鬼堂。

释名 本穴位于头面正中线入发际，如星之居上而得名。

位置 在颅上直鼻中央，入发际一寸陷者中，可容豆。（《甲乙经》）

取穴 头部正中线上，在百会前4寸取之。

主治 头痛，目痛，鼻渊，鼻衄，癫狂。

操作 针刺宜向上沿皮刺0.3~0.4寸。艾条灸3分钟。《铜人》：针四分。《素注》：针三分，留六呼，灸五壮。

文献摘要 《甲乙经》云："上星一穴，在颅上直鼻中央，入发际一寸陷者中，可容豆，督脉气所发。刺入三分，留六呼，灸三壮。"又云："热病汗不出，上星主之，先取譩譆，后取天牖、风池。""痎疟，上星主之，先取譩譆，后取天牖、风池、大杼。""胕肿，上星主之，先取譩譆，后取天牖、风池。""如颜青者，上星主之，取上星者，先取譩譆，后取天牖、风池。""风眩引颔痛，上星主之。""癫疾，上星主之，先取譩譆，后取天牖、风池。""目中痛不能视，上星主之。先取譩譆，后取天牖、风池。""鼻鼽衄，上星主之，先取譩譆，后取天牖、风池。"

《千金方》治"鼻中息肉，灸上星三百壮，又灸侠上星两旁相去三寸各一百壮"；"凡口鼻出血不止，名脑衄，灸上星五十壮"。

《世医得效方》云："目中痛不能视，上星穴主之。"

《普济方》灸治"衄血，上星、囟会、百劳、风门、膈俞、脊骨（即脊中）、合谷、涌泉"。今名"《普济》上星衄血灸方"。

《神应经》云："以细三棱针泻诸阳气、热气。可灸七壮，不宜多，若频灸拔气上，目不明。"

《针灸聚英》云："主面赤肿，头风，头皮肿，面虚，鼻中息肉，鼻塞头痛，痎疟振寒，热病汗不出，目眩，目睛痛，不能远视，口鼻出血不止。"

《针灸大全》治"头顶痛，名曰正头风"，取外关，上星、百会、脑空、涌泉、合谷诸穴。今名"《大全》上星头顶痛方"。

《古今医统大全》："鼻衄，上星、百会、百劳并宜灸。"今名"《医统》上星鼻衄方"。

《窦太师针经》云："上星一穴，在头入发际二寸，神庭穴上一寸半陷中。督脉气所出。针入三分，灸七壮。治鼻塞不闻香臭，先补后泻，泻多；鼻流清涕臭，先泻后补，补多。鼻流浊涕臭，名鼻渊，泻；鼻衄不止，先补后泻。目痛头风，泻，宜三棱针出血。"

《磐石金直刺秘传》云："头风鼻塞等证，灸上星。少愈，灸前顶，次迎香穴。"

《玉龙经》"鼻渊"篇歌云："鼻流清涕名鼻渊，先泻后补疾可愈。若更头风并眼痛，上星一穴刺无偏。"

《神灸经纶》云："鼻息鼻痔，上星、囟会、百会、风池、人中、大椎、通天。"今名"《经纶》上星鼻痔灸方"。"鼻渊，上星、曲差、风门、合谷"。今名"《经纶》上星鼻渊灸方"。"衄血，上星（灸一壮即止，一日七七壮，少则不能断根）、囟会（亦如上星灸法）、风门、膈俞、脊骨、百劳、合谷、涌泉。"

《明堂灸经》云："日灸三壮至五壮止，多灸拔气，令人眼暗，主头风头肿，皮肿面虚，鼻塞头痛，面赤肿，目眩，痰疟振寒，热汗不出，目睛痛不能远视。"

（24）神庭

别名 发际。

释名 神庭者，脑府前之庭堂也，故名。

位置 在发际直鼻。（《甲乙经》）

取穴 头部正中线上，入前发际 0.5 寸取之。

主治 癫痫，惊悸，不眠，头痛，眩晕，鼻渊。

操作 针刺宜向上沿皮刺 0.2 ~ 0.3 寸。艾条灸 3 ~ 5 分钟。《铜人》：灸二七壮至七七壮。

文献摘要 《甲乙经》云："神庭，在发际直鼻。督脉、足太阳、阳明之会。禁不可刺，令人癫疾，目失精，灸三壮。""痎疟，神庭及百会主之。""寒热头痛喘喝，目不能视，神庭主之。""风眩善呕烦满，神庭主之。""头脑中寒，鼻衄目泣出，神庭主之。""癫疾呕沫，神庭及兑端、承浆主之。其不呕沫，本神及百会、后顶、玉枕、天冲、大杼、曲骨、尺泽、阳溪、外丘、当上脘旁五分、通谷、金门、承筋、合阳主之，委中下二寸为合阳。"

《千金要方》云："神庭、水沟，主寒热头痛，喘咳，目不可视。"

《铜人》云："治癫疾风痫，戴目上不识人，头风目眩，鼻出清涕不止，目泪出，惊悸不得安寝。"

《针灸聚英》云："主登高而歌，弃衣而走，角弓反张，吐舌，癫疾风痫，戴目上视，不识人，头风目眩，鼻出清涕不止，目泪出，惊悸不得安寝，呕吐烦满，寒热头痛，喘渴。"

《针灸大成》治"鼻流清涕，腠理不密，喷嚏不止"，取神庭、照海、肺俞、太渊、三里。今名"《大成》神庭外感方"。

《神应经》治"风痫"，针取神庭，伍百会、前顶、涌泉、丝竹空，神阙灸一壮，鸠尾三壮。今名"《神应》神庭风痫刺方"。

《窦太师针经》云："神庭一穴，在头入发际五分。督脉、足太阳、阳明三脉之会。针三分，灸七壮。治头风痛，补泻，泻多；头昏，恶心吐痰，补泻；鼻塞，两眉尖痛，补泻"。

《玉龙经》"头风"篇歌云："头风呕吐限昏死，穴在神庭刺不差。子女惊风皆可治，印堂刺入艾可加。"

《明堂灸经》云：灸神庭，"二七壮至百壮，主肿气，风痫，癫风，不识人，羊鸣，角弓反张，披发而上歌下哭，多学人言语，惊悸不得安寝，头痛，喘渴，目不可视，目泣出，鼻清涕出。"

《神灸经纶》云："癫痫，神庭、身柱、灵道、金门、承命（穴在内踝后，上行三寸动脉中，主治狂邪惊痫，灸三十壮）、申脉（阳跷穴，昼发灸此）、照海（阴跷穴，夜发灸此），凡灸二跷穴，必先用药下之，否则痰壅杀人。"今名"《经纶》神庭癫痫灸方"。

《普济方》云： "治小儿癫痫，惊风目眩，灸神庭穴七壮。"

《采艾编翼》灸疗"中风，若上部昏迷，则先神庭、百会、中脘而下；若痰涎上壅，则先涌泉、然谷、气海而上，反此者误人。神庭、百会二穴择用或连用，涌泉、然谷二穴连用，次中脘、膻中、气海、通谷。瘫痪搐搦，合谷、曲池、太冲、阳陵泉。口眼㖞斜，地仓、颊车。不省人事，中冲或加间使，再不醒，大敦或三阴交，危急加人中。"今名"《采艾》神庭中风灸方"。灸治"急惊：神庭、上脘、膏肓、气海、合谷、尺泽、绝骨、太冲、阳陵泉、风门。若口眼㖞斜加地仓、颊车；危急加人中、中冲，灸后服镇惊丸或琥珀丸。慢惊：百会、中脘、幽门、天枢、气海、太冲、三阴交、足三里、肺俞、脾俞、合谷、列缺、曲池、天突、膻中。若呕吐不止，扭转手肘向外，近少海穴骨尖灸二七壮。痫证：耳尖上、少商、乳外侧、章门、下脘、阳关（即膝阳关）、大敦，若病深加中冲，合两指灸更妙。"今名"《采艾》神庭惊风灸方"。

按语 神庭为督脉、足太阳、阳明经交会穴，具开窍醒神、息风定搐之功。《甲乙经》用治"头痛中寒，鼻衄目泣出"；《千金方》伍人中以治"寒热头痛，喘咳，目不可视"；《铜人》主治"癫疾风痫"等证。《针灸大成》治"鼻流清涕，腠理不密，喷嚏不止"，取神庭、照海、肺俞、太渊、三里诸穴。验诸临床，辅取通天，方名"神庭通天鼻渊方"，以疗急性鼻窦炎。《神灸经纶》以神庭伍身柱、灵道、金门、承命、申脉、照海，以治癫痫。验诸临床，加佐鸠尾，方名"神庭申照愈痫方"，不失为治痫证一良方。神庭伍百会、四神聪、头维、内关、神门（为耳穴神门）、三阴交，方名"神庭神门斑秃刺方"，为治斑秃之用方。

（25）素髎

别名 鼻准、面土、面王、面玉、面正。

释名 髎，空穴也。本穴位于鼻柱端之空穴处，因肺开窍于鼻，其色白，素即白色，故名素髎。

位置 在鼻柱上端。（《甲乙经》）

取穴 于鼻尖端中央取之。

主治 鼻塞，鼻衄，酒渣鼻，鼻中息肉。

操作 向上斜刺0.3～0.4寸。《外台》：不宜灸，针一分。

文献摘要 《甲乙经》云："素窌，一名面王，在鼻柱上端，督脉气所发。刺入三分，禁灸。""鼽衄涕出，中有悬痈宿肉，窒洞不通不知香臭，素窌主之。"

《类经图翼》云："主治鼻中息肉不消，喘息不利，多涕，喎僻，衄血。"

《针灸聚英》云："主鼻中息肉不消，多涕生疮，鼻窒，喘息不利，鼻喎僻，鼽衄。"

《明堂灸经》云：素髎"不宜灸。"

按语 素髎穴居鼻端正中央，具宣达肺气、泄热开窍之功，为疗鼻疾之要穴。本穴又具回阳救逆之功，为休克之选穴，有素髎与内关之伍，取素髎荣督通脉、开窍醒神，内关通利三焦、理气强心。二穴相伍，名"素髎内关救逆方"，以其强心复苏、回阳救逆之功而愈疾。

（26）水沟

别名 人中、鬼宫。

释名 水，水液。沟，沟渠。盖自此而上耳、目、鼻皆双窍，自此而下，口及二便皆单窍，上三画阳，下三画阴，合成太极。故以鼻唇沟谓人中。穴在人中沟，故名人中。人中沟形似水沟，故而得名水沟。

位置 在鼻柱下人中。（《甲乙经》）

取穴 在鼻唇沟的上 1/3 与中 1/3 交点处取之。

主治 癫狂，痫证，小儿惊风，中风昏迷，牙关紧闭，口眼喎斜，面肿，腰脊强痛。

操作 针刺宜向上斜刺 0.2～0.3 寸。《铜人》：针四分，留五呼，得气即泻，灸不及针，日灸三壮。

文献摘要 《甲乙经》云："水沟，在鼻柱下人中，督脉、手足阳明之会。直唇取之，刺入三分，留七呼，灸三壮。""寒热头痛，水沟主之。""水肿，人中尽满，唇反者死，水沟主之。""口不能水浆，喎僻，水沟主之。""癫疾互引，水沟及龈交主之。""瞑目，水沟主之。""鼻鼽不得息，不收涕，不知香臭，及衄不止，水沟主之。"

《肘后备急方》"救卒中恶死方"："灸鼻人中，三壮。"

《普济方》："治目痒赤，灸人中"。

《针灸聚英》云："主消渴，饮水无度，水气遍身肿，失笑无时，癫痫，语不识尊卑，乍哭乍喜，中风口噤，牙关不开，面肿唇动，状如虫行，卒中恶，鬼击，喘渴，目不可视，黄疸马黄，瘟疫，通身黄，口㖞僻。"

《针灸大全》治"牙齿两颔肿痛"，取人中、合谷、外关、吕细（即太溪穴）；治"四肢面目浮肿，大热不退"，取人中、照海、合谷、三里、临泣、曲池、三阴交；治"吼喘，胸膈急痛"，取人中、照海、天突、肺俞、三里；治"消渴等证"，因"三消其证不同，消脾、消中、消肾，《素问》云：胃腑虚，饮食斗不能充饥；肾脏渴饮，百杯不能止渴；及劳房不称心意，此为三消也，乃土燥承渴不能克化，故成此。"治取"人中、公孙、脾俞、中脘、照海、三里（治食不充饥）、太溪（治房不称心意）、关冲。

《玉龙经》"腰脊强痛"篇歌云："脊臀强痛泻人中，挫闪腰疼亦可针。委中亦是腰疼穴，任君取用两相通。"今名"《玉龙》二中腰脊痛方"。

《针灸逢源》云："凡孕妇或歌，或笑，或哭，或吟，或多言，或久默，或朝夕嗔怒，或昼夜妄行，或言见鬼神，如此之类，人中、少商、隐白、会阴、曲池、舌下中缝。"今名"《逢源》孕妇癫狂利方"。

《窦太师针经》云："人中一穴，一名水沟。在鼻柱下三分，口含水，凸珠上是穴。针三分，灸五壮。治一切腰背强痛，补泻，泻多；挫闪腰疼，泻；中风不省人事，补泻；口眼㖞斜，先泻后补，禁灸。手阳明脉之会。"

《磐石金直刺秘传》云："中风口眼㖞斜：针人中，灸七壮；次针地仓、颊车。㖞左灸右，㖞右灸左，先灸后针。无病处补，有病处泻之。"又云："气满，腰痛不可俯仰，或挫气腰痛，一切暴痛：刺人中泻之、委中出血、承浆泻之，立痊。肾虚腰痛，久而不已者：灸肾俞二七壮，补之，刺委中，未愈，刺昆仑。气冲腰背，痛连脊背，久而不已者：刺肩井、曲池泻之，委中出血。腰胯疼痛，转侧艰难，痛入髀枢：补曲池，泻环跳。麻痒则补曲池、环跳、委中、束骨，效。腰痛不得屈伸：灸白环俞；少愈，灸命门、曲池。腰脊反折，痛连两臂，或风劳气痛：泻人中、肩井、曲池、委中，宜弹针出血"。

《明堂灸经》云：灸水沟三壮，"主消渴，饮水无多少，水气遍身肿，失笑无时节，癫痫，语不识尊卑，乍喜乍哭，牙关不开，面肿唇动，叶叶肺风，状如虫行，寒热头痛，喘渴，目不可视，鼻不闻香臭，口喎不能开，水浆不禁，喑不能言，寒热，卒中恶，风水面肿"。

《孙真人针十三鬼穴歌》云："思邈治癫狂，十三输穴详。一针人中穴，二针取少商。三针为隐白，四刺大陵岗。五针申脉穴，六刺风府旁。七针颊车穴，八刺是承浆。九刺劳宫穴，十刺上星堂。十一取会阴，十二曲泉良。十三舌下缝，用之自能平。"今名"癫狂十三刺方"。

按语 本穴为督脉、手足阳明经交会穴。人中为开窍醒神、解痉定搐之要穴，故为急救穴之一。本穴伍双内关、双极泉、双足三里、双三阴交诸穴，方名"交通心神九刺"。以其扶阳益阴、调补气血、荣神开窍之伍，而具交通心肾之效，用于癫、狂、痫、郁及失眠、多梦、心悸等证，亦适用于中风失语、失忆之证。针人中需令病人泪出，刺极泉至病人体动为佳。本穴伍委中治腰扭伤疼痛，《玉龙经》有脊膂强痛泻人中、委中之刺。

以人中伍百会清热醒脑，伍手阳明经合谷解暑清热，中脘、足三里、三阴交和胃宁心，脾之背俞脾俞健脾和中，肾经合穴阴谷济肾水交通心肾，诸穴相伍，以治中暑，方名"人中解暑方"。

(27) 兑端

别名 兑骨。

释名 兑，即口；端，正也。本穴当上口唇正中尖端，故名兑端。

位置 在唇上端。(《甲乙经》)

取穴 上唇尖端，当鼻唇沟与口唇接连处取之。

主治 癫狂，唇吻抽搐，齿龈痛，鼻中息肉。

操作 向上斜刺0.2~0.3寸。《铜人》：针二分，灸三壮。

文献摘要 《甲乙经》云："兑骨，在唇上端。手阳明脉气所发。刺入三分，留六呼，灸三壮。""上齿龋，兑端及耳门主之。"

《类经图翼》云："主治癫痫吐沫，齿龈痛，消渴衄血，口噤，口疮臭秽不可近。"

《针灸聚英》云："主癫疾吐沫，小便黄，舌干消渴，衄血不止，唇吻强，齿龈痛，鼻塞痰涎，口噤鼓颔。"

《针灸大全》治"口内生疮，名曰枯曹风"，取兑端、外关、支沟、承浆、十宣。

《明堂灸经》云："灸兑端三壮，主唇吻强，上齿龋痛，主癫疾吐沫，小便黄，舌干消渴，衄血不止。"

按语 兑端为督脉行于体表之终端，具荣督通阳、缓急解痉之功，而治癫狂、唇吻抽搐、齿龈痛、鼻中息肉等病。《针灸大全》取兑端、外关、支沟、承浆、十宣，以治口疮。验诸临床，辅以太溪、太白、三阴交、足三里，方名"兑端二太口疮方"，以治口内生疮。

（28）龈交

别名　断交。

释名　《会元针灸学》："龈交者，唇与龈相关肉弦断处是穴，故名。"

位置　在唇内齿上龈缝中。（《甲乙经》）

取穴　在上唇与上齿龈之间，上唇系带与齿龈之连接处取之。

主治　癫狂，鼻渊，牙龈肿痛，鼻塞不利，鼻中息肉。

操作　针刺宜向上斜刺0.1~0.2寸，或三棱针点刺出血。《铜人》：针三分，灸三壮。

文献摘要　《甲乙经》云："龈交，在唇内齿上龈缝中。刺入三分，灸三壮。"又云："痉烦满，龈交主之。""目痛不明，龈交主之。""齿间出血者，有伤酸，齿床落痛，口不可开引鼻中，龈交主之。""鼻中息肉不利，鼻头、额颊中痛，鼻中有蚀疮，龈交主之。"

《针灸聚英》云："马黄黄疸，寒暑温疫。"

《明堂灸经》云：灸龈交三壮，"主鼻室，喘息不利，鼻㖞僻，多涕，鼽衄有疮，鼻息肉，鼻头、额颊中痛，鼻中蚀疮，口不能禁水浆，㖞僻，口禁不开，项如拔，不可左右顾，面赤，颊中痛，心烦痛，颈项急，小儿面疮久不可。"

按语　龈交为任、督二脉之会，具荣督益任、开窍醒神之功，可治癫狂痫证、鼻渊、牙龈肿痛等证。《甲乙经》用治"鼻中息肉不利"之证；《明堂灸经》云灸龈交为治诸鼻疾之用方。

督脉诸穴赋：督脉在背之中行，二十七穴始长强。舞腰俞分歌阳关，入命门分悬枢间。脊中筋缩造至阳，灵台神道身柱详。陶道大椎至哑门，风府脑户强间分。后项百会分前顶，囟会上星分神庭。素髎至水沟于鼻下，兑端交龈交于内唇。

（二）任脉

1. 经文

任脉者，起于中极之下，以上毛际，循腹里，上关元，至咽喉，上颐循面入目……任脉为病，男子内结七疝[1]，女子带下瘕聚[2]。（《素问·骨空论》）

注：

①七疝：系冲疝、狐疝、癫疝、厥疝、瘕疝、㿗疝、癃癃疝的总称。

②瘕聚：乃腹中有块，或聚或散，时痛时止，没有固定的地方，此症多见于妇女。

任脉之气所发者二十八穴：喉中央二[1]；膺中骨陷中各一[2]；鸠尾下三寸，胃脘五寸，胃脘以下至横骨六寸半一[3]，腹脉法也。下阴别一[4]；目下各一[5]；下唇一[6]；龈交一[7]。（《素问·气府论》）

注：

①喉中央二：即廉泉、天突二穴。

②膺中骨陷中各一：即胸之中行，有璇玑、华盖、紫宫、玉堂、膻中、中庭各一，共六穴。

③鸠尾下三寸，胃脘五寸，胃脘以下至横骨六寸半一：鸠尾骨，为胸骨剑突。鸠尾骨至胃上脘相距三寸，其间有鸠尾、巨阙、上脘三穴；上脘穴至脐中央相距五寸，其间有中脘、建里、下脘、水分、神阙五穴；神阙穴至横骨毛际相距六寸半，其间有阴交、气海、石门、关元、中极、曲骨六穴。以上自鸠尾骨至毛际处共十四寸半，计十四穴，每穴相距一寸（鸠尾穴在鸠尾骨下半寸处）。

④下阴别一：即会阴穴。

⑤目下各一：即足阳明承泣二穴，任脉之会。

⑥下唇一：即承浆穴。

⑦龈交一：即龈交穴。

2. 经脉流注

任脉起于胞中，下出会阴，经阴阜，沿腹部和胸部正中线上行，至咽喉，上行至下颌部，环绕口唇，沿面颊，分行至目眶下。

3. 经脉生理与病候处方

任，有担任、任受的意思。任脉行于腹面正中线，其脉多次与手足三阴及阴维脉交会，能总任一身之阴经，故又称"阴脉之海"。任，又与"妊"意义相通，其脉起于胞中，与女子妊娠有关，称"任主胞胎"，故《素问·骨空论》有"任脉为病，男子内结七疝，女子带下瘕聚"的记载。

《针灸聚英·十四经步穴歌》云："任脉会阴两阴间，曲骨脐下毛际安。中极脐下四寸取，三寸关元二石门。气海脐下一寸半，阴交脐下一寸论。分明脐内号神阙，水分一寸复上列。下脘建里中上脘，各各一寸为君说。巨阙上脘上寸半，鸠尾蔽骨五分按。中庭膻中寸六分，膻中两乳中间看。玉堂紫宫及华盖，相去各寸六分算。华盖璇玑一寸量，璇玑突下一寸当。天突结下宛宛取，廉泉颔下骨尖傍。承浆颐前唇棱下，任脉之部宜审详。"

4. 经穴主治概要

（1）会阴

别名 篡、下极、屏翳。

释名 《医宗金鉴》释云："篡者，横骨之下，两股之前，相合其结之凹也。前后两阴之间名下极穴，又名屏翳穴、会阴穴。"

位置 在大便前，小便后，两阴之间。（《甲乙经》）

取穴 在会阴部正中，男子当肛门与阴囊之间，女子当肛门与阴唇后联合之间，屈膝仰卧或跪伏体位取之。

主治 阴痒，月经不调，肛门肿痛，小便不通，遗精，癫狂。

操作 直刺0.5~1寸。艾条灸3~7分钟。《铜人》：灸三壮。

文献摘要　《甲乙经》云："会阴，一名屏翳，在大便前，小便后，两阴之间。任脉别络，侠督脉、冲脉之会。刺入二寸，留三呼，灸三壮。""小便难，窍中热，实则腹皮痛，虚则痒瘙，会阴主之。""痔，会阴主之。凡痔与阴相通者，死。阴中诸病，前后相引痛，不得大小便，皆主之。""痹，会阴及太渊、消泺、照海主之。""男子阴端寒，上冲心中佷佷，会阴主之。""身肿皮肤不可连衣，淫泺苛犹，久则不仁，屏翳主之。""女子血不通，会阴主之。"

《针灸聚英》云："主阴汗，阴头痛，阴中诸病，前后相引痛，不得大小便，阴端寒，冲心窍，中热皮疼痛，谷道瘙痒，久痔相通，女子经水不通，阴门肿痛。"

《针灸大成》云："主阴汗，阴头痛，阴中诸病……女子经水不通。"

《针灸资生经》：灸会阴、三阴交，以治产后暴卒。

《卫生宝鉴》云："灸妇人崩漏及诸疾。"又云："会阴一穴，在两阴间，主女子不月，可灸三壮。"

《明堂灸经》云：灸会阴，"主阴头寒，主痔"，"阴中诸病，前后相引痛，不得大小便，女子经不通，男子阴端寒。"

按语　会阴为任脉与督脉、冲脉交会穴，具益肾荣督、调和冲任、醒神救急、平冲降逆之功，为二阴病、月经病、癫狂病常用之穴。本穴尝可为溺水窒息急救之穴。会阴伍人中，以人中为督脉之巅，会阴处任脉之下，二穴一上一下，通达督任，平冲降逆，回阳复苏。

（2）曲骨

别名　屈骨端、回骨、尿胞。

释名　本穴正当横骨中央屈曲处，故名曲骨。

位置　在横骨上，中极下一寸，毛际陷者中，动脉应手。

（《甲乙经》）

取穴 在脐下 5 寸，腹部正中线上，当耻骨联合之上缘，仰卧取之。

主治 遗精，阳痿，带下，尿闭，疝气。

操作 直刺 1～1.5 寸。艾条灸 7～15 分钟。《铜人》：针二寸，灸七壮至七七壮。

文献摘要 《甲乙经》云："曲骨，在横骨上，中极下一寸，毛际陷者中，动脉应手。任脉足厥阴之会，刺入一寸五分，留七呼，灸三壮。""膀胱胀者，曲骨主之。""小便难，水胀满，出少，胞转不得溺，曲骨主之。""妇人下赤白沃后，阴中干痛，恶合阴阳，少腹膜坚，小便闭，曲骨主之。"

《针灸聚英》云："主失精，五脏虚弱，虚乏冷极，小腹胀满，小便淋涩不通，癪疝，小腹痛，妇人赤白带下。"

《类经图翼》云："小腹胀满，水肿，小便涩淋，血癪，癪疝，小腹痛，失精虚冷，妇人赤白带下。"

《针灸集成》云："灸曲骨七壮，太冲、关元、复溜、三阴交、天枢百壮，治赤白带下。"今名"《集成》曲骨带下灸方"。

《窦太师针经》云："曲骨一穴，在脐下五寸，横骨之上毛际陷中，动脉应手是穴。任脉、足厥阴之会。针入二寸半，灸三七壮。治七疝等证，偏坠木肾，小腹急胀坚缩，阴囊湿痒，专能兴阳，妇人阴门生疮及痒，看证补泻。"

《明堂灸经》云：灸曲骨，"主小腹胀，血癪，小便难，主癫疝，小腹痛，妇人赤白带下。"

《普济方》云："治失精五脏虚竭，穴曲骨，灸五十壮。"又云："治带下赤白，恶合阴阳，小便闭涩不通，但是虚乏冷极，皆宜灸，穴曲骨。"

按语 曲骨为任脉、足厥阴经交会穴，故有调冲任、养肝肾之功，为泌尿生殖系统疾病之必用穴。《针灸集成》有灸曲骨、太冲、关元、复溜、三阴交、天枢，治赤白带下之论。验诸临床，辅灸带脉，名"曲骨带脉灸方"，不失为治带下病之有效处方。

（3）中极

别名 气原、玉泉、膀胱募。

释名 中者，中间；极，正是。此穴在人身上下左右之间，故名中极。

位置 在脐下四寸。（《甲乙经》）

取穴 于腹部正中线上，曲骨上1寸，仰卧取之。

主治 遗精，遗尿，小便不通，小便频数，淋证，小腹痛，月经不调，经闭，崩漏，带下，阴挺，阴痒。

操作 直刺1~1.5寸。艾条灸3~7分钟。《铜人》：针八分，留十呼，日灸三七壮。

文献摘要 《甲乙经》云："中极，膀胱募也，一名气原，一名玉泉。在脐下四寸。足三阴、任脉之会。刺入二寸，留七呼，灸三壮。""脐下疝绕脐痛，冲胸不得息，中极主之。""奔豚上抢心，甚则不得息，忽忽少气，尸厥心烦痛，饥不能食，善寒中，腹胀引膜而痛，小腹与脊相控暴痛，时窘之后，中极主之。""尸厥，头痛，中极及仆参主之。""丈夫失精，中极主之。"

《针灸聚英》云："主冷气积聚，时上冲心，腹中热，脐下结块，贲豚抢心，阴汗水肿，阳气虚惫，小便频数，失精绝子，疝瘕，妇人产后恶露不行，胎衣不下，月事不调，血结成块，子门肿痛不端，小腹苦寒，阴痒而热，阴痛，恍惚尸厥，饥不能食，临经行房，羸瘦寒热，转脬不得尿，妇人断绪，四度针，即有子。"

《针灸大全》治"夜梦鬼交，遗精不禁"，取中极、照海、膏肓、心俞、然谷、肾俞，今名"《大全》中极梦遗方"；治"女人子宫久冷，不受胎孕"，取中极、照海、三阴交、子宫，今名"《大全》中极暖宫方"。

《玉龙经》"白带"篇歌云："妇人白带亦难治，须用金针取次施。下元虚惫补中极，灼艾尤加仔细推。"斯书"灸法杂抄切要"篇云："阳气虚惫，失精绝子，宜灸中极。"

《窦太师针经》云："中极一穴，一名玉泉，一名气原。在脐下四寸。又法：关元下一寸。膀胱之募，足三阴、任脉之会。针入二寸半，灸五十壮。专疗女人血气虚损。无子者，针灸三度，立有孕。""子宫二穴，在中极穴两旁各开三寸。针入二寸半。疗血崩漏下，及男子妇人无子，灸三七壮，看虚实补泻。"

《明堂灸经》云：日灸中极三七壮，至三百壮止，"主淋，小便赤，尿道痛，脐下结块如覆杯，妇人因产得恶露不止，遂成疝瘕，或因月事不调，血结成块，拘挛腹疝，月水不下，乳余疾，绝子，阴痒，子门不端，小腹苦寒，贲豚抢心，饥不能食，腹胀，经闭不通，小便不利，及失精，及主恍惚尸厥，烦痛，及小腹积聚，坚之如石。"

《神灸经纶》云："虚损，中极、大椎、肺俞、膈俞、胃俞、三焦俞、肾俞、中脘、天枢、气海、足三里、三阴交、长强。"今名"《经纶》中极虚损灸方"。又云："产后恶露不止，中极。""贲豚抢心不得息，灸中极五十壮。"

《世医得效方》云："贲豚抢心，不得息，灸中极五十壮。"

《普济方》云："治胀满气如水肿状，小腹坚如石，穴膀胱募，灸百壮。""治腹胀满，绕脐结痛坚，不能食，穴中极，灸百壮。""治腰痛，小便不利，及苦胞转，灸玉泉七壮，又灸第十五椎五壮，又灸脐下一寸，又脐下四寸，灸随年壮。"

"治妊不成，数堕落，穴玉泉，灸五十壮，三报。"

按语 中极为任脉与足三阴经交会穴，又为膀胱募穴，具益元育阴、化气通脉之功。本穴伍三阴交，则其功益彰；佐气海、肾俞、关元，方名"中极气海培元方"，为治遗尿、遗精、阳痿、月经不调之效方。《针灸大全》治梦遗取中极、照海、膏肓、心俞、然谷、肾俞诸穴，今名"《大全》中极梦遗方"。以此方佐气海、三阴交，名曰"中极固精止遗方"。《针灸大全》尝有以中极、照海、三阴交、子宫诸穴，用治"女人子宫久冷，不受胎孕"，验诸临床，以此方佐关元、八髎、脾俞、肾俞、太冲，立方"中极八髎助孕方"。《神灸经纶》治虚损，灸中极、大椎、肺俞、膈俞、胃俞、三焦俞、肾俞、中脘、天枢、气海、足三里、三阴交、长强诸穴，今名"《经纶》中极虚损灸方"，为祛病健身日用之良方。

（4）关元

别名 次白、三结交、下纪、丹田、五城、持枢、大海、大中极、次门、血室。

释名 关，为闭藏之义；元，指元阴、元阳之气。本穴内应胞宫、精室，为元阴、元阳之气闭藏之处，故名关元。

位置 在脐下三寸。（《甲乙经》）

取穴 于腹部正中线上，曲骨上2寸，仰卧取之。

主治 遗精，阳痿，遗尿，小便频数，尿闭，月经不调，经闭，带下，崩漏，阴挺，产后出血，疝气，小腹痛，泻泄，脱肛，中风脱证。

操作 直刺1~2寸。艾条灸5~15分钟。《素注》：刺一寸二分，留七呼，灸七壮。《铜人》：针八分，留三呼，泻五吸，灸百壮止三百壮。

文献摘要 《灵枢·寒热病》云："身有所伤，血出多，及中风寒，若有所堕坠，四肢懈惰不收，名曰体惰，取其小腹脐下三结交。三结交者,阳明、太阴也,脐下三寸关元也。"马莳认为:"盖本经为任脉,而足阳明、太阴之脉,亦结于此,故谓之三结交,即脐下三寸之关元穴耳。"人之形体,借气濡血泽。若血气受伤,或中风寒伤及营卫,致四肢懈惰不收,而发体惰。盖因充肤热肉之血气,生于阳明水谷之精,注溢于中,由冲、任而布散于皮腠,故当取"三结交"之关元穴。

《素问·举痛论》云:"寒气客于冲脉,冲脉起于关元,随腹直上,寒气客则脉不通,脉不通则气因之,故喘动应手矣。"此言冲脉循于腹会于咽。因冲、任二脉同起于胞中,故寒气客于冲脉,而见腹部拘急而痛;脉的流动受阻,而"喘动应手",为人迎气口处蠕动应手。故灸关元,温而通之。

《甲乙经》云:"关元,小肠募也,一名次门,在脐下三寸。足三阴、任脉之会。刺入二寸,留七呼,灸七壮。"又云:"奔豚寒气入小腹,时欲呕,伤中溺血,小便数,背脐痛,引阴腹中,窘急欲凑,后泄不止,关元主之。""石水痛引胁下胀,头眩痛,身尽热,关元主之。""暴疝,少腹大热,关元主之。""胞转不得溺,少腹满,关元主之。""气癃溺黄,关元及阴陵泉主之。""女子绝子,衃血在内不下,关元主之。""气癃溺黄",以"关元、阴陵泉主之。"今名"《甲乙》关元气癃方"。

《扁鹊心书》传"灸关元法":"一年辛苦唯三百,灸取关元功力多。健体轻身无病患,彭篯寿算更如何。""窦材灸法"中记云:"中风半身不遂,语言謇涩,乃肾气虚也,灸关元五百壮";"一伤寒少阴证,六脉缓大,昏睡自语,身重如山,或生黑靥,噫气,吐痰,腹胀,足指冷过关节,急灸关元三百壮";"虚劳咳嗽潮热,咯血吐血,六脉弦紧,此乃肾气损而欲脱也,急灸关元三百壮";他如"水肿膨胀""脾泄注下"

"休息痢""霍乱吐泻""中风失音""小便下血及房事劳损肾气""砂石淋诸药不效""上消病日饮水三五升""腰腿骨节作痛""老人气喘""两眼昏黑，欲成内障""破伤风牙关紧急，项背强直"均可灸关元百壮。其"须识扶阳"一节记云："人于无病时，常灸关元、气海、命关、中脘，急服保命丹、保命延寿丹，愈未得长生，亦可保百年寿矣"。今名"《心书》关元益寿灸方"。

《针灸大全》治"女劳疸，身目俱黄，发热恶寒，小便不利"，取关元、公孙、肾俞、然谷、至阳，今名"《大全》关元女劳疸刺方"；治"遗精白浊，小便频涩"，取关元、照海、白环俞、太溪、三阴交，今名"《大全》关元益肾方"。

《千金方》云："关元、涌泉主胞转气淋，又主小便数。"今名"《千金》关元气淋方"。又云："关元、太溪主泄痢不止。"今名"《千金》关元泄痢方"。

《针灸资生经》云："关元、秩边、气海、阳纲，治小便赤涩。"今名"《资生》关元通淋方"。

《针灸大成》云："肾胀偏坠，关元灸三壮，大敦二壮。"

《针灸聚英》云："主积冷虚乏，脐下绞痛，渐入阴中，发作无时，冷气结块痛，寒气入腹痛，失精白浊，溺血暴疝，风眩头痛，转胞闭塞，小便不通黄赤，劳热，石淋五淋，泄利，奔豚抢心，妇人带下，月经不通，绝嗣不生，胞门闭塞，胎漏下血，产后恶露不止。"

《窦太师针经》云："关元一穴，即丹田穴。在脐下三寸。小肠之会。下元者，关元也。针入二寸半，灸五十壮。治下元虚损，血崩白带等证，补；尸劳，不省人事，补。男子藏精，女子生血。妇人下元虚损，遗精白浊，疝气冲心欲死，宜泻；夜梦鬼交，妇人经事不来，宜补之。"

《磐石金直刺秘传》云："伤寒伏阴，心胸闭闷，或时疼痛，走注不已，灸关元，针补之，次泻大陵、足三里、行间。伤寒，小腹痛，手足冷，恶寒谵语，灸关元，补之；小腹胀，刺内庭、照海。"今名"《磐石》关元伤寒刺方"。

《肘后备急方》云："若达脐痛急者，灸脐下三寸，三七壮，名关元，良。"

《卫生宝鉴》云："关元一穴，在脐下三寸，主妇人带下癥瘕，因产恶露不止，断产绝下经冷，可灸百壮。"又云："气门二穴在脐下三寸两旁各三寸，灸五十壮，治妇人产后恶露不止及诸淋，炷如小麦大。"

《世医得效方》云："脐下搅痛，流入阴中，发作无时，此冷气，灸关元百壮，穴在脐下三寸，及灸膏肓二穴。"今名"《得效》关元脐下痛方"。又云："治痰涎壅塞，声如牵锯，服药不下，宜于关元、丹田二穴，多灸之良。"今名"《得效》关元豁痰方"。

《普济方》云："治脐绞痛，穴关元，灸百壮。""治卵偏大癞疝，穴关元，灸百壮，大敦随年壮，横骨边二七壮。""治心腹疼而后泻，此寒客于肠间，穴关元，灸百壮。""治泄泻，先灸脐中，后灸关元。""治石淋，灸关元、气门（即关元旁开三寸）、大敦各三十壮。""治诸淋，穴关元灸三壮。""治妇人绝嗣不生，胞门闭塞，穴关元，灸三十壮，穴气门灸百壮。"

《东垣十书》云："热淋取关元、气冲。"今名"《东垣》关元气冲热淋方"。

《明堂灸经》云：灸关元，"三十壮，十日灸三百壮，主脐下疞痛，小便赤淋，不觉遗沥，小便处痛，状如散火，尿如血色，脐下结血，状如覆杯，妇人带下，因产恶露不止，断绪，产道及胁下胀，及小腹热而偏痛，寒气入腹，及石淋，脐下三十六疾，不得小便"。又云："尿血，胞转气淋，又主小便数，尿泄痢不止，小便满，石水，及贲豚气入小腹，暴疝痛，身热头痛，进退往来。"

《神灸经纶》云："奔豚气逆，痛不可引"，灸关元。又云："虚寒久泻，关元、中极、天枢、三阴交、中脘、梁门、气海。"

按语 关元为小肠募穴。本穴为任脉与足三阴经交会穴，此即《灵枢》所称的"三结交"。且"冲脉起于关元，故本穴又为人身强壮要穴，有益元固本、补气壮阳、调补冲任、暖宫固精、回阳固脱、止血止带之功。

此穴为历代医家所重视，为泌尿生殖系统疾病之要穴。如《甲乙经》《千金方》用以治气癃、气淋；《普济方》《卫生宝鉴》用治经、带、胎、产诸证。宋·窦材《扁鹊心书》认为："为医者，要知保扶阳气为本"而传"窦材灸法"：以关元为主穴，伍同经之气海，佐以脾经之"能接脾脏真气"之命关（即食窦），及胃之募穴、腑会中脘，四穴相得益彰，壮肾元，生气血，故灸诸穴有祛病强身、延年益寿之功。今称其方为"扁鹊扶阳四灸"。《扁鹊心书》传"窦材灸法"，计50条，运用补先天以壮肾元之关元28条；养后天以生气血之命关12条。法中有关元与食窦之伍，今名"《心书》二关补方"。方中关元有补先天之气，益肾固本，补气壮阳之功；命关"能接脾脏之真气"，补后天之气。故二者相伍，关元补先天之气，命关补后天之气，以益气血之生化，是一种很有意义的配伍，成为"窦材灸法"之主穴。随证伍胃募、腑会中脘，肺募中府，任脉与阴维交会穴天突，五脏之俞穴，温肾壮阳之神阙，心之募巨阙，肾经脉气所出之井穴涌泉，督脉之腰俞，手足阳明经、阳跷脉交会穴之地仓，构建了"窦材灸治大法"，为祛病健身之日用方。

关元伍气海，二穴同属任脉经穴，位于下焦，为元气之宅，具益元固本、回阳救逆、强身健体之功。方名"关元气海固本方"，为治男女不孕不育症、中风脱证，及肾阳不足、肾不纳气咳喘证之基础用方。

关元伍肾俞，方名"关元肾俞益元方"。关元为任脉经之腧穴，又为小肠之募穴、足三阴与任脉交汇之处。穴居脐下三寸处，为男子藏精、女子蓄血之地，乃真气之所存，元阴、元阳交关之处，为元气之关隘，故有关元之名。肾俞，乃肾气转输、转注之处，穴当肾府之地，具益元荣督、强筋健骨、明目聪耳、温阳化气、涩精缩尿之功。二者相伍，同走下焦，共奏培补先天、濡养后天、纳气定喘之功，可用于肺气虚弱、肾不纳气之咳喘，元阳亏虚之遗精、阳痿、闭经、崩漏、带下、五更泻、尿频、遗尿、眩晕、耳鸣等证。

关元伍肾俞、太溪、三焦俞、气海、三阴交，方名"关元肾俞尿崩方"，以治尿崩。方中关元益元固本；肾俞为肾之背俞穴，太溪为肾经之原穴，辅之有益元补肾之功；三焦俞乃三焦之背俞，内关为心包经之络通于三焦，佐此二穴则三焦气化有司，水道通焉；使之三阴交会之穴三阴交，可健脾养肝益肾。诸穴相须为用，俾肾元固密，脾运得健，肝用有司，则三焦通利有序，而尿崩可治。

关元伍八髎、脾俞、三阴交、气海、气穴、太冲，方名"关元气穴助孕方"，可疗不孕症。不孕，多因肾元亏虚，气化失司，胞脉瘀阻而致。主关元辅八髎，益元荣冲任以培其本，佐以脾俞、三阴交理气血化痰湿，使以气海、太冲暖宫而疏肝气。诸穴合用，共奏益元荣宫、调达冲任、化痰渗湿祛瘀之功，以助受孕。

（5）石门

别名 利机、精露、丹田、命门、三焦募。

释名 石，岩石；门，门户。石有坚实之意，本穴能治下腹硬块之石积病，并有绝育之说，故名石门。

位置 在脐下二寸。(《甲乙经》)

取穴 于腹部正中线上，曲骨上3寸，仰卧取之。

主治 崩漏，带下，经闭，产后出血，疝气，腹痛，泄泻，尿闭，遗溺，水肿。

操作 直刺1~2寸。艾条灸5~15分钟。《铜人》：灸二七壮，止二百壮。

文献摘要 《甲乙经》云："石门，三焦募也，一名利机，一名精露，一名丹田，一名命门。在脐下二寸，任脉气所发。刺入五分，留十呼，灸三壮。女子禁不可刺灸中央，不幸使人绝子。""脐下疝绕脐痛，石门主之。奔豚气上，腹膜痛，强不能言，茎肿先引腰，后引小腹，腰膜坚痛，下引阴中，不得小便，两丸骞，石门主之。""三焦胀者，石门主之。""水肿腹大，水胀，水气行皮中，石门主之。""心腹中卒痛而汗出，石门主之。""气痛癃，小便黄，气满塞，虚则遗溺，身时寒热，吐逆，溺难，腹满，石门主之。" "气癃，小便黄，气满，虚则遗溺，石门主之。""腹满疝积，乳余疾，绝子阴痒，刺石门。"

《千金方》云："大便闭塞，气结心坚满，灸石门百壮。"又云："治尿黄，石门，灸三十壮。"

《丹溪心法》云："大病虚脱，本是阴虚，用艾灸丹田者，所以补阳，阳生则阴长故也。"

《针灸聚英》："主伤寒小便不利，泄利不禁，小腹绞痛，阴囊入小腹，奔豚抢心，腹痛坚硬，卒疝绕脐，气淋血淋，小便黄，呕吐血，不食谷，谷不化，水肿，水气行皮肤，小腹皮敦敦然，气满，妇人因产恶露不止，结成块，崩中漏下。"

《窦太师针经》云："石门一穴，一名利机，一名精露。在脐下二寸。三焦之募，任脉气所发。禁针，灸五十壮。治证同气海穴。但妇人无故，不可灸此穴。若灸，终身绝胎无子。"

《明堂灸经》云："女子不灸。又名利机、精露、丹田、命门、端田。灸二七壮至一百壮。主腹痛坚硬，妇人因产恶露不止，遂成结块，崩中断绪，灸亦良；大便难，并大便闭塞，气结，心坚满，及小腹坚痛引阴中，不得小便，并小腹中拘急，及腹中满，暴痛汗出，并水胀，水气行皮中，小腹皮敦敦然，小便黄，气满不欲食，谷入不化，及呕吐，并贲豚上气，小腹疝气游行五脏，疝绕脐冲胸不得息，疝积及二丸热。"

按语 石门为手少阳三焦经之募穴，具益元荣冲、理气导滞之功，而主治泌尿生殖系统疾病。伍三焦俞、关元、足三里、三阴交，方名"石门益元荣冲方"，为治疝气、腹痛、泄泻、尿闭、遗溺、水肿之用方。据文献记载，妇人针灸本穴可能绝孕，故当慎之。

(6) 气海

别名 脖胦、下肓、丹田。

释名 气，指元气；海，海洋。穴在脐下，为人元气之海，故名气海。

位置 在脐下一寸五分。(《甲乙经》)

取穴 腹正中线上，当关元与神阙之间取之。

主治 崩漏，带下，阴挺，月经不调，经闭，产后出血，疝气，遗尿，尿闭，遗精，腹痛，泄泻，便秘，脱肛，水肿，喘证，中风脱证。

操作 直刺1~2寸。艾条灸5~15分钟。《铜人》：针八分，得气即泻，泻后宜补之。

文献摘要 《素问·腹中论》云："人有身体髀股䯒皆肿，环脐而痛，是为何病？岐伯曰：病名伏梁，此风根也。其气溢于大肠，而著于肓，肓之原在脐下，故环脐而痛也。"肓之原穴为脖胦，为任脉之气海穴。宿受风寒之邪侵袭，络脉凝滞不通，而环脐而痛，可灸气海而疗之。

《甲乙经》云："气海，一名脖胦，一名下肓，在脐下一寸五分。任脉气所发。刺入一寸三分，灸五壮。""少腹疝，卧善惊，气海主之。"

《神应经》治"小腹胀痛"，取气海；治"绕脐痛"，取气海，伍水分、神阙；"腹痛"，取气海、内关、三里、阴谷、阴陵、复溜、太溪、昆仑、陷谷、行间、太白、中脘、膈俞、脾俞、肾俞，今名"《神应》气海腹痛方"。

《针灸聚英》云："主伤寒饮水过多，腹肿胀，气喘，心下痛，冷病面赤，脏虚气惫，真气不足，一切气疾久不瘥，肌体羸瘦，四肢力弱，贲豚七疝，小肠膀胱肾余，癥瘕结块，状如覆杯，腹暴胀，按之不下，脐下冷气痛，中恶脱阳欲死，大便不通，小便赤，卒心痛，妇人临经行房羸瘦，崩中，赤白带下，月事不调，产后恶露不止，绕脐疗痛，闪着腰疼，小儿遗尿。"

《针灸大全》治"胁肋下疼，心脘刺痛"，针气海、内关、行间、阳陵泉，今名"《大全》气海胸痹方"；治"小腹冷痛，小便频数"，取照海、气海、关元、三阴交、肾俞，今名"《大全》气海缩泉方"；治"浑身胀满，浮肿生水"，取照海、气海、三里、曲池、合谷、内庭、行间、三阴交，今名"《大全》气海除满消肿方"。

《千金方》治"妇人泄痢，灸气海百壮。""癥瘕，灸内踝后宛宛中随年壮，又灸气海百壮。""胀满瘕聚滞下疼冷，灸气海百壮。""奔豚，灸气海百壮，又关元百壮。"

《卫生宝鉴》云："国信副使覃公中四十九岁"，"病脐腹冷痛，完谷不化，足胻寒而逆，皮肤不仁，精神困弱"。诊其脉沉细而微，遂投以下大热甘辛之剂，及灸气海、三里、阳辅诸穴而愈。"灸妇人崩漏及诸疾"篇记云："气海一穴，在脐下一寸五分，主妇人月事不调，带下崩中，因产恶露不止，绕脐疠痛。"

《世医得效方》云："治阴证伤寒，于脐下一寸半气海穴二七壮，小作艾炷，于脐心以盐填实，灸七壮立效。二寸丹田，三寸关元，皆可灸。"又云："卒厥逆上气，气攻两胁，心下痛满，奄奄欲绝，此为奔豚气，先急作汤，以浸两手足，频频易之，后灸气海百壮。""又灸关元百壮。""又灸期门百壮。""胀满瘕聚，滞下冷痛，灸气海十壮。"

《普济方》云："治脏气虚惫，真气不足，一切气疾久不瘥者，灸气海。人以元气为本，元气不伤，虽疾不患，一伤元气，无疾而死矣，宜频灸此穴，以壮元阳，若必待疾作而后灸，恐失之晚也。"又云："治男子脏气虚惫，真气不足，一切气疾久不瘥，不思饮食，全无气力，燔针任脉气海一穴，针入五分，可灸百壮，次以毫针，针足阳明三里二穴。"

《类经图翼》灸治"小腹不禁"："气海、关元、阴陵泉、大敦、行间。"

《窦太师针经》云："气海一穴，一名脖胦，一名下肓。在脐下一寸半。任脉气所发。针入二寸半，灸五十壮。治小腹胀，一切冷气痛，泻补；妇人气血损，补；血崩漏，带下，赤者泻，白者补。"

《明堂灸经》云：灸气海，"主脏气虚惫，一切气疾，主少腹疝气游行五脏，腹中切痛，及惊不得卧，主冷气冲心，女妇恶露不止，绕脐痛，气结成块状如覆杯，小便赤涩。"

《玉龙经·灸法杂抄切要》云："脏器虚惫，真气不足，一切气疾久痞老者，宜灸气海。脏腑虚乏，下元冷惫等疾，宜灸丹田。"

《神灸经纶》之"厥逆灸治"篇云："暴厥冷逆"，"灸气海、肾俞、肝俞、阳溪、人中、膻中、百会"。今名"《经纶》

气海救逆方"。"尸厥卒倒气脱，百会、人中、合谷、间使、气海、关元。"今名"《经纶》气海回阳方"。"面消腹痛，呕吐泻利，舌卷囊缩，手指甲唇青，心下结硬胀满，冷汗不止，四体如冰，厥逆昏沉，不省人事，脉伏绝者"，灸气海、关元，今名"《经纶》救急灸方"，即"用大艾炷灸二七壮，得手足温暖，脉至，知人事，无汗要有汗出即生，不暖、不省、脉不至者，死。""胁痛，奄奄欲绝，此为奔豚，急以热汤浸两手足，频频易之"，灸气海、关元、期门、窍阴，今名"《经纶》气海奔豚灸方"。"脐下冷痛，气海、膀胱俞、曲泉。"今名"《经纶》气海暖脐灸方"。"诸虚劳热，气海、关元、膏肓、足三里、内关。"今名"《经纶》气海虚劳灸方"。"反胃，气海、下脘、膈俞、脾俞、中脘、三里、胃俞、上脘、膻中、乳根、水分、天枢、大陵、日月、意舍。"今名"《经纶》气海反胃灸方"。"大泻气脱，气海、天枢、水分。"今名"《经纶》气海脱水灸方"。"阴证冷疾，气海、三阴交。"今名"《经纶》气海温阳灸方"。"小便失禁，气海、关元、阴陵泉、大敦、行间。"今名"《经纶》气海固泉灸方"。"血结，月事不调，气海、中枢、照海。"今名"《经纶》气海调经灸方"。

按语　气海乃任脉经之腧穴，为升气之海，具温补下焦、益元荣肾、调补冲任、益气举陷固脱之功。其临床应用，历代医学文献有详尽的记载，如《行针指要歌》有"或针虚，气海丹田委中奇"之验。本穴与调补肝、脾、肾三脏功能之三阴交相伍，则其功倍增；伍中极、肾俞、太溪，以治小便失禁；伍太溪、肾俞、八髎以治阳痿早泄、赤白带下。气海以其振奋下焦元阳、升提中焦脾胃之气为用，伍天枢调理肠胃气机为要，共成益气举陷、止崩固带之功，方名"气海天枢举陷方"，为治胃下垂、子宫脱垂、崩漏、带下、遗精常用之方。

胃下垂佐中脘、下脘、胃俞、足三里等穴；子宫脱垂，伍子宫、三阴交；崩漏佐肾俞、三阴交；赤白带下佐命门、带脉、白环俞；遗精，佐心俞、膏肓、中封、然谷。临床治疗泌尿生殖系统疾病多以气海伍足三里、三阴交、肾俞等穴；伍小肠俞治带下证；伍中极、三阴交治痛经；配关元、神门可治中风脱证。治五淋，有气海、足三里之伍，源自《天元太乙歌》"气海偏能治五淋，若补三里效如神。"

（7）阴交

别名　少关、横户。

释名　《会元针灸学》释云："阴交者，元阳之气相交于阴，癸水之精合于阴气，上水分合于任水之精，阳气从上而下，与元阴相交注入丹田，水火既济，故名阴交"。

位置　在脐下一寸。（《甲乙经》）

取穴　腹正中线上，石门与神阙之间取之。

主治　崩漏，带下，月经不调，阴痒，脐周围痛，疝气，产后出血。

操作　直刺 1~2 寸。艾条灸 5~15 分钟。《铜人》：针八分，得气即泻，泻后宜补，灸百壮。

文献摘要　《甲乙经》云："阴交，一名少关，一名横户，在脐下一寸。任脉、气冲之会。刺入八分，灸五壮。""贲豚上腹，膜坚痛引阴中，不得小便，两丸骞，阴交主之。""水肿，水气行皮中，阴交主之。""阴疝引睾，阴交主之。""舌纵涎下，烦闷，阴交主之。""女子手脚拘挛，腹满疝，月水不通，乳余疾，绝子阴痒，阴交主之。"

《针灸聚英》云："主气痛如刀搅，腹膜坚痛，下引阴中，不得小便，两丸骞，疝痛，阴汗湿痒，腰膝拘挛，脐下热，鬼击，鼻出血，妇人血崩，月事不绝，带下，产后恶露不止，绕脐冷痛，绝子，阴痒，贲豚上膜，小儿陷囟。"

《针灸大全》治"女人经水正行，头晕小腹痛"，取阴交、照海、内庭、合谷。今名"《大全》阴交痛经方"。

《窦太师针经》云："阴交一穴，一名横户。《素问》云：在脐下一寸。任脉气所发。太师云：此穴五脏之募，足三阴交穴，任脉之会。针入二寸半，灸五十壮。若妇人断绪，灸三度，则有子。若妇女下元虚损，血结成块，看症补泻。"

《明堂灸经》云：日灸阴交三七壮，至七百壮止，"主脐下热，小便赤，痛状如刀搅，作块状如覆杯，妇人断绪，月事不调，带下崩中，因产后恶露不止，绕脐冷痛，五脏游气，主脐下疠痛，寒疝。"

《卫生宝鉴》云："阴交一穴，在脐下一寸，主女子月事不调，带下，及产恶露不止，绕脐冷痛，灸百壮。"又云："凡妇人产后气血俱虚，灸脐下一寸至四寸（即阴交、气海、石门、关元、中极）各百壮，炷如小麦大，元气自生。"

《普济方》云："治妇人漏血不止，小腹急引阴痛，腹胀如蛊"，阴交灸三壮。"治惊不得卧，灸阴交、气海、大巨。"

《勉学堂针灸集成》云："无睡，阴交灸百壮，谵语，二七壮至百壮。"

按语 阴交为任脉与足少阴经、冲脉交会穴，具温补下元、调和冲任、温经通脉、理气止痛之功，而为治妇科病、疝气、腹痛之要穴。阴交伍肾俞、太溪，佐关元或中极，三阴交或足三里，交替使用，方名"阴交肾俞益冲方"，以治妇科慢性附件炎而致的腰腹疼痛。《针灸大全》治"女人经水正行，头晕小腹痛"，取阴交、照海、内庭、合谷，今名"《大全》阴交痛经方"。验诸临床，佐次髎、地机、肾俞、命门，方名"阴交荣冲方"，为妇人痛经之用方。《卫生宝鉴》治"妇人产后气血俱虚，灸脐下一寸至四寸各百壮"，即灸阴交、气海、石门、关元、中极，乃荣冲濡任之伍，今名"《宝鉴》脐下益坤五灸"，为妇女产后祛病健身之灸。

(8) 神阙

别名　气舍、维会、脐中、环谷、气合。

释名　穴在脐之中心，为元神出入之阙庭，故名神阙。

位置　脐中。(《甲乙经》)

取穴　在脐窝正中，仰卧取之。

主治　中风脱证，肠鸣，腹痛，泄泻不止，脱肛。

操作　脐窝正中布有第 11 肋间神经前皮支的内侧支，和腹壁下动、静脉，当禁针。宜艾炷灸（隔盐或姜）7~15 壮；或艾条灸 20~30 分钟。《铜人》：灸百壮。《素注》：禁针，刺之使人脐中疡溃，屎出者死不治，灸三壮。

文献摘要　《甲乙经》云："脐中，禁不可刺，刺之令人恶疡遗矢者，死不治。""肠中常鸣，时上冲心，灸脐中。"又云："绝子，灸脐中，令有子。""水肿大脐平，灸脐中。"

《针灸聚英》云："主中风不苏，久冷，伤败脏腑，泄利不止，水肿鼓胀，肠鸣，腹痛绕脐，小儿奶利不绝，脱肛，风痫，角弓反张。"

《针灸资生经》用治"中风不省人事。"

《医宗金鉴》云："主治百病，及老人虚人泄泻，又治产后腹胀小便不通，小儿腹胀。"

《千金方》云："气淋，脐中著盐，灸之三壮"。又云："病寒冷脱肛出，灸脐中随年壮。"

《圣济总录》云："寒冷脱肛，灸脐中随年壮。"

《备急灸法》云："转胞，小便不通，隔盐灸脐中。"又云："治卒胞转，小便不通，烦闷气促欲死者，用盐填脐孔，大艾炷灸二十一炷，未通便更灸，已通即佳。"

《世医得效方》云："治霍乱转筋欲死，气绝，惟腹中有暖气者可用，其法纳盐于脐中令实，就盐上灸二七壮，名神阙穴，立效。并灸脐下一寸，名气海穴，二七壮妙。"又云："泄利不止，灸脐中名神阙五壮或七壮……及关元穴三十壮。"

《世医得效方》云："病寒冷脱肛出，灸脐中百壮。"

《普济方》云："治久冷伤惫脏腑，泄利不止，中风不省人事等疾，灸神阙。""治凡脐痛者，灸神阙。""治脐疝，绕脐痛，冲胸不得息，灸脐中。""治溺水死，灸法，急解本人衣服，脐中灸百壮。""治妇人胞落颓，脐中灸三百壮，身交（位于脐下三分）灸五十壮。又：脐对脊骨，五十壮。又：玉泉，灸五十壮。"

《针灸大成》有灸脐治病法，用之则"诸邪不侵，百病不入，长生耐老，脾胃强壮"。主张按节气，定时施灸，即："立春巳时，春分未时，立夏辰时，夏至酉时，立秋戌时，秋分午时，立冬亥时，冬至寅时。"其灸法药方为："五灵脂八钱，斗子青盐五钱、生用，乳香一钱，没药一钱，天鼠粪（即夜明砂）二钱、微炒，地鼠粪三钱、微炒，葱头干者二钱，木通三钱，麝香少许，共为细末，水合莜面作圆圈，置脐上，将前药末以二钱放入脐内，用槐皮剪钱放入药上，以艾灸之，每岁一壮，药与钱不时添换。"

《类经图翼》云："阴寒腹痛欲死，急用大附子为末，唾和作饼如大钱厚，置脐上，以艾炷灸之。如仓卒难得大附，只用生姜或葱白头切片代之亦可。若药饼焦热，或以津唾和之，或另换之，直待灸至汗出体温为止。或更于气海、丹田、关元各灸二七壮。"

《证治准绳》云："卒中暴脱，若口开手撒，遗尿者，虚而阳暴脱也，脐下大艾灸之。"

《古今医统大全》云："呃逆，灸膻中、中府、中脘，灸数十壮；尺泽、巨阙各灸七壮。"

《针灸逢源》云："脱肛由血虚而下陷，灸脐随年壮，长强三壮，水分百壮。"今名"脱肛神阙灸方"。

《窦太师针经》云："神阙一穴，一名气舍。在脐孔中是穴，禁针，灸百壮。又名维会穴，治大便久泄，小便频数，灸之。"

《扁鹊心书》云："男妇虚劳，灸脐下（神阙）三百壮"；"男妇水肿，灸脐下五百壮"；"阴疽骨蚀，灸脐下三百壮"；"肺伤寒，灸脐下三百壮"；"老人二便不禁，灸脐下三百壮"；"暑月腹痛，灸脐下三十壮"；"老人气喘，灸脐下三百壮"；"妇人脐下或下部出脓水，灸脐下三百壮"；"妇人半产，久则成虚劳水肿，急灸脐下三百壮"；"死脉及恶脉见，急灸脐下五百壮"；"肾虚面黑色，急灸脐下五百壮"。

《明堂灸经》云："主泄利不止，小儿奶利不绝，灸百壮。小儿五壮至七壮，主腹大绕脐痛，水肿鼓胀，肠中鸣状如水声，久伤愈。"

《神灸经纶》云："卒中风，神阙。凡卒中风者，此穴最佳。罗天益云：中风服药，只可扶持，要收全功，灸火最良。盖不惟追散风邪，宣通血脉，其于回阳益气之功，真有莫能尽述者。""肠鸣，神阙、陷谷、承满。"今名"《经纶》神阙肠鸣灸方"。"老人虚人泄泻，神阙、关元、脾俞、大肠俞。"今名"《经纶》神阙泄泻灸方"。

按语　脐为元神出入之阙庭，且脐在胚胎发育过程中，为腹壁最后的闭合处，在易学中称为太极脐点。"摩神阙"为一重要的保健方法。先揉运点按大椎，后按序按摩十二经之背俞，续依序从肺募中府始，至肝募期门止，终以摩神阙收功，名曰开脏腑大法，为疗百病及健身强体之良术。而药物外敷于脐中，称为"敷脐疗法"。宋·窦材在《扁鹊心书》中，对脘腹部疾病，亦多用灸神阙法。

《甲乙经》谓"灸脐中，令有子"；《千金方》谓"气淋，脐中著盐，灸之"；《医宗金鉴》云"主治百病"。《针灸大成》有按节气脐中药灸法，用之"诸邪不侵，百病不入，长生耐老，脾胃强壮"；《类经图翼》治"阴寒腹痛"，以附子饼置脐以艾火灸之；《针灸逢源》治脱肛，灸脐随年壮，并灸长强三壮、水分百壮。灸神阙，选伍"腕踝十二原方""荣督九穴方""治痿九穴方"之穴，方名"复方神阙灸方"，为治疗风湿、类风湿性关节炎之良方。

(9) 水分

别名　中守、分水。

释名　水者，水谷；分者，分别。内应小肠，水谷至此分清别浊，故名水分。

位置　在下脘下一寸，脐上一寸。(《甲乙经》)

取穴　于腹部正中线上，脐上1寸，仰卧取之。

主治　肠鸣，泄泻，腹痛，水肿，小便不通，头面浮肿。

操作　直刺1~2寸。艾条灸5~15分钟。《铜人》：针八分，留三呼，泻五吸，水病灸之大良，禁不可针。故腹部水肿病患者，本穴不宜针。

文献摘要　《甲乙经》云："水分，在下脘下一寸，脐上一寸。任脉气所发。刺入一寸，灸五壮。""痉脊强，里紧腹中拘痛，水分主之。"

《针灸聚英》："主水病，腹坚肿如鼓，转筋不嗜食，肠胃虚胀，绕脐痛冲心，腰脊急强，肠鸣状如雷声，上冲心，鬼击，鼻出血，小儿陷囟。"

《针灸大全》治"妇人产后脐腹痛，恶露不已"，取水分、关元、膏肓、三阴交、照海。今名"《大全》水分恶露方"。

《医学纲目》云："灸五十壮，治蛊胀，气喘"。

《窦太师针经》云："水分一穴，在下脘下一寸。又法：在脐上一寸。任脉气所发。针入二寸。水蛊病不可针，针则水尽死矣。腹胀，泻。余证看虚实补泻。"

《玉龙经》"水肿"篇歌云："病称水肿实难调，腹胀膨脝不可消。先灸水分通水道，后针三里及阴交。"今名"《玉龙》水分水肿方"。

《神灸经纶》云："绕脐痛"，灸水分、天枢、三阴交、足三里。今名"《经纶》水分脐痛灸方"。"霍乱，水分、外踝尖上三壮。"今名"《经纶》水分霍乱灸方"。

《世医得效方》云："腹胀满，绕脐结痛，坚不能食，灸中守穴百壮，在脐上一寸，一名水分。"

《普济方》云：　"治水气，四肢浮肿及腹大，灸水分三壮。"

《明堂灸经》云："灸七壮至四百壮，主腹肿不能食，肠坚腹痛，胃胀不调，坚硬，主水肿，主痛绕脐，冲胸不得息。"

按语　水分为内脏分清别浊功能应于体表之穴，具健脾胃、泌清浊、利水化湿之功，故《行针指要歌》有"或针水，水分夹脐上边取"之验。复溜为肾经之经穴，有益肾元、通调水道之功，二穴相伍，为治水肿、气淋、痰饮之穴对。加佐阴陵泉健脾运以制水，气海益元温肾而通利水道，以增其温阳利水之功，方名"水分温溜利水方"。《针灸大全》治"妇人产后脐腹痛，恶露不已"，取水分、照海、关元、膏肓、三阴交诸穴。验诸临床，加灸更良。本方亦为慢性肠炎之良方。

（10）下脘

别名　下管。

释名　因穴居胃脘部，与上、中脘穴而言居于下，故名下脘。

位置　在建里下一寸。(《甲乙经》)

取穴　脐上2寸，腹正中线上，仰卧取之。

主治 胃痛，腹胀，痢疾，肠鸣，呕吐，脾胃虚弱。

操作 直刺 1～2 寸。艾条灸 5～15 分钟。《铜人》：针八分，留三呼，泻五吸，灸二七壮止二百壮。

文献摘要 《灵枢·四时气》云："饮食不下，膈塞不通，邪在胃脘。在上脘则刺抑而下之，在下脘则散而去之。"

《针灸聚英》云："主脐下厥气动，腹坚硬，胃胀羸瘦，腹痛，六腑气塞，谷不转化，不嗜食，小便赤，癖块连脐上，厥气动，日渐瘦，脉厥动，翻胃。"

《甲乙经》云："下脘，在建里下一寸。足太阴、任脉之会。刺入一寸，灸五壮。" "食饮不化，入腹还出，下脘主之。"

《针灸大全》治"泄泻不止，里急后重"，当取下脘、公孙、天枢、照海；治"女人血分，单腹气喘"，取下脘、照海、膻中、气海、三里、行间。

《明堂灸经》云：下脘，"日灸二七壮，至二百壮止。主腹胃不调，腹内痛，不能食，肠坚腹痛，胃胀痞块，厥逆，日渐瘦羸，六腑气寒，谷食不转。"

《神灸经纶》云："里急后重，下脘、天枢、照海。"今名"《经纶》下脘痢疾方"。

《普济方》云："治喉肿厥逆，五脏所苦，鼓胀，灸下脘五十壮，老人加之，小儿随年壮。"

《窦太师针经》云："下脘一穴，在建里下一寸。又法：在脐上二寸。足太阴、任脉之会。针入二寸半，灸五十壮。治单蛊胀。余证同中脘穴治病。"

按语 本穴为任脉、足太阴经交会穴，具和肠胃、助运化、行气滞、消食积之功，而为治脾胃虚弱、消化不良等证之良穴。《百症赋》有下脘、陷谷之伍。陷谷以其通络止痛，消食化湿之功为佐，则消食化饮、缓急止痛益彰。佐胃经、大肠经、小肠经之下合穴足三里、上下巨虚，方名"下脘消食化饮方"，为治疗消化不良、慢性胃炎、肝炎之用方。

本穴具较强的健脾和胃、降逆止呕之功，临床上常与足三里相伍，主治各种消化系统疾病。中脘与足三里、气海、关元、天枢相伍，方名"中脘三里先后天补方"，以其培补先、后天之功，而有增加机体免疫力的功用。

(11) 建里

释名 建，指建立；里，有邻里之义。本穴中建立、协调胃肠间邻里关系，从而达到消积导滞的功效，故名建里。

位置 在中脘下一寸。(《甲乙经》)

取穴 脐上3寸，腹正中线上，仰卧取之。

主治 胃痛，呕吐，食欲不振，腹胀，水肿。

操作 直刺0.8~1.2寸。艾条灸5~15分钟。《铜人》：针五分，留十呼，灸五壮。

文献摘要 《甲乙经》云："建里，在中脘下一寸，刺入五分，留十呼，灸五壮。""心痛上抢心，不欲食，支痛引膈，建里主之。"

《针灸大成》云："腹胀，身肿，心痛，上气，肠中痛，呃逆，不嗜食。"

《针灸聚英》云："主腹胀，身肿，心痛，上气，肠中疼，呕逆，不嗜食。"

《窦太师针经》云："建里一穴，在中脘下一寸。又法：在脐上三寸。针入二寸半，灸五十壮。治蛊胀，气喘急，脐腹疼痛，看证补泻。"

按语 建里位于中脘之下，以其强壮内脏、建运中焦之功而命名。《百症赋》有建里、内关之伍，为"胸中苦闷"之治。验诸临床，伍胃、大小肠、胆经之下合穴足三里、上下巨虚、阳陵泉，方名"建里达枢方"，有柴平汤之效，而为肝胆、肠胃病之良方。

（12）中脘

别名　太仓、上纪、中管、胃脘。

释名　中，中间；脘，胃脘。穴当胃脘之中部，故名中脘。

位置　在上脘下一寸，居心蔽骨与脐之中。（《甲乙经》）

取穴　脐上 4 寸，腹正中线上，仰卧取之。

主治　胃痛，腹胀，反胃吞酸，呕吐，泄泻，痢疾，黄疸，风疹，瘾疹，哮喘，失眠，惊悸怔忡，脏躁气厥，癫狂痫证，头痛，惊风，痿证，虚劳。

操作　直刺 1～2 寸。艾条灸 5～15 分钟。《铜人》：针八分，留七呼，泻五吸，疾出针，灸二七壮，止二百壮。

文献摘要　《甲乙经》云："中脘，一名太仓，胃募也，在上脘下一寸，居心蔽骨与脐之中。手太阳、少阳、足阳明所生，任脉之会。刺入二分，灸七壮。""胃胀者，中脘主之，亦取章门。""心痛有寒，难以俯仰，心疝气冲胃，死不知人，中脘主之。""腹胀不通，寒中伤饱，食饮不化，中脘主之。""小肠有热，溺赤黄，中脘主之。""溢饮胁下坚痛，中脘主之。"

《扁鹊心书》传"黄帝灸法"，灸中脘以治"气厥、尸厥"，"产后血晕"，"呕吐不食"。

《卫生宝鉴》云："胃脘当心而痛治验"篇：先服扶阳助胃汤，先灸中脘三七壮，以助胃气，次灸气海百余壮，生发元气，滋荣百脉。今名"《宝鉴》中脘胃痛灸方"。"阴阳皆虚灸之所宜"：先灸中脘五七壮，以温脾胃之气；次灸气海百壮，生发元气，滋荣百脉，充实肌肉；复灸足三里，三七壮，引阳气下交阴分，亦助胃气；后灸阳辅二七壮，接续阳气，令足胫温暖。今名"《宝鉴》阴阳皆虚灸方"。

《针灸聚英》云："主五膈，喘息不止，腹暴胀，中恶，脾疼，饮食不进，翻胃，赤白痢，寒癖，气心疼，伏梁，心下如覆杯，心膨胀，面色萎黄，天行伤寒，热不已，温疟，先腹痛行泻，霍乱，泄出不知，食饮不化，心痛，身寒，不可俯仰，气发噎。"

《针灸大全》治"中满不快，翻胃吐食"，针中脘、公孙、太白、中魁。今名"《大全》中脘翻胃方"。治"中满不快，胃脘伤寒"，针中脘、内关、大陵、三里。今名"《大全》中脘胃寒方"。治"心腹胀大如盆"，取中脘、照海、膻中、水分、行间、三阴交。今名"《大全》中脘腹胀方"。

《玉龙经》云："寒气攻注心脾疼，发时口吐清水，饮食不进：中脘（灸）、大陵。""黄疸四肢无力：中脘（灸）、三里（泻）。"斯书"灸法杂抄切要"篇云："食罢而贪睡卧者，名脾困，宜灸中脘。饮食不消，心腹胀，面色萎黄，世谓之脾肾病，宜灸中脘。"

《明堂灸经》云："主心蛊不能食，反胃，霍乱，心痛，热温痎疟，天行伤寒，因读书得奔豚气，心下伏梁如覆杯，冷气，腹中热，喜温涎出是蛔，以手聚而按之坚将，及腹胀不通，疰，大便坚，忧思损伤，气积聚腹中甚痛，作脓肿往来上下，及胁下坚痛，及鼻间焦臭，头热，鼻衄，及主寒中，伤饱，饮食不下，及目振寒，及冲疝，冒死不知人，治背与心相控而痛，饮水过多，喘胀。"

《神灸经纶》云："便血，中脘、气海。上二穴灸脱血色白，脉濡弱，手足冷，饮食少思，强食即吐。"今名"《经纶》中脘便血灸方"。"水肿"灸"中脘、水分、水沟、合谷、足三里、神阙、气海、膈俞、三阴交、石门、中极、曲骨、内关、阴市、阳陵泉、中封、太冲、照海、公孙。"今名"《经纶》中脘水肿灸方"。"久痞"灸"中脘、章门、三焦俞、三阴交、内庭、幽门、上脘、脾俞、气海。"今名"《经纶》中脘久痞灸方"。

《千金方》云："积聚坚大如磐冷胀，灸胃管二百壮。""虚劳吐血，灸胃管二百壮，亦主劳呕逆吐血，少食多饱，多唾百病。""心痛坚烦气结，灸太仓百壮。""狂癫风痫吐舌，灸胃管百壮。""吐逆食不住，灸胃管百壮。"

《肘后备急方》"治卒霍乱诸急方"篇云："常得霍乱，先腹痛者，灸脐上，十四壮，名太仓。"

《外台秘要》云："若烦闷凑满者，灸心厌下三寸，七壮，名胃管。"

《普济方》云："治心痛坚急气结，穴太仓，灸百壮。""治心腹痛呕逆，中脘灸三百壮。""今人嗜卧，与夫食罢则脾困欲卧，纵不能针，岂可不灸，予与人灸中脘、膏肓，遂皆不困。""治吐逆，食不住，穴胃脘，灸百壮。""治反胃，食即噫气"，"中脘一穴"，"足三里二穴"，"各灸七壮，或九壮，其效尤著。"

《世医得效方》云："积聚坚大如磐，冷胀，灸胃管二百壮。""若心痛身寒，难以俯仰，心疝冲冒不知人，中管主之。""癫狂疯痫吐舌，灸胃脘百壮。"

《窦太师针经》云："中脘一穴，一名太仓，胃之募。手太阳、少阳所生，任脉之会。又一法：在脐上四寸是穴。针入二寸半，灸三七壮。治心痛，泻；翻胃吐食，补；痰涎，补泻。"

《磐石金直刺秘传》云："醉头风，发时口吐清涎，二三日昏迷不省人事，不进饮食，如大醉人，先泻中脘，次解溪、足三里。"今名"《磐石》中脘口涎灸方"。又云："寒气攻灌心脾，疼痛时口吐酸水，饮食不进，灸中脘，刺大陵，泻之。"今名"《磐石》中脘泛酸灸方"。"一切沉寒痼冷，气滞，心酸，面黄肌瘦，四肢无力，灸中脘、关元，次灸足三里泻之。感冒寒气，饮食不化，呕吐酸水，身腹胀，灸中脘、关元，次灸足三里泻之，灸二七壮。胃气不和，心胸注闷，噫气不时，泻中脘、内关、足三里，灸二七壮。"今名"《磐石》中脘暖胃灸方"。

按语　中脘为胃之募穴，腑之会穴，任脉与手太阳、少阳、足阳明经交会穴，又为回阳九针穴之一。本穴具有较强的健脾和胃、化痰导积之功，故《行针指要歌》有"或针痰，先针中脘三里间；或针吐，中脘气海膻中补"之验。据《内经》"治痿者独取阳明"之理，中脘为腑会，又为任脉与手太阳、少阳、足阳明交会穴，故为痿证、痹证之常用穴，为"治痿九穴"之一。本穴配天枢、公孙、内关、足三里、大肠俞、胃俞，加灸神阙，方名"中脘公孙止泻方"，以治腹胀、腹泻、痢疾；配足三里、血海，方名"中脘便血方"，以治便血；伍天枢、内关、气海，方名"中脘肠梗阻方"，以治肠梗阻；配内关、梁丘，方名"中脘梁丘和胃方"，以治腹胀脘痛；配内关、足三里、公孙，方名"中脘内关止呕方"，以治呕吐。

（13）上脘

别名　上纪、上管。

释名　穴位于胃脘之上部，故名上脘。

位置　在巨阙下一寸五分（今作一寸），去蔽骨三寸。（《甲乙经》）

取穴　脐上5寸，腹正中线上，仰卧取之。

主治　胃痛，反胃，呕吐，痫证。

操作　直刺1~1.5寸。艾条灸5~15分钟。《铜人》：针八分，灸二七壮至百壮。

文献摘要　《灵枢·四时气》云："饮食不下，膈塞不通，邪在胃脘。在上脘则刺抑而下之，在下脘则散而去之。"马莳认为：则刺，当作"侧刺"。若邪在上脘，卧针刺之，抑而下之。

《甲乙经》云："上脘，在巨阙下一寸五分，去蔽骨三寸。任脉、足阳明、手太阳之会。刺入八分，灸五壮。"又云："头眩病身热，汗不出，上脘主之。""心痛有三虫，多涎，不得反侧，上脘主之。""寒中伤饱，食饮不化，五脏䐜满胀，心腹胸胁榰满胀，则生百病，上脘主之。""饮食不下，膈塞不通，邪在胃脘，在上脘则抑而下之，在下脘则散而去之。""心下有膈，呕血，上脘主之。"

《类经图翼》云："久痞"，取"上脘、中脘、幽门、通谷、梁门、天枢、期门、章门、气海、关元、脾俞、三焦俞、上穴皆灸积块，可按证先用。"今名"《图翼》上脘久痞灸方"。又云："灸背脊中命门穴两旁四指许（即意舍、志室）是穴，痞在左灸右，在右灸左。"又云："凡治痞者，须治痞根，无不获效。其法于十三椎上，当脊中点墨为记，墨之两旁各三寸半，以指揣摸，自有动处，即点穴灸之，大约穴与脐平，多灸左边，或左右俱灸，此痞根也。或患左灸右，患右灸左，亦效。"

《千金方》云："上管穴在心下二寸，灸七壮，治马黄黄疸等病。"又云："心下坚，积聚冷胀，灸上管百壮。"

《普济方》云："治心下坚，积聚冷胀，穴上脘。"

《针灸聚英》："主腹中雷鸣相逐，食不化，腹疠刺痛，霍乱吐利，腹痛身热，汗不出，翻胃呕吐，食不下，腹胀气满，心忪惊悸，时呕血，痰多吐涎，奔豚，伏梁，三虫，卒心痛，风热，热病，马黄黄疸，积聚坚大如磐，虚劳吐血，五毒疰不能食。"

《玉龙经》"心痛"篇歌云："九般心痛及脾痛，上脘穴中宜用针。脾败还将中脘泻，两针成败免灾侵。"

《窦太师针经》云："上脘一穴，在巨阙穴下一寸。任脉、足阳明、手太阳之会。又法：在脐上五寸是穴。宜针入二寸五分，可灸五十壮。治九种心疼等证。"

《采艾编翼》灸治"咳逆：上脘、气海、大陵、足三里"。今名"《采艾》上脘咳逆灸方"。又治腹痛，灸"上脘、天枢、关元、胃俞、足上廉"。今名"《采艾》上脘腹痛灸方"。

《明堂灸经》云：灸上脘"二七壮，至一百壮止，不瘥，更倍之。主心中热烦，奔豚气，胀满不能食，霍乱，心痛不可眠卧，吐利，心风悸悸，心中闷，发哕，伏梁状如覆杯，及风痫热痛，宜可泻之，主身热不汗出，主三虫多涎。"

《神灸经纶》云："虚劳吐血，上脘、肺俞、脾俞、肾俞、大陵、外关。"今名"《经纶》上脘吐血灸方"。又云："心脾胀痛，上脘、中脘、脾俞、胃俞、肾俞、隐白、足三里。"今名"《经纶》上脘胀痛灸方"。"呕吐不思饮食，上脘、中脘。"今名"《经纶》上脘呕吐灸方"。

《天元太乙歌》云："心疼呕吐上脘宜，丰隆两穴更无疑。"

按语 上脘为任脉与足阳明、手太阳经交会穴。本穴具有和胃化痰、降逆宁神之功，而主治食积、痰多、痫证等。如《针灸资生经》上脘伍足三里、章门、关元、期门、行间、脾俞治疗膨胀，验诸临床，佐膈俞、肝俞，方名"《资生》上脘期门愈肝方"，为慢性肝炎、肝硬化腹水之用方。《针灸大成》以上脘伍不容、大陵治吐血呕血。验诸临床，辅以百劳、隐血、太白、太冲，方名"《大成》上脘隐白止血方"，为吐血、便血之用方。

(14) 巨阙

别名 心募。

释名 巨者，巨大；阙者，宫门。此心之募穴，若心气出入之宫门，故名。

位置 在鸠尾下一寸。(《甲乙经》)

取穴 脐上6寸，腹正中线上，仰卧取之。

主治 心胸痛，反胃吞酸，噎膈呕吐，癫狂痫证，心悸。

操作 向下斜刺0.5~1寸，不可深刺，以免伤及肝脏。《铜人》：针六分，留七呼，得气即泻，灸七壮，止七七壮。

文献摘要 《甲乙经》云："巨阙，心募也，在鸠尾下一寸。任脉气所发。刺入六分，留七呼，灸五壮。"又云："热病胸中澹澹，腹满暴痛，恍惚不知人，手清，少腹满，瘕疝，心痛，气满不得息，巨阙主之。""息贲时唾血，巨阙主之。""狂，妄言，怒，恶火，善骂詈，巨阙主之。""胸胁榰满，瘕疝引脐，腹痛，短气烦满，巨阙主之。""狐疝惊悸少气，巨阙主之。""霍乱，巨阙、关冲、支沟、公孙、解溪主之。"

《针灸聚英》云："主上气咳逆，胸满短气，背痛胸痛，痞塞，数种心痛，冷痛，蛔虫痛，蛊毒猫鬼，胸痛痰饮，先心痛，先吐，霍乱不识人，惊悸，腹胀暴痛，恍惚不止，吐逆不食，伤寒烦心，喜呕发狂，少气腹痛，黄疸，急疸，急疫，咳嗽，狐疝，小腹胀满，烦热，膈中不利，五脏气相干，卒心痛，尸厥。"

《针灸大全》治"胃脘停痰，口吐清水"，取巨阙、公孙、厉兑、中脘。今名"《大全》巨阙胃脘停痰方"。治"妇人难产，子掬母心不能下"，取巨阙、照海、合谷、三阴交、至阳。今名"《大全》巨阙难产方"。

《千金方》云："巨阙穴在心下一寸，灸七壮，治马黄黄疸急疫等病。""心闷痛，上气牵引小肠，灸巨阙二七壮。""心痛暴恶风，灸巨阙百壮。""吐逆不得食，灸巨阙五十壮。"

《圣济总录》云："心痛短气，手掌发热，或啼笑骂詈，悲思愁虑，面赤身热，其脉实大而数，此为可治，当灸巨阙五十壮，背第五椎百壮。""心懊侬，微痛烦逆，灸心俞百壮。""心痛如锥刀刺，气结，灸膈俞七壮。""心痛冷气上，灸龙颔（即中庭）百壮。"

《世医得效方》云："初得病或先头痛身寒热，或漐漐欲守火，或腰背强直，面目如饮酒状，此伤寒初得一二日，但烈火灸心下三处：第一处去心下一寸，名巨阙，第二处去心下二寸，名上管，第三处去心下三寸，名胃管，各灸五十壮。"

《普济方》云："治上气咳逆，胸满短气，牵背痛，穴巨阙、期门，各灸五十壮。"今名"《普济》巨阙咳逆方"。

《窦太师针经》云："巨阙一穴，心之募。在鸠尾下一寸陷中。任脉气所发。针入二寸半，灸五十壮。治九种心疼，翻胃吐食，痰涎盛，五噎，七疝等证，看证补泻。"

《明堂灸经》云：灸巨阙七壮，"主心中烦闷，热病，胸中痰饮，见贲唾血，风癫浪言，或作鸟鸣声，不能食，无心力；凡心痛有数种，冷痛、蛔虫心痛，蛊毒，霍乱，不识人，及腹中满，暴痛汗出，及手清，臂不举。"

《神灸经纶》云："九种心痛，巨阙、灵道、曲泽。"今名"《经纶》巨阙九种心痛方"。"胃心痛，巨阙、大都、太白、足三里、承山。"今名"《经纶》巨阙脘痛方"。"霍乱逆冷，巨阙、中脘、建里、水分、承山、三阴交（逆冷）、照海、大都。"今名"《经纶》巨阙霍乱灸方"。

按语 巨阙为心之募穴，内应腹膜，上应膈肌，为胸腹交关，清浊格界，具宽胸快膈、通行脏腑、除痰化湿之功，而为治心胸痛、胃脘痛、癫狂、痫证、惊悸之用穴。《针灸大全》以巨阙、照海、合谷、三阴交、至阳相伍，用治妇人难产。验诸临床，加至阴，方名"巨阙二至难产方"。

（15）鸠尾

别名　尾翳、𩩲骬。

释名　鸠尾骨名，现称胸骨剑突。穴当胸骨剑突，形如鸠尾状，故名。

位置　在臆前蔽骨下五分。（《甲乙经》）

取穴　剑突下，当脐上7寸，仰卧，两臂上举取穴。

主治　心胸痛，梅核气，反胃，癫狂，痫证。

操作　针刺宜向下斜刺0.5寸，不可深刺，以免伤及胸腔及内脏。艾条灸3~5分钟。《铜人》：禁灸，针三分，留三呼，泻五吸。

文献摘要　《灵枢·经脉》云："任脉之别，名曰尾翳，下鸠尾，散于腹。实则腹皮痛，虚则痒瘙，取之所别也。"

《甲乙经》云："鸠尾，一名尾翳，一名𩩲骬，在臆前蔽骨下五分，任脉之别，不可灸刺。""喉痹，食不下，鸠尾主之。"

《针灸聚英》："主息贲，热病，偏头痛引目外眦，噫喘，喉鸣，胸满咳呕，喉痹咽肿，水浆不下，癫痫狂走，不择言语，心中气闷，不喜闻人语，咳唾血，心惊悸，精神耗散。"

《玉龙经》"惊痫"篇歌云："五痫之证不寻常，鸠尾之中仔细详。若非名师真老手，临时尤恐致深伤。"

《医学纲目》云："癫痫，鸠尾、后溪、涌泉、心俞、阳交、三里、太冲、间使、上脘。"今名"《纲目》鸠尾定痫方"。

《窦太师针经》云："鸠尾一穴，一名尾翳，一名𩩲骬。在臆前蔽骨下五分。针二寸半，灸二七壮。此穴非高手良医不可下，此针有损无益，不宜多灸。五痫证候，泻；心火虚惊，补。"

按语　鸠尾乃任脉之腧穴，具理气快膈、和胃降逆、清心安神之功，而为治心胸痛、胃脘疼痛、呕恶脘痞、癫狂、痫证之用穴。与后溪相伍，以成宽胸利膈、豁痰开窍、宁心定志之功，而为振掉、瘛疭、癫狂、惊痫之要伍。验诸临床，佐豁痰解郁之丰隆、醒神开窍之隐白，方名"鸠尾宁神定志方"。治癫证，佐肝俞、脾俞以疏肝解郁，伍神门、心俞以开窍醒神；治狂证，佐大陵、曲池以泻心包与阳明经热邪，伍人中、少商以醒脑定狂；治痫证，《天元太乙歌》有"鸠尾独治九般痫"之验，佐间使、筋缩，则醒脑定搐之功益彰；治小儿抽动证，佐行间、太冲，以柔肝息风；振掉、瘛疭、震颤证，佐四神聪、内关、手三里、足三里、大椎、中渚、支沟、阳陵泉，以养血柔肝、舒筋缓节而定搐制瘛。

（16）中庭

释名 中，中间；庭，庭院。任脉沿腹正中线上行，至此穴处进入胸廓，喻脉气已由宫门而至庭院，故名。

位置 在膻中下一寸六分陷者中。（《甲乙经》）

取穴 在胸骨正中线上，平第5肋间隙，仰卧取之。

主治 胸胁胀满，胸痹心痛，噎膈吐逆，小儿吐乳。

操作 针刺宜向下沿皮刺0.3～0.4寸。《铜人》：灸五壮，针三分。

文献摘要 《甲乙经》云："中庭，在膻中下一寸六分陷者中，任脉气所发。仰而取之，刺入三分，灸五壮。""胸胁榰满，膈塞饮食不下，呕吐食复出，中庭主之。"

《针灸聚英》云："主胸胁支满，噎塞，饮食不下，呕吐食出，小儿吐奶。"

《窦太师针经》云："中庭一穴，在膻中穴下一寸六分。任脉气发。禁针，灸七壮。治胸膈痛，吐涎沫。"

《明堂灸经》云：灸中庭五壮，"主胸胁支满，心下满，食饮不下，呕逆吐食还出"之证。

《针灸资生经》云："中庭配中府，治膈寒食不下，又治呕吐"之证。

《普济方》云"治小儿呕吐奶汁，灸中庭一穴一壮。"

按语 中庭位于胸部，具畅舒心气、宽胸快膈、通达冲任、理气止痛、降逆止呕之功，而用于胸胁苦满、胸痹脘痛、恶心呕吐及小儿吐乳证。

（17）膻中

别名 元气、上气海、元见、胸堂、心包募。

释名 膻者，袒露；中者，中间。胸部袒露的中间部位，穴当其处，故而得名。

位置 在玉堂下一寸六分陷者中。（《甲乙经》）

取穴 胸骨中线上，平第4肋间隙，适当两乳之间，仰卧取之。

主治 气喘，噎膈，胸痛，产妇乳汁少。

操作 针刺宜向下沿皮刺0.3~0.5寸。艾条灸3~5分钟。《铜人》：禁针。《明堂》：灸七壮，止七七壮。

文献摘要 《灵枢·海论》云："膻中者，为气之海，其腧上在于柱骨之上下，前在于人迎。"

《甲乙经》云："膻中，一名元见，在玉堂下一寸六分陷者中，任脉气所发。仰而取之，刺入三分，灸五壮。""咳逆上气，唾喘短气不得息，口不能言，膻中主之。"

《针灸聚英》云："主上气短气，咳逆，噎气膈气，喉鸣喘嗽，不下食，胸中如塞，心胸痛，风痛，咳嗽，肺痈唾脓，呕吐涎沫，妇人乳汁少。"

《针灸大全》治"气膈五噎，欲食不下"，取膻中、三里、太白、公孙。治"妇人胎气，血蛊，水蛊，气蛊，石蛊"，取膻中、照海、水分、关元、气海、三里、行间（治血）、公孙（治气）、内庭、支沟、三阴；治"单腹蛊胀，气喘不息"，取膻中、气海、水分、三里、行间、三阴交、照海；治"伤风感寒，咳嗽胀满"，取膻中、照海、风门、合谷、风府。

《窦太师针经》云："膻中一穴，一名元气。在两乳中间，玉堂下一寸六分，仰而取之。任脉气发。禁针，灸二七壮。治一切痰饮，哮喘咳嗽等证，及五噎翻胃，七伤所感，怒气冲心，喉中气闭如核，妇人乳汁少。不可针。忌猪、鱼、酒、面之类。亦治腹中痰块。"

《肘后备急方》"救卒死尸厥方"："灸膻中穴二十八壮"，及"灸鼻人中，七壮。"

《千金方》云："胸痹心痛，灸膻中百壮。"

《圣济总录》云："胸痹心痛，灸膻中百壮。"又云："胸痹满痛，灸期门随年壮。"

《普济方》云："治上气咳逆，穴膻中，灸五十壮。""治卒哕，穴膻中、中府、胃管（灸数十壮）、尺泽、巨阙各灸七壮。""治病疡着颈及胸前，灸乳间。""治卒患瘰疬疬子不痛方：取桃树皮贴上，灸二七壮。"

《采艾编翼》云："翻胃：膻中、乳根、中脘、水分、大杼、胃俞、足三里。"今名"《采艾》膻中翻胃灸方"。

《明堂灸经》云：灸膻中七壮，至七七壮止，"主肺痈，咳嗽上气，唾脓血不得下食，胸中气满如塞"之证。

《神灸经纶》云："膈噎，膻中、中脘、膏肓（灸百壮）、内关、食仓、足三里、心俞、膈俞、脾俞、天府、乳根。"今名"《经纶》膻中膈噎灸方"。又云："肺痈，膻中、肺俞、支沟、大陵、肾俞、合谷、太渊。"今名"《经纶》膻中肺痈灸方"。

按语　膻中为气会，有益气举陷、宽胸利膈、止咳定喘之功。故因气机不利而导致的疾病多取此穴，《行针指要歌》有"或针气，膻中一穴分明记"之验。《神灸经纶》治"肺痈，膻中、肺俞、支沟、大陵、肾俞、合谷、太渊"。验诸临床，佐肺经募穴中府，以疏肺经之郁滞；宗《内经》"合治内腑"之理，取肺经之络穴列缺，及与之相表里的手阳明大肠经下合穴上巨虚，导肺热从阳明而解。诸穴合用，名"膻中肺俞肺痈方"，乃治肺痈之良方。本穴伍肺俞、尺泽，以其共具宣肺止咳平喘之功，可疗咳嗽、喘满，方名"膻中肺俞咳喘方"。本方佐益督通阳开膝之身柱，方名"膻中身柱急支方"，为急性支气管炎之良伍；佐脾俞、膈俞、肾俞，方名"膻中四俞慢支方"，为慢性支气管炎之效方。本穴伍乳根、少泽，方名"膻中乳根通乳方"，治疗乳汁不足。伍天井、至阳、关元、中脘，方名"膻中阳关胸痹方"，以治疗胸痹心痛。以膻中、内关、足三里相伍，取名"膻中内里心梗方"，验诸临床，针治冠心病，能改善冠状动脉供血不足。"胸痹方"治病重在顾护肾元而通心阳，"心梗方"治在调补气血而通心络。二方或分用，或合用，随证加减，为治冠心病之祖方。

（18）玉堂

别名 玉英。

释名 玉，玉石；堂，殿堂。玉有贵重之义，穴位所在，心脏部位，心者君主之官，本穴似君主所居之处，故名玉堂。

位置 在紫宫下一寸六分陷者中。(《甲乙经》)

取穴 在胸骨正中线上，平第3肋间隙，仰卧取之。

主治 咳嗽，气喘，胸痛，喉痹咽塞，呕吐寒痰。

操作 针刺宜向下沿皮刺0.2～0.3寸。艾条灸3～5分钟。《铜人》：灸五壮，针三分。

文献摘要 《甲乙经》云："玉堂，一名玉英。在紫宫下一寸六分陷者中，任脉气所发。仰头取之，刺入三分，灸五壮。""胸中满，不得息，胁痛骨疼，喘逆上气，呕吐烦心，玉堂主之。"

《针灸聚英》云："主胸膺疼痛，心烦咳逆，上气胸满不得息，喘急，呕吐寒痰。"

《窦太师针经》云："玉堂一穴，在紫宫穴下一寸六分。又名玉英。任脉气发。针入三分，灸二七壮。治乳疼，胸膈胀满，气逆喘嗽，看证补泻。"

《明堂灸经》云：灸玉堂五壮，"主胸满不得喘息，膺骨疼，呕逆上气，烦心。"

按语 玉堂为任脉位于心君所居之处，有宽胸利膈、清热除烦、化痰止咳、降逆平喘之功。本穴多用灸法，不宜深刺。临证以中药膏穴位贴敷，为治咳喘、胸痛、喉痹证之良方。

（19）紫宫

释名 紫者，红盛，心色红。心者君主之官，心居之宫，故名。

位置 在华盖下一寸六分陷者中。（《甲乙经》）

取穴 在胸骨正中线上，平第2肋间隙，仰卧取之。

主治 咳嗽，气喘，胸痛，喉痹咽塞。

操作 针刺宜向下沿皮刺0.2～0.3寸。艾条灸3～5分钟。《铜人》：灸五壮，针三分。

文献摘要 《甲乙经》云："紫宫，在华盖下一寸六分陷者中，任脉气所发。仰头取之，刺入三分，灸五壮。""胸胁楷满，痹痛骨疼，饮食不下，呕逆，气上烦心，紫宫主之。"

《针灸聚英》云："主胸胁支满，胸膺骨痛，饮食不下，呕逆上气、烦心咳逆，吐血唾如白胶。"

《窦太师针经》云："紫宫一穴，在华盖穴下一寸六分，仰头取之。任脉气所发。宜针入三分，灸七壮。治乳痈气满。"

《明堂灸经》云：灸紫宫五壮，"主胸胁支满，胸膺骨痛，饮食不下，呕逆上气烦心。"

按语 紫宫乃任脉之气所发之部，又为心所居之宫，故具任养心血、通达心肺阳气之功。多用灸法，不宜深刺，若临证以中药膏穴位贴敷，为治咳喘、胸痹之良方。

（20）华盖

释名 华，指繁茂；盖，有复护之义。本穴内应于肺，肺朝百脉，人身脏腑之气上朝于肺，行至于此，有繁华之富，故名。

位置 在璇玑下一寸陷中者。（《甲乙经》）

取穴 在胸骨正中线上，胸骨角处，仰卧取之。

主治 气喘，咳嗽，胸胁满痛。

操作 针刺宜向下沿皮刺0.2~0.3寸，不宜直刺，以免伤及胸腔造成气胸。艾条灸3~5分钟。《铜人》：针三分，灸五壮。

文献摘要 《甲乙经》云："华盖，在璇玑下一寸陷者中，任脉气所发。仰头取之，刺入三分，灸五壮。""咳逆上气，喘不能言，华盖主之。""胸胁楛满，痛引胸中，华盖主之。"

《针灸聚英》云："主喘急上气，咳逆哮嗽，喉痹咽肿，水浆不下，胸皮痛。"

《窦太师针经》云："华盖一穴，在璇玑穴下一寸，仰头取之。任脉气发。平针入三分，灸七壮。治久嗽不愈，喘哮证。"

《明堂灸经》云：灸华盖五壮，"主胸胁支满，痛引胸中，咳逆上气，喘不能言"。

按语 华盖乃任脉之气发于胸部之穴，内应于肺，故有宣肺而朝百脉之用，功于补肺气、益心脉，而为疗咳喘、胸痹之常用穴。此穴不宜深刺，以免造成气胸。

（21）璇玑

别名　旋玑、旋机。

释名　北斗第二星为天璇，第三星为天玑。北斗旋转，璇玑随之，有旋转枢机之义。本穴居胸上，属天部，有宣发肺气、枢转气机之功，故名。

位置　在天突下一寸中央陷者中。（《甲乙经》）

取穴　在胸骨正中线上，胸骨柄中央，天突与华盖之间，仰卧取之。

主治　咳嗽，气喘，胸痛，喉痹咽肿，心下痞。

操作　针刺宜向下沿皮刺0.2～0.3寸，不宜直刺，以免伤胸肺。艾条灸3～5分钟。《铜人》：灸五壮，针三分。

文献摘要　《甲乙经》云："璇玑，在天突下一寸中央陷者中，任脉气所发。仰头取之，刺入三分，灸五壮。""胸满痛，璇玑主之。""喉痹咽肿，水浆不下，璇玑主之。"

《针灸聚英》云："主胸胁支满痛，咳逆上气，喉鸣喘不能言，喉痹咽痛，水浆不下，胃中有积。"

《窦太师针经》云："璇玑一穴，在天突下一寸，仰头取之。任脉气发。针入一分，灸二七壮。治胸膈闷痛，痰盛，五噎等证，并皆治之。"

《玉龙经》"气喘"篇歌云："气喘吁吁不得眠，何当日夜苦相煎。若取璇玑真个妙，更针气海保安然。"

《明堂灸经》云：灸璇玑五壮，"主胸皮满痛，喉痹咽肿，水浆不下。"

《神灸经纶》云："哮喘，五哮中惟水哮、乳哮、酒哮为难治，璇玑、华盖、俞府、膻中、太渊、足三里、肩井（治冷风哮，有孕勿灸）、肩中俞（治风哮）。"今名"《经纶》璇玑哮喘灸方"。

《普济方》云："治喉中鸣，咽乳不利，穴璇玑，灸三壮。"

按语 璇玑居胸上，俾任脉经气通天衔督，具益任荣督、宣发肺气、枢转气机、止咳平喘之功，而用于喘咳、胸痹、喉痹咽肿之证。《神灸经纶》以璇玑、华盖、俞府、膻中、太渊、足三里、肩井、肩中俞，以治哮喘。验诸临床，佐肺之募俞中府、肺俞，方名"璇玑府俞哮喘方"，尤为治张口抬肩吼喘证之要方。又因璇玑具宽胸利膈和胃之功，为治心下痞之要穴，若伍足三里则功效相得益彰，故《天元太乙歌》有"胃中有积取璇玑，三里功深人不知"之验。

(22) 天突

别名 玉户、天瞿。

释名 天，天空；突，突出。穴当气管上端，喻气上通于天部，故名。

位置 在颈结喉下二寸中央宛宛中。(《甲乙经》)

取穴 在胸骨上窝正中，仰头取之。

主治 咳嗽，哮证，气喘，暴喑，咽喉肿痛，瘿气，噎膈。

操作 针刺宜向胸骨后下方斜刺0.3～0.5寸。艾条灸3～5分钟。《铜人》：针五分，留三呼，得气即泻，灸亦得。

文献摘要 《灵枢·忧恚无言》云："人卒然无音者，寒气客于厌，则厌不能发，发不能下至，其开阖不致，故无音。"会厌之脉，上络任脉，取之天突，其厌乃发也。

《灵枢·本输》云："缺盆之中，任脉也，名曰天突。一次任脉侧之动脉，足阳明也，名曰人迎；二次脉手阳明也，名曰扶突；三次脉手太阳也，名曰天窗；四次脉足少阳也，名曰天容；五次脉手少阳也，名曰天牖；六次脉足太阳也，名曰天柱；七次脉项中央之脉，督脉也，名曰风府。腋内动脉，手太阴也，名曰天府。腋下三寸，手心主也，名曰天池。"马莳注

云：“皆示人觅穴之法也。”又注云：“然天容系手太阳经，疑
是天冲。”对自“风府”，至手太阴之“天府”，手厥阴之
“天池”，马莳有“夫自督脉至此三经，盖各指在项、在臂、
在腋之首穴，无非示人以觅穴之法耳。”张志聪注云：“手足
十二经脉，和于三阴三阳，三阴三阳，天之六气也，运行于地
之外，脏腑雌雄相合，地之五行也，内居于天之中。本篇论三
阴三阳之经气，从四旁而内荣脏腑，应天气之贯乎地中。此复
论三阳之脉，循序而上于颈项，应阳气之出于地外。任、督二
脉，并出于肾，主通先天之阴阳；手太阴、心主，并出于中
焦，主行后天之气血。阴阳血气，又从下而上，中而外也。张
玉师曰：经脉应地之经水，上通于天，故有天突、天窗、天
冲、天牖、天柱、天府、天池及风府之名。”故针刺上述八
穴，今称之为“通天法”，适用于外邪袭人致发热、头痛、项
强、鼻塞、鼻衄、肩背痛、咳喘、失音诸证，或少阳枢机不
利、肝胆之火上扰致暴聋、眩晕、面肿、癫狂、中风不语、半
身不遂诸证。

《甲乙经》云：“天突，一名玉户，在颈结喉下二寸中央
宛宛中，阴维、任脉之会。低头取之，刺入一寸，留七呼，灸
三壮。”“咳上气，喘，暴喑不能言，及舌下挟缝青脉，颈有
大气，喉痹，咽中干，急不得息，喉中鸣，翕翕寒热，项肿肩
痛，胸满腹皮热，衄，气短哽心痛，瘾疹头痛，面皮赤热，身
肉尽不仁，天突主之。”“喉痛喑不能言，天突主之。”

《针灸聚英》云：“主面皮热，上气咳逆，气暴喘，咽肿
咽冷，声破，喉中生疮，喉猜猜，咯脓血，喑不能言，身寒
热，颈肿，哮喘，喉中鸣，翕翕如水鸡声，胸中气梗梗，侠舌
缝青脉，舌下急，心与背相控而痛，五噎，黄疸，醋心，多
唾，呕吐，瘿瘤。”

《针灸大全》治“咽喉闭塞，水粒不下”之证，取“天突

一穴，商阳二穴，照海二穴，十宣十穴"。今名"《大全》天突喉方"。

《窦太师针经》云："天突一穴，在喉结下四寸宛宛中。阴维、任脉之会。斜针向下一寸或五分，灸二七壮。治哮喘嗽，发热，泻；冷哮，补。灸天突，半在骨，半在空，若全在空处，则令人喘。"

《玉龙经》"喘"篇歌云："哮喘一证最难当，夜间无睡气惶惶。天突寻得真穴在，膻中一灸便安康。"

《扁鹊心书》"喉痹"篇云："肺肾气虚，风寒客之，令人颐颔粗肿，咽喉闭寒，汤药不下……灸天突五十壮。"

《千金方》云："瘿，灸天瞿三百壮。"

《普济方》云："治上气，气闭咳逆，咽冷声破，喉肿痛，穴天突，灸五十壮。""治瘿，穴天瞿，灸三百壮。""治小儿急喉病出，灸天突。"

《类经图翼》云："咳嗽，天突（七壮）、俞府（七壮）、华盖、乳根（三壮）、风门、肺俞、身柱、至阳（十四壮）、列缺。"今名"《类经》天突灸咳方"。

《采艾编翼》云："哮，天突、鸠尾、足二指中指端近甲之下（男左女右，每三炷）、肺俞、气海。"今名"《采艾》天突灸哮方"。

《明堂灸经》云：天突，"阴维、任脉之会，主欬嗽上气，胸中气噎，喉内状如水鸡声，肺痈唾脓血，气壅不通，喉中热疮不得下食，侠舌缝脉青，暴怖气哽，喉痹咽干急，欬逆喘暴，及肩背痛，及漏颈痛。"

《神灸经纶》云："声哑"，灸天突、期门、间使。今名"《经纶》天突声哑灸方"。"舌卷囊缩"，灸"天突、廉泉、肾俞、合谷、复溜、然谷。"今名"《经纶》天突舌卷囊缩方"。"喑哑，天突、灵道、阴谷、复溜、丰隆、然谷。"今名

"《经纶》喑哑天突灸方"。"诸气隔痛，上气不下，天突、膻中、中府、膈俞。"今名"《经纶》天突隔痛方"。"诸喘气急，天突、璇玑、华盖、膻中、乳根、期门、气海。"今名"《经纶》天突灸喘方"。"瘿瘤，男左灸十八壮，右十七壮，女右灸十八壮，左十七壮，天突、通天、云门、臂臑、曲池、中封、大椎、风池、气舍、臑会、天府、冲阳。"今名"《经纶》天突瘿瘤方"。

按语　本穴为任脉、阴维脉交会穴，位于气管上端，通咽连肺系，故有益肾宣肺之功，为治咳喘、暴喑、瘿气、噎膈之要穴。伍膻中、尺泽主治咳喘；伍灵道、阴谷、复溜、丰隆、然谷，方名"天突喑哑方"，以治喑哑；配膈俞、内关，方名"天突呃逆方"，以治膈肌痉挛。

（23）廉泉

别名　本池、舌本、绪本。

释名　穴在颔下、结喉之上，喉头状如棱，舌下津液流如清泉，故名。

位置　在颔下结喉上，舌本下。（《甲乙经》）

取穴　结喉上方，当舌骨的上缘凹陷中，仰头取之。

主治　舌下痛，舌缓流涎，中风舌强不语，暴喑，咽食困难。

操作　针刺宜向上直刺 0.5 寸。艾条灸 2～3 分钟。《素注》：低针取之，针一寸，留七呼。《铜人》：灸三壮，针三分。

文献摘要　《灵枢·卫气失常》对卫气运行失常，而有"其气积于胸中者上取之"；"喘乎逆息者"，取"大迎、天突、喉中（即廉泉）"。

《灵枢·根结》云："太阴根于隐白，结于太仓；少阴根于涌泉，结于廉泉；厥阴根于大敦，结于玉英，络于膻中。太阴为开，厥阴为阖，少阴为枢。故开折则仓廪无所输膈洞，膈洞者，取之太阴，视有余不足，故开折者，气不足而生病也。阖折则气绝而喜悲，悲者取之厥阴，视有余不足。枢折则脉有所结而不通，不通者取之少阴，视有余不足。有结者，皆取之不足。"意谓脉气所起为根，所归为结。内有阴阳诸经，根结于某穴。故取隐白、太仓，名曰"足太阴根结刺"。张志聪注云："太仓者，舌本也。脾为仓廪之官，其脉连舌本，散舌下，使之迎粮，故结于舌本，名曰太仓。廉泉，任脉穴，在喉上四寸中央，任脉发原于肾，故结于肾之廉泉。"马莳注云："太仓即中脘穴，系任脉经脐上四寸，针八分，灸七壮。"由此可知，"太仓"一部有二说。

《灵枢·卫气》云："足少阴之本，在内踝下上三寸中（即交信穴），标在背腧（即肾俞穴）与舌下（即廉泉穴）两脉也。""足太阴之本，在中封前四寸之中（即三阴交穴），标在背腧（即脾俞）与舌本（即廉泉穴）也。"故廉泉为足少阴肾经之标穴，与脾俞尝为足太阴脾经之标穴。十二经脉的"根"与"本"，"结"与"标"，位置相近或相同。根者、本者，部位在下，皆经气始生始发之地，为经气所出；结者、标者，部位在上，皆经气所归结之处。在临床中，针刺这些腧穴，有激发经气、调节脏腑功能的作用。

《甲乙经》云："廉泉，一名本池。在颔下结喉上，舌本下。阴维、任脉之会。刺入二分，留三呼，灸三壮。""其咳上气，穷诎胸痛者，取之廉泉……取廉泉者，血变乃止。""舌下肿，难以言，舌纵涎出，廉泉主之。"

《针灸聚英》云："主咳嗽上气，喘息，呕沫，舌下肿难言，舌根缩急不食，舌纵涎出，口疮。"

《窦太师针经》云："廉泉一穴，一名舌本。在颔下喉结上，舌本间。阴维、任脉之会。用针头斜向上沿皮针入三分或一分，禁灸。舌本强，不语，咽喉闭，泻补。"

《明堂灸经》云：灸廉泉三壮，"主舌下肿难言，舌疾涎多，咳嗽，少气喘息，呕沫口禁，舌根急缩，下食结。"

按语　廉泉为任脉、阴维脉交会穴，足少阴肾之结穴，又为足少阴肾、足太阳脾之标穴。本穴具激发肾气，调节五脏六腑功能之用。《针灸聚英》用治咳喘，舌下肿难言，口疮等病；《明堂灸经》谓灸廉泉，可治"舌下肿难言，舌疾涎多"，"舌根急缩，下食结"等病。《百症赋》有廉泉、中冲之伍，以治舌下肿痛。廉泉以其利喉窍、生津液、清火邪、降痰浊之功，而治舌下肿痛、中风舌强不语、暴喑证之要穴。廉泉伍手厥阴经之井穴中冲、手阳明经之原穴合谷，共成通心络、清心火、退邪热、消肿痛之功，方名"廉泉舌下肿痛方"。

（24）承浆

别名　悬浆、天池、垂浆、鬼市。

释名　其内为承受浆液之处，其外又为口水流过之处，故名承浆。

位置　在颐前，唇之下。（《甲乙经》）

取穴　在颏唇沟正中凹陷处取之。

主治　口眼㖞斜，面肿，龈肿，齿痛，流涎，癫狂。

操作　针刺宜向上斜刺 0.2～0.3 寸。艾炷灸 3～5 壮，艾条灸 3～5 分钟。《素注》：针二分，留五呼，灸三壮。《铜人》：灸七壮止七七壮。

文献摘要　《甲乙经》云："寒热凄厥鼓颔，承浆主之。""痓口噤，互引口干，小便赤黄或时不禁，承浆主之。""消渴嗜饮，承浆主之。""目瞑身汗出，承浆主之。"

《针灸聚英》云："主偏风，半身不遂，口眼㖞斜，面肿消渴，口齿疳蚀生疮，暴喑不能言。"

《针灸大全》治"唇吻裂破，血出干痛"，取承浆、外关、少商、关冲，今名"《大全》承浆唇裂方"。治"颈项强痛，不能四顾"，取承浆、风池、风府，今名"《大全》承浆痉病方"。治"头项拘紧，引肩背痛"，取承浆、百会、肩井、中渚、后溪，今名"《大全》承浆头项肩背痛方"。治"腰痛头项强，不得回顾"，取承浆、申脉、腰俞、肾俞、委中，今名"《大全》承浆腰脊强痛方"。治"头项红肿强痛"，取承浆、足临泣、风池、肩井、委中，今名"《大全》承浆头项痛方"。

《磐石金直刺秘传》云："脾经受湿，十二经络受寒湿之气，流注攻于颈项，以致不得回顾：泻承浆、合谷，次泻足三里、委中出血。"今名"《磐石》承浆痉病刺方"。

《玉龙经》"头项强痛"篇歌云："项强兼头四顾难，牙疼并作不能宽。先将承浆明补泻，后针风府即时安。"

《肘后备急方》云："灸其唇下宛宛中承浆穴十壮，大效矣。"

《卫生宝鉴》"灸妇人崩漏及诸疾"篇云："承浆一穴，在唇下，灸五壮，主妇人卒口禁，语音不出，风痫之疾。"

《医学纲目》云："项强取承浆、风府、后溪。"

《窦太师针经》云："承浆一穴，一名悬泉。在颐前唇下五分宛宛中。足阳明、任脉之会。直针入三分，灸七壮。治头项强痛，下片牙疼，补泻；唇吻、舌不收，补之；舌肿难言，泻之。"

《明堂灸经》云：灸承浆"四十九壮，停四五日。灸多则恐伤阳明脉断，令风不瘥。此艾炷止一分半大。主疗偏风口喝，面肿消渴，面风口不开，口中生疮，目眩瞑，小便黄或不禁，消渴嗜饮，及暴哑不能言。"

《神灸经纶》云："口齿疳蚀生疮，承浆；齿牙痛，承浆、颊车、肩髃、列缺、三里、太渊（风牙痛）、鱼际、申脉、二间、阳谷（上牙痛）、合谷、阳溪、液门、三间（下齿痛，七壮）、足三里（上齿痛，七七壮）、太溪、内庭（下牙痛）。"

"消渴，承浆、太溪、支正、阳池、照海、肾俞、小肠俞、手足小指穴。"

按语： 本穴为任脉、足阳明经交会穴，具调补气血、濡养冲任、益元荣督、舒筋通脉之功，而为治疗头项腰脊强痛、口眼㖞斜、面肿、龈肿、齿痛、流涎、癫狂之用穴。验诸临床，以承浆伍人中乃沟通督任二脉，从阳引阴，以阴交阳之法；佐后溪、风池、肩井、中渚、委中、申脉乃通经活络之伍；佐风府、腰俞、肾俞乃益元荣督之辅。诸穴相伍，方名"益元荣督解痉方"，为治疗颈椎病之良方。

任脉诸穴歌： 任脉二十四，穴行腹与胸。会阴始分曲骨从，中极关元石门通。气海阴交会，神阙水分逢。下脘建里兮中脘上脘，巨阙鸠尾兮中庭膻中。玉堂上紫宫华盖，璇玑上天突之尊。饮被廉泉，承浆味融。

（三）冲脉

1. 经文

夫冲脉者，五脏六腑之海也，五脏六腑皆禀焉。其上行者，出于颃颡，渗诸阳，灌诸精；其下者，注少阴之大络，出于气街，循阴股内廉，入腘中，伏行骭骨内，下至内踝之后属而别；其下者，并于少阴之经，渗三阴；其前者，伏行出跗属，下循跗，入大指间，渗诸络而温肌肉。故别络结则跗上[①]不动，不动则厥，厥则寒矣"。（《灵枢·逆顺肥瘦》）

冲脉者，十二经脉之海也。（《灵枢·动输》）

冲脉、任脉皆起于胞中，上循脊里，为经络之海。（《灵枢·五音五味》）

冲脉者，为十二经之海，其腧上在于大杼，下出于巨虚上下廉。（《灵枢·海论》）

冲脉者，起于气街，并少阴之经，夹脐上行，至胸中而散。

冲脉为病，逆气里急。(《素问·骨空论》)

注：

①跗上：足背动脉之冲阳穴。

冲脉气所发者二十二穴：夹鸠尾外各半寸至脐寸一①；夹脐下旁各五分至横骨寸一②，腹脉法③也。(《素问·气府论》)

注：

①夹鸠尾外各半寸至脐寸一：指以腹中线为准，左右各旁开半寸，自鸠尾至脐，每寸一穴，即幽门、通谷、阴都、石关、商曲、肓俞，左右各六穴。

②夹脐下旁各五分至横骨寸一：指以腹中线为准，左右旁开半寸，自脐至横骨，每寸一穴，即中注、四满、气穴、大赫、横骨，左右各五穴。

③腹脉法：指腹部经脉取穴方法。

2. 经脉流注

冲脉起于胞中，下出会阴后，从气街部起，与足少阴经相并，夹脐上行，散布于胸中，再向上行，经喉，环绕口唇，到目眶下。

分支：与足少阴之大络同起于肾，向下从气街部浅出体表，沿大腿内侧进入腘窝，再沿胫骨内缘，下行到足底；又有支脉从内踝后分出，向前斜入足背，进入大足趾。

分支：从胞中出，向后与督脉相通，上行于脊柱内。

3. 经脉生理与病候处方

冲脉上至于头，下至于足，贯串全身，为气血的要冲，能调节十二经气血，故有"十二经脉之海"之称。冲脉又称"血海"，冲、任二脉与肝、肾二经颇多联系，所以有调冲任、养肝肾之说，同时说明肝肾、冲任与妇女的月经有密切的关系。

冲脉与任脉同起胞中，上络唇口。肾气盛，天癸至；任脉通，太冲脉盛，在男子则精气溢泻，女子则月事以时下，所以冲、任二脉的病理，主要反应在性功能及生育方面。故冲脉异常，可见女子月经不调、男子阳痿、早泄、不孕不育及腹内拘急而痛等病证。

《素问·刺腰痛》云："衡络之脉，令人腰痛，不可以俯仰，仰则恐仆，得之举重伤腰，衡络绝，恶血归之，刺之在郄阳筋之间，上郄数寸，衡居为二痏出血。"意谓衡络之脉发生病变使人腰痛，且不能弯腰俯仰，后仰则痛剧而恐怕跌倒。病之因是用力举重时伤及腰部，使衡络之脉阻绝不通，瘀血留阻其中。应当在委阳穴处和殷门穴处刺之，视血络横居盛满时刺之出血，名曰"衡络之刺"。

冲脉交会穴为横骨、大赫、气穴、四满、中注、肓俞、商曲、石关、阴都、通谷、幽门。上述交会穴均属足少阴经，故益肾即荣冲脉。

（四）带脉

1. 经文

带脉者，起于季胁，回身一周。(《难经·二十八难》)

带之为病，腹满，腰溶溶若坐水中。(《难经·二十九难》)

2. 经脉流注

带脉起于季胁，斜向下行到带脉穴、五枢穴、维道穴，横行绕身一周。

3. 经脉生理与病候处方

带脉围腰一周，犹如束带，约束纵行诸脉。故带脉异常可见腹痛、腰部有弛缓无力感及妇女带下诸证。本经交会穴主治带下病及与经脉循行部位的病证。

带脉交会穴有带脉、五枢、维道。故取此三穴，以治带脉异常之候，名曰"带脉刺方"。

（五）阴跷脉、阳跷脉

1. 经文

阴跷、阳跷，阴阳相交，阳入阴，阴出阳，交于目锐眦，阳气盛则瞋目，阴气盛则瞑目。（《灵枢·寒热病》）

阳跷脉者，起于跟中，循外踝上行，入风池。（《难经·二十八难》）

阳跷为病，阴缓而阳急。（《难经·二十九难》）

阴跷脉者，亦起于跟中，循内踝上行，至咽喉，交贯冲脉。（《难经·二十八难》）

阴跷为病，阳缓而阴急。（《难经·二十九难》）

2. 经脉流注

跷脉左右成对，阴跷脉、阳跷脉均起于足踝下。阴跷脉从内踝下照海穴分出，沿内踝后直上下肢内侧，经前阴，沿腹、胸进入缺盆，出行于人迎穴之前，经鼻旁，到目内眦，与手足太阳经、阳跷脉会合；阳跷脉从外踝下申脉穴分出，沿外踝后上行，经腹部，沿胸部后外侧，经肩部、颈外侧，上夹口角，到达目内眦，与手足太阳经、阴跷脉会合，再上行进入发际，向下到达耳后，与足少阳胆经会于项后。

3. 经脉生理与病候处方

跷，有轻健矫捷的意思。跷脉有濡养眼目、司眼睑开合和下肢运动的功能，故阴跷、阳跷二脉异常，可见肢体失捷，阳跷病为不眠，阴跷病为多眠等病证。

二脉各有交会穴。阳跷脉交会穴：申脉、仆参、跗阳（足太阳经），居髎（足少阳经），臑俞（手太阳经），肩髃，巨骨（手阳明经），天髎（手少阳经），地仓、巨髎、承泣（足阳明经），睛明（足太阳经）。阴跷脉交会穴：照海、交信（足少阴经），睛明（足太阳经）。验诸临证，识阴阳痼寐，别刚柔缓急，以治痿痹、瘛疭、振掉、惊风之证，及经脉所过部位病变，名曰"阳跷刺方""阴跷刺方"。

《素问·缪刺论》云："邪客于阳跷之脉，令人目痛从内眦始，刺外踝之下半寸所各二痏，左刺右，右刺左，如行十里顷而已。"意谓邪气侵入阳跷脉，而发生目痛，针刺手足太阳经、阳明经、阴阳跷五脉之会睛明，阳跷与足太阳经交会穴申脉，今名曰"《素问》阳跷目痛缪刺方"。

（六）阴维脉、阳维脉

1. 经文

阳维、阴维者，维络于身，溢蓄不能环流灌诸经者也。故阳维起于诸阳会也；阴维起于诸阴交也。（《难经·二十八难》）

阳维维于阳，阴维维于阴，阴阳不能自相维，则怅然失志，溶溶不能自收持。阳维为病苦寒热，阴维为病苦心痛。（《难经·二十九难》）

2. 经脉流注

阴维脉起于小腿内侧足三阴经交会之处，沿下肢内侧上行，至腹部，与足太阴脾经同行，到胁部，与足厥阴经相合，然后上行至咽喉，与任脉相会。

阳维脉起于外踝下，与足少阳胆经并行，沿下肢外侧向上，经躯干部后外侧，从腋后上肩，经颈部、耳后，前行到额部，分布于头侧及项后，与督脉会合。

3. 经脉生理与病候处方

维，有维系的意思。阴维脉的功能是"维络诸阴"，阳维脉的功能是"维络诸阳"。故二脉失司，可见阳维脉为病恶寒发热，阴维脉为病发心痛。

阳维脉交会穴：金门（足太阳经），阳交（足少阳经），臑俞（手太阳经），天髎（手少阳经），肩井（足少阳经），头维（足阳明经），本神、阳白、头临泣、目窗、正营、承灵、脑空、风池（足少阳经），风府、哑门（督脉）。阴维脉交会穴：筑宾（足少阴经），府舍、大横、腹哀（足少阴经），期门（足厥阴经），天突、廉泉（任脉）。验诸临床，有"阳维刺方""阴维刺方"，以主治本经异常病变及经脉循行部位的病证。

《素问·刺腰痛》云："阳维之脉令人腰痛，痛上怫然肿，刺阳维之脉，脉与太阳合腨下间，去地一尺所。"意谓阳维脉发生病变使人腰痛，痛处经脉怒张肿起，应当刺阳维脉，取阳维脉和太阳经在腿肚下端会合处离地一尺左右的承山穴。今名"《素问》阳维腰痛刺方"。

三、十二经别

经别，乃别行之正经。张志聪注云："正者，谓经脉之外，别有正经，非支络也。""此论十二经脉、十五大络之外，而又有经别也。"十二经别，首见于《灵枢·经别》，是从十二经脉别行分出，循行于胸、腹及头部的重要支脉。

十二经别的循行，都是从十二经脉的四肢部分（多为肘、膝以上），别出称为"离"；走入体腔脏腑深部称为"入"；然后表里两经并行，浅出体表称为"出"；而后上头面，阴经的经别合入阳经的经别，而分别注入六阳经脉，称为"合"。每一对相为表里的经别组成一"合"，十二经别共组成"六合"。

由于十二经别的循行部位有些是十二经脉循行所不及之处，因而在生理、病理及治疗等方面，都有它一定的重要作用。其主要的功能如下。

（1）加强十二经脉中相表里的两条经脉在体内的联系：十二经别进入体腔后，表里两经相并而行，经过相为表里的脏与腑，并在浅出体表时，阴经经别合入阳经经别，共同注入体表的阳经。这样，就加强了相为表里两个经脉的内在联系。

（2）加强了体表与体内、四肢与躯干的向心性联系：由于十二经别都是从十二经脉的四肢部分别出，进入体内后又都是向心性的循行，这对于扩大经络的联系和由外而内（或由内而外）地传递信息，起着重要的作用。

（3）加强了十二经脉与头面的联系：十二经脉循行于头面部的主要是六条阳经，十二经别则不仅六条阳经的经别循行于头部，而且六条阴经的经别亦上达于头部。足三阴经的经别，在合入阳经经别之后上达头部；手三阴经经别，均经喉咙而合于头面部。这就为"十二经脉，三百六十五络，其血气皆上于面而走空窍"的理论奠定了基础。

（4）扩大了十二经脉的主治范围：由于十二经别的分布弥补了十二经脉所不到之处，因而相应地扩大了经络穴位的主治范围。例如，足太阳经脉并不到达肛门，但该经的经别"别入于肛"，所以足太阳经的承山、承筋等穴，可以治肛门疾病。

（5）加强了足三阴、足三阳经脉与心脏的联系：足三阴、足三阳的经别上行经过腹、胸，除加强了腹腔内脏腑的表里联系之外，又都与胸腔内的心脏相联系。亦对于分析腹腔内脏腑与心的生理、病理联系，有重要的意义，因此，十二经别对"心为五脏六腑之大主"的理论奠定了的基础。

（一）足太阳与足少阴经别（一合）

1. 经文

足太阳之正①，别入于腘中，其一道下尻五寸，别入于肛，属于膀胱，散之肾，循膂②当心入散；直者从膂上出于项，复属于太阳，此为一经也。足少阴之正，至腘中，别走太阳而合，上至肾，当十四椎，出属带脉；直者系舌本，复出于项，合于太阳，此为一合。成以诸阴之别，皆为正③也。（《灵枢·经别》）

注：

①足太阳之正：膀胱与肾经为一合也。正者，谓经脉之外，别有正经，非支络也。余条仿此。

②膂：背部脊椎骨两侧的肌肉。

③皆为正：有阳经必有阴络，"成以诸阴之别，皆为正"，即皆为正经之合。

2. 经别循行

足太阳经别，从足太阳经脉分出，进入腘窝部（委中穴）分出，其中一条支脉于骶骨下五寸处别行进入肛门，上行归属膀胱，散布联络肾脏，沿脊柱两旁的肌肉，到心脏部散布于心脏内；直行的一条支脉，从脊柱两旁的肌肉处（中膂俞、膀胱俞）继续上行，进入项部，仍注入足太阳本经。

足少阴经别，从足少阴经脉的腘窝部分出，与足太阳的经别相合并行，上至肾，在十四椎（第二腰椎）处分出（肾俞穴），归属带脉；直行的一条继续上行，系舌根，再浅出项部，脉气仍注入足太阳经的经别。

3. 经别病候处方

因二经互为表里，故足少阴经穴位，可治疗膀胱经的疾病；足太阳经穴位，可治疗肾经的疾病。如膀胱经之承山穴以足太阳之经别"别入肛"，故可治疗痔疾、便秘，名曰"承山刺方"。

《素问·五脏生成》云："是以头痛巅疾，下虚上实，过在足少阴、巨阳，甚则入肾。"足少阴肾经与足太阳膀胱经相为表里，因人身阳气源自肾中元阳，而头为诸阳之会，若邪实或正虚，均可导致头痛巅疾。故取足少阴之太溪、足太阳之昆仑可治头痛，名曰"太溪昆仑头痛刺方"；取足少阴之照海、足太阳之申脉可疗癫疾、痫证，名曰"照海申脉痫证刺方"。针刺手法为虚则补之，实则泻之。因经络受邪，则内干脏腑，故"甚则入肾"。因此篇是以阴阳六经论及表里二经的共同病证，故在"经别"一节表述。下同。

《十二经证治主客原络歌》云："脸黑嗜卧不欲粮，目不明兮发热狂。腰疼足疼步难履，若人捕获难躲藏。心胆战兢气不足，更兼胸结与身黄。若欲治之无更法，太溪飞扬取最良。"此乃"肾主膀胱客原络刺方"之证治，即"太溪飞扬原络刺方"，具激发传承二经脉气、促进下焦气化的功能。

《十二经证治主客原络歌》云："膀胱经病目中疼，项腰足腿痛难行。痫疟狂癫心烦热，背弓反手额眉棱。鼻衄目黄筋骨缩，脱肛痔漏腹心膨。若要除之无别法，京骨大钟任显能。"此乃"膀胱主肾客原络刺方"之证治，即"京骨大钟原络刺方"。由京骨以导膀胱之原气，由大钟接续传承二经之脉气，促进下焦气化。

（二）足少阳与足厥阴经别（二合）

1. 经文

足少阳之正，绕髀入毛际，合于厥阴，别者入季胁之间，循胸里，属胆，散之肝，上贯心，以上夹咽，出颐颌中，散于面，系目系，合少阳于外眦也。足厥阴之正，别跗上，上至毛际，合于少阳，与别俱行，此为二合也。（《灵枢·经别》）

2. 经别循行

足少阳经别，从足少阳经脉在大腿外侧循行部位分出，绕过大腿前侧，进入毛际，同足厥阴的经别会合，上行进入季胁之间，沿胸腔里，归属于胆，散布而上达肝脏，通过心脏，夹食道上行，浅出下颌（颊车部）、口旁（地仓部），散布在面部，系目系，当目外眦部，脉气仍注入足少阳经。

足厥阴经别，从足厥阴经脉的足背上处分出，上行至毛际，与足少阳的经别会合并行。

3. 经别病候处方

经别循行部位的疾病，可取体表穴位治疗。如因"足少阳之正，绕髀入毛际，合于厥阴，别者入季胁之间，循胸里，属胆"。"足厥阴之正，别跗上，上至毛际，合于少阳，与别俱行。"胆经"绕髀入毛际合于厥阴"，肝经"上至毛际合于少阳"，交于带脉下之五枢穴。故取胆经、带脉之交会穴，及"跗上"肝经络穴蠡沟，名曰"五枢经别刺方"。

《素问·五脏生成》云："徇蒙招尤，目冥耳聋，下实上虚，过在足少阳、厥阴，甚则入肝。"徇，与"眴"通，徇蒙即眩晕。招，招摇也。尤，甚也。招尤，即头振掉不定之候。故"徇蒙招尤"，乃头晕目眩之谓。足少阳、厥阴经脉，布胁肋而下循足跗，厥阴肝开窍于目，少阳经脉上出于耳。邪实于下，经气不能上通，故"目冥耳聋"；正气虚于上，致"徇蒙招尤"。故取足少阳经之侠溪穴，足厥阴经之络穴蠡沟，二经之井穴足窍阴、大敦，名曰"二合刺方"，可治眩晕、振掉及二经经脉主病和所过部位病变。

《十二经证治主客原络歌》云："气少血多肝之经，丈夫溃疝苦腰疼。妇人腹膨小腹肿，甚则嗌干面脱尘。所生病者胸满呕，腹中泄泻痛无停。癃闭遗溺疝瘕痛，太冲光明即安宁。"此乃"肝主胆客原络刺方"之证治，又称"太冲光明原络刺方"。由肝经原穴太冲激发肝经脉气，再由胆经络穴光明续接二经之脉气，于是肝胆相合，疏泄有司而疾愈。

《十二经证治主客原络歌》又云："胆经之穴何病主，胸胁肋疼足不举。面体不泽头目疼，缺盆腋肿汗如雨。颈项瘿瘤坚似铁，疟生寒热连骨髓。以上病证欲除之，须向丘墟蠡沟取。"此乃"胆主肝客原络刺方"之证治，又名"丘墟蠡沟原络刺方"。由胆之原穴激发胆经之原气，再由蠡沟续接二经脉气，于是肝胆疏泄有司而病愈。"

（三）足阳明与足太阴经别（三合）

1. 经文

足阳明之正，上至髀，入于腹里，属胃，散之脾，上通于心，上循咽出于口，上頞颃，还系目系，合于阳明也。足太阴之正，上至髀，合于阳明，与别俱行①，上结于咽，贯舌中，此为三合也。（《灵枢·经别》）

注：

①与别俱行：指阴经经别与阳经经别同行。

2. 经别循行

足阳明经别，从足阳明经脉的大腿前面处分出，抵伏兔，以上至髀关，进入腹腔里面（至气冲），归属于胃，散布到脾脏，向上通过心脏，沿食道浅出口腔，上达鼻根及目眶下，回过来联系目系，脉气仍注入足阳明本经。

足太阴别经，从足太阴经脉的股内侧分出后到大腿前面，同足阳明的经别相合并行，向上结于咽，贯通舌中。

3. 经别病候处方

经别循行部位的病变，可取体表穴位治疗。如："足阳明之正，上至髀，入于腹里，属胃，散之脾，上通于心"。"足太阴之正，上至髀，合于阳明，与别俱行，上结于咽，贯舌中"。"上至髀"，即髀关穴；"入腹里"，即气冲穴。二经主病及经脉所过之病，可加取足阳明经之下合穴足三里，络穴丰隆，原穴冲阳，二经之井穴厉兑、隐白，名曰"髀枢刺方"。

《素问·五脏生成》云："腹满䐜胀，支膈胠胁，下厥上冒，过在足太阴、阳明。"膈，指胸膈。胠，即腋下。若脾胃功能失调，清阳之气不能上通于四肢而致逆冷证，或浊阴之气不能下降而致胸腹䐜胀，可取足太阴经之三阴交穴，足阳明之下合穴足三里、络穴丰隆、原穴冲阳、气之街气冲，二经之井穴厉兑、隐白，名曰"三合之刺"。

《十二经证治主客原络歌》云："脾经为病舌本强，呕吐胃翻疼腹肠。阴气上冲噫难瘳，体重脾摇心事忘。疟生振栗兼体羸，便结疸黄手执杖。股膝内肿厥而疼，太白丰隆取为尚。"此乃"脾主胃客原络刺方"之证治，又名"太白丰隆原络刺方"。由脾之原穴太白激发脾经之原气，续由胃络丰隆接续通达二经之脉气，于是脾胃相合，化源有序而愈疾。

《十二经证治主客原络歌》又云："腹膜心闷意凄怆，恶人恶木恶灯光。耳闻响声心中惕，鼻衄唇喝疟又伤。弃衣骤步身中热，痰多足痛与疮疡。气蛊胸腿疼难止，冲阳公孙一刺康。"此乃"胃主脾客原络刺方"之证治，又名"冲阳公孙原络刺方"。以胃之原穴激发胃中原气，脾络公孙续接二经之脉气，于是二经相合，脾健胃和，生化之源有序而疾愈。

（四）手太阳与手少阴经别（四合）

1. 经文

手太阳之正，指地①，别于肩解②，入腋走心，系小肠③也。手少阴之正，别入于渊腋④两筋之间，属于心，上走喉咙，出于面，合目内眦，此为四合也。（《灵枢·经别》）

注：

①指地：自上而下故称指地。

②肩解：指肩关节部。

③系小肠：上合于手太阳，并于手少阴经别同行。

④渊腋：足少阳胆经经穴名。

2. 经别循行

手太阳经别，从手太阳经脉的肩关节部分出，向下入于腋窝，行向心脏，联系小肠。

手少阴经别，从手少阴经脉的腋窝两筋之间分出后，进入胸腔，归属于心脏，向上走到喉咙，浅出面部，在目内眦与手太阳经相合。

3. 经别病候处方

"手太阳之正……入腋走心，系小肠也。""手少阴之正，别于渊腋两筋之间，属于心"。故取渊腋可治二经经脉所过部位的疾病。又因两经别相合，一经的穴位可治另一经的疾病。如手太阳小肠经之后溪、支正穴，可治疗癫、狂、痫、郁诸神志疾患。

《素问·五脏生成》云："心烦头痛，病在膈中，过在手巨阳、少阴。"盖因君火之气外受于邪，则心烦于内；太阳之气受邪，则头痛于上。手太阳之脉，循咽下膈；手少阴之脉，出属心系，下膈络小肠。病在膈，故可取二经之别渊腋，手太阳经之输穴后溪、络穴支正，手少阴经之原穴神门穴，二经之井穴少泽、少冲，名曰"四合刺方"。

《十二经证治主客原络歌》云："少阴心痛并干嗌，渴欲饮兮为臂厥。生病目黄口亦干，胁臂疼兮掌发热。若人欲治勿差求，专在医人心审察。惊悸呕血及怔忡，神门支正何堪缺。"此乃"心主小肠客原络刺方"之证治，又名"神门支正原络刺方"。由心经原穴神门激发心经之原气，续由小肠经之络穴支正续接通达二经之脉气，二经相合，则化源有序，血运得畅而疾愈。

《十二经证治主客原络歌》又云："小肠之病岂为良，颊肿肩疼两臂旁。项颈强疼难转侧，嗌颔肿痛甚非常。肩似拔兮臑似折，生病耳聋及目黄。臑肘臂外后廉痛，腕骨通里取为详。"此乃"小肠主心客原络刺方"之证治，又名"腕骨通里原络刺方"，两穴相伍，两经相合，则小肠之病可愈。

（五）手少阳与手厥阴经别（五合）

1. 经文

手少阳之正，指天①，别于巅，入缺盆，下走三焦，散于胸中也。手心主之正，别下渊腋②三寸，入胸中，别属三焦，

出循喉咙，出耳后，合少阳完骨之下③，此为五合也。（《灵枢·经别》）

注：

①指天：与手太阳经别"指地"相对。

②渊腋：指腋部，其下三寸当天池穴处。

③完骨之下：约当天牖穴处。

2. 经别循行

手少阳经别，从手少阳经脉的头顶部分出，向下进入锁骨上窝，经过上、中、下三焦，散布于胸中。

手厥阴经别，从手厥阴经脉的腋下三寸处（天池穴）分出，进入胸腔，分别归属于上、中、下三焦，向上沿着喉咙，浅出于耳后，于乳突下同手少阳经会合。

3. 经别病候处方

"手少阳之正，指天，别于巅，入缺盆，下走三焦，散于胸中也。" "手心主之正，别下渊腋三寸，入胸中，别属三焦"。盖因手少阴之天池穴，尝为手厥阴、足少阳交会穴，故刺此穴，名曰"天池刺方"，可治二经所过部位之疾病。又因手厥阴心包经与手少阳三焦经表里相合，故取手少阳三焦经之络穴外关，手厥阴心包经之络穴内关，二经之井穴关冲、中冲，名曰"五合刺方"，可治疗胸痹、癫狂、心悸、热病、疟疾等二经之主病。

《十二经证治主客原络歌》云："三焦为疾耳中聋，喉痹咽干目肿红。耳后肘疼并出汗，脊间心后痛相从。肩背风生连臑肘，大便坚闭及遗癃。前病治之何穴愈，阳池内关法理同。"此乃"三焦主包络客原络刺方"之证治，又名"阳池内关原络刺方"。以三焦之原阳池激发三焦经原气，续由心包络之络穴内关续接通达二经之脉气，则二经相合，气化有序，心气得交而疾愈。

《十二经证治主客原络歌》又云："包络为病手挛急，臂不能伸痛如屈。胸膺胁满腋肿平，心中淡淡面色赤。目黄喜笑不肯休，心烦心痛掌热极。良医达士细推详，大陵外关病消释。"此乃"包络主三焦客原络刺方"之证治，又名"大陵外关原络刺方"。以心包经原穴大陵激发心包经之原气，续以三焦经之络穴外关接续通达二经之脉气，二经相合，则气化有序，营卫得调而疾愈。

（六）手阳明与手太阴经别（六合）

1. 经文

手阳明之正，从手循膺乳，别于肩髃，入柱骨下，走大肠，属于肺，上循喉咙，出缺盆，合于阳明也。手太阴之正，别入渊腋少阴之前①，入走肺，散之大肠，上出缺盆，循喉咙，复合阳明②，此六合也。（《灵枢·经别》）

注：

①别入渊腋：指分支进入腋窝。渊腋在此不作穴名解。

②复合阳明：又合于阳明经，约扶突穴处。因经别无腧穴，为了说明其出入所在，故结合穴位说明。

2. 经别循行

手阳明经别，从手阳明经脉的肩髃穴处分出，进入项后柱骨，向下者走向大肠，归属于肺；向上者，沿喉咙，浅出于锁骨上窝，脉气仍归属于手阳明本经。

手太阴经别，从手太阴经脉的渊腋处分出，行于手少阴经别之前，进入胸腔，走向肺脏，散布于大肠，向上浅出锁骨上窝，沿喉咙（扶突部），合于手阳明的经别。

3. 经别病候处方

"手阳明之正……走大肠，属于肺，上循喉咙，出缺盆，合于阳明也。""手太阴之正……入走肺，散之大肠，上出缺盆，循喉咙，复合阳明"。又因手阳明大肠经"其支者，从缺盆上颈，贯颊，入下齿中"。手太阴肺络与手阳明大肠经相合别行，二经之脉均出入缺盆，故取手太阴经之络穴列缺，名曰"列缺刺方"，可治二经所过部位的病变。

《素问·五脏生成》云："咳嗽上气，厥在胸中，过在手阳明、太阴。"手太阴主气、主皮毛，邪伤皮毛气分，则咳嗽气逆。手太阴之脉，起于中焦，循胃上膈；手阳明之脉，入缺盆，络肺下膈，属肠。若邪犯在经，故胸中厥逆。故取手太阴络穴列缺，手阳明之原穴合谷穴，二经井穴少商、商阳，名曰"六合刺方"，可治热病、咳嗽、咽喉肿痛、鼻衄、头项、口面部疾患等二经之主病。

《十二经证治主客原络歌》云："太阴多气而少血，心胸气胀掌发热。喘咳缺盆痛莫禁，咽肿喉干身汗越。肩内前廉两乳疼，痰结膈中气如缺。所生病者何穴求，太渊偏历与君说。"此乃"肺主大肠客原络刺方"之证治，又名"太渊偏历刺方"。由肺经原穴太渊激发肺经之原气，续由大肠经之络穴偏历续接通达二经脉气，二经相合，脏腑之气通达，肺之宣发肃降之功有司而疾愈。

《十二经证治主客原络歌》又云："阳明大肠夹鼻孔，面痛齿疼腮颊肿。生疾目黄口亦干，鼻流清涕及血涌。喉痹肩前痛莫当，大指次指为一统。合谷列缺取为奇，二穴针之居病总。"此乃"大肠主肺客原络刺方"之证治，又名"合谷列缺原络刺方"。由大肠经之原穴激发大肠经之原气，续有肺经之络穴列缺承接转输二经之脉气，二经相合，脏腑之气通达而疾愈。

四、十五络脉

络脉，《内经》以其是从经脉分出的支脉，故称之为"别络"。十二经脉在四肢部各分出一络，加上任脉、督脉的络脉和脾之大络，称为十五络脉。另外，如再加上胃之大络，亦可称为十六络脉。

别络是络脉中比较主要的部分，对全身无数细小的络脉起着主导作用。从别络分出的细小络脉称为"孙络"，即《灵枢·脉度》所谓"络之别者为孙"。分布在皮肤表面的络脉称为"浮络"，即《灵枢·脉度》所谓"诸脉之浮而常见者。"络脉从大到小，分成无数细支遍布全身，能将气血灌注到人体各部组织中去，这样就使经络中的气血由线状流行扩展为面状弥散，对整体起着濡养的作用。若脏腑经脉发生病变，气血郁结于络脉，就会出现瘀血现象，这种瘀血的络脉就叫作"血络"。鉴于十五络脉的分布及与经脉的内在联系，其生理功能如下。

（1）加强了十二经脉中相为表里的两条经脉之间的联系：它主要通过阴经别络走向阳经和阳经别络走向阴经的途径，沟通和加强了相为表里的两条经脉之间在肢体的联系。在别络中，虽也有进入胸腹腔和内脏相联络，但无固定的络属关系。

（2）别络对其他络脉有统率作用，加强了人体前、后、侧面的统一联系：任脉的别络散布在腹部，督脉的别络散布在背部，脾之大络散布在胸胁部，因此，加强了人体前、后、侧面的统一联系。

（3）灌渗气血以濡养全身：从别络分出的孙络、浮络，从大到小，遍布全身，呈网状扩散，这样，就能使循行于经脉中的气血，通过别络、孙络，由线状流注扩展为面状弥散，充分发挥对机体的营养作用。

（一）手太阴络脉

1. 经文

手太阴之别[①]，名曰列缺，起于腕上分间[②]，并太阴之经，直入掌中，散入于鱼际。其病实则手锐掌热；虚则欠𫗦[③]，小便遗数。取之去腕半寸，别走阳明也。（《灵枢·经脉》）

注：

①别：分支，此即指络脉。从本经分出的络脉，由此走向相表里的经脉。

②分间：指分肉之间。当桡骨茎突后方。

③欠㰦：欠，呵欠；㰦，张口的样子。

2. 络脉循行

手太阴之别络，从列缺穴处分出，起于腕关节上方，在腕后半寸处，手太阴自此别走于手阳明经；其支脉与手太阴经相并，直入掌中，散布于鱼际处。

3. 络脉病候及治疗

手太阴络脉发生病变，属实者可见到手腕上的锐骨部与手掌发热；属虚者可见到张口呵欠、小便次数过多。本穴为手太阴肺经之穴，故本经病变可取列缺穴，名曰"列缺刺方"。本络脉由此处别走联络手阳明经络，正以肺与大肠相为表里，故尝可治疗手阳明大肠经的病变。又因列缺为八脉交会穴，通于任脉，故又可治疗疝气、带下、腹中结块等任脉之病变。

（二）手少阴络脉

1. 经文

手少阴之别，名曰通里，去腕一寸半，别而上行，循经入于心中，系舌本，属目系。其实则支膈①；虚则不能言。取之掌后一寸，别走太阳也。（《灵枢·经脉》）

注：

①支膈：膈间有支撑而不舒畅的感觉。

2. 络脉循行

手少阴之别络，从通里穴处分出，在腕后一寸处，手少阴自此别走向手太阳经；其支脉在腕后一寸半处别而上行，沿着本经进入心中，向上系舌本，连属目系。

3. 络脉病候及治疗

手少阴络脉发生病变，属实者可见膈间支撑不舒；属虚者为不能言语。治疗时可取通里穴，名曰"通里刺方"。本络脉由此处别走联络手太阳经脉，故通里穴亦可治疗手太阳小肠经病变。

（三）手厥阴络脉

1. 经文

手心主之别，名曰内关，去腕二寸，出于两筋之间，循经以上，系于心包，络心系。实则心痛；虚则为头强。取之两筋间也。（《灵枢·经脉》）

2. 络脉循行

手厥阴之别络，从内关穴处分出，在腕后二寸处，手心主自此别走于手少阳；浅出于两筋之间，沿着本经上行，维系心包，散络于心系。

3. 络脉病候及治疗

手厥阴络脉发生病变，实者为心痛；虚者为头项强。治疗时可取内关穴。本络脉由此处别走联络手少阳经，故内关也可治疗手少阳三焦经的病变，方名"内关刺方"。又因内关为八脉交会穴，通于阴维，故又可治疗阴维脉的病变。

（四）手太阳络脉

1. 经文

手太阳之别，名曰支正，上腕五寸，内注少阴。其别者，上走肘，络肩髃。实则节弛[①]肘废；虚则生胬[②]，小者如指痂疥[③]。取之所别也。（《灵枢·经脉》）

注：

①节弛：骨节弛缓。

②胬：与"疣"通，即赘疣。

③痂疥：皮肤疾患。

2. 络脉循行

手太阳之别络，从支正穴处分出，在腕后五寸处，手太阳自此向内注入手少阴经；其支脉上行经肘部，网络肩髃部。

3. 络脉病候及治疗

手太阳络脉发生病变，实者为骨节弛缓，肘部不能运动；虚者为皮肤上生赘疣，小者像指头大的痂疥。治疗时可取支正穴，方名"支正刺方"。因手太阳经由支正络于手少阴心经，故支正亦可治疗手少阴心经病变。

（五）手阳明络脉

1. 经文

手阳明之别，名曰偏历，去腕三寸，别入太阴。其别者，上循臂，乘肩髃，上曲颊偏齿①。其别者，入耳，合于宗脉②。实则龋、聋③；虚则齿寒痹隔④。取之所别也。（《灵枢·经脉》）

注：

①偏齿：偏络于齿根之意。

②宗脉：即主脉之意。

③龋、聋：龋齿、耳聋。

④痹隔：膈间闭塞不通。

2. 络脉循行

手阳明之别络，从偏历穴处分出，在腕后三寸处，手阳明自此走向手太阴经；其支脉向上沿着臂膊，经过肩髃，上行至下颌角，遍布于牙齿，其支脉进入耳中，与主脉会合。

3. 络脉病候及治疗

手阳明络脉发生病变，实者为龋齿、耳聋；虚者为牙齿发冷，膈间闭塞不畅。治疗时可取偏历穴，方名"偏历刺方"。盖因手阳明大肠经由偏历络于手太阴肺经，故偏历也可治疗手太阴经病变。

（六）手少阳络脉

1. 经文

手少阳之别，名曰外关，去腕二寸，外绕臂，注胸中，合

心主。病实则肘挛；虚则不收。取之所别也。（《灵枢·经脉》）

2. 络脉循行

手少阳之别络，从外关穴处分出，在腕后二寸处，手少阳自此别走于手心主，绕行于臂臑外侧，进入胸中，与手厥阴经会合。

3. 络脉病候及治疗

手少阳络脉发生病变，实者为肘关节拘挛；虚者为弛缓不收。治疗时可取外关穴，方名"外关刺方"。因手少阳三焦经由外关别行，络于手厥阴心包经，故外关亦可用以治疗手厥阴心包经的疾病。外关又为八脉交会穴之一，通于阳维，故又可治疗阳维脉病变。

（七）足太阳络脉

1. 经文

足太阳之别，名曰飞扬，去踝七寸，别走少阴。实则鼽窒，头背痛；虚则鼽衄。取之所别也。（《灵枢·经脉》）

2. 络脉循行

足太阳之别络，从飞扬穴处分出，在外踝上七寸处，足太阳自此别走向足少阴经。

3. 络脉病候及治疗

足太阳络脉发生病变，实者为鼻塞流涕、头背部疼痛；虚者为鼻中衄血。治疗时可取飞扬穴，方名"飞扬刺方"。又因足太阳经之飞扬穴别走足少阴肾经，故飞扬亦可治疗足少阴肾经疾病。

（八）足少阳络脉

1. 经文

足少阳之别，名曰光明，去踝五寸，别走厥阴，下络足跗①。实则厥；虚则痿躄②，坐不能起。取之所别也。（《灵

枢·经脉》)

注：

①足跗：即足背。

②痿躄：手不能动叫痿，痿躄足不能动叫躄。即四肢软弱，动弹乏力之证。

2. 络脉循行

足少阳之别络，从光明穴处分出，在外踝上五寸处，足少阳自此别走向足厥阴经，向下联络足背。

3. 络脉病候及治疗

足少阳络脉发生病变，实者为厥冷；虚者为四肢软弱无力而不能行走，坐而不能起立。治疗时可取光明穴，方名"光明刺方"。盖因足少阳胆经之光明穴别走足厥阴经，故光明亦可治疗足厥阴肝经病变。

（九）足阳明络脉

1. 经文

足阳明之别，名曰丰隆，去踝八寸，别走太阴。其别者，循胫骨外廉，上络头项，合诸经之气，下络喉嗌。其病气逆则喉痹卒喑，实则狂癫，虚则足不收、胫枯。取之所别也。（《灵枢·经脉》）

2. 络脉循行

足阳明之别络，从丰隆穴处分出，在外踝上八寸处，足阳明自此别走向足太阴经。其支脉沿着胫骨外缘，向上联络头项，与各经的脉气相合，向下联络咽喉部。

3. 络脉病候及治疗

足阳明络脉发生病变，其气上逆，喉痹，突然失音不能言语，属实者为神志失常的癫狂证，属虚者为足缓而不收、胫部肌肉枯萎。治疗时可取丰隆穴，方名"丰隆刺方"。盖因足阳明胃经之丰隆穴别走络于足太阴脾经，故该穴亦可治疗足太阴

脾经的病变。又因足阳明经从丰隆分出，上络至大椎处，与各
经的脉气相会合，向下络于喉部，故各经气机不畅之病候，均
可取丰隆穴。

（十）足太阴络脉

1. 经文

足太阴之别，名曰公孙，去本节之后一寸，别走阳明。其
别者，入络肠胃。厥气上逆则霍乱，实则肠中切痛，虚则鼓
胀。取之所别也。（《灵枢·经脉》）

2. 络脉循行

足太阴之别络，从公孙穴处分出，在第一跖趾关节后一寸
处，足太阴自此别走向足阳明经；其支脉进入腹腔，联络
肠胃。

3. 络脉病候及治疗

足太阴络脉发生病变，因厥气上逆则出现霍乱，属实者为
肠中疼痛，属虚者为腹胀如鼓。治疗时可取公孙穴，方名
"公孙刺方"。盖因足太阴脾经之公孙别走络于足阳明胃经，
故公孙穴可治脾胃两经之病变。又因公孙为八脉交会穴之一，
通于冲脉，故也可治疗冲脉之病。

（十一）足少阴络脉

1. 经文

足少阴之别，名曰大钟，当踝后绕跟，别走太阳。其别
者，并经上走于心包下，外贯腰脊。其病气逆则烦闷，实则闭
癃，虚则腰痛。取之所别者也。（《灵枢·经脉》）

2. 络脉循行

足少阴之别络，从大钟穴处分出，在内踝后绕过足跟，足
少阴自此别走向足太阳经；其支脉与本经相并上行，走到心包
下，外行通贯腰脊。

3. 络脉病候及治疗

足少阴络脉发生病变，气上逆而为心烦胀闷，属实者为大小便不通，属虚者为腰痛。治疗时可取大钟穴，方名"大钟刺方"。盖因足少阴肾经之大钟别走络于足太阳膀胱经，故大钟穴可治足少阴肾、足太阳膀胱两经之病。又因其"外贯腰脊"，故为腰背、足踝、足跟痛之要穴。

（十二）足厥阴络脉

1. 经文

足厥阴之别，名曰蠡沟，去内踝五寸，别走少阳。其别者，循胫上睾，结于茎。其病气逆则睾肿卒疝，实则挺长，虚则暴痒。取之所别也。（《灵枢·经脉》）

2. 络脉循行

足厥阴之别络，从蠡沟穴处分出，在内踝上五寸穴处，足厥阴自此别走向足少阳经；其支脉经过胫骨，上行到睾丸部，结聚在阴茎处。

3. 络脉病候及治疗

足少阴络脉足厥阴络脉发生病变，气上逆而为睾丸肿大，突然疝痛，属实者为阴器挺长，属虚为阴囊暴痒。治疗时可取蠡沟穴，方名"蠡沟刺方"。盖因本穴络于足少阳胆经，故可治疗足少阳胆经之疾，如取蠡沟可治"阴黄"，取光明可治"阳黄"。

（十三）任脉络脉

1. 经文

任脉之别，名曰尾翳，下鸠尾，散于腹。实则腹皮痛，虚则痒瘙。取之所别也。（《灵枢·经脉》）

2. 络脉循行

任脉之别络，名尾翳，从鸠尾穴处分出，自胸骨剑突下行，散布于腹部。黄元御据"下鸠尾"条认为尾翳穴"当是

中庭别名。中庭在鸠尾之上，故曰下鸠尾，散于腹。"今名
"鸠尾刺方"。

3. 络脉病候及治疗

任脉络脉发生病变，属实者为腹部皮痛，属虚者为腹部皮
肤作痒。治疗时可取尾翳穴，方名"尾翳刺方"。"任脉为病，
男子内结七疝，女子带下瘕聚"，故可取鸠尾治之；因"任脉
者……至咽喉"，且手太阴肺经络穴列缺通于任脉，故尾翳可
治咽痛、咳嗽等肺经疾病；又因"任脉之别……散于腹"，故
尾翳也可治痢疾、腹痛及产后诸疾。

（十四）督脉络脉

1. 经文

督脉之别，名曰长强，夹膂上项，散头上，下当肩胛左
右，别走太阳，入贯膂。实则脊强；虚则头重，高摇之，夹脊
之有过者。取之所别也。(《灵枢·经脉》)

2. 络脉循行

督脉之别络，从长强穴处分出，黄元御认为"督脉自此
别走任、冲。"夹脊柱两旁上行到项部，散布在头上；下行的
络脉从肩胛部开始，向左右别走足太阳经，进入脊柱两旁的
肌肉。

3. 络脉病候及治疗

督脉络脉发生病变，属实者为脊柱强直而俯仰不利，属虚
者为头部重而颤摇。治疗时可取长强穴，方名"长强刺方"。
督脉"总督诸阳"，称为"阳脉之海"，诸阳通过阳维会合于
督脉，如与与任脉、冲脉交于会阴，与足太阳经交于会阳、风
门，与手太阳经交于后溪穴，故长强可调达诸阳经之气机，凡
功能失调性疾病均可取长强。

（十五）脾之大络

1. 经文

脾之大络，名曰大包，出渊腋下三寸，布胸胁。实则身尽痛，虚则百节尽皆纵[1]。此脉若罗络之血[2]者，皆取之脾之大络脉也。（《灵枢·经脉》）

注：

①百节尽皆纵：百节皆纵弛。

②罗络之血：泛指血络。

2. 络脉循行

脾之大络，从大包穴处分出，浅出于渊腋穴下三寸处，散布于胸胁部。黄元御认为："脾为五脏之长，故另有大络罗列也。"

3. 络脉病候及治疗

脾经有公孙为络，而又有大包为大络穴。脾主为胃行其津液，灌注于五脏四旁，从大络而布于周身。大络之血气，散于周身之孙络皮肤，故病则一身尽痛或百节纵弛。如果发生病变，属实者为邪气有余，孙络、血络、浮络瘀阻，全身都觉疼痛；属虚者因血营不足，而为周身骨节弛纵而无力。治疗时可取大包穴，方名"大包刺方"。实则以针刺泻之，虚则补之，可加灸。

附：胃之大络

1. 经文

胃之大络，名曰虚里[1]，贯膈络肺，出于左乳下，其动应衣，脉宗气也。盛喘数绝者，则病在中；结而横[2]，有积矣；绝不至曰死。乳之下，其动应衣，宗气泄也。（《素问·平人气象论》）

注：

①虚里：《沈氏经络全书》："乳根穴分也。"在左乳下，心尖搏

动处。

②结而横：结，结脉，脉来迟，时有一止。横，指虚里脉气横斜
应手。

2. 络脉循行

胃经之大络为虚里穴，其络脉从胃贯膈，上络于肺，于左
乳下出于体表，脉可应手，这是脉的宗气。

3. 络脉病候及治疗

倘若跳动甚剧，好像喘气一般，且中间有断绝现象，这是
病在胸中的征候；若见结脉，且位置横移者，主有积滞；若绝
而不至，乃死候。若虚里处跳动而外可见衣动，此乃宗气失藏
外泄之象。治疗可斜刺乳根，并可加灸，方名"虚里刺方"。

五、十二经筋

十二经筋，是十二经脉之气结聚于筋肉、关节的体系，是
十二经脉的外周连属部分。《灵枢》有"经筋"一篇，马莳注
曰："经皆有筋，筋皆有病，各有治法，故名篇。"

十二经筋的主要作用是约束骨骼，有利于关节的屈伸运
动，正如《素问·痿论》所说："宗筋主束骨而利机关也。"

经筋的分布，一般都在浅部，从四肢末端走向头身，多结
聚于关节和骨骼附近；有的进入胸腹腔，但不属络脏腑。经筋
的分布，同十二经脉在体表的循行部位基本上是一致的，但其
循行走向不尽相同。手足三阳的经筋分布于肢体的外侧；手足
三阴的经筋分布于肢体的内侧，有的还进入胸廓和腹腔。对
此，张志聪有"此篇论手足之筋，亦知经脉之起于指井，而
经络于形身之上下，以应天之四时、六气、十二辰、十二月，
盖亦秉三阴三阳之气所生也"的论述。并注云："盖手足阴阳
之筋，应天之四时，岁之十二月，故其病亦应时而生，非由外
感也。"

（一）足太阳经筋

1. 经文

足太阳之筋，起于足小指，上结于踝，邪[①]上结于膝，其下循足外侧，结于踵[②]，上循跟，结于腘；其别者，结于踹[③]外，上腘中内廉，与腘中并上结于臀，上夹脊，上项；其支者，别入结于舌本[④]；其直者，结于枕骨，上头下颜，结于鼻；其支者，为目上纲[⑤]，下结于頄[⑥]；其支者，从腋后外廉结于肩髃；其支者，入腋下，上出缺盆，上结于完骨[⑦]；其支者，出缺盆，邪上出于頄。其病小指支跟肿痛，腘挛，脊反折，项筋急，肩不举，腋支缺盆中纽痛[⑧]，不可左右摇。治在燔针劫刺[⑨]，以知为数，以痛为腧[⑩]，名曰仲春痹[⑪]也。（《灵枢·经筋》）

注：

①邪：通"斜"。

②踵：脚后跟。

③踹：《甲乙经》作"腨"。"踹外"应为"踹内"，与下文"内廉"一致。

④舌本：舌根。

⑤目上纲：即上眼睑。

⑥頄：颧骨。

⑦完骨：此处指寿台骨，即颞骨乳突。

⑧纽痛：纽结作痛。

⑨燔针劫刺：燔，焚烧之意。燔针，即火针。劫刺，针刺方法之一，即疾刺疾出的刺法，无迎随出入法。

⑩以痛为腧：以痛处定位刺穴（即天应穴）。

⑪仲春痹：此证当发于二月之时，二月为卯月，故名曰仲春痹也。

2. 经筋循行

足太阳经筋，起于足小趾，向上结于外踝，斜上结于膝部，在下者沿外踝结于足跟，向上沿跟腱结于腘部；其一分支结于小腿肚，上向腘内侧，与腘部另支合并上行结于臀部，向上夹脊到达顶部；其一分支入结于舌根；其直行者结于枕骨，上行至头顶，从额部下，结于鼻；其一分支到达上眼睑，向下结于鼻旁，此皆循脉而上经于头；其一分支从腋后外侧结于肩髃；其一分支进入腋下，向上出缺盆，上结于耳后乳突（完骨）；又有一分支从缺盆出，斜上结于鼻旁。

3. 经筋病候及治疗

清·张志聪云："在外者，皮肤为阳，筋骨为阴。病在阴者名曰痹，痹者，血气留闭而为痛也。"卯者，二月，称仲春。此证常发于二月卯月之时，其病应时而生，非由外感，故名之曰仲春痹。足太阳经筋病，则足小趾支跟为肿为痛，腘中筋挛，脊中反折，项筋急，肩不举，腋支缺盆中痛，不可左右摇。其治名曰"仲春痹之刺"，当以燔针劫刺之。经筋病的临床治疗要点，诚如马莳所云："其所取腧穴，即是痛处是也"。

（二）足少阳经筋

1. 经文

足少阳之筋，起于小指次指，上结外踝，上循胫外廉，结于膝外廉；其支者，别起外辅骨，上走髀，前者结于伏兔之上，后者结于尻；其直者，上乘䏚①季胁，上走腋前廉，系于膺乳，结于缺盆；直者，上出腋，贯缺盆，出太阳之前，循耳后，上额角，交巅上，下走颔，上结于頄；支者，结于目外眦，为外维②。其病小指次指支转筋，引膝外转筋，膝不可屈伸，腘筋急，前引髀，后引尻，即上乘䏚季胁痛，上引缺盆、膺乳，颈维筋急，从左之右，右目不开③，上过右角，并跷脉而行，左络于右，故伤左角，右足不用，命曰维筋相交④。治在燔针劫刺，以知为数⑤，以痛为腧，名曰孟春痹⑥也。（《灵枢·经筋》）

注：

①䏚：侧腹部季胁之下空软处。

②外维：维系外眦之筋，此筋收缩可盼视。

③从左之右，右目不开：此筋本起于足，至颈上交于左右目。故左筋有病，引右筋目不得开；右筋有病，引左筋目不得开也。

④维筋相交：该筋脉上行交巅之左右，故伤左额角，右足不用，伤右额角，左足不用。

⑤以知为数：视病愈需要确定针刺数量。

⑥孟春痹：正月名之曰孟春，此证当发于正月之时，故名之曰孟春痹。

2. 经筋循行

足少阳经筋，起于第四趾，向上结于外踝，上行沿胫外侧缘，结于膝外侧；其分支另起于腓骨部，上走大腿外侧，前边结于伏兔之上，后边结于骶部；其直行者，经季胁，上走腋前缘，系于胸部和乳部，结于缺盆；其直行者，上出腋部，通过缺盆，行于太阳经筋的前方，沿耳后，上额角，交会于头顶，向下走向下颌，上结于鼻旁；其一分支结于目外眦，成"外维"。

3. 经筋病候及治疗

足少阳经筋病，则第四趾当为转筋，引于膝外亦转筋，其膝部不可屈伸，腘中之筋脉拘急，前面引于髀部，即上走髀前结于伏兔之上，牵引于尾骶部，再上牵及季胁之下空软处疼痛，向上牵引缺盆、膺、乳、颈所维系之筋脉挛急。从左以之与右，其右目必不能开。因为此筋上过右额角，与跷脉并行，阴阳跷脉在此交叉，左右之筋亦相互交叉，左络于右，故伤左角，其右足不能举用，命曰维筋相交。治之之法，当以燔针劫刺之，以痛处为腧穴。此证常发于正月，正月又称孟春，故名之曰孟春痹。

（三）足阳明经筋

1. 经文

足阳明之筋，起于中三指[①]，结于跗上，邪外上加于辅骨，上结于膝外廉，直上结于髀枢，上循胁，属脊；其直者，上循骭[②]，结于膝；其支者，结于外辅骨，合少阳；其直者，上循伏兔，上结于髀，聚于阴器，上腹而布，至缺盆而结，上颈，上夹口，合于頄，下结于鼻，上合于太阳，太阳为目上纲，阳明为目下纲；其支者，从颊结于耳前。其病足中指支胫转筋，脚跳坚[③]，伏兔转筋，髀前肿，㿗疝，腹筋急，引缺盆及颊，卒口僻，急者目不合，热则筋纵，目不开。颊筋有寒，则急，引颊移口；有热则筋弛纵，缓不胜收，故僻。治之以马膏，膏其急者，以白酒和桂以涂。其缓者，以桑钩钩之，即以生桑炭置之坎中，高下以坐等，以膏熨急颊，且饮美酒，啖美炙肉，不饮酒者自强也，为之三拊[④]而已。治在燔针劫刺，以知为数，以痛为腧，名曰季春痹[⑤]也。（《灵枢·经筋》）

注：

①中三指：即中间三趾，即次趾、中趾及无名趾。

②骭：即胫。

③脚跳坚：下肢撠搦不舒适。

④三拊：掌抹涂马膏或桂酒三次。

⑤季春痹：此证当发于春三月之时，春三月称之为季春，故名之曰季春痹。

足之阳明，手之太阳，筋急，则口目为僻，眦急不能卒视，治皆如右方也。（《灵枢·经筋》）

2. 经筋循行

足阳明经筋，起于第二、三、四趾，结于足背，斜向外上盖于腓骨，上结于膝外侧，直上结于髀枢（大转子部），向上沿胁肋，连属脊椎；其直行者向上沿胫骨，结于膝部；其分支结于腓骨部，并合于足少阳的经筋；其直行者沿伏兔向上，结于股骨前，聚集体阴部，向上分布于腹部，结于缺盆，上颈部，夹口旁，会合于鼻旁，下方结于鼻部，上方合于足太阳经筋。太阳经筋成为"目上纲"（上睑），阳明经筋为"目下纲"（下睑）；其分支从面颊结于耳前。

3. 经筋病候及治疗

足阳明经筋病，则足之中趾支胫，当为转筋，其脚之筋跳而且坚，其伏兔亦为转筋，其髀前为肿，为㿉疝，为腹筋急，上引缺盆及颊，为猝然口㖞而僻，其目当不能合，此即面瘫，俗称吊线风。然热则筋脉纵缓，当不能开。以缓不能收，故为僻。寒则颊筋急引其颊以移其口，治之以马膏熬膏；其寒而急者，用白酒和桂末涂之；其热而缓者，用桑木为钩而架之，即以桑炭置之地坎之中，不拘高低，而人坐于其上，亦以前膏熨其急颊，且饮美酒，啖美炙肉，虽不善饮，亦自强之。对此，张志聪有"在阳明饮以美酒，啖以美食，诸筋皆由胃腑之津液以濡养，故阳明主润宗筋，宗筋主束骨而利关"之论。又为之三拊其急颊而止，此治口颊㖞斜之法。其口㖞、转筋、㿉疝诸证，当用燔针以劫刺之，以痛处为腧穴，名曰"季春痹之刺"，以治经筋所过部位之转筋及面瘫等证。辰者，春三月，此证常发于三月之时，故名之曰季春痹。

（四）足太阴经筋

1. 经文

足太阴之筋，起于大指之端内侧，上结于内踝；其直者，结于膝内辅骨，上循阴股①，结于髀，聚于阴器，上腹，结于脐，循腹里，结于肋，散于胸中，其内者著于脊。其病足大指支，内踝痛，转筋痛，膝内辅骨痛，阴股引髀而痛，阴器纽痛，上引脐，两胁痛引膺中，脊内痛。治在燔针劫刺，以知为数，以痛为腧，名曰孟秋痹②也。（《灵枢·经筋》）

注：

①阴股：大腿内侧面。

②孟秋痹：七月称为孟秋，此证当发于七月之时，故名之为孟秋痹。

2. 经筋循行

足太阴经筋，起于大足趾内侧端，向上结于内踝；其直行者，络于膝内辅骨，向上沿大腿内侧，结于股骨前，聚集于阴部，上向腹部，结于脐，沿腹内，结于肋骨，散布于胸中，其在里者则附着于脊椎。

3. 经筋病候及治疗

足太阴经筋病，则足大趾、内踝转筋痛，膝之内辅骨痛，阴股引髀而痛，阴器纽痛，上引于脐及两胁作痛，引膺中及脊内痛。治之之法，当以燔针劫刺之，以痛处为腧穴，名曰"孟秋痹之刺"。或以诸外治法，以治经筋所过部位挛急疼痛等证。

（五）足少阴经筋

1. 经文

足少阴之筋，起于小指之下，并足太阴之筋，邪走内踝之下，结于踵，与太阳之筋合，而上结于内辅之下，并太阴之筋而上循阴股，结于阴器，循膂内夹脊①，上至项，结于枕骨，与足太阳之筋合。其病足下转筋，及所过而结者皆痛及转筋。病在此者，主痫瘛及痓②，在外者不能俯，在内者不能仰。故阳病者腰反折不能俯，阴病者不能仰。治在燔针劫刺，以知为数，以痛为腧，在内者熨引饮药。此筋折纽，纽发数甚者死不治，名曰仲秋痹③也。（《灵枢·经筋》）

注：

①循膂内夹脊：原作"循脊内夹膂"，据《甲乙经》改。

②痫瘛及痓：痫，即癫痫；瘛，即瘛疭；痓，即痉挛强直。

③仲秋痹：此证当发于八月之时，八月称仲秋，故名之曰仲秋

痹也。

2. 经筋循行

足少阴经筋，起于足小趾的下边，同足太阴经筋一起斜行于内踝下方，结于足跟，与足太阳经筋会合，向上结于胫骨内侧髁下，同足太阴经筋一起向上，沿大腿内侧，结于阴部，沿脊里，夹膂，向上至项，结于枕骨，与足太阳经筋会合。

3. 经筋病候及治疗

足少阴经筋病当为足下转筋，及所过之处凡有结者皆痛，及为转筋之病。凡此所过之处，又主癫痫、瘛疭及痉挛强直等证。病在于外，主不能俯；病在于内，主不能仰。盖在外不能俯者，正以阳病之腰反折，故不能俯，其病在后也；在内不能仰者，以阴病之腹不舒，故不能仰，其病在前也。治之之法，当用燔针以劫刺之，以痛处为腧穴，名曰"仲秋痹之刺"。且其在内有病者，当熨之、导引之、饮之以药，若此筋折纽而纽痛，病发屡屡加重者，当死不治。

因其经筋沿脊里，夹膂，向上之项，故可取督脉之筋缩穴主治"转筋"及"痫、瘛及痉"诸疾，称"筋缩之刺"。

（六）足厥阴经筋

1. 经文

足厥阴之筋，起于大指之上，上结于内踝之前，上循胫，上结内辅之下，上循阴股，结于阴器，络诸筋①。其病足大指支内踝之前痛，内辅痛，阴股痛，转筋，阴器不用，伤于内则不起，伤于寒则阴缩入，伤于热则纵挺不收，治在行水清阴气。其病转筋者，治在燔针劫刺，以知为数，以痛为腧，名曰季秋痹②也。（《灵枢·经筋》）

注：

①络诸筋：指足三阴之筋与足阳明之筋结聚于阴器。

②季秋痹：此证当发于九月之时，故名之季秋痹。

2. 经筋循行

足厥阴经筋，起于足大趾上边，向上结于内踝之前，沿胫骨向上结于胫骨内侧髁之下，向上沿大腿内侧，结于阴部，联络各经筋。

3. 经筋病候及治疗

足厥阴经筋病，乃筋之所过而结者为痛，为转筋，为阴器不用。其治取其经筋所过部位穴位，当以燔针刺之，以痛为腧，方名"季秋痹之刺"。张志聪认为："伤于内则阴痿不用，伤于寒则阴器缩入，伤于热则阴挺不收，厥阴从中见少阳之火化，故有寒热之分。夫金气之下，水气治之，复行一步，木气治之，厥阴之木气本于水，故治在行水以清厥阴之气。"此即水足肝柔之法。其病在有形之筋为转筋者，治在燔针劫刺矣。

（七）手太阳经筋

1. 经文

手太阳之筋，起于小指之上，结于腕，上循臂内廉，结于肘内锐骨之后①，弹之应小指之上，入结于腋下；其支者后走腋后廉，上绕肩胛，循颈出足太阳之筋前，结于耳后完骨；其支者，入耳中；直者，出耳上，下结于颔，上属目外眦。其病小指支，肘内锐骨后廉痛，循臂阴入腋下，腋下痛，腋后廉痛，绕肩胛引颈而痛，应耳中鸣痛，引颔，目瞑，良久乃得视，颈筋急则为筋瘘②颈肿。寒热在颈者，治在燔针劫刺之，以知为数，以痛为腧，其为肿者，复而锐之，名曰仲夏痹③也。（《灵枢·经筋》）

注：

①锐骨：指肘内的高骨，即肱骨内上髁。

②筋瘘：即鼠瘘，颈部淋巴结核。

③仲夏痹：五月称仲夏，此证当发于五月之时，故名之曰仲夏痹也。

2. 经筋循行

手太阳经筋，起于手小指上边，结于腕背，向上沿前臂内侧缘，结于肱骨内上髁的后面，进入并结于腋下；其一分支向后走腋后缘，向上绕肩胛，沿颈旁出走足太阳经筋的前方，结于耳后乳突；其一分支进入耳中；其直行者，出耳上，向下结于下颌，上方连属目外眦。

3. 经筋病候及治疗

手太阳经筋病，则为手小指僵滞不适，肘内锐骨后廉痛。又其筋循臂阴入腋下，故为腋下痛，腋后廉痛，绕肩胛引颈而痛。其颈痛，应耳中鸣，而痛牵引颈痛。又引于颔而痛，且其痛时目瞑良久，乃得开视。其颈筋如急，则为筋瘘，为颈肿。其颈筋如有寒热，则治之者，当用燔针以劫刺之，以痛处为腧穴，方名"仲夏痹之刺"。若颈肿者，刺而又刺曰复用锐针以刺之。

（八）手少阳经筋

1. 经文

手少阳之筋，起于小指次指之端，结于腕，上循臂，结于肘，上绕臑外廉，上肩走颈，合手太阳；其支者，当曲颊入系舌本；其支者，上曲牙，循耳前，属目外眦，上乘颔①，结于角。其病当所过者即支转筋，舌卷。治在燔针劫刺，以知为数，以痛为腧，名曰季夏痹②也。(《灵枢·经筋》)

注：

①上乘颔：颔，位在颞前侧部。上乘，意指登上、跨上。

②季夏痹：此证当发于六月之时，六月又称季夏，故名之曰季夏痹也。

2. 经筋循行

手少阳经筋，起于手无名指末端，结于腕背，向上沿前臂结于肘部，上绕上臂外侧缘上肩，走向颈部，合于手太阳经筋；其分支当下颌角处入系舌根；另一支从下颌角上行，沿耳前，连属目外眦，上经额部，结于额角。

3. 经筋病候及治疗

手少阳经筋病，大凡筋所经过者，即为支之转筋，为舌卷。治之之法，用燔针以劫刺之，以痛处为腧穴，方名"季夏痹之刺"。此证常发于季夏之六月，乃少阳主气。

（九）手阳明经筋

1. 经文

手阳明之筋，起于大指次指之端，结于腕，上循臂，上结于肘外，上臑，结于髃；其支者，绕肩胛，夹脊；直者，从肩髃上颈；其支者，上颊，结于頄；直者，上出手太阳之前，上左角，络头，下右颔。其病当所过者支痛及转筋，肩不举，颈不可左右视。治在燔针劫刺，以知为数，以痛为腧，名曰孟夏痹[①]也。（《灵枢·经筋》）

注：

①孟夏痹：此证当发于四月之时，乃两阳合明，故名孟夏痹。

2. 经筋循行

手阳明经筋，起于食指末端，结于腕背，向上沿前臂结于肘外侧，上经上臂外侧，结于肩髃；其分支，绕肩胛，夹脊旁；其直行者，从肩髃部上颈；其一分支上面颊，结于鼻旁；其直行者上出手太阳经筋的前方，上额角，络头部，下向对侧下颔。

3. 经筋病候及治疗

手阳明经筋病，凡其病所过者，为支痛及为转筋，为肩不举，为颈不可左右以视。治者用燔针以刺之，以痛处为腧穴，方名"孟夏痹之刺"。

（十）手太阴经筋

1. 经文

手太阴之筋，起于大指之上，循指上行，结于鱼后，行寸口外侧，上循臂，结肘中，上臑内廉，入腋下，出缺盆，结肩前髃，上结缺盆，下结胸里，散贯贲，合贲下，抵季胁。其病当所过者支转筋痛，甚成息贲，胁急吐血。治在燔针劫刺，以知为数，以痛为腧，名曰仲冬痹①也。（《灵枢·经筋》）

注：

①仲冬痹：此证当发于十一月之时，故名之曰仲冬痹也。

2. 经筋循行

手太阴经筋，起于手大拇指上，沿指上行，结于鱼际后，行于寸口动脉外侧，上沿前臂，结于肘中，再向上沿上臂内侧，进入腋下，出缺盆，结于肩髃前方，其上行者结于缺盆，其下行者结于胸里，分散通过膈部，会合于膈下，到达季胁。

3. 经筋病候及治疗

手太阴经筋病，凡其病当所经过者，为支转筋，痛甚则成为息贲，又为胁急，为吐血。治之之法，用燔针以劫刺之，以痛处为腧穴，方名"仲夏痹之刺"。

（十一）手厥阴经筋

1. 经文

手心主之筋，起于中指，与太阴之筋并行，结于肘内廉，上臂阴，结腋下，下散前后夹胁；其支者，入腋，散胸中，结于臂。其病当所过者支转筋，前及胸痛息贲。治在燔针劫刺，以知为数，以痛为腧，名曰孟冬痹①也。（《灵枢·经筋》）

注：

①孟冬痹：此证当发于十月之时，故名之曰孟冬痹也。

2. 经筋循行

手厥阴经筋，起于手中指，与手太阴经筋并行，结于肘内侧，上经上臂内侧，结于腋下，向下散布胁肋的前后；其分支进入腋内，散布于胸中，结于膈。

3. 经筋病候及治疗

手厥阴经筋，其为病，凡筋所经过者为支转筋；其筋及于前为胸痛，为息贲。治之之法，用燔针以劫刺之，以痛处为腧穴，名曰"孟冬痹之刺"。

（十二）手少阴经筋

1. 经文

手少阴之筋，起于小指之内侧，结于锐骨，上结肘内廉，上入腋，交太阴，夹乳里，结于胸中，循贲，下系于脐。其病内急，心承伏梁，下为肘网。其病当所过者支转筋痛。治在燔针劫刺，以知为数，以痛为腧。其成伏梁唾血脓者，死不治。经筋之病，寒则筋急，热则筋弛纵不收，阴痿不用。阳急则反折，阴急则俯不伸。焠刺者，刺寒急也。热则筋纵不收，无用燔针，名曰季冬痹①也。（《灵枢·经筋》）

注：

①季冬痹：此证当发于十二月之时，故名曰季冬痹也。

2. 经筋循行

手少阴经筋，起于手小指内侧，结于腕后锐骨，向上结于肘内侧，再向上进入腋内，交手太阴经筋，行于乳里，结于胸中，沿膈向下，系于脐部。

3. 经筋病候及治疗

手少阴经筋，其病当为内急，及心承伏梁，下为肘网，凡筋所经过者，为支转筋，而筋则痛。治之之法，用燔针以劫刺之，以痛处为腧穴，名曰"季冬痹之刺"。如其已成伏梁，而吐血不止，当死不治。大凡经筋之病，寒则反折筋急，热则筋必弛纵不收，阴痿不用。且寒急有阴阳之分，背为阳，阳急则反折；腹为阴，阴急则俯不伸。故治为焠刺者，正为寒也。彼热则筋纵不收，不得用此燔针。

六、十二皮部

十二皮部，是指与十二经脉相应的皮肤部分。《素问·皮部论》说："皮有分部"；"皮者，脉之部也。"十二经脉及其所属络脉，在体表有一定的分布范围，与之相应，则全身的皮肤也就划分为十二个部分，称十二皮部。正如《素问·皮部论》所云："欲知皮部，以经脉为纪者，诸经皆然。"由于它居于人体最外层，所以是人体的屏障。同时，观察不同部位皮肤的色泽和形态变化，有助于诊断某些脏腑、经络的病变；在皮肤一定部位施行刺血、刮痧、敷贴、温灸、热熨等疗法，以治内脏的病变等，这是皮部理论在诊断和治疗方面的运用。

1. 经文

阳明之阳，名曰害蜚①，上下同法②。视其部中有浮络者，皆阳明之络也。其色多青则痛，多黑则痹，黄赤则热，多白则寒，五色皆见，则寒热也。络盛则入客于经，阳主外，阴主内。

少阳之阳，名曰枢持③，上下同法。视其部中有浮络者，皆少阳之络也。络盛则入客于经，故在阳者主内，在阴者主出，以渗于内④，诸经皆然。

太阳之阳，名曰关枢⑤，上下同法。视其部中有浮络者，皆太阳之络也。络盛则入客于经。

少阴之阴，名曰枢儒⑥，上下同法。视其部中有浮络者，皆少阴之络也。络盛则入客于经，其入经也，从阳部注于经；其出者，从阴内注于骨。

心主之阴⑦，名曰害肩⑧，上下同法。视其部中有浮络者，皆心主之络也。络盛则入客于经。

太阴之阴，名曰关蛰⑨，上下同法。视其部中有浮络者，皆太阴之络也。络盛则入客于经。

凡十二经络脉者，皮之部也。是故百病之始生也，必先客于皮毛，邪中之则腠理开，开则入客于络脉，留而不去，传入于经，留而不去，传入于腑，廪于肠胃。邪之始入于皮也，泝然起毫毛，开腠理；其入于络也，则络脉盛，色变；其入客于经也，则感虚乃陷下；其留于筋骨之间，寒多则筋挛骨痛，热多则筋弛骨消，肉烁䐃破，毛直而败。（《素问·皮部论》）

注：

①害蜚：蜚者，言阳盛而浮也。凡盛极者必损，故阳之盛，在阳明；阳之损，亦在阳明。是以阳明之阳，名曰害蜚。阳盛损害万物生长的意思。

②上下同法：上下，是指代表六经的手足。上指手经，下指足经。

③枢持：指少阳掌握转枢出入之机。枢，枢机；持，主持。少阳居三阳表里之间，如枢之运，而持其出入之机，故曰枢持。

④故在阳者主内，在阴者主出，以渗于内：阳，指络脉。阴，指经脉。内，同"纳"，纳入。病邪侵袭人体，由表入里，从络脉传入经脉，所以说"在阳者主内"；邪气进一步传变，从经脉出而传于内在的脏腑，所以说"在阴者主出，以渗于内"。

⑤关枢：关，固卫也。少阳为枢，转布阳气，太阳则约束而固卫其转布之阳，故曰关枢。太阳主一身之表（居三阳之表），具有卫外而为固的功能，故能约束少阳转枢出入之机。

⑥枢儒：儒，柔顺。少阴为三阴开阖之枢，而阴气柔顺，故名曰枢儒。

⑦心主之阴：即厥阴之阴。

⑧害肩：肩，任也，载也。阳主乎运，阴主乎载。阴盛之极，其气必伤，是阴之盛也，在厥阴；阴之伤也，亦在厥阴，故曰害肩。与害蜚之义相同，前言阳极对万物的损害，此言阴极对万物的损害。

⑨关蛰：关者，固于外；蛰者，伏于中。阴主藏而太阴卫之，故曰关蛰。这是说太阴能约束闭藏的阴气，使之不外泄。

2. 皮部的病位及病邪传变规律

阳明经的阳络，名叫"害蜚"，手足阳明经都一样。观察其所属皮部中出现的浮络，都是阳明经的络脉。若络脉中多见青色，则为痛证；多见黑色，则为痹证；多见黄赤色，则为热证；多见白色，则为寒证。若五色同时出现，则属寒热错杂之证。络脉的邪气盛，就会内传于本经，络脉属阳主外，经脉属阴主内。对浮络刺血称为"害蜚之刺"。

少阳经的阳络，名叫"枢持"，手足少阳经都是一样。观察其所属皮部中出现的浮络，都是少阳经的络脉。络脉的邪气盛，就会内传于本经，络脉为阳，邪气由络脉内入经脉，所以说"在阳者主内"；经脉属阴，邪气由经脉出而传入内脏，所以说"在阴者主出，以渗于内"，各经都是如此。其治，名曰"枢持之刺"。

太阳经的阳络，名叫"关枢"，手足太阳经都是一样。观察其所属皮部中出现的浮络，都是太阳经的络脉。络脉的邪气盛，就会内传于本经。其治，名曰"关枢之刺"。

少阴经的阴络，名叫"枢儒"，手足少阴经都是一样。观察其所属皮部中出现的浮络，都是少阴经的络脉。络脉的邪气盛，就会内传于本经，邪气传入经脉，是从属阳的络脉传来的，然后从属阴的经脉出而向内传入骨。其治，名曰"枢儒之刺"。

厥阴经的阴络，名叫"害肩"，手足厥阴经都是一样。观察其所属皮部中出现的浮络，都是厥阴经的络脉。经脉的邪气盛，就会内传于本经。其治，名曰"害肩之刺"。

太阴经的阳络，名叫"关蛰"，手足太阴经都是一样。观察其所属皮部中出现的浮络，都属于太阴经的络脉。络脉的邪气盛，就会内传于本经。其治，名曰"关蛰之刺"。

皮肤有十二经脉分属的部位。邪气侵犯皮肤，则使腠理开泄，邪气因而侵入络脉；络脉的邪气充盛则传于经脉；经脉的邪气盛则内传留舍于腑脏。所以十二皮部见到病变却不治疗，邪气就会沿经络内传脏腑，以致发生大病。故《素问·皮部论》有"皮者脉之部也，邪客于皮则腠理开，开则邪入客于络脉，络脉满则注于经脉，经脉满则入舍于腑脏也。故皮者有分部，不与则生大病也"的记载。大凡病邪刚刚从皮毛侵入时，人感到恶寒而毫毛竖起，使腠理开泄；病邪侵入络脉，则络脉盛满而色泽改变；病邪侵入经脉时，由于经气已虚而使邪气内陷；若病邪留滞于筋骨之间，如果寒邪盛则筋脉挛急、骨节疼痛，如果热邪盛，则筋脉弛纵、骨软无力、肌肉消瘦败坏、毛发枯槁脱落。

　　鉴于人体体表十二皮部与十二经脉的密切关系，所以内脏及十二经脉的功能活动和病理变化均可从十二皮部见到反应；同时外邪的侵入，亦可通过皮部内传络脉、经脉乃至脏腑，故尔十二皮部的理论，对于临床诊断和治疗有一定的重要价值。同时，根据十二皮部的理论，对皮部施以药物外治法或非药物疗法，亦有重要的临床价值。